U0324376

老年护理全书

[日] 山田律子 萩野悦子 内岛伸也 井出训 主编

[日] 佐佐木英忠 副主编

赵秋利 郭永刚 刘玲玲 译

科学技术文献出版社

·北京·

图书在版编目（CIP）数据

老年护理全书：日常生活、疾病与功能障碍的护理：第 3 版 /（日）山田律子等主编；赵秋利，郭永刚，刘玲玲译 .—北京：科学技术文献出版社，2023.5

ISBN 978-7-5235-0026-2

Ⅰ. ①老… Ⅱ. ①山… ②赵… ③郭… Ⅲ. ①老年人—护理学 Ⅳ. ① R473.59

中国国家版本馆 CIP 数据核字（2023）第 029286 号

著作权合同登记号　图字：01-2022-3438

Authorized translation from the Japanese language edition, entitled

生活機能からみた 老年看護過程＋病態・生活機能関連図 第 3 版

ISBN：978-4-260-02836-3

編集：山田 律子 / 萩野 悦子 / 内ヶ島伸也 / 井出 訓 編集協力：佐々木 英忠

published by IGAKU-SHOIN LTD.,TOKYO Copyright ©2016

All Rights Reserved. No part of this book may be reproduced or transmitted in any form or by any means, electronic or mechanical, including photocopying, recording or by any information storage retrieval system, without permission from IGAKU-SHOIN LTD.

Simplified Chinese Characters edition published by Ginkgo (Beijing) Book Co., Ltd. Copyright © 2023 through Tuttle-Morl Agency, Inc., Tokyo

本书中文简体版权归属于银杏树下（北京）图书有限责任公司。

老年护理全书：日常生活、疾病与功能障碍的护理（第3版）

责任编辑：彭　玉　付　研	责任出版：张志平	责任校对：文　浩
筹划出版：银杏树下	出版统筹：吴兴元	营销推广：ONEBOOK
装帧制造：墨白空间		

出 版 者　科学技术文献出版社
地　　址　北京市复兴路15号　邮编100038
编 务 部　（010）58882938，58882087（传真）
发 行 部　（010）58882868，58882870（传真）
邮 购 部　（010）58882873
销 售 部　（010）64010019
官方网址　www.stdp.com.cn
发 行 者　科学技术文献出版社发行　全国各地新华书店经销
印 刷 者　河北中科印刷科技发展有限公司
版　　次　2023年5月第1版　2023年5月第1次印刷
开　　本　690×960 1/16
字　　数　670千
印　　张　42
书　　号　ISBN 978-7-5235-0026-2
定　　价　148.00元

主编

山 田 律 子　北海道医疗大学看护福利学部教授　老年护理学
萩 野 悦 子　北海道医疗大学看护福利学部副教授　老年护理学
内 岛 伸 也　北海道医疗大学看护福利学部讲师　老年护理学
井 出 训　广播电视大学教授　生活健康科学方向

副主编

佐佐木英忠　仙台富泽医院院长

编者

井出训	长谷佳子
上野澄惠	樋口春美
内岛伸也	三浦直子
大久保抄织	山崎尚美
木岛辉美	山下泉美
北川公子	山田律子
木村公美	吉冈真由
斋藤志麻	石出信正
菅谷清美	礒山正玄
铃木真理子	佐佐木英忠
高岗哲子	盐谷隆信
谷规久子	进藤千代彦
萩野悦子	三上洋

译者序

随着我国经济和医疗技术的持续发展，以及人们生活质量的不断提高，老年人口也出现了快速的增长。根据 2022 年末的统计数据，我国 60 岁及以上的老年人口已经达到了 2.8 亿，占全国人口的 19.8%，其中 65 岁及以上人口约 2.1 亿，占全国人口的 14.9%，预计 2025 年将达到 3 亿。届时我国将由"老年型国家"步入"超老年型国家"的行列。随着 80 岁以上高龄老年人口的逐年增加，患有慢性病的老年人以及失能和失智的老年人也在逐年增多。如何对这些带病老年人的社区生活和所患疾病进行管理，是对我国护理工作提出的新课题。

近年来，我国出台了许多养老服务和医养结合的相关政策。国家卫生健康委员会、民政部及教育部等相继出台了很多与养老服务、教育、养老产业开发等相关的政策。国家四部委联合推出了"1+X"证书制度，将老年照护人才的培养提上日程，并在全国开展工作。目前我国护理教育的课程和教材侧重于医院患者，尤其是重症患者的护理，而在老年护理相关知识和技术的教学方面相对薄弱。因此，急需加强对工作在社区、家庭以及养老机构的老年护理与照护等专业人员的指导与教育，以期满足社会老年群体和家庭的需求。在此社会背景下，我们翻译了这本著作，以期达到"他山之石，可以攻玉"的目的。

日本在老年护理方面积累了很多宝贵的经验。这本书汇集了多位在日本临床与养老机构以及教学一线工作的老年专科护理专家的宝贵经验。该著作的最大特点是"以老年人日常生活功能为中心，重点关注老年人如何才能够带病快乐地过上和正常人一样的生活""注重和关注老年患者的生活质量与幸福感"。

本书的另一个特点是"将老年人的病理生理与日常功能相关联，并以思维导图的形式呈现出来"。从该视角出发找出健康问题，进而参照护理程序这一方法论对老年人进行护理。

本书分为三部分：第一部分，即第 1 篇是六大日常生活功能的护理，包括清洁、饮食、排泄、活动、休息、人际沟通等方面的护理；第二部分，即第 2 篇是老年人常见疾病的护理；第三部分，即第 3 篇是老年人常见功能障碍的护理。本书的编写体例是对各项内容进行纵向排列，如在"脑卒中老年患者的护理"中贯穿着解剖、病理生理、病因及对饮食的影响、疾病症状或诊断、治疗、护理等各个方面。护理是以护理程序的方式展开的，浅显易懂，非常接地气。

本书有着深厚的理论支撑，不但可以用来对生活在我们身边的老年患者经常遇到的健康问题进行护理指导，而且可以用来对老年患者的个性化护理和人文心理护理进行指导。本书为我国老年护理专业人员提供了全新的知识，是护理教育和护理实践工作中难得的参考书，可供护理教师、护理学生、临床和社区以及养老院的护理人员使用。

本书的两位主译在日本留学多年。赵秋利教授是长期在护理教育战线工作的资深教授，有在国内和日本从事临床护理工作的经验。郭永刚教授是日语语言学和认知语言学的资深教授，在日汉翻译方面具备深厚的功力。刘玲玲副主任护师从事护理工作十多年，具有丰富的老年护理临床工作经验。为确保本书的翻译质量，我们进行了精益求精的严谨翻译，尽可能达到在保持原意的基础上通俗易懂。另外，我们与临床多学科的教师在专业上进行了深入的交流并对难点进行了确认，以保证准确传达原文神髓。尽管如此，由于涉及解剖学、生理学、病理生理学、药理学、临床医学和护理等多个学科，本书可能还会存在一定的瑕疵，希望读者提出宝贵意见。同时希望此书能够在为我国老龄化社会提供高质量的护理方面有所贡献。

最后感谢本书的责任编辑以她认真负责且一丝不苟的精神来审校和编排本书，衷心地感谢给予本书帮助的人体结构学副教授肖建兵老师、日本从事老年护理教学的吴小玉教授以及给予各种建言的所有友人。

译者　赵秋利

2023 年 2 月 22 日

前　言

在护理学实践中，通常先提出"护理问题"，然后以解决该问题为目标，按护理程序进行护理，这就是所谓的"问题解决型思考"。但是，当本书的编者按照"问题解决型思考"来推进老年护理实践时，总感到不舒服。

下面以"预防跌倒"为例来说明其纠结之处，跌倒是老年护理中遇到的最重要，也是最常见的问题。按照"问题解决型思考"，我们将"跌倒"作为护理问题提出，就会产生这样的想法，即为了确保患者的安全，必须对其活动加以限制，由此会导致在护理中出现很多妨碍老年人进行"力所能及活动"的场面。这样一来，即使我们构建了具体的预防跌倒对策方案，即使我们在护理程序中将目标制定为"老年人能够丰富多彩地生活"，也很难保证"以对象为中心"的护理，而使得在多科室团队协作的工作中迷失方向。

当然，在老年护理中，如果是威胁到患者生命的疾病，以"问题解决型思考"为导向的护理程序是无可厚非的。但是，护理系学生在老年护理实习中遇到的老年患者，绝大多数是有慢性疾病或慢性功能障碍的高龄患者。在学生实习的护理实践中，师生期望的护理程序是"以患者盼望的那种生活为目标"的护理，即按照"目标指向型思考"来进行，而不是按照"问题解决型思考"进行护理。本书撰写的护理程序，是基于"目标指向型思考"对老年患者进行护理。期待本书能成为老年护理方面的实用参考书，这是本书的最大特点。

本书的另一个特点，就是涉及了"日常生活行为模式"这一部分。这是我们编者以在老年护理领域的实践经验为基础开发出来的，是真正的以"老年患者的日常生活为焦点"的护理。本书在第1篇中以"日常生活行为模式"为主线，紧紧围绕老年患者的生活行为进行翔实的护理描述，以使读者能够理解这一部分的重要性并能够在老年护理实践中有所获益。

关于本书的编委，我们特别邀请了一些熟悉老年护理实践与老年护理教育的专家，以确保"基础思考方式"不出现偏差。另外，在此次版本修订之际，我们邀请了一些从事老年护理专业的护师（在日本，护师工作场所范围很大，包括诊所、卫生所、学校、工厂，甚至居家、社区等）作为编委加入我们的团队中。

在此书出版之际，因为保险机构中设立了管理老年护理学实习的教育机构，我们重新审阅了第 2 篇中的疾病和第 3 篇中的症状及功能障碍等方面的内容。同时，因为急诊医院也设立了管理实习的教育机构，而且临床护士也有可能使用本书，我们附加了"需要手术治疗的老年患者的护理方法"。另外，我们在附录部分追加了"老年患者的治疗药物以及注意事项列表"等内容，以使护理专业的学生能够评估药物治疗对老年患者可能造成的影响。

我们期望本书能成为护理实习生顺利开展老年护理的工具。另外，我们诚恳地希望读者使用本书后给予反馈，提出意见。我们准备根据大家的意见不断进行修订，期待读者有更大的收获，并以此回馈那些在实习中给予学生关心的老年患者更好的护理服务。

在本书出版之际，我想借此向坚持到底永不松懈的各位编委表示由衷的感谢。在此，向一直给予我们满腔热情的鼓励和支持的出版单位的各位编辑表示最深切的谢意。

若能够通过本书表达我们对老年护理学的一片赤诚，我们则会感到无上荣幸。

作者代表　山田律子

2016 年 9 月

老年护理的思考

山田律子

　　不管拥有多么精湛的护理技术，若使用的方法欠妥，带给患者的都可能是消极作用。因此，在进行护理时，首先要重视"**基础思考方式**"。另外，护理学是一门专业，为了向患者提供基于科学依据的护理，护理团队需要统一思想。因此护士之间需要使用一种大家都认可的护理工作方式，即大家熟知的**护理程序**（nursing process）。所谓的护理程序（图 0-1-1），是收集服务对象与健康有关的资料，对其进行评估，制订护理计划并加以实施，最后给予评价的过程。

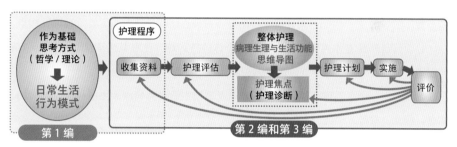

图 0-1-1　护理程序在本书中的呈现

　　在老年护理学实践中，护理的对象多是患有**慢性疾病**以及**有健康功能障碍**的老年患者。与治愈率较高的疾病不同，老年护理重要的是帮助患者在患病和残疾的同时还能过上正常人的生活。因此，虽然老年护理拥有与其他专科护理相同的护理程序和步骤，但是在护理目标和护理内容上存在差异。下面向读者介绍老年护理具有的特征性思考方式。

对日常生活功能护理的思考

　　在日本《关于充实基础护理教育的研讨会报告书（2007 年 3 月 23 日）》中提到，作为基础护理教育的基本方针，不仅仅将护理对象（患者）看成是一个健康功能障碍的人，应当先将患者看成是患有疾病和残疾而在社会中生活的人。在 2008 年修订的护理教育学教学大纲的《老年护理学》中，开始重视评估患者的日常生活功能，并以此**为基础开展护理程序**。

　　上述按"日常生活功能"思路开展护理是老年护理的重要思考方式。本书就是基于此而撰写的。本书将日常生活功能定义为，作为社会生活中的人具有健康快乐生活的能力。

日常生活行为模式是老年护理的中心

"我想去旅行""我想参加孙子的婚礼""我想吃香甜可口的美食""我想愉快地与人交流"……事实上，谁都想过愉快的生活。但是，由于疾病和残疾等，老年患者有时很难过上期望的生活。

在老年护理过程中，主张帮助患者发挥自己的潜力以使患者带病和残疾也能过上期望的快乐生活。若想做到这一点，其基石必须是以"日常生活行为模式"为中心的护理（图 0-1-2）。因此，在开展这样的老年护理程序的过程中，需要重视以下四点。

1. 要将老年患者作为需要综合管理的个体进行护理，注重其生理因素、心理和精神因素、社会文化因素等全方位的整体护理。

2. 要像做一个大雪球那样，注重护理对象日常生活必需的六大生活行为，即活动、休息、饮食、排泄、清洁、人际沟通，并从中挖掘患者的潜力。

3. 生活环境的创造很重要，以使护理对象的生活圈子不断扩展。

4. 要以以往生活史为基础，帮助患者构筑丰富多彩的生活。

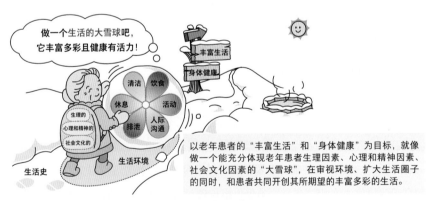

以老年患者的"丰富生活"和"身体健康"为目标，就像做一个能充分体现老年患者生理因素、心理和精神因素、社会文化因素的"大雪球"，在审视环境、扩大生活圈子的同时，和患者共同开创其所期望的丰富多彩的生活。

图 0-1-2　日常生活行为模式

病理生理与日常生活功能思维导图的思考

以前为了掌握患者的整体健康状况，一般需要绘制"病理生理思维导图"。但是，在老年护理中，如果想掌握患者的整体健康状况，日常生活功能方面的信息（资料）也是不可或缺的。

在老年护理实践中，要重视"患者期望的生活"。在此，如果患者不能顺利地经营生活，就要分析其原因，分析疾病和残疾给患者生活带来什么样的影响，还要充分分析病理生理改变给患者生活带来的影响。同时，要侧重挖掘患者的潜在能力。在老年日常生活护理方面，要帮助患者尽可能挖掘其积极的一面。我们认为，一味强调避免跌倒等安全风险，会缩小患者生活活动空间，应当尽可能使患者过上安心、快乐和丰富多彩的生活，并为此认真考虑患者安全方面的问题，这样才能称得上是专业护理。

为了开展上述的老年护理实践，应该将护理的侧重点放在患者的日常生活功能上。本书使用了"病理生理与生活功能思维导图"，目的就是分析隐藏在"幕后"导致日常生活功能障碍的病理及生理因素。

护理焦点的思考

本书使用的"护理焦点"一词，相当于护理程序中目标指向型思维的"护理问题"或者"护理诊断"。

使用"护理问题"一词，是指产生问题的原因在于患者本人，需要通过"问题解决型思考"来帮助患者，以期早日康复。由于老年护理的对象都是在日常生活中患有慢性疾病和（或）残疾的老年患者。其实妨碍患者过上舒适生活的原因不只是患者的疾病，还要考虑其生活环境。另外，我们不应该使用"问题"这样一个看似消极的词，应该使用基于患者期望的生活以及状态的"目标指向型思维"来开展护理工作。为此，本书使用了"护理焦点"一词来代替"护理问题"。

在老年护理临床实践中，针对的是老年人。要实现"以患者为中心"的护理目标应加强家属和各科室协调合作，将目标指向型思维的护理焦点融入护理程序中，制订护理计划。

对患者日常生活影响排序的思考

一般来说，"护理问题"的优先顺序是有生命危险，患者很痛苦……但是，在对那些病情稳定，且很少陷入生命危险的老年患者进行护理时，**"护理焦点"的优先顺序最好是按照对患者生活影响大小的顺序来决定。**

因此，有时即使给很多患者都列举出相同的"护理焦点"，但给其生活带来的影响的大小因人而异，所以优先顺序会各不相同。为此，本书在第2篇和第3篇的"护理焦点"中，标号（#1、#2……）不表示优先顺序，这是希望护理人员能够根据患者的具体生活情况来决定优先顺序。

护理问题……问题解决型思维

A起因导致B
A：患者的原因
B：患者具有的问题

护理焦点……目标指向型思维

通过维持和提高A而达到B
A：患者的潜力
B：患者期望的状态（可能性）

患有多种疾病的老年患者护理

萩野悦子

　　学生实习中护理的老年患者几乎都会涉及多种疾病。当看到护理记录单上写着患者多种疾病诊断，通常实习生会很担心，不知如何掌握这些经受多重疾病折磨的老年患者的身心健康方面的护理。此时，我推荐实习生们掌握多种疾病是何时发病的，然后**按照患病时间顺序收集和整理资料**。

　　例如，我们实习生主管的患者是有脑梗死或者脑出血等既往病史的老年人，首先应考虑写出脑卒中的发病因素。注意患者脑卒中发病之前是否患有导致脑卒中发生的疾病，如是否有糖尿病和高血压等慢性病，是否接受过心房颤动和老年性心脏瓣膜病等的治疗。接下来，需要整理脑卒中发病后出现的并发症和由脑卒中导致的功能障碍等相关资料，明确在脑卒中发病后是否出现了偏瘫、失语症、吞咽障碍和血管性痴呆等。如果出现了股骨骨折和脊椎压缩性骨折，需要判断是何种原因导致的，是发生于步行困难时期还是由判断避免跌倒的认知能力下降所致。跌倒造成的骨折是否与骨质疏松和骨密度下降等有关联？

　　这样，我们就可以将原发疾病与新发疾病和功能障碍联系起来进行考虑，进而整理多重疾病之间的相关性，也有利于预测今后可能发病的风险（图0-2-1）。

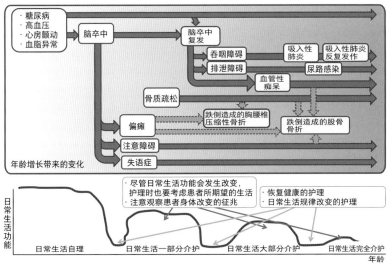

图 0-2-1　疾病和功能障碍给日常生活带来的改变以及对此开展的护理思考方式

　　当资料按疾病发生时间顺序整理好后，就可以从患者的视角来考虑：患者的生活因新发疾病和功能障碍发生了哪些改变？此时需要考虑的事情是，患者经受的痛苦、患者为康复所做的努力、患者因为做不成而不得已做出的放弃、患者为此而努力重新开始的学习，等等。这样我们就能够逐渐清晰地理解生活在多种疾病折磨下和存在功能障碍的老年患者，关注他们以往过着怎样的生活，现在最珍惜和认为最重要的是什么，今后打算怎样生活等。这些资料可以成为判断老年患者护理的重要线索，作为制订护理计划和护理指导原则的依据。

　　在临床护理中，尽管我们知道患者患有多种疾病，但实际上看到的是他们的生活过得比我们想象的平稳，这让我们感到很吃惊。但是，**这种平稳的生活之中蕴藏着危机，这种平衡是建立在费很大力气才保持不倒的"积木式状态之上"的平衡**。一旦发生肺炎或骨折，那些进展缓慢的疾病就会一个接一个地发生变化，甚至进入急性期。因此，护理这类患者，平时要持续监护，以此来观察其是否有身体变化的征兆。当发生新的疾病和功能障碍时，除了帮助患者康复，还要帮他适应生活节律的改变，要使老年患者期望的生活能够更长时间地维持下去。

　　说点题外话，患有多种疾病的老年患者通常处于多种药物并用的治疗过程中。因此，务必要参照附录"老年患者的治疗药物以及注意事项列表"进行护理。

围手术期老年患者的护理方法

樋口春美

近年来，随着围手术期医疗的发展和微创手术增多，老年患者接受手术治疗的范围也在逐渐扩大。可以预测到，护理实习生接触到术后老年患者的机会也在增多。但是，尽管是微创手术，年龄增长导致身体功能降低以及患有多种疾病的老年患者，其身心会受到以下因素带来的各种不同程度的影响：手术范围、手术种类、麻醉药物、术后身体功能和形态的改变等。

按手术目的可以将手术分为根治的手术、解除痛苦的手术、延缓疾病进展的手术等，多种多样。我们有必要对患者和家属给出浅显易懂的说明和解释。解释什么症状通过手术能够得到改善、手术会给患者带来什么影响、是否会出现并发症等问题。护士从"患者目前有怎样的潜力、今后期望过怎样的生活、最看重的是什么"等方面思考，了解老年患者与其家属的意向。在此基础上，帮助患者和其家属做出是否选择手术的决策。现在有很多患者是在门诊检查后就决定接受手术治疗并去住院的，因此重要的是认真掌握门诊信息并应用于护理。

一般在手术前要制订呼吸训练等计划，以预防老年患者术后常见的肺部并发症。另外，老年患者术后常出现谵妄，可能由多种原因所致，如药物影响、手术后疼痛和插管的痛苦、生活环境改变等。因此，在术前通过以下方式制订预防谵妄的策略十分重要：通过预知谵妄调整生活节奏，特别是通过改善睡眠质量、基础疾病健康管理以及调整和熟悉环境等方法。

术中护理，要注意预防肺部并发症的发生，如保护老年患者脆弱的皮肤，预防压

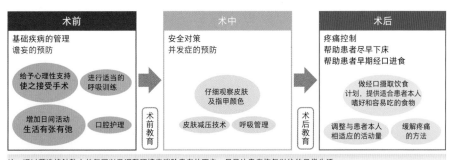

注：通过营造接触熟人的氛围以及调整环境来消除患者的不安，尽量让患者恢复以往的日常生活。

图 0-3-1　手术周期的流程和护理

疮和长时间处于同一体位而造成的神经麻痹。

术后护理，要控制疼痛，这是促进康复的关键的一环。术后要**尽可能地缩短禁食时间并尽早经口进食**。这是值得推广的，因为这可以促进术后老年患者恢复体力并增强免疫力，促进其康复。为此，针对术后老年患者的护理，很有必要开展**医疗团队之间的相互协调合作**。如医生下食疗处方，探讨麻醉的方法和药剂的使用；营养师在食谱上下功夫；护士在食物摄取上给予帮助，还有**帮助患者早日下床**，这很重要；康复训练师防止患者肌力下降。医疗团队之间齐心协力使患者手术后下床以及康复训练能够有成果。

围手术期护理，重要的是医疗团队要和患者家属达成一致，共同帮助患者。要在尊重患者以往生活价值观的同时，促使患者术后步入向往的生活。

本书的结构及使用方法

山田律子

本书的结构

本书由三部分组成，第 1 篇是以开展老年护理的思考方式为基础的日常生活行为视角的老年护理程序，第 2 篇和第 3 篇是按照老年期特征性疾病以及症状和功能障碍等进行分类护理的病理生理视角的老年护理程序。

在第 1 篇里，我们从"日常生活行为模式"的视角进行护理评估，以使护理人员能够在实践这一汪洋大海中不迷失方向，能够把握作为日常生活者的患者的护理评估。

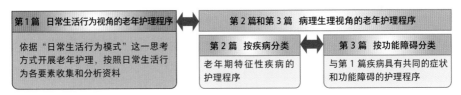

图 0-4-1　本书护理程序分类说明

第 2 篇是**按疾病分类的老年护理程序**，第 3 篇是**按功能障碍分类的老年护理程序**。以往的护理相关参考书，多数只是单一地按"疾病分类"或是按照"症状及功能障碍分类"的方式展开的。但实际临床护理工作中，二者都不可或缺。因此，在第 2 篇和第 3 篇里我们将两者都呈现出来，以使读者既可以从"疾病"角度出发，也可以从"症状及功能障碍"角度出发，来学习和使用护理程序。

本书的使用方法

本书原则上按以下顺序阅读，即在阅读第 1 篇（日常生活行为护理）的基础上阅读第 2 篇（疾病护理）和第 3 篇（功能障碍护理）。如果时间紧张，可以先看第 2 篇和第 3 篇需要学习部分的内容，然后再返回到第 1 篇，收集所需要的资料，最后评估老年患者的整体健康状况。

第 1 篇　日常生活行为护理的使用方法

第 1 篇主要是收集作为日常生活者的老年人的健康相关资料进行评估。

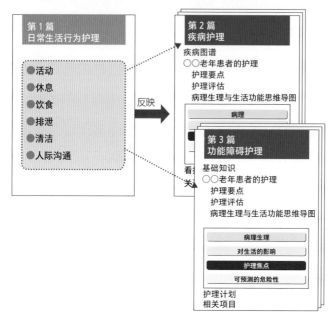

图 0-4-2　本书的使用方法说明

以往编写的护理程序参考书，多数是以疾病为切入点（相当于本书的第 2 篇）。由于老年护理的理念以老年患者所构筑的个人生活史为基础，因此需要以日常生活为中心。

在捕捉老年患者的日常生活行为时，不仅仅只对日常生活行为进行评价，因为这样视觉过于狭隘。要有广阔视野，在老年患者的生活行为中营造"丰富多彩的生活"。饼形图将各种日常生活行为用花瓣表示出来。其中色调变浓表示的是从生理功能向社会文化生活拓展的"生活圈"。如以进餐为例，其实有很大的拓展潜力，可以从营养状况的生理功能层面拓展到包含食文化的饮食生活层面。

如图 0-4-3 所示，在第 1 篇中基于"老年护理的思考"展示了"日常生活行为模式"，以六大日常生活行为，即活动、休息、饮食、排泄、清洁、人际沟通为线，按构成生活行为的六大要素分类，收集资料侧重从各要素中的生理因素、心理和精神因素、社会文化因素和生活环境影响等方面收集资料。对这一收集资料的思考反映到第 2 篇和第 3 篇的收集资料中，从而活用于老年患者整体健康状况的描述中。

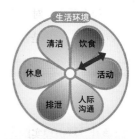

图 0-4-3　六大日常生活行为

在老年护理学中，护理对象多数是罹患慢性病和存在健康障碍的老年患者，主要以六大日常生活行为为"护理焦点"。因此，无法确定"护理焦点"时，只要侧重六大日常生活行为就很容易找到护理焦点。

第 2 篇和第 3 篇　按病理生理分类的老年护理程序的使用方法

第 2 篇的内容是按疾病分类的老年护理程序，主要围绕老年护理学实践中遇到的常见老年病的护理程序进行撰写。第 3 篇的内容是按症状及功能障碍分类的老年护理程序，主要围绕第 1 篇中的常见老年病所共同具有的症状和功能障碍的护理程序进行撰写。第 2 篇和第 3 篇，内容均以"基础知识"和"护理程序"为主线进行撰写。

在"基础知识"中，希望读者能够在掌握护理对象的相关疾病以及症状和功能障碍等知识的同时，加强理论学习，深入学习与其相关的病理生理知识。这是根据理论收集资料、掌握患者整体健康状况以及制订护理计划的基础。

××疾病老年患者护理程序的框架由四部分组成，即护理要点、护理评估、病理生理与生活功能思维导图、护理计划。为了提高实用性，我们展开的是由多个事例复合而成的"护理程序"。

老年患者往往有多种疾病，存在多种功能障碍。希望护理人员参考相关的章节，选择和自己分管的患者相适应的护理程序进行学习。尤其需要注意的是，在观察患者全身健康状况和制订护理计划时，考虑患者的特征和个人生活史。

另外，像帕金森病这样的进展性疾病，我们是按照患者的疾病阶段进行撰写的，如果想学习其他疾病阶段的护理，最好参照"基础知识"和"长期的护理视角"。

老年护理中，需要经常考虑的多是"维持 ×× 状态"等护理目标。在这种情况下，若护理目标不发生变化（不增加新的目标），护理计划中的护理措施就可以认为是妥当的。

如上所述，对一般的护理程序来说，多是按照"问题解决型思考"来推进的，评价的标准为问题是否得到解决。若按照**目标指向型思考**进行老年护理评价，则评价"护理焦点"所重视的是能否维持和达到患者希望的状态。因此，关于本书的撰写，我们并未采用"问题解决型思考"的评价视角，希望能够得到大家的谅解。

我们在第 2 篇和第 3 篇各节的最后一部分设置了"相关项目"。这些项目都是能加深学习、对护理实践有用的项目。此处展示了参考页和学习重点，请在自学之际一定要活学活用。

展示六大日常生活行为之一

展示日常生活行为的组成要素，以此作为收集资料的项目使用

日常生活行为组成要素中的一项

掌握老年患者的特征，即高龄给其日常生活行为各构成要素带来的影响

理解和掌握作为日常生活行为组成要素中的一项

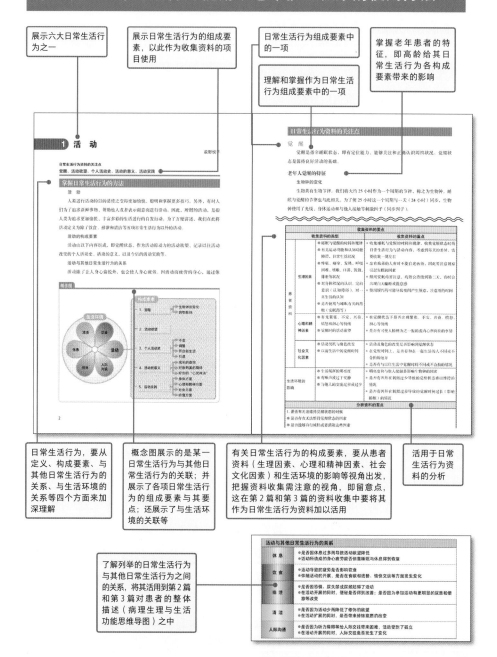

日常生活行为，要从定义、构成要素、与其他日常生活行为的关系、与生活环境的关系等四个方面来加深理解

概念图展示的是某一日常生活行为与其他日常生活行为的关联；并展示了各项日常生活行为的组成要素与其要点；还展示了与生活环境的关联等

有关日常生活行为的构成要素，要从患者资料（生理因素、心理和精神因素、社会文化因素）和生活环境的影响等视角出发，把握资料收集需注意的视角，即留意点，这在第 2 篇和第 3 篇的资料收集中将其作为日常生活行为资料加以活用

活用于日常生活行为资料的分析

了解列举的日常生活行为与其他日常生活行为之间的关系，将其活用到第 2 篇和第 3 篇对患者的整体描述（病理生理与生活功能思维导图）之中

第 2 篇展示的是老年人常见疾病，第 3 篇展示的是老年人常见功能障碍

学习疾病知识（第 2 篇）和基础知识（第 3 篇），有助于开展老年护理程序

有助于开展患者护理时进行学习

展示了护理罹患疾病和存在功能障碍的患者的要点，掌握评估的方向

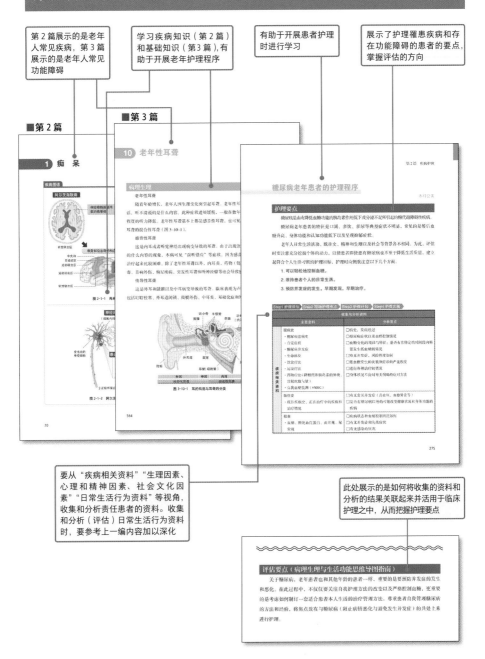

■第 2 篇

1　痴　呆

■第 3 篇

10　老年性耳聋

糖尿病老年患者的护理程序

要从"疾病相关资料""生理因素、心理和精神因素、社会文化因素""日常生活行为资料"等视角，收集和分析责任患者的资料。收集和分析（评估）日常生活行为资料时，要参考上一编内容加以深化

此处展示的是如何将收集的资料和分析的结果关联起来并活用于临床护理之中，从而把握护理要点

参考与患者有关的疾病、症状和功能障碍等部分，添加患者的特征，绘制出病理生理与生活功能思维导图。

病理生理与生活功能思维导图的制作秘诀

第1步　找出护理目标！

→ 参考六大日常生活行为，列出患者所希望的生活。

第2步　找出护理目标与患者生活功能之间的关联！

→ 为了更接近患者期望的生活，将患者的潜在能力（正面的）、影响其生活的各因素（负面的）以及生活环境等关联起来，并把它们与护理目标的联系用线段连接起来。

第3步　找出与病理生理之间的关联！

→ 将阻碍上述日常生活功能的症状和状况，和与此相关的疾病、年龄变化、生理因素、心理和精神因素、社会文化因素之间的关系用线段连接起来。

第4步　掌握可预测的风险！

→ 对那些无法提供护理而有可能会造成的危险，需要提前把握。

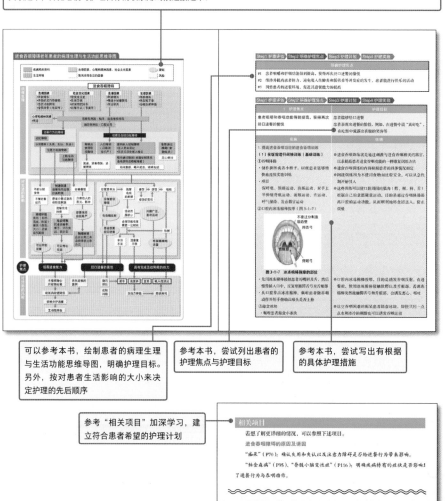

可以参考本书，绘制患者的病理生理与生活功能思维导图，明确护理目标。另外，按对患者生活影响的大小来决定护理的先后顺序

参考本书，尝试列出患者的护理焦点与护理目标

参考本书，尝试写出有根据的具体护理措施

参考"相关项目"加深学习，建立符合患者希望的护理计划

相关项目

若想了解更详细的情况，可以参照下述项目。

进食吞咽障碍的原因及诱因

"痴呆"（P70）：确认失用和失认以及注意力障碍是否始终影响行为带来影响。

"帕金森病"（P95）、"脊髓小脑变性症"（P116）：明确疾病特有的症状是否影响了运送行为与吞咽动作。

目　录

第1篇

日常生活行为护理

1 活 动

萩野悦子

日常生活行为资料的关注点
觉醒、活动欲望、个人活动史、活动的意义、活动实践

掌握日常生活行为的方法

活 动

人类进行活动的目的是使之变得更加愉悦、聪明和掌握更多技巧。另外，有时人们为了追求新鲜事物、帮助他人或者表示谢意而进行活动。因此，所谓的活动，是指人类为追求更加愉悦、丰富多彩的生活进行的自发行动。为了方便讲述，我们在此将活动定义为除了饮食、排泄和清洁等五项日常生活行为以外的活动。

活动的构成要素

活动由以下内容组成，即觉醒状态、作为活动原动力的活动欲望、记录以往活动改变的个人活动史、活动的意义，以及今后的活动实践等。

活动与其他日常生活行为的关系

活动除了让人身心愉悦外，也会使人身心疲劳。因活动而疲劳的身心，通过休

概念图

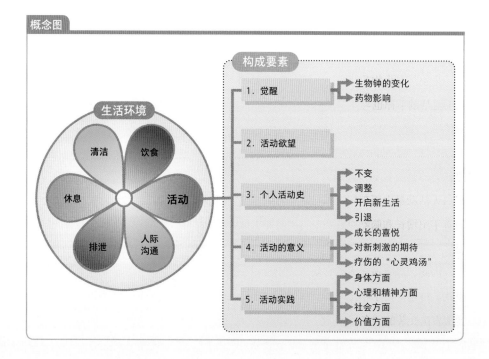

生活环境：清洁、饮食、休息、活动、排泄、人际沟通

构成要素
1. 觉醒 —— 生物钟的变化、药物影响
2. 活动欲望
3. 个人活动史 —— 不变、调整、开启新生活、引退
4. 活动的意义 —— 成长的喜悦、对新刺激的期待、疗伤的"心灵鸡汤"
5. 活动实践 —— 身体方面、心理和精神方面、社会方面、价值方面

息可得以恢复，进而进行下次的活动。因此，活动与休息结成对立统一体。当体力下降或疾病导致日常生活活动功能障碍时，饮食、排泄和清洁等基本生理需求优先，活动范围缩小；相反，当患者开始追求愉悦而丰富多彩的生活时，也会给生理需求带来"波及效应"，进而扩展到生活的方方面面。

活动与生活环境的关系

活动的范围很宽泛，多种多样。它涵盖了从不使用工具、仅思考的可独自进行的活动，到交响乐团演奏这种需要很大群体、花费大量时间、使用道具而进行的活动。患者是否进行活动是由多种因素决定的，即有无活动的机会、活动人数、必要的活动工具和活动场地等。如果是户外活动，还与季节有关。由于以上因素的不同，其活动内容也会发生相应的变化。

日常生活行为资料的关注点

觉　醒

觉醒是指非睡眠状态，即有定位能力、能够关注和正确认识周围状况。觉醒状态是保持良好活动的基础。

老年人觉醒的特征

生物钟的变化

生物具有生物节律。我们将大约 25 小时作为一个周期的节律，称之为生物钟。睡眠与觉醒的节律也与此相关。为了使 25 小时这一个周期与一天（24 小时）同步，生物钟使用了光线、身体运动和与他人接触等刺激因子（同步因子）。

尽管如此，高龄老年人（特别是患有痴呆者）容易因高龄而致社会活动减少，加之认知障碍等宛如时间线索被折断一样；身体和精神等活动能力有所降低的老年人，因白天活动量少而夜间难以熟睡；老年人出于健康因素也容易妨碍夜间睡眠质量；伴随着年纪增长和脑器质性病变，生物钟本身会发生变化，生物钟传递的信号也变得容易被妨碍。

因此，尽管成年人的睡眠与觉醒规律是"单相性"的"白天清醒，夜间睡眠"的模式。可是，上了年纪以后，白天的清醒状态难以维持，继而转变为一天中的睡眠和觉醒多次交替的"多相性"睡眠与觉醒规律。

收集资料的要点			
收集资料的类型			**收集资料的重点**
患者资料	生理因素	●睡眠与觉醒的时间和规律 ●有无运动功能和认知功能障碍，日常生活状况 ●疼痛、瘙痒、发热、呼吸困难、咳嗽、口渴、饥饿、排泄等状况 ●对身体状况的认识、定向意识（认知障碍）、对一日生活的认知 ●是否使用与睡眠有关的药物（安眠药等）	●收集睡眠与觉醒的时间和规律，收集觉醒状态时的日常生活行为与活动内容。考虑到每天的差异，需要收集一周左右 ●患有痴呆的人有时不能自述病情，因此要注意观察引起失眠的因素 ●服用安眠药要注意，药效会持续到第二天，有时会出现白天瞌睡或倦怠感 ●使用缓泻药可能导致夜间产生便意，注意用药时间
	心理和精神因素	●有无紧张、不安、兴奋、愤怒和担心等情绪 ●觉醒时的活动欲望	●在觉醒状态下是否出现紧张、不安、兴奋、愤怒、担心等情绪 ●是否有可使人精神为之一振的或内心所向往的事情
	社会文化因素	●活动契机与角色改变 ●以前生活中的觉醒时间	●活动及角色的改变是否影响到觉醒状态 ●在觉醒时间上，是否和在一起生活的人不同或不合拍的地方 ●是否有与以往生活中觉醒时间不同或不合拍的情况
生活环境的影响		●生活场所的明亮度 ●有噪声或过于安静 ●与他人的交流过多或过少	●明亮度和与他人接触是影响生物钟的因素 ●是否有因外来刺激过少导致的觉醒状态难以维持的情况 ●是否有因外来刺激过多导致的觉醒时间过长（影响睡眠）的情况

分析资料的要点

1. 是否有无法维持觉醒状态的时候
● 是否存在无法维持觉醒状态的因素
● 是否能够自行减轻或者消除这些因素

2. 是否存在觉醒状态时间过长的时候
● 是否存在导致长时间处于觉醒状态的因素
● 是否能够自行减轻或者消除这些因素

3. 一天中的觉醒时间是否适宜
● 觉醒时，是否能知道自己要做什么
● 是否能结合身体状况和日程安排调整何时醒来
● 是否能结合身体状况和日程安排自己醒来

4. 影响觉醒的环境因素有哪些
● 是否有影响醒来的环境因素
● 是否能够自行调整这些环境因素

药物影响

随着年龄增长，睡眠障碍也增多，为此服用安眠药的人在不断增加。但是，若安眠药使用不当，可能出现因安眠药的药效而导致白天瞌睡、清醒状态难以维持的情况。

活动欲望

欲望是进行活动的原动力，即有想要比现在更愉悦、更聪明、掌握更多技巧的欲望，以及想要帮助他人和想要获得新鲜事物等的欲望。

如果内心没有参加活动的欲望，进行活动就是一件很困难的事。若做没有欲望的活动，那进行活动只不过是"应付差事"罢了。

个人活动史

活动可列举出很多，如回忆过往、讲故事、读书、欣赏音乐、做体操、唱歌、下围棋、做园艺、饲养宠物、做陶艺、绘画，或者在老年大学或文化中心学习文学、外语、茶道、当志愿者等。在身边最常见的浇浇花儿、哄哄孙子、把报纸里的折页广告做成垃圾盒等也是活动。活动是以各种各样的形式呈现出来的。

随着年龄的增长，人会经历生理、心理和精神的变化，所处的社会文化环境也在变迁。从工作单位退休后，家庭角色会发生改变，以前热络的社会关系也会"人走茶凉"。这些改变易导致老年人的运动功能和认知功能有所下降，也会给老年人的活动带来影响。

那么，我们看看老年人以往是怎么活动的。结合以往的个人活动史，退休后的个人活动史可分为以下几种类型。

不　变

一如既往，继续参加以往的活动。

调　整

随着身体状况以及经济条件的变化，有时会将以往的活动加以调整后继续进行。如将登山变成徒步旅行来亲近和享受大自然，辞了棒球选手去当拉拉队员等。通过这些调整，仍然可以继续保留与以往活动的关系。

开启新生活

有的老年人以退休或者孩子结婚离开家为契机，将那些年轻时想干又干不成的事情重新开启。还有的老人做一些只有老人才能做得到的活动，如给下一代当顾问以传授生活智慧以及技能，或者是游戏技巧等。

引　退

随着年龄的增长以及疾病带来的身体和精神功能的改变，老年人不得不"扔掉"以往坚持的活动。即使还能持续进行，有的老年人也下决心从活动中退出。

活动的意义

人为什么要长年累月地参加某种活动，在状况不允许时才调整活动，甚至还要参加新的活动？为了理解人为什么要进行活动，首先让我们一起了解活动的意义。

成长的喜悦

举例来说，长期坚持参加陶艺或书法活动的老年人，会逐渐从表现手法的熟练上、从制作出雅俗共赏的作品上感受到喜悦。

对新刺激的期待

在与以往不同的场所聚餐、庆祝节日，期待遇到意想不到的奇遇等。奇遇到来，喜悦的心情就会油然而生。还有，将精心绘制的作品拿去参加展览，看到很多人在欣赏自己的作品，会勾起自己对新创造或进一步向其他活动拓展的欲望。

疗伤的"心灵鸡汤"

有的老年人觉得年轻时没能给自己的配偶周全的照护，进而开始做"照护志愿者"。有的老年人为了维持因高龄以及疾病而逐渐失去的身心功能，开始尝试新的运动或者进行新领域的学习。

活动的意义因人而异、五花八门，以上这些仅是活动意义的一部分。即使是长年坚持的活动，活动的意义也会从某个时间点开始发生变化。另外，即使对活动进行了调整，可能会发现与以往参加的活动起到的是相同意义的效果。

收集活动的相关资料时，重要的是了解老年人以往的活动史并将其结合来进行活动，还要分析老年人对活动的意义的认识。另外，不要漏掉老年人退出活动或不参加活动原因的调查。

活动实践

老年人可从以下几个方面来开展活动。

身体方面

通过活动筋骨来强壮肌肉，提高心肺功能，增强体力以及耐力。另外，通过做扩大关节可动区域的活动和保持机体柔韧性的活动，维持和提高机体的平衡性、协调性和敏捷性。

心理和精神方面

举例来说，接触自然和艺术时的感受与深思、对他人的挂念、对逝去年华的追忆等，都会影响到人的感情以及思考。另外，学习新的知识与技术会影响智力等功能。

社会方面

帮助他人，向其提供劳动、技术以及时间等。作为社会的一员，发挥自己的潜能。

价值方面

通过提出"我是谁、为什么存在、为什么活在世上"等疑问的活动，可以从与他人（包括祖先）、自然、信仰的关联中，以及从与自己的"对峙"中寻找答案。

活动实践的案例

先在脑海里浮现出一位患脑梗死而声音嘶哑和半身不遂的老年女性患者，为了与孙子共度美好时光想给孙子唱歌的场面。该女性为了很好地发声，要有意识地调整呼吸、活动口腔和咽喉以及腹部的肌肉等。为了抱着哄孙子，她拼命地使用麻痹的左胳膊。她将注意力转向孙子是否对唱歌感兴趣，以及孙子是否高兴起来了。通过唱歌给孙子听，可以给孙子的母亲（自己的儿媳妇）一个喘息的机会，也会因此想起母亲为自己唱歌的往事，这也是缅怀儿时往事的机会。特别是，通过给孙子唱歌听，孙子更加亲近自己，这使老人感到无比喜悦，甚至会计划着再学一些孙子喜欢的儿歌，等下次孙子再来时唱给他听，让孙子高兴。

如上所述，即使活动开始时是出于"想与孙子共度美好时光"的心理和精神方面的需求，但也会通过一边唱歌一边哄孩子将活动的积极意义扩展到身体方面，并通过让儿媳妇休息一会儿扩展到社会方面，还通过孙子联想起自己与母亲或者与女儿的关系，再次确认自己的存在价值，进而扩展到价值方面。而且，与孙子共度美好时光会感到很快活，增强"想与孙子共度更多的美好时光"的念头和期待，通过学习新歌也会更进一步发展心理和精神方面的活动。

老年人的活动实践特征

老年人活动能力减弱

对老年人来说，冲击较大的是，年龄的增加和患有疾病等因素使他们失去长期积累的活动技巧和活动智慧。由于身体功能和认知功能的下降，即便有活动欲望，也只想找个适合自己目前状况的活动或者调整以前的活动，这会导致活动减少。

由于自行进餐和排泄都处于很费劲的状态，所以他们不愿意再花力气参加活动。因为不想在他人帮助下活动，就从根本上减少了活动。

如果老年人活动持续减少，会给其身心带来失用性改变，愉悦和丰富的、内心向往的活动也会逐渐减少。因此，在活动方面需要以活动欲望、个人活动史、活动的意义等为基础进行如下的护理。

创造能表现活动欲望的机会

有时候很难预测老年人是否有活动欲望。特别是痴呆患者，他们往往因为不知道自己该干什么而不参加活动。若通过回顾个人活动史来了解患者以往是否喜欢音乐以及园艺等，再与以往活动结合，创造活动机会，有的患者就会乐在其中了。故而，创造可以表现活动欲望的机会是帮助老年患者活动的第一步。

从自己身边的活动开始扩展

即使躺在床上或不用特殊器械也能开展活动。比如，可以试着从诉说对家人的思念开始，将思念写下来，写信，去邮局买邮票，再去把信投到邮筒里。这样，活动就可以扩展下去。尽管只是一点点，只要活动的欲望被认可就可以不断探索，应下功夫研究将活动加以扩展的可能性。

调整活动

当患者身心状态发生变化，已经难以维持以往的活动时，可以引导患者调整活动，以期适应当前身心状态。例如，以往做剪纸活动者，可以将纸张剪得大一点，把构图弄得简单一点等，从而使患者继续维持活动。还有其他方法，如请他们在构图、配色和选择纸张等方面做参谋，来发挥其以前的活动经验。

另外，也有的老年患者在身心状态发生改变后，对以往常做的活动失去兴趣，不再喜欢了。在这种情况下，要协助患者找到新的活动欲望。

在理解的基础上终止活动

将老年患者活动范围逐渐缩小（或停止活动）也属于护理范畴。有的老年患者喜欢干脆中断活动，有的人则愿意逐渐中断活动。因此，重要的是要了解该患者想要如何终止活动。

收集资料的要点		
收集资料的类型		收集资料的重点
患者资料	生理因素	● 运动功能：偏瘫以及运动协调功能障碍，机体的柔韧性和灵活性等 ● 感觉功能：视觉（远视、白内障、视野大小）、听觉（耳聋、语言辨别能力）、平衡觉等 ● 认知功能：记忆力、辨识力、注意力、执行力 ● 移动情况：翻身、起身、坐位、站位、步行等 ● 活动耐性：肌力、耐力及其他与生活活动相关的疲劳
		● 能否持续以往的活动；调整后能否继续做 ● 是否担心视力和听力下降 ● 去新场所或参加新活动时，是否呈现不安与混乱 ● 坐位、站位和步行时，姿态是否稳定 ● 从饮食、排泄以及修饰（穿衣打扮）等方面考虑，安排适宜的活动时间 ● 探讨既能够享受活动的乐趣又不会导致疲劳的活动时段
	心理和精神因素	● 活动兴趣以及关心事宜等方面的资料 ● 退出或拒绝参加活动的理由
		● 有时候，看上去像是活动欲望很低的人，只要一出去散步，马上就开朗起来了 ● 要了解患者对终止活动的看法，是真的想中断活动还是因为不想麻烦他人而终止活动
	社会文化因素	● 既往个人活动史 ● 周围人对患者继续做活动或者减少以往活动的看法
		● 活动机会、活动使用的器械、一起活动的伙伴等是否发生改变 ● 周围人是怎样看待和认识高龄或存在功能障碍的老年人参加活动的

续表

收集资料的类型		收集资料的重点
生活环境的影响	● 活动所需的资源：活动器械、活动场所、活动参与者、去场所的途径、预算等 ● 是否有想一起活动的人 ● 是否有能燃起患者参加活动欲望或促进其活动的人	● 需要考虑是进行室内活动还是户外活动，还要考虑活动的规模以及费用等，来确定活动实施的可行性 ● 护士要判断患者参加的活动是否适合所处的季节 ● 有时能引起活动兴趣的人不仅仅限于护士，还可扩展到家人、同室患者或其他行业的工作人员等

分析资料的要点

1. 参加活动的时间和内容

● 不能维持觉醒状态的原因是什么

● 一天的活动规律，即一天在什么时间段参与什么活动等

2. 个人活动史与活动的意义

● 以往长期坚持的活动有哪些？如何调整活动

● 从活动中得到了什么

3. 目前活动的意愿与想法

● 现在生活中是否有想做的事情（例如，想给家人写信、想养花等）

● 是否对活动持否定的态度（例如，不想向他人求助而进行活动；总想身体都这样了还要找什么乐子；除自理饮食和排泄以外不想再花体力进行活动）

● 是否有这样的表现：尽管没有亲自参加活动，但是到现场走一走也感到很愉快

● 想持续以往的活动或将其调整后再继续做下去吗

● 是否有不做点什么就会觉得不安而过度活动的情况

● 今后想如何开展活动

● 以何种方式终止活动

4. 进行活动的身体功能和认知功能

● 是否有身体功能性障碍；机体活动的耐受力如何；是否有认知功能障碍

5. 活动契机与资源

● 目前的生活状况，是否有活动的机会与资源

6. 活动扩展的可能性

● 从身体、心理与精神、社会、价值等方面考虑，看看哪个方面具有扩展活动的可能性

活动与其他日常生活行为的关系	
休 息	●是否因休息过多而导致活动欲望降低 ●活动所造成的身心疲劳能否依靠睡眠与休息得到恢复
饮 食	●活动导致的疲劳是否影响饮食 ●伴随活动的开展，是否在食欲和进餐、愉快交谈等方面发生变化
排 泄	●是否因恐惧、尿失禁或尿频妨碍了活动 ●在活动开展的同时，便秘是否得到改善；是否因为参加活动有更明显的尿意和便意等改变
清 洁	●是否因为活动少而降低了修饰的欲望 ●在活动扩展的同时，是否带来修饰意愿的改变
人际沟通	●是否因为听力障碍等给人际交往带来困难，活动受到了孤立 ●在活动开展的同时，人际交往是否发生了变化

井出训

日常生活行为资料的关注点
睡眠、身体休息、心理休息、社会性休息、精神休息

掌握日常生活行为的方法

休 息

睡眠以及心理和身体的休息与"活动"密切相关。休息不仅是个体在生活中形成的具有一定规律的重要生活行为，而且分为两个阶段，即活动准备阶段和活动后恢复阶段（为活动积蓄能量）。因此，休息不应该仅仅从活动这一个侧面来理解，还应该将休息作为从一个活动转向下一个活动的具有连续性的生活行为来理解。

休息的构成要素

休息可分为思维意识关闭层面的睡眠、储备体力和恢复体力层面的身体休息、使意识临时离开烦恼情绪而转换层面的心理休息（心理休息也包含从活动中获得心理性舒适的散步等）、摆脱工作角色等社会角色意义的社会性休息、有某种信仰的人从祈祷中获得的精神休息等。以上这些都是应该掌握的与休息有关的生活行为重要资料。

概念图

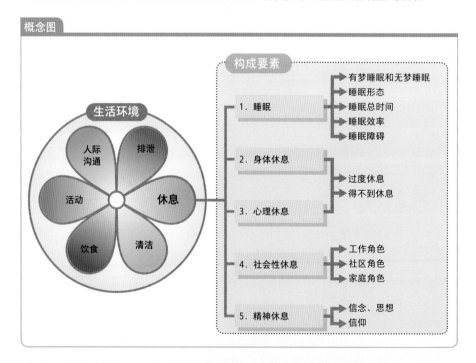

休息与其他日常生活行为的关系

所有的生活行为都会随休息而终止。同时，休息也是下一个生活行为的起点，即作为生活行为的休息是生活行为流程中的一环，有必要在将其与其他活动相关联的基础上进行考虑。

休息与生活环境的关系

环境是影响休息的主要因素。为了得到充分休息，不仅要构建良好的物理环境，还要在心理、社会、文化和精神等层面构建有利于休息的环境。对于作为生活行为的休息，我们应重点把握以上的平衡。

日常生活行为资料的关注点

睡　眠

睡眠在生活行为休息中占非常重要的地位。原因在于，除睡眠之外，所有生活行为都是以意识处于觉醒状态为基础的，睡眠则相当于觉醒意识处于关闭状态，也就是说，睡眠-觉醒这一节律的开关调整，会影响到所有的生活行为。

睡眠主要可分为让大脑休息的睡眠（无梦睡眠）和让身体休息的睡眠（有梦睡眠）。有梦睡眠和无梦睡眠会交替发生，一般按90分钟的节律反复进行（睡眠周期通常是90分钟）。需要说明一下，在神经活动十分活跃的情况下出现做梦的情况称为有梦睡眠。

睡眠障碍可分为失眠、睡眠过多、睡眠中行为异常、睡眠-觉醒节律障碍等。失眠还可以进一步划分为入睡困难、中途觉醒、早醒、睡眠不实等。

老年人的睡眠不仅容易受到睡眠周期中伴随着高龄而来的褪黑素减少等生理变化的影响，还容易受到诸多疾病和药物的影响。

老年人的睡眠特征

有梦睡眠和无梦睡眠

年轻时的睡眠多为深度无梦睡眠。随着年龄的增长，会发生深度无梦睡眠减少、浅度有梦睡眠增多的改变。无梦睡眠根据睡眠的深度可以划分为四个阶段，老年人的睡眠往往表现为第一阶段、第二阶段的浅度睡眠反复，第三阶段、第四阶段的深度睡眠时间变短。

睡眠形态

睡眠形态由一天集中睡觉的单相性睡眠向一天多次睡觉的多相性睡眠发展。人到了老年，由于大脑功能退化，不论是觉醒也好，还是睡眠也好，都难以持续保持，即白天常犯困，不能持续处于觉醒状态；晚上即便早早就寝，却因为瞌睡少而不能持续入睡，往往深更半夜醒来后就睡不着了。

睡眠总时间

尽管因人而异，但是老年人的夜间睡眠时间一般为 5～6 小时。因为老年人减少的深度无梦睡眠会以有梦睡眠、白天打瞌睡以及午睡的形式补回来，所以，老年人的睡眠总时间与年轻时相比反而更长。

睡眠效率（熟睡时间）

实际睡着的时间与从上床睡觉到起床的时间之比称为睡眠效率。据说年轻时期睡眠效率几乎是 100%，到了老年期也就剩下 70% 左右，即老年人往往是处于躺在床上却怎么也睡不着的状态，熟睡的状态也减少。

睡眠障碍

- 入睡困难：就寝后很难睡着。
- 睡眠很浅：夜间睡着后多次觉醒。
- 早醒：早上醒得太早。
- 难以熟睡：很难有"睡足"的感觉。

身体休息

休息的各因素并非各自独立存在，在相互联系中才能让身体得到休息。在身体休息方面，不要单纯地仅仅收集生理方面的因素，其重点是与其他因素联系起来综合考虑身体休息。

收集资料的要点		
收集资料的类型		收集资料的重点
患者资料	生理因素 ●与认知和感知相关的资料	● 确认是否将身体状况和疲劳程度相结合，有意识地调整睡眠时间 ● 是否存在时间和场所等认知功能障碍，从而打乱了"睡眠-觉醒"周期

续表

收集资料的类型			收集资料的重点
患者资料	生理因素	● 与运动功能相关的资料	● 是否因夜间谵妄等不稳定状态而影响睡眠 ● 是否因为四肢瘫痪或断肢等使卧位时难以采取良好体位，进而影响睡眠质量 ● 是否因为日常生活状况使特定生活行为产生疲劳感，进而影响睡眠
		● 与呼吸和循环功能相关的资料	● 哮喘以及慢性呼吸衰竭的患者，是否有因呼吸困难、咳嗽等导致的睡眠浅或中途觉醒次数增多等
		● 与排泄功能相关的资料	● 起夜是否妨碍睡眠 ● 是否因担心夜间尿失禁而妨碍睡眠
		● 与身体症状相关的资料	● 是否因疼痛、瘙痒、腹部膨胀、饥饿等给睡眠带来负面影响 ● 是否因就寝前的活动（洗澡等）造成过度疲劳，从而给睡眠带来负面影响 ● 是否有因为手术前或者处置前的紧张、因为介意的事情或担心的事情所导致的失眠 ● 是否因为白天活动导致过度疲劳
		● 药物的影响	● 是否因服药而导致睡眠-觉醒规律紊乱
	心理和精神因素	● 活动带来的心理影响	● 是否因就寝前的活动导致兴奋或不安，从而给睡眠带来负面影响 ● 是否有懒得活动身体等赖床倾向，或者是否有睡眠过多等状况 ● 是否无人提供适当的活动或交流，导致有赖床倾向和睡眠过多的状况
		● 性格因素	● 性格是否过于敏感，生活中是否有很强的抑郁、不安、紧张等情绪
		● 精神活动的影响	● 是否因不能参加向往的庆典活动而影响睡眠
	社会文化因素	● 了解习惯和生活史与睡眠的关系	● 是否能够提供与患者习惯相适应的睡眠形式（例如枕头的高度或种类是否适合） ● 是否有就寝前喝茶、咖啡等嗜好品的习惯 ● 是否因目前睡眠状况与以往生活一直保持的睡眠规律出现差异，引发睡眠问题 ● 是否因以往生活模式与现行生活模式的不同给睡眠带来负面影响
生活环境的影响	室内环境的影响		● 是否因室内的环境（照明、噪声、气味和室温等）给睡眠带来负面影响
分析资料的要点			
● 在掌握患者睡眠资料的基础上，明确影响睡眠或有可能影响睡眠的因素 ● 探索消除或减轻影响睡眠因素的方法			

老年人身体休息的特征

一般来说，人的骨骼肌随着年龄增长而衰老，因此，随着年龄增长，肌肉疲劳的恢复时间越来越长。老年人为了储备能量进行下一次活动，需要花更多时间和力气使运动后的身体充分休息。

假如不停地运动，就会不断消耗能量，促使肌肉产生的乳酸增多，肌肉收缩压迫血管，乳酸蓄积在肌肉中。这是产生身体疲劳的原因之一。上了年纪后，乳酸进入血管的速度降低，乳酸蓄积于肌使之产生疲劳感。

收集资料的要点		
收集资料的类型		**收集资料的重点**
患者资料	生理因素	● 掌握患者全身状况	● 了解日常生活中休息与活动的平衡状况
			● 患者采取何种休息方式；观察休息方式的特征（如躺着、喝茶、无精打采地看电视等）
		● 与身体症状的关联	● 是否有关于身体疲劳的主诉
			● 动作灵巧性和耐受性降低是否成为进行饮食和排泄等日常生活活动时出现显著疲劳的原因
			● 是否因为持续性的疼痛、瘙痒以及倦怠感导致不能充分休息
			● 患者是否能感觉到由于身体障碍等出现的慢性疼痛以及由此带来的痛苦
		● 营养状况	● 能否保持营养均衡（饮食和水的摄入量、实验室检查值等）
			● 是否因营养失调导致身体疲劳的恢复延迟
		● 与日常生活行为的关系	● 在转向下一次活动前，能否得到充分休息
			● 是否因为洗澡等清洁活动增加了患者的体力消耗而出现疲劳
			● 一心热衷于治疗以及康复训练，是否妨碍了休息
			● 是否对体力极限以及在治疗上需要保持的休息的评价过低
		● 患者的促进因素	● 是否觉得活动身体很麻烦
			● 无力感等是否给活动带来负面影响
			● 是否以体力疲劳为借口，对参加活动抱有消极态度
		● 生活习惯的变化	● 住院或住养老院导致生活习惯发生变化，是否增加了疲劳感
	生活环境的影响	● 人际关系的影响	● 是否因为换了室友妨碍了身体休息（比如，与那些自言自语者同居一室，就算躺着也得不到充分休息）
		● 室内环境的影响	● 是否因室内环境（床铺、照明、声音和气味等）妨碍休息

续表

分析资料的要点
● 掌握可能妨碍身体休息的具体情况，探索消除或者减轻这些影响因素的方法
● 掌握生活行为中活动与休息的平衡
● 探寻患者休息与活动的想法和意向，从心理因素和社会因素考虑产生这些想法和意向的原因

心理休息

放松是心理休息方式之一。所谓放松，一般是指无身体、精神和情绪上的紧张，身心同时处于从紧张和焦虑中解放出来的状态。放松不仅仅是指心理上的休息，而且还包括身体处于放松状态。为了简便描述，在此我们将本词汇命名为心理休息。

放松不仅仅是处于无压力状态，还可以将它看成是从压力中恢复的缓冲过程。

在心理休息时，心情转换这一要素很重要。所谓心情转换，是指将不快的消极情绪转化为愉快的积极情绪的过程。当将意识集中于某件事情时，这种行为往往成为妨碍休息的原因。在种种情况下，将意识临时转向其他事情的行为就是心情转换。

老年人心理休息的特征

研究至今也未明确人的性格是否因年龄增长而有所改变。虽然随着年龄增长，遇到各种事情会感到不安和焦虑，这一规律也未必一成不变，但是有一点很明确，就是年龄增长确实会给身体带来很大变化，而且现实是老年人有很多这样的体验，即随着年龄增长而生活发生变化，如退休、子女独立，以及与朋友或配偶的生离死别等。这些无疑是妨碍老年人心理休息的危险因素。

以治疗为目的而住进老年医院，有时会出现治疗进程迟迟没有进展的情况。特别是随着年龄增长，治疗需要花费更长的时间，患者有时会感到焦躁不安。此外，住院的老年人常年来形成的生活习惯在集体环境中为了配合他人而不得不进行调整等，对老年患者来说是个严峻的考验。

收集资料的要点			
收集资料的类型			**收集资料的重点**
患者资料	生理因素	● 人际关系的影响	● 与其他患者以及医护人员的人际交往关系出现问题，是否对患者心情产生负面影响
			● 是否与室友之间的关系不和睦而妨碍心理休息
		● 与生理症状相关的因素	● 是否因担忧疼痛等身体不适而妨碍休息
			● 是否因不能自行活动等状况，给患者造成心理上的压抑感
			● 是否对自身疾病的预后抱着不安情绪
		● 日常生活的改变	● 是否因对作息时间或者生活空间感到不安而妨碍休息（例如，对医院环境感到不安、换了房间和生人同处一室、医院的作息时间与以往生活习惯不同等）
			● 是否对出院后的日常生活感到不安
		● 治疗以及疗养方面问题的影响	● 是否因治疗或疗养上的担忧而使患者不能充分休息
		● 个人隐私方面的资料	● 是否能保证女性和男性拥有各自所需的休息环境
		● 心情放松的现况	● 是否患者的意识专注于某一特定事情（如一心只惦记着留在家里的宠物等）
			● 是否因为转换心情等活动反而妨碍休息，导致焦虑的发生（例如，虽然是出去散步散心了，但是因为体力消耗过大而疲惫不堪等）
			● 是否有可以借助转换心情等临时性措施处理应对的情况；是否有必要进行充分的心理休息
		● 与活动促进因素之间的关系	● 是否有觉得活动太麻烦而出现过度休息的情况
	生活环境的影响	● 物理环境状况	● 是否有确保患者可得到心理休息的空间（例如，一人单独生活的场所以及可以和自己所喜欢的人或宠物一起生活的场所等）

分析资料的要点
● 掌握妨碍心理休息的具体事由，探索消除或者减轻这些影响因素的方法
● 能否充分得到所需的心理休息，收集患者身体、精神和情绪等与休息相关的资料
● 观察患者是否有关于心理疲劳以及焦虑的主诉
● 观察患者日常生活状况，判断是否需要心理休息

社会性休息

　　社会性休息是指人退出长期承担的社会角色，转入无角色处境的休息状态。但是，假设患者已经患病住院，若患者在住院期间还承担着工作角色和为公司工作操心的话，就不能说已经得到了社会性休息。还有，所谓的社会角色，不仅仅限于公司等工作关系，也包含在社区或家庭所承担的角色。若患者因承担作为他人配偶的角色，或者担任着孩子父亲或者母亲这类角色而产生各种各样的焦虑、烦恼和不安情绪的话，从社会性休息入手收集资料就显得尤为重要。

老年人社会性休息的特征

进入老年期以后，人们在长期生活中构建的社会关系逐渐发生了变化。以往形成的社会角色开始发生变化的同时，活动范围也在逐渐缩小。不过只要还在社会中生活，即使到临终都无法断绝与他人的人际交往。

收集资料的要点		
收集资料的类型		**收集资料的重点**
患者资料	社会和文化因素	● 与工作单位的关系 ● 在家庭中扮演的角色 ● 与他人的关系	● 是否有因为工作等要承担社会角色而得不到休息的情况 ● 是否因为继续承担家庭角色而妨碍必要的休息 ● 是否因为与同室或医院内的人的人际关系紧张而不安，从而影响休息
		● 对社会交往的态度	● 是否有自动放弃社会角色的情况
分析资料的要点		
● 掌握患者目前的社会角色，弄清楚具体情况 ● 掌握妨碍患者社会性休息的具体情况，探索消除或减轻这些影响因素的方法		

精神休息

人对"生"抱有各种各样的愿望和信念，对"死"也有各种各样的思考和恐惧。这种自身存在的意识和思考以及自问的场所，就是存在于每个人心中的"精神（灵魂）"。

有时，为寻找这种思考或者有疑问的答案会进行宗教活动。所谓的灵魂，并非仅指宗教。从生活行为的休息方面考虑，收集资料时应关注收集基于广义的精神活动与精神休息方面的资料，这一点尤为重要。

老年人精神休息的特征

老年人有自己在漫漫人生中积累起来的对"生与死""自我存在价值"等的思考。老年人以何种方式将这种信念以及想法表现出来，想怎么表现出来，都是因人而异的。

有很多老年人嘴上说着"无宗教信仰"，但还是不自觉地将自己的灵魂与某一宗教理念相叠加。

收集资料的要点			
收集资料的类型			**收集资料的重点**
患者资料	心理和精神因素	●宗教信仰方面的情况	●是否因为身体状况、治疗上的问题而不能参加所信仰宗教的活动，从而得不到精神上的慰藉 ●有无因不能参加信仰的宗教活动而妨碍精神慰藉 ●是否对自身的生存意义和价值有烦恼 ●是否因治疗的需要，不得不违心放弃信念而选择其他事情
		●对生与死的思考 ●对治疗以及疗养的期望	
分析资料的要点			
●获得患者有无宗教信仰方面的资料 ●不仅局限于收集宗教相关资料，还要了解患者对生与死、自身存在价值的思考以及愿望等资料 ●掌握妨碍患者精神休息的具体事情，探索消除以及减轻这些影响因素的方法			

休息与其他日常生活行为的关系	
活 动	●有无因未得到充分休息而导致身体疲劳，从而出现摔倒或跌落等情况 ●是否因为活动过于频繁而妨碍休息
饮 食	●能否充分摄取促进体力恢复的营养平衡的膳食 ●进食时的清醒状态如何；是否影响到进餐、咀嚼和吞咽等饮食行为
排 泄	●是否因夜间尿频或尿失禁而妨碍睡眠；是否因此妨碍身体休息和心理休息 ●是否因为尿频或尿失禁导致患者逃避与病友的交流，从而导致过度休息
清 洁	●是否认为更衣和清洁等行为很麻烦，从而处于过度休息的状态 ●是否因为得不到充分休息和睡眠而出现不愿意洗漱打扮等情况
人际沟通	●是否因为和其他患者交流与沟通有障碍而出现焦虑情绪，从而妨碍休息 ●是否因为人际交往出现问题而对参加集体活动敬而远之

3 饮 食

山田律子

日常生活行为资料的关注点
备餐、食欲、进餐行为、咀嚼与吞咽功能、营养状况

掌握日常生活行为的方法

饮 食

饮食不仅仅是为摄取维持生命所不可或缺的营养，也反映了饮食习惯以及饮食嗜好和饮食文化。如吃到了美味觉得很幸福一样，应将饮食广义上看成是给生活带来滋润和幸福的一种方式。

饮食的构成要素

饮食由备餐、食欲、进餐行为、咀嚼与吞咽功能和营养状况五种要素构成。备餐包括从设计食谱，到食材、烹饪工具的准备及烹饪，再到选择餐具并装盘等一系列的活动。食欲是想要进食的欲望。进餐行为是指从对食物的认知与选择，到将食物送

概念图

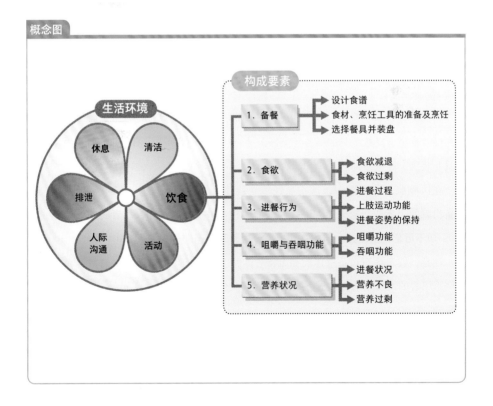

进口中的一连串动作。咀嚼与吞咽功能是指将放进口内的食物送入体内。营养状态是指对生命活动所需营养素以及能量的摄取状况进行评价。

饮食与其他日常生活行为的关系

将食物摄入体内的进餐行为和食物在体内新陈代谢后，身体将废弃物排出体外的排泄行为是相辅相成的。便秘和腹泻等排泄紊乱的情况也会影响进餐。另外，吃东西的前提是人要处于觉醒状态，就像适度运动可以带来饥饿感而太疲劳就不想吃了一样，进餐也与活动及规律性休息有关。再进一步，进食也是交流及交谈等人际交往的机会，打扮好后出去参加宴会以及擦掉手上和嘴上的食物这类行为与清洁相关联。因此，评估饮食时，重要的是将与进餐相关联的日常生活行动各要素联系起来。

饮食与生活环境的关系

饮食行为与生活环境紧密相关。如果患者在饮食的某个环节出现问题，有必要重新审视整个生活环境。例如，对于因为进餐环境嘈杂而不能专心进餐的痴呆患者、使不好餐具而撒落饭菜的偏瘫患者等，只要调整进餐环境，这些不便就可以得到缓解或解除。

日常生活行为资料的关注点

备　餐

备餐是指准备食物的行为，包括设计食谱，烹饪工具以及食材不足时去采购并用心烹饪（食材、烹饪工具的准备及烹饪），给烹饪好的食物选择器皿并盛装盘中（选择餐具并装盘）等一系列活动。

在医院或者养老院中，饮食烹饪多受营养科指导，往往忽视了备餐行为。但对准备出院的患者或居家老年人进行饮食护理时（包括在寻找痴呆患者的饮食认知线索时），切不可忘记备餐这一与食欲和进餐行为紧密相连的行为。

注意，要考虑有过备餐体验和无备餐体验患者的护理方法不同。收集资料时首先要侧重患者的饮食生活史，了解该患者曾经有过哪些备餐行为。

老年人备餐的特征

日本的社会文化特征

在日本出生于昭和（日本昭和年号的使用时间为 1926 年 12 月 25 日至 1989 年 1

月 7 日）初期以前的老年人，多数社会角色都是"男主外，女主内"，好多男性不参与备餐。进入老年期以后，有些男性老年人出于兴趣、关切、照护等的需要，开始将备餐纳入生活行为中。再有，需要考虑出于经济上的原因（如靠退休金生活等）而使备餐受到影响等因素。

随年龄增长的身心改变

老年人由于手指的灵敏性、握力以及视力下降，做开盖等动作变得困难，从而影响饭菜的装盘等。除此之外，味觉和嗅觉功能下降以及牙齿缺损也需要对食谱和烹饪方法进行调整。

老年人随着记忆力和注意力下降，以及听力和嗅觉功能下降，如果在烹饪过程中有接电话等其他事情打扰而导致其注意力转移的话，很可能发生注意不到饭菜已煮沸或闻不到饭菜的焦煳味而忘记关掉煤气等事件。这些情况会严重威胁老人的人身安全。

收集资料的要点			
收集资料的类型			收集资料的重点
患者资料	生理因素	●认知功能：记忆力、计算力、认知力、执行力 ●感知功能：味觉、嗅觉、视觉、听觉	设计食谱 ●过去的烹饪经验和记忆力是否存在；患者根据现况判断与设计食谱的能力和思考情况如何 食材、烹饪工具的准备及烹饪 ●对食材、烹饪工具的认知能力如何；有无完成备餐的体力 ●是否有采购的能力；是否能记住需要采购的物品；采购时的计算能力是否有障碍 ●行动的执行能力如何；能否连贯地完成食材、烹饪工具的准备及烹饪的整个过程
		●运动功能：移动能力、手指灵巧性、握力	选择餐具并装盘 ●随着年龄增长以及患病，老年人感觉功能和运动功能发生改变，是否需要选择易于进餐的餐具；装盘是否一看就能引起食欲
	心理和精神因素	●备餐的意向 ●心情、情绪、待客之心	●是否有备餐意向 ●了解作为备餐原动力的进餐的快乐以及待客心情等包含哪些心理和精神因素；掌握是否因为备餐带来心理上的负担，出现沮丧或烦恼等情绪

续表

收集资料的类型			收集资料的重点
患者资料	社会文化因素	● 备餐的经验和角色	● 以往是否做过备餐；用过哪些备餐的方法
		● 进餐的格调、饮食文化	● 每天进餐次数；选择日餐、中餐还是西餐，或是根植于乡土丰富多彩的饮食文化的传统菜系……了解患者对上述选择的看法
		● 身边有喜好烹饪的人	● 有无成为备餐原动力的社会文化因素（如身边有喜好烹饪的人等）
		● 经济能力	● 是否出于经济因素影响备餐行为
生活环境的影响		● 受烹饪工具、餐具和食材的影响	● 考虑菜刀刀柄是否容易握住；是否有适合身体功能的用具；厨房环境是否安全；备餐环境是否完备等
		● 照护的环境	● 是否因为烹饪工具的外观和使用方法与以往使用的烹饪工具不同而妨碍备餐
			● 是否具备使患者发挥备餐潜力的环境
分析资料的要点			
● 分析患者备餐的意向与执行能力 ● 从个人与生活环境两个方面考虑备餐的积极因素与消极因素			

食 欲

食欲是指对食物的欲望和需求。

掌控食欲的部位是下丘脑。下丘脑位于大脑的底部。在这个一粒奶糖大小的空间里，满载着维持生命不可或缺的神经中枢，这里有饥饿中枢以及饱腹中枢。

如果失去膳食平衡，食欲减退会导致进食量减少进而出现营养不良；食欲过剩会导致营养过剩进而出现肥胖（图1-3-1）。因为膳食平衡失调引发的并发症和健康障碍的风险度较高。

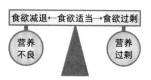

图 1-3-1　膳食平衡

食欲减退的护理：重要的是为食欲减退者营造想进食的体内环境和生活环境。

食欲过剩会导致老年人肥胖，通常是这种情况：尽管随着年龄增长，能量消耗在减少，但往往他们抱着"剩下不就浪费了吗""就两口，不值得剩了"等想法，于是在不知不觉中进食过量。因此，要通过认真收集资料来找出需要改善的生活环境，有针对性地进行护理。

老年人食欲的特征

食欲减退

随着年龄增长带来的生理、社会环境等改变，以下因素往往会导致食欲减退。

因年纪增大，味觉、嗅觉、视觉和听觉下降会影响食欲，牙齿缺损以及加装义齿会带来饮食内容以及饮食形态的改变，胃液分泌减少会导致消化不良或积食，肠胃蠕动变慢以及运动量降低会导致便秘。

进入老年期，迎来退休、子女独立、配偶或近亲离世的体验，以及出现抑郁状态等。

老年人出现食欲减退，可能是疾病早期发病的先兆症状。另外，药物的毒副作用也可能导致食欲减退。总之，不要忽略因生理改变的先兆而出现的食欲减退。

食欲过剩

经历过战争和贫困年代的老年人，认为将饭菜剩下"太可惜了"。也有些老年人因过去挨饿，现在生活好了反而出现暴饮暴食的情况。

有的老年人因为时间宽裕，从饮食中发现了乐趣，出现食欲过剩的情况。

痴呆患者或者药物的毒副作用会带来食欲过剩。请不要漏掉因生理变化的先兆带来的食欲过剩。

收集资料的要点			
收集资料的类型			收集资料的重点
患者资料	生理因素	● 运动功能 ● 感觉功能 ● 运动所致的饥饿感、疲劳感 ● 口腔内的状态 ● 身体的痛苦与不适	食欲减退 ● 是否因为活动量小导致饥饿感不强；是否因为活动量过大导致疲劳感增强而影响食欲 ● 是否感觉不到诱发食欲的味道 ● 是否有口腔问题（如牙齿缺损、义齿不合适、舌苔以及牙垢堆积、口腔炎、牙周炎等） ● 有无便秘、腹泻和疼痛等生理性痛苦和不适 ● 是否因疾病或药物导致食欲减退 食欲过剩 ● 是否经常出现饥饿感 ● 是否因为无法抑制食欲而造成食物摄取过量 ● 是否因疾病或药物导致食欲过剩

续表

收集资料的类型			收集资料的重点
患者资料	心理和精神因素	● 对饮食的想法 ● 心情和情绪 ● 导致焦虑的事件	**食欲减退** ● 患者的意向与目前的饮食是否合拍 ● 是否有悲伤、不安和紧张等情绪 **食欲过剩** ● 是否曾经或者正在用暴饮暴食的方式缓解焦虑情绪 ● 是否认为剩饭菜是浪费 ● 是否即使吃饱了，看到好吃的还是忍不住再吃
	社会文化因素	● 饮食文化与饮食体验 ● 同桌进餐者 ● 进餐方式	**食欲减退** ● 进餐时，是否和不喜欢的人同桌就餐；是否有不喜欢的饭菜；是否有进餐习俗与自己的饮食文化不相符等 **食欲过剩** ● 是否小时候就养成了吃饭过快的习惯，感觉吃饱时其实已经用餐过量 ● 是否曾经有挨饿的经历 ● 是否从小就食欲过剩
生活环境的影响		● 食物的影响 ● 餐具以及自助器具的影响 ● 进餐场所的影响	**食欲减退** ● 对食欲减退者的护理需要考虑以下方面，即患者喜好的食物、味道、香味、温度、形态和量（量大时看一眼就饱了）、食谱、烹饪和装盘等方面 ● 是否因食物形状导致误吸而影响食欲 ● 是否有进餐环境考虑不周的地方（如进餐场所靠近厕所、环境太热等情况） **食欲过剩** ● 是否摆放大量食物 ● 所处的生活空间，是否几乎没有外出机会以及运动空间

分析资料的要点
● 食欲减退：要从个人因素和环境因素两方面分析患者"想要吃"的条件，具体抓住以下要点进行分析。什么原因导致食欲减退；食欲减退给患者带来哪些影响；导致食欲减退的促进因素和阻碍因素有哪些…… ● 食欲过剩：要从个人因素和环境因素两方面进行分析。食欲过剩会给患者带来什么影响和风险；什么原因导致患者过量饮食……

进餐行为

进餐行为是指从认知食物、选择食物到将食物送进口中的动作。

对进餐行为进行评估包含以下几项。**进餐过程**：用五官来认知食物，大脑决定如何吃并发出指令等。**上肢运动功能**：为将食物送入口中必须做的动作。**进餐姿势的保持**：伸手取食物时，若维持身体平衡和姿势的控制系统出现问题，就会歪倒，也就不能实现进餐行为了。

老年人进餐行为的特征

进餐过程

年龄增长后会出现感知功能降低以及眼睑下垂等，可能会导致与进餐有关的信息输入减少和神经传导速度延迟，但还不至于给进餐过程带来障碍。

上肢运动功能

年龄增长后会出现握力下降和灵巧性降低，给一些进餐过程（如打开密封的包装、挑出小鱼刺、盛食物）等带来障碍。

进餐姿势的保持

年龄增长后会出现驼背以及肌力下降，若伴随瘫痪等残疾，进餐姿势难以保持，进餐过程容易导致疲劳。

收集资料的要点			
收集资料的类型			收集资料的重点
患者资料	生理因素	● 认知功能、记忆力、预测力、执行功能	进餐过程 ● 是否对进餐时间和进餐场所有认知 ● 是否对进餐所吃的食物有认知 ● 是否能顺利使用筷子等进餐工具 ● 是否能依据以往进餐经验自己进餐，如决定要吃什么、如何吃等
		● 感知功能	● 有无视觉、听觉、嗅觉、味觉、触觉和温度觉等功能的降低；这些感知功能在认知食物上是否起到作用
		● 运动功能	上肢运动功能 ● 能否把持住餐具 ● 手指的灵巧性如何（例如，食品的开盖与开封、将吸管插入牛奶盒、挑出鱼刺等）

续表

收集资料的类型			收集资料的重点
患者资料	生理因素	● 姿势 ● 身体性疲劳	● 是否能使用勺子或筷子等 ● 是否能把食物舀起来放进嘴里 进餐姿势的保持 ● 能以什么样的姿势进食；进餐姿势能够保持几分钟 ● 身体疲劳是否影响进餐行为，是否导致进餐姿势失衡
	心理和精神因素	● 意向、希望 ● 饮食文化	● 对进餐行为，患者是如何考虑的 ● 是否有餐前祈祷或其他宗教仪式等，以致影响进餐
	社会文化因素	● 饮食生活史 ● 同桌进餐人	● 患者喜欢什么样的食物；有什么特殊的饮食文化 ● 同桌进餐的人以及进餐方式等是否影响进餐行为，是否有特殊的饮食习惯 ● 是否介意周围人过快或过慢进餐
生活环境的影响		● 进餐方式与方法 ● 食物的影响 ● 餐具带来的影响 ● 进餐场地导致的影响	● 是否考虑并提供了有助于进餐行为的食物（在味道、温度、食物形态、数量、菜单、烹饪方式、装盘等方面下功夫） ● 是否准备了适合患者使用的餐具 ● 桌椅是否有助于患者保持进餐过程与进餐姿势 ● 进餐环境是否有利于专心进餐
分析资料的要点			
● 患者能否完成连贯的进餐动作？进餐行为出现障碍时，应从个人因素与环境因素两个方面分析进餐过程、上肢运动功能、进餐姿势的保持以及促进或阻碍进餐姿势的因素等。应考虑营造何种进餐环境来辅助患者进餐行为顺利进行			

咀嚼与吞咽功能

咀嚼功能是指将摄入口内的食物用牙齿咀嚼加以粉碎，用舌头灵巧地搅拌食物使之与唾液形成食糜，加工成易于咽下的食物。咀嚼是一种运动功能。通过咀嚼，食物的物理属性（咀嚼的口感）以及化学属性（味道与香味）被传输至大脑，大脑对食物的安全性与可口性进行确认。

吞咽功能是指把咀嚼的食糜或饮用水从口腔经过咽喉以及食道送到胃里，也是一种运动功能。吞咽时，作为空气与食物的公用通道——咽喉，不仅仅有吞咽食物的功能，还有防止食物误入气管的功能。

老年人咀嚼与吞咽功能的特征

咀嚼功能

随着年龄的增长，舌的运动功能降低、唾液的分泌量减少，再加之牙齿缺失等，多重因素共同作用易导致咀嚼功能下降。使用义齿时，咀嚼率会降至原来的 1/4，由于饮食内容的改变，义齿不适会导致口腔炎，这也是影响咀嚼功能的因素。味觉是通过味蕾接触唾液溶解的食物感知的。唾液分泌量减少和咀嚼功能低下，加之嗅觉减弱等因素，会影响对食物香味的感受。

吞咽功能

伴随着年龄的增长，舌肌、咀嚼肌和面肌的收缩功能降低，导致出现舌、舌骨和喉下垂等现象。结果是，吞咽时会厌无法充分上抬或会厌闭锁不全，食物容易流入气管。

收集资料的要点			
		收集资料的类型	收集资料的重点
患者资料	生理因素	● 认知功能	● 患者的理解能力与执行力是否能支持吞咽功能的检查与康复训练
		● 感觉功能	● 是否有唾液分泌量减少以及口腔感觉功能低下
			● 是否有呃逆以及异物感等自觉症状
		● 运动功能	● 与咀嚼运动以及吞咽运动有关的器官是否还正常
		● 口腔内的状态	● 是否存在口腔健康问题（如牙齿缺损、义齿不适、齿龈以及舌出了问题、唾液分泌量减少、口腔炎等）
		● 语言功能	● 若有语言障碍（失语症、构音障碍），很可能引发口腔运动功能障碍
	心理和精神因素	● 对饮食的想法 ● 心情与情绪 ● 导致焦虑的事件	● 对咀嚼以及吞咽有什么意向和希望 ● 是否因焦虑而导致咀嚼以及吞咽运动不协调
	社会文化因素	● 饮食文化与饮食体验的维持 ● 同桌进餐者 ● 进餐方式	● 是否因以下情况带来吞咽功能的紧张：在吃与自己饮食文化不相符的食物或不喜欢同桌进餐者等 ● 是否因吃饭速度等习惯导致呃逆增多

续表

生活环境的影响	● 食物的影响 ● 进餐场所的影响	● 是否从食物的形状、温度、味道、一次入口量等方面考虑如何弥补咀嚼和吞咽功能低下带来的问题 ● 是否有餐桌与餐椅不舒适，因为坐姿不适而影响吞咽功能
分析资料的要点		
● 年龄的增长，是否给咀嚼以及吞咽功能带来障碍；如果存在障碍，应当从个人因素和生活环境两方面进行分析，探讨如何改善生活环境来帮助患者改善咀嚼和吞咽功能		

营养状况

营养状况：反映的是摄入食物在体内消化、代谢和吸收的结果。营养状况是摄入食物是否在体内达到营养平衡的评价指标。

营养状况的评价：除了评价进餐状况，即每日进餐量、次数和内容等以外，还要通过身体检查和血液检测等评价有无营养不良或营养过剩等情况。

若因营养不足而陷入低营养状态，会引发免疫力低下以及疾病康复迟缓等，甚至有死亡危险。

若因摄入过量造成营养过剩，会导致肥胖，甚至出现代谢综合征以及膝关节疼痛等。在老年期，有出现多种并发症的高风险。

老年人营养状况的特征

进餐状况（一日的进餐量、次数和内容）

通常老年人活动所需能量随着年龄的增长而减少，但是蛋白质作为生存必需的重要营养成分，其所需量不会随着年龄的变化而改变。另外，随着年龄增长而出现的口腔功能的变化（牙齿缺损、舌运动功能低下、唾液分泌量减少等）使老年人喜欢软的、易于咀嚼的食物；对调料的喜好也随着味觉和嗅觉的变化而改变。同时，靠退休金生活等经济上的变化也会影响饮食内容（食材种类和营养平衡搭配）和次数的变化。尽管存在个体差异，但是总体上随着活动量的减少，每次摄入的饮食量也会减少。

营养不良与营养过剩

营养不良

如上所述，老年人随着年龄的增长以及疾病和功能障碍等的出现，容易表现为食欲低下，陷入营养不良状态。据说在居家护理和住院治疗的老年患者中，有 30%～40% 处于能量摄取过少，呈蛋白质–能量营养不良（protein-energy malnutrition，PEM）的状态。

营养过剩

随着年龄的增长，运动功能降低，老年人的社会活动也发生改变。由于运动不足和摄入过量，出现肥胖（女性腰围达到 85 厘米以上，男性腰围达到 90 厘米以上），血压、血糖和血脂中有两项超过正常值，就可以诊断为"代谢综合征"。营养过剩可导致内脏脂肪蓄积，从而发生代谢异常，加重动脉硬化。肥胖是心脏病与脑卒中的高危因素，因此有必要对此进行预防。能量的饮食摄入标准见表 1-3-1，蛋白质的饮食摄入标准见表 1-3-2。

评价指标

身体评价指标有三种，即体质指数（body mass index，BMI）[BMI=体重（kg）/身高 ^{2}（m^2）]、体重减少率和腰围测量。

在 PEM 评价中，若存在驼背，BMI 的准确性会受到影响，此时应该使用体重减少率（%LBW）计算。具体内容请参照第 3 篇中的"进食吞咽障碍"。

血液检查评价指标：进行血液生化检测，包括血清白蛋白、血清总蛋白、胆固醇和电解质等。

表 1-3-1　能量的饮食摄入标准：规定的标准能量（千卡 / 日，1 千卡 ≈ 4.186 千焦）

性别	男性			女性		
身体活动水平	Ⅰ（低）	Ⅱ（中）	Ⅲ（高）	Ⅰ（低）	Ⅱ（中）	Ⅲ（高）
50～69 岁	2100	2450	2800	1650	1900	2200
70 岁以上	1850	2200	2500	1500	1750	2000

[厚生労働省：日本人の食事摂取基準（2015 年版），「日本人の食事摂取基準」策定検討会報告書，p.73, 2014 より抜粋]

表 1-3-2　蛋白质的饮食摄入标准（克／日）

年龄	推荐蛋白质平均值	
	男性	女性
50～69 岁	50	40
70 岁以上	50	40

［厚生労働省：日本人の食事摂取基準（2015 年版），「日本人の食事摂取基準」策定検討会報告書，p.109, 2014 より抜粋］

收集资料的要点			
收集资料的类型			收集资料的重点
患者资料	生理因素	● 营养状态评价 ・进餐情况：一日的进餐量、次数和内容 ・平衡膳食，营养摄入量（必需能量与蛋白质），水摄入量 ・身体检查 ・血液检查 ・免疫能力	● 一日的进餐量与进餐次数；过去 6 个月内的进餐量、次数，进餐内容有无变化 ● 一日的必需营养素和水的摄取量是否适当；是否能做到营养平衡 ● 体重、腰围和 BMI 是否正常；过去 6 个月内（或者 1 个月内）的体重有无改变 ● 血液生化检查值（血清白蛋白、血清总蛋白、胆固醇、电解质等）是否正常 ● 在低营养的情况下，是否影响淋巴细胞数以及免疫球蛋白等水平 ● 是否出现营养不良或者营养过剩等情况；是否对生活有影响
	心理和精神因素	● 意向，接受方式	● 如何看待和认知自身营养状况 ● 患者有什么意向和意愿
	社会文化因素	● 饮食文化与饮食习惯 ● 嗜好、偏食 ● 经济方面	● 以往形成的饮食文化和饮食习惯与现在的营养状态是什么关系 ● 饮食嗜好、偏食以及经济对营养状况有无影响
生活环境的影响		● 饮食环境 ● 营养管理法（营养补给法）	● 饮食环境是否影响营养状况 ● 怎样的营养管理法能符合目前患者的意向及身体状况；探讨如何从非经口营养法向经口营养法过渡
分析资料的要点			
● 依据患者饮食状况，分析饮食对营养状况带来的影响 ● 使用营养状况评价指标判断是营养不良还是营养过剩，分析、预测潜在风险 ● 营养不良或者营养过剩时，从患者的个人因素和环境因素两方面分析产生原因，为预防和改善营养不良或营养过剩的状况，探讨应当具备的生活环境			

饮食与其他日常生活行为的关系	
活 动	● 通过赏花或在饭馆就餐等，一边吃饭一边交流，这种与平时不同的聚餐，是否能拓展活动范围 ● 过度活动或活动不足是否给饮食带来影响
休 息	● 填饱肚子睡觉，是否会给睡眠带来影响 ● 睡眠以及休息不足是否与进餐时打瞌睡以及吞咽反射延迟等有关
排 泄	● 摄入足够的食物和水，是否会有规律地排便和排尿 ● 是否因餐前排泄状况导致不能放心进餐等
清 洁	● 在与重要人物一起吃饭或聚餐时是否修饰 ● 是否因口腔不洁而影响到进餐
人际沟通	● 与他人一起进餐是否会拓展人际交往的范围 ● 是否因人际关系出现问题产生焦虑而影响饮食

4 排 泄

内岛伸也

日常生活行为资料的关注点

尿和便的存储、尿意和便意、排泄行为、排尿与排便、尿和便的性状

掌握日常生活行为的方法

排 泄

排泄指排尿和排便。对任何人来说，无论是排泄行为还是排泄物被他人看见，都会有很强的抵触感和羞耻感。故而，当排泄出现问题或需要他人帮助时，容易降低患者的自主性和自尊心。另外，排泄问题会给排泄帮助者（照顾者）带来很大的负担，容易在双方之间造成隔阂。因此，为了达到使老年患者有尊严地生活的目的，使之"舒适排泄"显得尤为重要。

排泄的构成要素

排泄由连续的生理过程和连贯的排泄动作组成。包括"若尿液或粪便已形成，会产生尿意或便意（提醒需排尿或排便），人向厕所移动，脱裤坐在马桶上，并进行排泄后处理，穿裤"等一连串的排泄动作，以及尿液和粪便分别从尿道和肛门排出体外，反映生理症状的尿液和粪便的性质等。

概念图

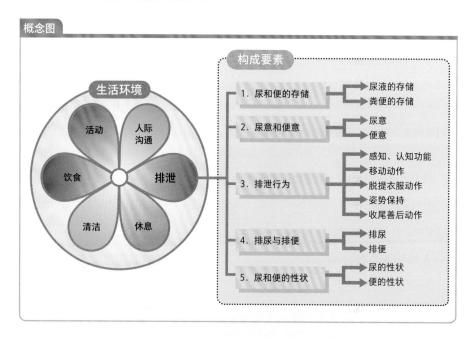

排泄与其他日常生活行为的关系

饮食量与饮食内容直接影响到排泄的次数与排泄物的性状。排泄状况有时也影响食欲以及食谱。另外，排泄的烦恼与不安有时候会使"生活中的活动"变得无趣，"交流"减少。因夜间尿频导致的失眠以及经常有紧张兮兮地担心遗尿的心理等因素会影响"休息"。护理时需要考虑保持患者衣服、阴部和臀部的清洁，在"修饰"上花工夫。暗淡的生活和失眠等导致生活节律改变，这会使老年患者的健康状态越来越差，更使得与排泄有关的功能弱化。排泄问题给患者生活带来很大影响。

排泄与生活环境的关系

通过调整和改造厕所环境、灵活运用如厕用品、在老年患者身边安排排泄帮助者等，排泄问题就会得到解决或缓解。因此，排泄护理的要点是根据老年患者的排泄愿望与生活方式来改善其排泄环境，重要的是要从改善日常生活环境的角度进行排泄护理。

日常生活行为资料的关注点

尿和便的存储

尿液的存储

尿液在肾脏生成后在膀胱存储。不到排尿时间或没有适当的排尿场所（厕所等）时，尿液是存储在膀胱内的。膀胱可以存储400～500毫升尿液（蓄尿功能）。蓄尿时，膀胱处于舒张和松弛状态，此时位于膀胱颈部的尿道内括约肌和位于其前部的尿道外括约肌收缩，尿道处于关闭状态。膀胱与尿道内括约肌的功能是在尿液蓄积时，被动、反射性地发挥作用，防止发生尿失禁。膀胱和尿道的解剖结构见图1-4-1。

粪便的存储

消化道生成的大便，在被排出体外（排便）之前，是在直肠和乙状结肠下部。肛门的闭锁是由自主神经（交感神经和副交感神经）调节肛门括约肌来控制的，肛门括约肌可分为肛门内括约肌（不随意肌）和肛门外括约肌（随意肌）。

老年人尿和便的存储的特征

尿液存储

对于老年人来说，尿液蓄积减少的一个原因是膀胱壁平滑肌纤维化导致弹性降低，

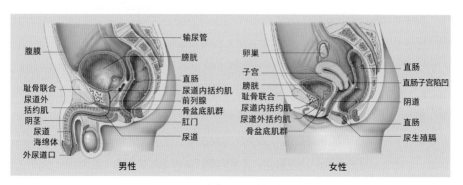

图 1-4-1　膀胱和尿道的解剖结构

蓄尿时，膀胱不能充分扩张。尿失禁的一个诱因是尿道括约肌的收缩力减弱导致尿道不能充分闭锁，特别是女性，由于以下因素更容易出现尿失禁与尿频：尿道短而且直、分娩经历导致骨盆底肌群和尿道外括约肌功能低下等。另外，伴随着年龄增长导致的尿液浓缩能力下降，抗利尿激素分泌减少而出现的夜间尿量增加也会影响到尿液存储。患有高血压或者糖尿病会增加尿量。患有脑梗死或者帕金森病会出现膀胱以及尿道功能低下，使蓄尿功能减弱。咖啡因以及酒精具有利尿作用，会增加排尿量以及排尿次数。此外，若因疾病导致行动问题，有时会因来不及上厕所导致尿失禁。因此，尿液存储不仅仅受到年龄增长的影响，疾病和生活习惯也对其有很大影响。

粪便存储

有时因为炎症以及手术等造成直肠容积缩小而不能储存很多粪便，或者因为年龄增长、分娩时的裂伤等造成肛门内外括约肌收缩力低下，导致粪便储存障碍，进而出现排便失禁。

收集资料的要点		
收集资料的类型		收集资料的重点
患者资料	生理因素	● 尿量（1次尿量、1日尿量）、排尿间隔、残余尿量 ● 粪便的量和性状、排便间隔 ● 大小便失禁等自觉症状 ● 有无膀胱以及尿道疾病 ● 有无消化系统疾病，如直肠、肛门疾病 ● 有无脑血管疾病或者神经系统疾病 ● 有无高血压、糖尿病以及疼痛和感染症等疾病，并因此服药 ● 性别，分娩史 ● 移动等运动功能	● 根据尿量和排尿间隔来估测尿液存储量；需要时可测定残余尿量 ● 从观察粪便的量和性状以及排便间隔，估测粪便蓄积的程度，特别是腹泻或便秘时，关注大便的性状尤为重要 ● 做排泄记录时，将进餐量和饮水量同排便量和排尿量一起记录，以便掌握规律，探讨对策 ● 大小便失禁，不仅是因为泌尿系统或消化系统疾病等生理因素，也是认知或者移动等功能所致，应当在确认主诉症状后探讨对策 ● 往往由于症状不典型而忽略了感染或者药物的作用，对此要加以重视 ● 泌尿道和下消化道（直肠、肛门）的解剖结构以及功能障碍因性别而不同，如经产妇容易出现蓄尿以及蓄便能力低下等现象；收集性别以及生活史等相关资料很重要
	心理和精神因素	● 尿频和大小便失禁带来的烦恼与不安 ● 活动欲望、休息	● 有的患者由于有过失禁的经历，会有意或无意地提前到附近厕所做准备，这样反而会降低蓄尿和蓄便能力。护理时，应当确认和寻找患者排泄烦恼与不安的原因，构建有效的对策 ● 从患者担心排尿和排便程度上评估患者是否因此而降低了活动欲望，是否影响睡眠并导致不能充分休息
	社会文化因素	● 工作、角色、交流	● 确认是否曾经因为工作忙碌或者生活懒散经常憋尿或憋大便 ● 是否因为对蓄尿和蓄便不安而缩小活动范围
生活环境的影响		● 进餐以及进水情况 ● 厕所环境、尿垫等的使用情况，有无排泄帮助者	● 是否有因为摄食摄水以及嗜好品（咖啡因以及酒精等）导致的便秘或腹泻等 ● 是否准备了可以放心使用的厕所与尿垫；身边是否有理解排泄问题的人和可以提供帮助的人
分析资料的要点		
● 探讨影响排尿和排便的因素，如存在哪些疾病、功能障碍以及药物等因素而影响排泄 ● 探讨排尿和排便带来的烦恼与不安，如是否造成症状恶化或给日常生活带来影响 ● 通过调整饮食、饮水、活动以及改善与照护者的关系，探讨有无改善排泄的可能性		

尿意和便意

尿　意

尿储存在膀胱，当膀胱充盈到其容量的一半左右时，膀胱内压上升，通过神经向大脑传递信号，使大脑感知到尿意。人可以在感知尿意后憋尿 30～60 分钟。

便　意

大肠里蓄积的粪便在达到 200 毫升以后，粪便导致大肠壁扩张而产生刺激，通过神经传入腰骶部脊髓内的低级排便中枢，同时向大脑皮层上传，以感知便意。如果此时忍耐，便意可能消失。

老年人尿意和便意的特征

尿　意

上了年纪且有脑血管疾病和中枢神经系统疾病等的患者，会出现膀胱内压上升的感知功能下降以及向大脑皮质传递信号延迟等问题。当然，也会出现感知过敏以及膀胱活动过激等问题。因此，会有因为膀胱里充满尿，尿意迫切而慌张、尿意频频而烦恼等状况。这些问题会给日常生活带来很大影响。另外，痴呆患者有时很难准确地判断尿意或难以向周围的人传达排尿信息。

便　意

与尿意一样，受到年龄以及疾病等因素的影响，会因直肠和乙状结肠下段以及肛门功能低下而在便意的感知上出问题。便秘时，一直蓄积在大肠里的粪便使大肠壁处于扩张状态，难以产生便意。在肛门括约肌收缩力减弱时，即使无便意，往往也会出现腹泻，粪便从肛门流出，不知不觉出现大便失禁的情况。

收集资料的要点		
收集资料的类型		**收集资料的重点**
患者资料	生理因素	● 有无尿意和便意 ● 忍耐尿意、便意的时间 ● 尿量（1 次尿量、1 日尿量）、排尿间隔、残余尿量、排尿所需时间 ● 排便量、大便的性状、排便间隔 ● 尿失禁、大便失禁等自觉症状	● 是否每次排泄都能明确感知到；感知之后，能够忍耐多长时间（迫切性）；如何向周围的人传递需要帮助的信号（语言的、非语言的），特别是痴呆者，因为不能很好地传递排泄信息而放弃了在厕所里排泄 ● 即使没有明确的尿意和便意，也要在记录本上记录进餐量和饮水量，以掌握排泄规律，探讨对策

续表

收集资料的类型			收集资料的重点
患者资料	生理因素	● 有无尿道疾病 ● 有无消化系统疾病 ● 有无脑血管疾病、神经系统疾病、痴呆	● 确认大小便的量与性状是否影响对便意和尿意的感知；是否影响忍耐的时间 ● 确认有无影响到尿意、便意感知的泌尿系统疾病、下消化道疾病和神经系统疾病
	心理和精神因素	● 因尿急、尿频而烦恼，因大小便失禁而不安 ● 活动欲望、休息	● 患者有时候由于频繁上厕所或者曾有过失禁体验，会有意识或无意识地提早去厕所，这样反而会使排泄能力更低下，应当在确认患者排泄烦恼与不安的基础上，探讨有效的护理对策 ● 确认患者是否因为急迫的尿意和便意使活动欲望低下，出现睡眠不足等不能充分休息的情况
	社会文化因素	● 工作、角色、交流	● 确认患者是否曾经因为工作忙碌或生活懒散而养成经常憋尿或憋大便的习惯 ● 确认患者是否因迫切的尿意或便意感到不安而有意缩小活动范围
生活环境的影响		● 厕所环境、尿垫等的使用情况，有无排泄帮助者	● 是否准备了可以放心使用的厕所与尿垫；身边是否有理解排泄问题的人和可以提供帮助的人

分析资料的要点
● 探讨哪些疾病和功能障碍会影响尿意和便意的感知
● 探讨是否因迫切性尿意和便意而烦恼与不安，这些原因是否会引起症状恶化或给日常生活带来影响
● 是否可以通过改善传递尿意和便意的方法、改善与帮助者的关系等解决排泄问题

排泄行为

　　排泄需要各种各样的身体功能和身体动作的"协同作用"，环境会很大程度地影响一系列的排泄动作。

　　与排泄有关的身体功能和一连串的排泄动作包括：感知到尿意或便意后寻找厕所在哪里的"感知、认知功能"；移动到厕所后并使用便器的"移动动作"；将衣服撩起，把内衣脱下的"脱提衣服动作"；保持排泄姿势一直到排泄完毕的"姿势保持"；将阴部和臀部擦拭干净，冲走排泄物以后洗手的"收尾善后动作"；等等。

老年人排泄行为的特征

感知、认知功能

由于视力下降，找厕所需要花费时间；由于不适应明暗变化，在昏暗的地方或夜间会找不到去厕所的路径；患有记忆障碍或者认知障碍，在自家上厕所不会迷路，但是当环境变化时，如外出或者住院以及住养老院，会出现找不到厕所的情况。患有痴呆的老年人，有时候会出现走到了厕所却找不到便器（失认）或者不知道怎么样使用便器（失能）等情况。

移动动作

对腿脚不便、身体疼痛、患脑血管疾病或者帕金森病以及步行有障碍的老年人来说，移动到厕所后坐上便器是要花费时间的，而且会由于走路不稳以及站立不稳而伴有摔倒的危险。对使用轮椅的老人来说，排泄容易受环境因素的影响，如门的开关是否顺手、是否有足够的空间用来转换方向、是否有扶手来确保安全起立和坐下等。

脱提衣服动作

由于老年人上肢和手指的灵巧性降低，拉拉锁、扣扣子或脱提衣服需要花费更多时间。使用尿垫与纸尿裤的老人，很难在排泄后将尿垫与纸尿裤衬好。

姿势保持

下肢与躯干的肌力低下，患有脑血管疾病或者帕金森病的老年人，身体歪斜，很难在排泄中保持立姿或者坐姿。另外因身体歪斜而无法将精力集中于排泄，大便时难以屏气（用不上劲），且有摔倒和跌落的危险。这时，应想办法改善这种情况，例如，使用拐杖或者扶手来支撑身体，使用地台弥补脚够不到地面的缺陷。

收尾善后动作

上肢和手指的灵巧性降低会影响排泄的善后动作，使之难以完成，如准备厕纸擦拭阴部以及臀部、按压便池手柄冲厕所等动作难以独立完成。同样，使用洗漱间的水龙头和肥皂时也会困难重重，特别是偏瘫患者，需要调整环境和工具以使其能使用健侧肢体。

收集资料的要点		
收集资料的类型		收集资料的重点
患者资料	生理因素	● 视力等感知功能
● 是否能看见厕所或便器的位置；是否受到照明光线等因素的影响

收集资料的要点		
收集资料的类型		收集资料的重点
患者资料	生理因素	● 视力等感知功能 ● 记忆障碍、认知障碍等 ● 下肢运动功能 ● 躯干力量以及平衡感功能 ● 摔倒经历 ● 上肢与手指的灵巧性 ● 有无脑血管疾病、神经系统疾病、认知障碍 ● 有无高血压、糖尿病、疼痛以及感染症等疾病，服用的药物 ● 睡眠状况如何，有无疲劳感以及全身倦怠感	● 是否能看见厕所或便器的位置；是否受到照明光线等因素的影响 ● 是否视力正常却找不到厕所或者对便器的使用方法一筹莫展等 ● 是否能安全地移动；是否能安全地保持站姿或者坐姿；过去有无摔倒的经历 ● 观察患者如何拉拉锁和扣扣子；如何脱穿裤子、脱穿内裤；如何使用厕纸；如何打开或关闭水龙头等；确认患者的视力、认知能力以及上肢与手指的灵巧性是否正常 ● 当连贯的排泄动作在某一环节出现问题时，从疾病以及功能障碍或者药物作用等所有方面分析影响因素，探讨对策
	心理和精神因素	● 尿频的烦恼与失禁的不安 ● 活动欲望、休息 ● 羞耻心、客气、自尊心	● 有时，患者因频繁上厕所或者有过失禁经历，会急急忙忙地移动，有意识或无意识地提早上厕所，这容易导致疲劳、手忙脚乱、动作不稳而摔倒；应该了解患者排便的烦恼与不安，探讨如何采取有效的措施 ● 是否因排泄的烦恼与不安导致活动欲望低下和出现睡眠不足 ● 是否因为排泄需要他人帮助而感到不安，甚至感到对不起他人或认为自己活得很凄惨
	社会文化因素	● 工作、角色、交流	● 是否因为以往的工作忙碌或生活懒散而养成经常憋尿或憋便等习惯 ● 是否因为对排泄感到不安而缩小活动范围
生活环境的影响		● 厕所环境与尿垫等的使用情况，有无排泄帮助者 ● 所住医院和养老院的环境改变	● 是否准备了可以放心使用的厕所与尿垫；排便辅助器具（如手杖和扶手）的高度以及居室与走廊的亮度是否适宜 ● 是否有能够理解患者排便不好意思求助等患者心情的排泄辅助者 ● 是否因为生活场所的变化使患者不习惯使用排泄场所或者尚未与周围人建立起良好的社会关系，而产生排泄不安情绪

续表

分析资料的要点
● 探讨连贯排泄动作的哪一环节出现了问题，分析产生的原因并探讨对策
● 探讨通过治疗与康复训练，疾病或运动功能是否能得到恢复或改善
● 探讨对排泄环境的调整是否结合了疾病以及身体功能障碍等特征进行的
● 探讨是否因排泄导致的烦恼与不安影响了健康与日常生活
● 确认排泄的烦恼与不安是否与生活环境以及人际关系的变化有关

排尿与排便

排　尿

当确认身处排泄适宜的时间和地点（厕所）时，为储存尿液而处于松弛状态的膀胱开始收缩，一直关闭的尿道括约肌开始放松，将尿液排出体外（排尿功能）。尽管不同的人存储尿量有所不同，但通常正常情况下一次的排尿量为 200～500 毫升，排尿的时间约 20 秒。

排　便

下降到直肠和乙状结肠下段的粪便产生反射使肛门内括约肌扩张，感知便意。肛门外括约肌无意识地舒张，将大便排出体外（排便）。排便需要直肠收缩、有意识地屏气、骨盆底肌群的支持，从排便用力的方向与重力的影响来看，采取坐姿最为有效。

老年人排尿与排便的特征

排尿特征

膀胱壁的弹性降低，膀胱的收缩力随之降低，将导致排尿时间延长，出现不能充分排尿、残余尿量增加等情况。特别是男性，当有前列腺肥大或者尿道狭窄等问题时，排尿会花费更多时间，以及老年人有排尿渐渐沥沥的情况；另外，排尿障碍的原因也可能是脑血管疾病、帕金森病、脊髓损伤造成的中枢神经障碍、脊椎管狭窄症、椎间盘疝、糖尿病等造成的末梢神经障碍；老年患者常规使用的治疗疾病的药物副作用也能引起排尿障碍。如果排尿困难，残余尿量增加，很有可能引起尿路感染、膀胱结石、肾盂积水、尿崩症，甚至发展到重度肾衰竭等，需要高度注意。

排便特征

伴随着年龄增长，消化功能降低且有便秘倾向的高龄老人，因为便意降低导致排便所需的收缩力减弱。与此同时，骨盆底肌群的弱化也降低了排便的力量。这种排便功能下降可能由脑血管疾病和帕金森病导致。此外，这些病症又可引起排便时无法保持正确坐姿、来不及上厕所等，从而加重便秘，甚至导致大小便失禁。另外，厕所的清洁度差，以及不宜于排泄的场所、环境及不能保证排泄隐私等因素也会引发排泄障碍。

收集资料的要点		
收集资料的类型		收集资料的重点
患者资料	生理因素	● 有无尿意和便意 ● 尿量（1次尿量，1日尿量）、排尿间隔、残余尿量、排尿所需时间 ● 排便量与便的性状、排便间隔 ● 腹胀等自觉症状 ● 有无膀胱以及尿道疾病 ● 有无消化器官（如直肠、肛门等）疾病 ● 有无脑血管病、神经系统疾病、痴呆 ● 保持姿势所需的下肢和躯干功能如何 ● 有无高血压、糖尿病、脊椎疾病、疼痛、炎症等疾病以及服用相关药物 ● 性别，分娩史	● 是否每次都能明确感知到尿意和便意；感知尿意和便意后能忍耐多长时间（迫切性）；是否能自行上厕所 ● 即使没有明确感知到尿意和便意，也要记录进餐量和饮水量，以掌握排泄规律，探讨对策 ● 探讨尿和便的量与性状是否会影响尿与便顺利排出体外 ● 是否因为不能充分排尿或排便导致尿液或粪便潴留在膀胱和大肠内；确认是否因此带来痛苦 ● 排泄障碍的原因不仅限于泌尿系统和消化系统疾病，还要考虑中枢神经系统障碍给排泄带来的影响，以及能否保持排泄姿势给排尿和排便带来的影响 ● 炎症等导致的泌尿系统非典型症状容易被忽略，药物作用等往往也容易被忽视，对此需要加以注意；评价利尿剂与缓泻药的药效 ● 男性与女性在泌尿系统与下消化道（直肠、肛门）的构造与功能障碍等方面有差异：患有前列腺肥大的男性与经产妇容易出现排泄问题，收集资料时要注意收集性别及其生活史等相关信息
	心理和精神因素	● 排泄的烦恼与失禁的不安 ● 活动欲望、休息 ● 羞耻感、客气、自尊心	● 是否因为频繁上厕所、排泄花费更长时间、有过失禁经历而导致疲劳、情绪低落或厌恶排泄等 ● 是否因排泄带来的烦恼与不安导致活动欲望下降、休息不足 ● 是否因为排泄动作与排泄物被他人看到而感到不安，觉得很对不住提供帮助的人或认为自己活得很凄惨
	社会文化因素	● 工作、角色、交流	● 是否因为以往的工作忙碌或生活懒散而养成经常憋尿或憋便等习惯 ● 是否因为对排泄感到不安而缩小活动范围

生活环境的 影响	● 食物以及水的摄入状况， 　嗜好品 ● 厕所环境、尿垫等的使用 　情况，有无排泄帮助者	● 确认是否因食物和水的摄入以及嗜好品（咖啡因、 　酒精）等导致尿量增多、便秘或腹泻 ● 是否准备了可以放心使用的厕所与尿垫；身边是否 　有理解排泄问题的人和可以提供帮助的人
分析资料的要点		
● 探讨有哪些疾病、功能障碍以及药物作用影响排泄		
● 探讨排泄的烦恼与不安是否导致疾病症状恶化或者影响日常生活		
● 探讨通过调整食物和水的摄取、调整活动以及改善与周围人的关系来改善排泄问题		

尿和便的性状

尿的性状

尽管尿量受到摄水量与失水量的影响，但一般成人一天的排尿量为 1000～1500 毫升，排尿次数为白天 4～5 次，夜间 0～2 次。尿液为淡黄色或深黄色的透明液体。

便的性状

排便受到饮食量与饮食成分的影响，但是一般成人一次的排便量在 200 克左右，其中大约 80% 是水分。排便次数的个体差异很大，正常排便次数为每 2 日 1 次至每日 2~3 次。从大便的性状可以评估是否具有便秘或腹泻倾向。排出粪便中的水分在 70% 以下者为有便秘倾向，水分在 90% 以上者为有腹泻倾向。

老年人尿和便的性状的特征

尿液性状特征

通常老年人的尿量与颜色无特殊改变，只是因为上年纪后伴随着尿液浓缩功能降低以及抗利尿激素分泌减少，会出现夜间排尿次数增加。尿量的增减与颜色的异常不能仅仅考虑由肾脏疾病、膀胱及尿道疾病引起，还可能由糖尿病、心脏病、感染症、脱水等疾病导致。特别是患痴呆的老年人，有时难以准确地主诉自觉症状，因此护士早期发现尿液性状异常就显得尤为重要。

粪便性状特征

上年纪导致的消化功能低下影响排便量与便的性状。另外，渴中枢功能降低导致的饮水量减少、咀嚼以及吞咽功能降低导致饮食摄取量减少与偏食、腰腿疼痛导致的运动功能低下等都是便秘的原因。进一步来说，老年人常见病的用药中，也有抑制消化功能的药物，可以引起便秘。老年人易于出现消化吸收不良、循环障碍以及焦虑等，这些是引起腹泻的原因。不过，当蓄积在大肠的硬便块影响排泄时，服用泻药也是导致腹泻和便失禁的原因。粪便的性状影响排便，因此认真细致地观察大便性状很重要。

收集资料的要点		
收集资料的类型		收集资料的重点
患者资料	生理因素	● 尿量(1次尿量,1日尿量)、排尿间隔、残余尿量 ● 排便的量与性状、排便间隔 ● 有无膀胱以及尿道疾病 ● 有无消化器官（如直肠、肛门等）疾病 ● 有无脑血管疾病、神经系统疾病、痴呆 ● 有无高血压、糖尿病、疼痛、感染症等疾病以及服用相关的药物 ● 尿检以及血液化验的数据	● 尿液和粪便的蓄积、尿意与便意的感知、尿液与粪便的排出等多方面影响到排尿和排便的量和性状，因此需要细致观察和详细记录 ● 尿和便的量与性状不仅受到泌尿系统疾病和消化系统疾病的影响，也受到水钠代谢紊乱和炎症的影响，还受药物的影响，收集上述资料可以作为掌握患者全身健康状况的参考数据并加以利用 ● 如果发现尿和便的量与性状发生变化，确认是不是食物与水分的摄入或服药引起的，以便采取必要的对策
	心理和精神因素	● 排泄的烦恼与失禁的不安 ● 活动欲望与休息 ● 羞耻感与自尊心	● 是否频繁上厕所；排泄花费时间较长；有过排尿排便疼痛和血尿等异常以及失禁经历等，是否由这些因素引起了疲劳、情绪低落、恐惧以及失去自行排泄的信心等 ● 是否因排泄带来的烦恼与不安导致活动欲望低下、睡眠不足而影响到休息 ● 是否因为排泄动作与排泄物被他人看到而感到不安，觉得对不住提供帮助的人，认为自己活得很凄惨
	社会文化因素	● 工作、角色、交流	● 是否有以下不良生活习惯：进餐以及饮水过多或过少或者偏食等；是否有强烈的焦虑感 ● 是否因排泄不安而导致活动范围缩小
生活环境的影响		● 食物与水的摄取情况，嗜好品 ● 室内的温度与湿度、气候、所穿衣物的种类	● 确认尿量增多、便秘和腹泻是否与食物和水的摄入以及嗜好品（咖啡因、酒精等）有关 ● 确认发汗等是否影响到排尿和排便的量和性状

续表

分析资料的要点
● 探讨哪些疾病和功能障碍以及药物可能给尿、便的性状造成影响
● 探讨尿、便的性状是否与食物和水的摄入、室内的温度与湿度、服装的调整等有关
● 探讨是否因尿、便的性状带来的不安而影响心情与日常生活

排泄与其他日常生活行为的关系	
活 动	● 对尿频以及失禁的烦恼与不安是否妨碍活动欲望与活动机会 ● 是否因排泄功能下降和排泄动作困难导致活动范围缩小
休 息	● 是否因尿频与失禁带来的不安和烦恼而妨碍睡眠，出现焦虑 ● 是否因睡眠以及休息的状况给尿意与便意的感知以及排泄动作带来阻碍
饮 食	● 是否因尿频与失禁带来的不安和烦恼而控制进餐量或放弃嗜好品 ● 是否因食物和水的摄入不足或偏食而影响尿、便的性状，增加排泄的困难
清 洁	● 是否因尿频与失禁带来的不安与烦恼而影响对服装选择和修饰的欲望 ● 是否因更衣困难、服装构造以及衣服脱穿不便而影响到排泄动作
人际沟通	● 是否因排泄带来的不安与烦恼限制了社交对象与社交内容 ● 是否因排泄带来的烦恼导致无法传递愿望而出现排泄不舒适

5 清 洁

内岛伸也

日常生活行为资料的关注点
身体清洁（沐浴、口腔护理）、洗漱（更衣、洗脸和理容）、修饰

掌握日常生活行为的方法

清 洁

清洁是指身体清洁与洗漱和修饰。尽管对清洁的看法和清洁习惯根据个人的文化背景以及生活方式的不同呈现多样性，但多半随着成长而习得并掌握。与年龄相适应的清洁可以明显反映个人的风格。

清洁的构成要素

与预防感染和健康管理有关的沐浴和口腔护理等身体清洁活动；影响与他人以及社会交流的更衣、洗脸和理容这类洗漱活动；修饰。

概念图

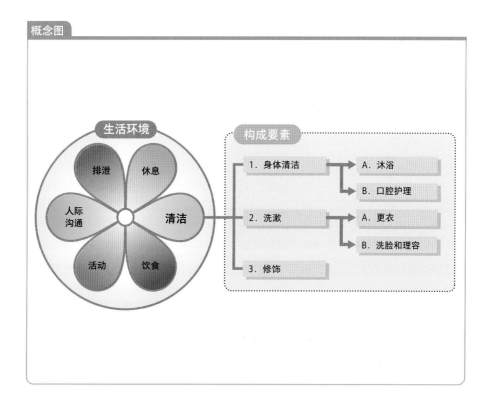

清洁与其他日常生活行为的关系

如同"修饰"意味着"收拾和准备"一样，"清洁"是为迎接下一个日常生活行为或参加新活动而进行的情绪和仪表的准备，在此具有重要的意义。清除"排泄"带来的污秽以及清洁皮肤和口腔带来的爽快感对"休息"和"饮食"有积极作用，并能促进消除疲劳，提高参加活动的欲望。更进一步说，清洁对参加社交活动有积极作用。如上所述，清洁在保持身心健康、保持与他人的社会关系、提高准备参加活动的积极性等方面起到重要作用，清洁是给日常生活带来很大影响的生活行为。

清洁与生活环境的关系

除收集进行清洁所需的时间、场所和工具等资料之外，还应收集与清洁欲望相关的社交与活动等信息，并将其作为影响清洁的重要环境因素进行分析。应该考虑将清洁活动放在日常生活中分析。

日常生活行为资料的关注点

身体清洁

身体清洁的首要任务是维持皮肤和黏膜的生理功能，即排泄、体温调节和感知等，保持机体内环境稳定，缓冲来自感染症等外环境的冲击。

身体清洁不仅仅局限于上述的生理卫生方面，通过清洁活动获得的爽快感和健康感可缓解心理紧张的状态，促进食欲和睡眠，有助于从疲劳中恢复，从这个视角看身体清洁，要重视清洁在身心健康上起到的作用。再者，护理时还要重视提高患者清洁和修饰的欲望。

沐浴

沐浴的主要目的是清洗皮肤和黏膜上的污秽，提高机体的生理功能和新陈代谢。与此同时，还可以预防各种感染性疾病的发生。另外，沐浴还能起到以下作用：皮肤可获得温热刺激和水压刺激；清洗身体的动作可活动肌肉和关节；提高皮肤感觉，提高呼吸、循环和代谢功能以及全身运动协调能力。

综上所述，沐浴可以获得多种效果。但是，沐浴也可以给身体带来负面影响：增加身体负担，尤其是心肺功能低下或健康状况不佳的患者，沐浴时需要充分注意。另外，在沐浴时，将全身肌肤裸露，需要考虑、顾及患者隐私，适当调节室内温度以确保舒适，还需要准备防滑的浴室环境，以预防摔倒。

老年人沐浴的特征

皮肤和黏膜

老年人的皮肤表皮层变薄，皮下脂肪减少导致皮肤弹力减退，所以非常容易受伤。另外，由于皮脂腺分泌的皮脂减少，皮肤容易出现干燥并伴有瘙痒。当指甲挠伤皮肤时，容易引发湿疹或皮肤感染。皮肤的构造见图1–5–1。

使用尿垫时，尿垫内的潮湿环境以及其上附着的排泄物等可引起皮肤和黏膜脆弱化，有发生炎症、感染的危险。

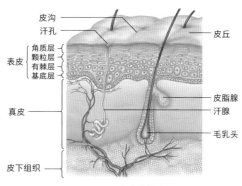

图 1-5-1　皮肤的构造

收集资料的要点		
收集资料的类型		收集资料的重点
患者资料	生理因素	●结合上次洗澡日期以及身体清洁忍耐程度收集沐浴相关资料 ●对洗澡适宜时间和洗澡场所的理解 ●是否存在视力和听力以及皮肤感知等方面的障碍 ●肥皂与淋浴的使用方法 ●步行能力、姿势保持能力、坐姿保持能力 ●上下肢可动区域、手指的灵巧性 ●是否存在排泄问题（尿失禁、腹泻等） ●是否有全身性症状（发热、脱水等） ●是否有皮肤症状（创伤、湿疹等） ●是否洗澡后出现疲劳感，或有其他身体改变	●沐浴困难是否由以下因素引起：不了解沐浴的意义；不会使用浴室和洗浴工具；不能充分理解安全洗浴等 ●沐浴困难是否表现为因为运动功能低下导致去往浴室都困难，或者使用洗浴工具困难 ●随着沐浴时间的变化，确认在连贯的洗澡动作中，是否存在不稳定或各种洗浴困难的情况 ●确认是否因为健康问题妨碍沐浴

续表

收集资料的类型		收集资料的重点
患者资料	心理和精神因素：●想要干净，转换心情 ●更衣、洗发以及洗澡带来的不安 ●环境导致的不快（羞耻感、寒冷等）	●从以下几方面确认和收集与沐浴相关的愿望和心情方面的资料：清洁的舒适度、入浴的期望、对摔倒的担心、害羞、不想给他人添麻烦等
	社会文化因素：●沐浴习惯（喜欢早上泡澡或睡前洗澡、喜欢在公共浴池或温泉洗澡等） ●沐浴价值观（认为"不洗澡也不会死人""泡澡太浪费"等）	●确认什么时候洗澡、以什么方式洗澡（淋浴、盆浴等）、对洗澡的看法等，需要尊重患者的生活格调和意愿
生活环境的影响	●浴室的远近、更衣室和浴室的空间大小、光线强弱、有无扶手和台阶，是否有用习惯了的洗浴用具 ●浴室改造和电热费等经济相关事项、季节影响(气温、湿度) ●是否有一起洗澡的室友，是否有帮助者以及帮助者与患者的交流和活动的情况，患者是否有保护隐私的需求等	●是否因为浴室构造和洗澡用具不合适、帮助者及援助方式不对，给患者带来负担或让患者感到不愉快

分析资料要点
●探讨目前的沐浴方式是否给患者清洁带来影响
●探讨是否因患者个人因素或环境因素而影响了沐浴
●为了寻找患者期望的沐浴方式，根据其疾病和功能障碍的程度等进行环境调整

口腔护理

口腔护理的目的是抑制由食物残渣和牙垢蓄积导致的细菌繁殖。口腔护理可以预防龋齿、牙周炎、口腔炎、吸入性肺炎等疾病。与此同时，口腔护理还可以预防和改善由舌苔以及口臭产生的味觉障碍以及人际关系障碍。通过清洁口腔获得爽快感，可以促进健康、增进食欲、增强人际交流。由此可见，口腔护理特别重要。

口腔内的清洁是通过唾液分泌、讲话以及咀嚼等口腔运动产生的自净作用完成的，依靠牙齿以及牙齿间的蹭刷而得以保持清洁。因此，使用义齿的人，适当清洗和合理管理义齿非常重要。

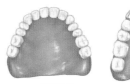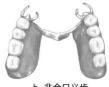

a. 全口义齿　　　　b. 非全口义齿

图 1-5-2　义齿的种类

老年人口腔的特征

唾液分泌量减少，自净作用降低

老年人因唾液分泌量减少导致口腔内干燥、咀嚼吞咽功能降低，口腔自净作用容易受到破坏，口腔内细菌繁殖以及误吸食物残渣容易引起肺炎。

义齿的安装与管理

牙齿缺损越来越严重，安装全口义齿及非全口义齿的老年人逐渐增加（图 1-5-2）。在口腔管理上加以注意显得非常重要。要避免在装卸、使用义齿时划伤嘴角和牙龈，也要避免义齿成为细菌的温床。

收集资料的要点		
收集资料的类型		收集资料的重点
患者资料	生理因素	● 理解依据口腔污染情况进行口腔护理的意义 ● 是否存在视力障碍、听力障碍以及皮肤感觉障碍 ● 清洁用具的准备及操作，义齿装卸 ● 步行能力、姿势保持能力、坐姿保持能力 ● 上下肢的可动区域、手指的灵巧性	• 是否因为不能充分理解清洁用具的使用方法，或者没有充分认识到口腔护理的意义而使口腔护理变得困难 • 是否因为运动功能低下导致向洗手间移动困难或使用洗漱用具困难，造成很难自己进行口腔护理 • 随着时间的变化，确认连贯的口腔护理动作的稳定性和难点
		● 口腔状况（牙齿缺损、装有义齿、龋齿、口腔炎以及舌苔等） ● 是否有全身症状（发热、脱水等） ● 是否因餐后疲劳感、误吸造成含漱困难等	• 是否因口腔疾病或者身体其他疾病和症状等因素而导致口腔护理变得困难

续表

收集资料的类型			收集资料的重点
患者资料	心理和精神因素	● 保持口腔清洁和清爽的意愿 ● 伴随刷牙和含漱等动作的担心 ● 环境不适（无法集中注意力等）	● 确认以下事项，即清洁满意度和意愿、做不好的地方、对误吸的担心、口腔护理的意愿和心情等
	社会文化因素	● 口腔护理的习惯（早晚两次，餐后喝茶即可等） ● 口腔护理的价值观（因为是义齿而认为没必要护理、喜欢薄荷味的爽快感等）	● 收集资料要尊重患者的生活经历和意愿，侧重收集何时进行口腔护理、以什么方式进行口腔护理，以及患者如何看待口腔护理等资料
生活环境的影响		● 在什么地方（洗漱间、床上等）进行口腔护理、场所的大小以及亮度、洗漱台的高度、水龙头的构造、是否有熟悉或易于使用的用具 ● 洗漱台的改造以及适宜的洗漱用具的购买等经济状况 ● 是否有提醒口腔护理的室友，是否有协助口腔护理者，与朋友的交流和活动情况	● 确认以下几方面是否存在问题，即口腔护理的场所、刷牙用具、帮助者、护理方法等，是否因此而增加了担心和不快，导致口腔护理更加困难
分析资料的要点			
● 探讨目前的口腔护理问题是否可能导致患者出现其他健康问题 ● 探讨是否存在影响患者口腔护理的个人因素与生活环境因素 ● 以患者所期望的口腔护理为目标，探讨患者具备的能力以及所需护理的内容			

洗 漱

洗漱带来的清洁效果可以呈现一个人的品位和风格，可以让人圆满地参加活动和进行人际交流。起床后洗脸，以及根据场合换衣服和补妆等有助于感知新的一天开始和时间的流逝。这给生活带来节奏，使生活更加丰富多彩。

需要重新审视洗漱护理：可以提高患者对清洁和打扮的兴趣，对患者的心理认知以及社会认知层面带来很大的好处。

更衣

更衣不仅能更换被汗渍和污垢等弄脏的衣服，而且能给患者带来爽快感和清洁感等心理效果。另外，更衣可以根据时间、场合和需要进行，给一天的生活带来愉快感。

人们往往着眼于更换衣服这一动作。其实，可以换一个视角，把更衣看成是丰富多彩的日常生活行为之一，从而认识到更衣对心情、生活节奏、活动状况等心理层面以及社会层面产生的影响。

老年人更衣的特征

运动功能和感知功能降低

年龄增长导致的运动功能以及感知功能低下，给更衣所需的立姿和坐姿的平衡带来困难。老年人上下肢的可动区域减少，加之手指灵巧性降低、视觉和皮肤感觉功能低下，扣扣子以及伸袖子、穿裤子等更衣动作就变得更加困难了。

收集资料的要点		
收集资料的类型		收集资料的重点
患者资料	生理因素	● 了解患者是否能根据衣服弄脏的程度以及适当的时间和场合更换衣服 ● 了解患者是否会选择衣服、认识衣服的左右与里外 ● 是否存在视力和听力以及皮肤感知等方面的障碍 ● 步行能力、姿势保持能力、坐姿保持能力 ● 四肢的可动区域、手指灵巧性 ● 是否有排泄问题（尿失禁、腹泻等） ● 是否有全身性症状（发热、脱水等） ● 是否因为疲劳而妨碍更衣	● 是否因为不懂根据场合选择衣服或者不了解衣服穿脱方法而使更衣变得困难 ● 是否存在以下困难：保持姿势、穿衣服、戴帽子、扣扣子等 ● 是否因为使用尿垫或纸尿裤感到不舒服，或者认为其使用方法复杂，由此产生倦怠等而使更衣变得困难

续表

收集资料的类型			收集资料的重点
患者资料	心理和精神因素	● 是否因为不得已时才想到换衣服 ● 认为收纳和更衣是一种负担 ● 对环境有不快感（羞耻、寒冷等）	● 确认患者更衣的满足感，以及关于害羞、寒冷、麻烦等与更衣相关的想法与感受
	社会文化因素	● 更衣的习惯（定时更衣、穿多层衣服等） ● 更衣的价值观（认为在人面前要干净利落、花钱洗衣服不值得等）	● 何时更换衣服、选择什么样的衣服等，要尊重患者的生活格调和意愿
生活环境的影响		● 收纳衣服的场所、服装的数量以及种类、扣子以及拉锁的种类、更衣场所的大小与光线、是否有扶手、是否有能确保隐私的间隔等 ● 与购买服装以及洗涤等有关的经济状况、季节影响（气温、湿度等） ● 是否有提醒更衣的室友，社交活动、隐私保护等情况如何	● 是否因以下情况出现问题而影响更衣，即更衣场所备用衣服种类、帮助更衣者、帮助更衣方法、促进更衣的社交活动
分析资料的要点			
● 探讨目前的更衣状况是否影响患者的心情或者给患者的生活带来不便 ● 探讨是否存在影响患者更衣的个人因素与生活环境因素 ● 以患者所期望的更衣方式为目标，探讨患者具备的能力及其求助的内容			

洗脸和理容

新的一天开始，起床后洗脸和理容能够起到提高清醒度的重要作用。除此之外，用冷水洗脸之后梳头往往是转换心情和唤起下一个活动欲望的方法。

洗脸和理容带来的清洁感对社交活动有重要影响。有时通过活动也能增强洗脸和理容的意识。洗脸和理容与更衣一样，会给日常生活带来不可忽视的影响。

老年人洗脸和理容的特征

指甲的修剪

年龄增长导致血液循环量与水分含量降低，指甲会因此变得脆弱，容易劈裂，特别是趾甲，容易发生翻卷和凹陷，脚还容易感染脚癣。

若出现视力下降和手指灵巧性降低，修剪指甲就会变得困难，最终导致指甲问题越来越严重。因此，对老年患者的指甲，需要给予充分的注意和照顾。

收集资料的要点		
收集资料的类型		收集资料的重点
患者资料	生理因素	● 对起床、外出、就寝等时间以及状况的认知 ● 对场所及用具使用方面的理解 ● 是否有视力障碍、听力障碍以及皮肤感觉障碍 ● 步行能力、姿势保持能力、坐姿保持能力 ● 四肢的可动区域、手指灵巧性 ● 是否有全身性症状（发热、脱水等） ● 是否有疲劳感，起床时神志如何	● 是否能根据状况进行修饰；是否认识洗漱用具；会不会因为上述困难导致洗脸和理容变得困难 ● 是否能完成保持姿势、使用镜子与牙刷、操作水龙头等活动；如果不能完成，难度如何 ● 是否因疲倦或神志不清而使洗脸和理容变得困难
	心理和精神因素	● 想要干净、清爽的愿望 ● 洗脸和理容动作带来的负担 ● 对环境的满意度（用具不完备等）	● 清洁的愿望和心情、有没有合适的修饰用具、是否嫌麻烦、洗脸和理容的愿望与心情等
	社会文化因素	● 洗脸和理容的习惯（能在早餐前做完等） ● 洗脸和理容的价值观（认为要是不见人就用不着做等）	● 收集患者洗脸和理容方面的喜好与看法等，尊重患者的生活习惯与意愿，进行相应的护理
生活环境的影响		● 移动到洗漱间以及镜子前的距离、场所的大小以及光线、是否有熟悉或易于使用的用具 ● 与服装购买以及洗涤等有关的经济状况、季节影响（气温、湿度） ● 是否有提醒洗脸和理容的室友，社交活动、隐私保护情况如何	● 以下因素是否妨碍了洗脸和理容，即洗漱间的构造、镜子与洗漱用具的配备、是否有人帮助、可帮助的方式，以及是否提醒清洁的人和社交活动的情况
分析资料的要点		
● 探讨目前的洗脸和理容情况是否影响患者的心情或者给患者的生活带来不便 ● 探讨是否存在影响患者洗脸和理容的个人因素与生活环境因素 ● 以患者所期望的洗脸和理容为目标，探讨患者具备的能力及其求助的内容		

修 饰

修饰的个体差异性非常大，任何事情都无法与此相比。在服装和饰品以及化妆等方面，在色彩、样式、素材及其组合搭配的选择上，一方面受时代以及文化的影响；另一方面作为表现个性的方式，具有重要意义。梳妆打扮不仅是为了表现出“帅气”“俊俏”，也是为了表现出言行举止和生活态度上的潇洒。

爱修饰的人具有健康观。他们非常有自信且维护自我尊严，这与参加社交活动的欲望密切相关，其生活也丰富多彩。修饰包含身体清洁和穿衣打扮，可以增强自我意识以及引起他人的关注。我们认为修饰是支撑健康生活的一个方面，应该给予重视。

老年人修饰的特征

引发回忆的物件

在很多时候，自用修饰物件能引发对获得物件的过程或穿戴出去的场合等的回忆。对老年人来说，在其保存的物品里，包含着自己以往的人生轨迹，可以从中找到美好的回忆。护理时不要忘记，对老年人来说，在这些“珍藏之物”里面就包含着老年人对以往的追忆。

修饰与心情的关系

老年人由于身体功能降低，有时觉得修饰太麻烦，认为没有必要。但是，很多时候只要稍微化点淡妆或者穿一件稍微鲜艳的衣服，看起来就会显得生机勃勃，心情也开朗很多。护理时要重视修饰带来这种体验的重要作用。

收集资料的要点			
收集资料的类型			收集资料的重点
患者资料	生理因素	● 对外出的时间、场所以及状况的认知 ● 一连串动作的完成情况，包括修饰物品的使用与组合选择等 ● 是否有视力障碍、听力障碍以及皮肤感觉障碍	• 是否能根据具体情况决定修饰的相应内容，在使用小饰品、搭配颜色和素材上是否有困难
		● 步行能力、姿势保持能力、坐姿保持能力 ● 四肢的可动区域、手指的灵巧性	• 是否在保持姿势、脱穿衣服以及小用具的精细操作方面有不便之处
		● 是否有排泄的问题（尿失禁、腹泻等）	• 是否因健康问题而妨碍了修饰打扮

续表

收集资料的类型			收集资料的重点
患者资料	生理因素	●是否有全身性症状（发热、脱水等） ●是否因为疲劳感而妨碍修饰	
	心理和精神因素	●想要修饰以及想要出门走走的心情 ●修饰动作带来的担心 ●对环境存在不满（没有认为合适的衣服等）	●注意确认和收集以下资料，即修饰的满意度和愿望以及心情、是否有适当的用物、是否嫌麻烦等
	社会文化因素	●修饰习惯（喜欢戴首饰和喷香水、衣服必须要熨烫等） ●修饰的价值观（喜好往年轻打扮；不想让他人认为穿着太花哨等）	●尊重患者的生活习惯与意愿：确定做什么样的修饰、在什么场合修饰等
生活环境的影响		●收纳服装以及装饰品的空间、检查妆饰的穿衣镜、准备间的大小及光线等 ●与修饰相关的经济状况、季节以及气候的影响 ●是否有提醒打扮的室友，与朋友的交流和活动情况	●以下事项是否影响到患者修饰特色与打扮效果：服装以及饰品、准备间的状况、是否有帮助者、可帮助的方式、与其他人的交流以及活动的状况等
分析资料的要点			
●探讨目前的修饰情况是否影响患者的心情或者给患者的生活带来不便 ●探讨是否存在影响患者修饰的个人因素与生活环境因素 ●以患者所期望的修饰为目标，探讨患者所具备的能力及其所需帮助的内容			

清洁与其他日常生活行为的关系	
活动	●修饰的状况是否影响到对活动的关注度和欲望以及活动内容 ●活动的状况是否影响到清洁和修饰的欲望
休息	●沐浴和更衣的状况是否影响睡眠舒适度与充分休息 ●睡眠与休息的状况是否影响修饰的意识与欲望
饮食	●口腔清洁状态是否影响食欲以及咀嚼和吞咽 ●进餐场所的气氛是否影响身体清洁与修饰的意识与欲望
排泄	●更换衣服的难度、衣服的形式、衣服穿着的层次等是否影响排泄 ●担心尿失禁或排泄困难的心理是否影响对着装的选择和对时尚的渴望
人际沟通	●修饰状况是否影响社会活动以及交流欲望和人际关系 ●人际沟通的状况是否影响穿衣打扮的意识和欲望

6 人际沟通

井出训

日常生活行为资料的关注点
人际沟通的状况、方式、对象、内容、目的

掌握日常生活行为的方法

人际沟通

作为社会的一员，不与其他人或物（不仅仅限于人）接触是无法生活的。以自我为中心的行为是受社会限制的。人生活在社会里就必须在和他人交往的同时经营自己的生活。广义上的人际沟通，本身就意味着与其他的人和物的交往。

人际沟通的构成要素

作为狭义的人际沟通，同他人的交流由以下要素组成：①人际沟通的状况，比如在何时、何处（在什么样的状况下）进行交流；②人际沟通的方式，用什么样的方式进行交流；③人际沟通的对象，和谁（或什么）进行交流；④人际沟通的内容；⑤人际沟通的目的，以什么为目的进行交流等。

概念图

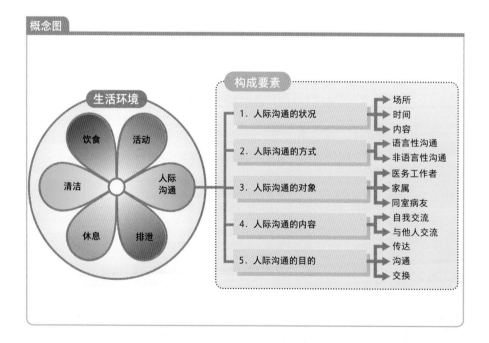

人际沟通与其他日常生活行为的关系

若将"活动""休息""饮食""排泄"等看成是患者日常生活行为的中心，那么，可以说"清洁"和"人际沟通"是患者的社会性生活行为。从某种意义上来说，人际沟通在与他人进行活动和共享进餐乐趣等方面是一个重要的因素。另外，要掌握与排泄和休息等有关的和他人交往的重要意义，如请求护理者给予排泄或者休息的帮助、与闺蜜谈心里话等，会给患者安全感。如果将清洁作为向他人展示自己的一种表现方式考虑的话，清洁则可以作为一种非语言性人际沟通的方式。

人际沟通与生活环境的关系

人际沟通一定存在何时、何地进行交流等要素。重要的是掌握患者在何时、何地进行交流，交流对其现实生活有什么意义。因此，营造良好的交流时间、地点，发挥推动交流的功能，是护理人员的重要任务。

日常生活行为资料的关注点

人际沟通的方式

日常生活中的人际沟通，多数是通过会话（有声语言）和书写（文字语言）等语言性沟通方式进行的。在人际沟通的方式中，除了这些语言性沟通，还有非语言性沟通，如手势、点头、表情、抚触、氛围等。在沟通过程中，这些不依靠语言的沟通方式与语言性沟通方式一起（有时也单独）使用。因此，在收集患者日常生活行为资料中的人际沟通方面的资料时，不仅要关注语言性沟通，还要关注能够使用的（有使用可能的）非语言性沟通。

发信者使用人际沟通的方式传递沟通内容，且发信者希望选择收信者比较容易理解的方式进行交流，例如，想传递复杂的心理时，即便使用了手势以及表情等沟通方式，可能也不能完全充分地传递想要传递的内容。另外，想要向对方传递思念时，握手所传递的内容要远远胜过言语表达。

使用适合收信者状况的沟通方式，是人际沟通过程中的重要因素。例如，与有视力障碍的人进行沟通，如果使用书写方式（文字语言），就是在沟通方式选择上出现了问题。另外，要避免对痴呆的老年人使用不考虑认知功能状况的沟通方式。

老年人人际沟通方式的特征

怎么也叫不出自己面前人的名字，被称为"命名性失语症"。随着年龄增加，有这种经历的老年人越来越多。另外，在人际沟通中，听力和视力也随着年龄的增长而降低。当然，老年人人际沟通的各种生理功能状态因人而异，差异也较大。同时，因为所患疾病的不同，他们表现出来的状况也千差万别。

听力障碍分为两种，即传导性耳聋和感音性耳聋。随着年龄增长发生的老年性耳聋可以归类为感音性耳聋，原因是感知声音的内耳蜗至听觉中枢之间发生病变。

随着年龄增长，听力发生变化，多表现为高频听力受损。但是，要想依靠语言性沟通方式进行人际沟通，起重要作用的不仅仅是语言和听力等能力，信息处理能力也很重要。会话的速度以及理解力的高低也是能否顺利进行人际沟通的重要因素。

收集资料的要点			
收集资料的类型			收集资料的重点
患者资料	生理因素	● 肢体性人际沟通方式	● 患者试图以什么样的肢体沟通方式进行人际沟通
		● 认知功能状况	● 可从修订版的长谷川简易智能评定量表中的功能检查项目获得人际沟通方面的资料
			● 从发信者和收信者两个方面了解对语言性沟通和非语言性沟通的理解程度
		● 失语症等语言功能整体状况	● 发音是否清晰
			● 从语言听觉训练师处收集资料，了解患者是否愿意接受语言和听觉功能训练
		● 接收信息的状况	● 身体状况是否影响接收他人语言以及非语言信息
			● 是否存在布罗卡失语症（Broca's aphasia）和感觉性失语症（sensory aphasia）
			● 是否因为偏瘫等症状导致部分触觉丧失
		● 视力功能、听力功能	● 是否使用助听器或者眼镜；听力状况如何；能否听到他人讲话
			● 矫正听力和视力的助听器和眼镜等是否合适
			● 能否有效使用助听类工具和书写板等
		● 书写功能	● 书写功能是否有障碍；是否因为偏瘫等疾病导致利手发生改变
			● 文字理解程度是否受损；是否患有视力低下以及白内障等
		● 患者特有的沟通表达方式	● 是否因为认知功能低下等导致患者用不同的语言或者表现形式表述意图（例如将砂糖表述为白糖等）
			● 是否能利用表情或动作表达想法（如疼痛时表现得满脸痛苦等）
			● 是否能用特有的信号（肢体语言等）传递信息
		● 药物等影响	● 是否因为服用药物等影响会话以及对语言的理解而妨碍人际沟通

续表

收集资料的类型			收集资料的重点
患者资料	心理和精神因素	● 人际沟通的态度 ● 患者的性格 ● 身体状况的适应性	● 是否因患失语症等导致语言性沟通不畅而感到自卑 ● 是否有过因为语言障碍导致他人很难听懂自己说话的经历，并因此对语言性沟通持消极和否定的态度 ● 是否原本喜欢说话和善于倾听 ● 是否因偏瘫导致利手改变等难以很好地适应，从而造成文字沟通等人际沟通受到阻碍
	社会文化因素	● 个人特有的人际沟通表现以及理想状态	● 是否能理解生长环境中特定的、具有个人特点的语言表达形式 ● 是否能使用根植于独特文化中的肢体语言 ● 从生长环境的文化背景来看，是否认为有不恰当的人际沟通方式（如不认为抚触是一项表现亲密的好方式等）
生活环境的影响		● 声音的影响 ● 光线、灯光和照明等的影响	● 室内环境（说话声音、电视的声音、收音机的声音），以及屋外的吵闹声等是否妨碍到语言性沟通 ● 室内照明等是否妨碍到视觉性沟通
分析资料的要点			
● 明确患者使用什么样的人际沟通方式，该方式是否适当；分析造成患者人际沟通障碍的原因，与此同时，探索消除或者减轻该阻碍因素的方法			

人际沟通的对象

人际沟通最基本条件之一是有一个发出信息的发信者和接收信息的收信者（包括动植物或物品）。从作为日常生活行为的人际沟通这点考虑，明确患者与谁沟通和如何沟通及沟通能否顺利进行，掌握发信者和收信者之间的沟通状况，这些都十分重要。

作为一种日常生活行为，处于人际沟通中的患者不可能总是收信者，听对方发言。在人际沟通中，发信者与收信者的关系往往会逆转，即发信者同时也可成为收信者。

老年人人际沟通对象的特征

人际沟通的对象，会根据活动的时间和场所而发生改变。随着年龄的增加，在不断扩大的生活圈子和社会关系中，重要的是掌握和什么样的人（物）交往。从目前患者的生活环境来了解其人际沟通情况，并了解其以往的交流者。这也是在掌握患者作为日常生活者的活动状况。

收集资料的要点		
整体资料	● 人际沟通的对象会出现在什么场合 · 在快乐的娱乐场所一起消遣的友人 · 患者就诊时将身体状况如实告知的医生 · 日常生活中给予患者照顾的护理人员 · 共同生活在同一寝室里的人 · 常年相濡以沫、每天都前来探望的另一半 · 家人带来自己亲手养大却好久不见的宠物等 ● 一日内，与患者保持人际沟通最长时间的人中，是谁在沟通时让患者感到最快乐，患者最喜欢与谁交流，患者想交流的对象是谁，是医务工作者、家人，还是其他人	

收集资料的类型		收集资料的重点
患者资料	**生理因素** ● 在人际沟通过程中发信者和收信者双方的理解程度 ● 辨别对方的认知能力 ● 生理上和功能上的问题给人际沟通带来的影响	● 与患者进行人际沟通的对象是否能够理解患者的身体状况（语言能力、听力和视力障碍等） ● 患者是否能够理解人际沟通中收信者的身体状况（语言、听力、视力等） ● 患者能否分辨与之沟通的对象 ● 是否因为不能自行起床而保持坐位，甚至拒绝和任何人来往，在床上度过大部分时间
	心理和精神因素 ● 与患者沟通的对象是否给患者带来影响 ● 无法保持与想要交流的人沟通，使患者的心理稳定性受影响	● 患者是否因为与之沟通的是医务工作者而不愿意向对方袒露心扉 ● 是否因为与家人以及亲属的沟通存在问题而带来消极影响 ● 与医务工作者交流是否流畅 ● 是否有心里话想说，可是由于没有理解自己的人而得不到心灵上的安慰 ● 是否想和配偶以及家人交流沟通，但出于各种原因交流不了而影响心情 ● 是否想与亲密的朋友以及疼爱的宠物进行交流，但出于各种原因没有进行而给患者的心理状况带来影响 ● 是否有因不能同日常祈祷对象进行交流而得不到心理以及精神上的安慰 ● 是否一定要与教会的牧师或者寺院的主持进行交流才能得到精神上的安慰
	社会文化因素 ● 与他人的交流、社会活动的参与度	● 在目前的生活中，患者有无可进行人际沟通的伙伴；是否处于孤立无援的状态

续表

收集资料的类型			收集资料的重点
患者资料	社会文化因素	● 是否有歧视因素 ● 以往或目前的社会文化地位和角色给人际沟通活动带来什么影响	● 患者是否出于某种社会或文化的原因受到歧视性待遇，并处于孤立无援的状态 ● 是否因痴呆见人就讲自己以往的事情等
分析资料的要点			
● 了解患者想要进行交流的人，掌握患者进行交流的时间、地点及沟通的特征等，探索构建患者向往的人际沟通方式			

人际沟通的内容

在人际沟通中，如何与他人交流以及交流内容等受患者所处时间和场所等因素的影响。患者在何种场合、想要传递什么信息、如何相互理解和相互交流等，都是保证人际沟通能顺利进行的重要因素。

人际沟通是通过信息发出者和信息接收者之间的交流，传递想要沟通的信息。为此，重要的是掌握信息接收者是否能够充分理解信息发出者的意图等。但是，正如痴呆患者之间进行的沟通那样，有时候看起来很顺利，但是作为第三方（局外人）很难了解他们的交往详情。

老年人人际沟通内容的特征

随着年龄增长而出现视力和听力的下降等，会成为影响沟通的因素。例如，向听力低下的老年人传递带声音的信息、向视力低下的老年人传递绘画以及画像等视觉信息会很困难。另外，对患有痴呆等疾病的老年人，信息接收者很难理解他想传递什么信息，需要从老年人个人生活史以及性格特征等方面推测他想要表达的内容。

收集资料的要点	
整体资料	● 患者最希望给予的关照是什么；交流最多的核心话题是什么 ● 有哪些让患者感到不安和担心的事情

续表

收集资料的类型			收集资料的重点
患者资料	生理因素	● 患者的状况 · 整体状况 · 语言功能 · 认知功能等 ● 他人的状况	● 是否很在意自己的身体状况，将其看作治疗和疗养上的问题 ● 是否因语言障碍（失语症、构音障碍）等导致传递信息不畅 ● 是否有想要表达的内容却没能恰当表达 ● 是否有不太理解对方谈话的情况 ● 患者作为人际沟通信息接收者时，是否因患者的听力和视力低下使信息发出者产生偏见，认为说的话看起来患者"好像不知道，理解不了"，从而使想要传递的信息受到一定程度的限制
	心理和精神因素	● 对自己的状况的认知（感到不安等） ● 爱讲自己的事情 ● 对他人状况感兴趣的程度 ● 是否因人际沟通内容给患者造成影响，使其产生不安或抗拒心理 ● 人际沟通的内容是否给沟通对象带来心理影响 ● 对人际沟通的内容是否表现出担忧	● 是否有不安、担心、恐惧等主诉 ● 是否对讲述或传递自身信息有抵触感，不想讲述自身情况等 ● 是否对与自己无关的事情不感兴趣 ● 是否有不愉快的回忆，比如亲人遭遇不幸、自身无法解决的问题等 ● 人际沟通是否有伤害对方的内容 ● 谈话时是否诉说不安的内容较多 ● 总想谈"扫墓"这类话题 ● 总想谈已故配偶的事 ● 总说自己逝世后担忧的话题
	社会文化因素	● 人际沟通内容的特异性	● 是否总提在社会以及文化上颇为忌讳或被视为极端的内容 ● 人际沟通内容是否偏向涉及出生地或所属团体等
分析资料的要点			
● 通过了解沟通的核心内容，掌握患者的关心事项与心理不安等情况 ● 通过掌握人际沟通的对象以及交流内容，摸索在日常生活中患者期待的人际沟通方式			

人际沟通的目的

人际沟通是一项有目的的活动。在很多情况下，人际沟通的目的与患者的日常生活行为有关。重要的是准确掌握患者在何种日常生活条件下展开人际沟通，以及其想要传递什么内容、达到什么目的等。另外，与对方的交往场所（环境）不同，人际沟通的效果也会不同。护理时，准确掌握患者人际沟通的目的非常重要。

老年人人际沟通的目的的特征

　　人际沟通的目的大致可分为传达、沟通和交换三种。传达是指发信者将某个信息传递出去，收信者的理解与想法并不参与其中；沟通是指收信者试图通过交流理解发信者想要传达的内容；交换是指相互交流确认信息的过程。这三大功能并非各自独立获得的，而是通过相互补充、反复交流形成的。

　　在人际沟通的目的方面，老年人大体上没有太多特殊的差异。由于年龄增长带来各种生理改变，有时体力在某种程度上限制老年人顺利进行人际沟通。例如，出现听力低下的老年人，如果不借助助听器，只靠交谈进行交流的话，可能出现老年人忽略了人际沟通中的沟通和交换等目的的情况。

收集资料的要点		
整体资料	●患者经常在什么地方进行人际沟通 ●患者最想交流和沟通的对象是谁	
	收集资料的类型	**收集资料的重点**
患者资料	生理因素	●生理护理需求的主诉	●是否想向护士传达生理方面的不适或疼痛 ●痴呆患者是否想向护士传达排泄以及饥饿感等信息
	心理和精神因素	●心理护理需求的主诉 ●精神护理需求的主诉	●是否想通过某种方式传达心理问题 ●是否想通过与他人交流的方式获得心理安抚，从而缓解寂寞心情 ●是否想通过扫墓或祈祷等方式来维持与已逝亲人的交流与沟通 ●是否愿意通过与有相同境遇的人进行交流来分享思念之情
	社会文化因素	●与社会相关的护理主诉 ●必要的文化以及社会资料	●是否想在社会中体现自我价值 ●收集患者目前生活中各种与社会相关的资料
分析资料的要点		
●通过人际沟通，掌握患者交流和沟通的诉求是什么、想要了解什么，以及有什么样的信息和交换方式不能顺利进行；摸索在日常生活中如何建立患者希望的那种人际沟通		

人际沟通与其他日常生活行为的关系	
活 动	• 有无因为语言功能问题而难以与他人融洽沟通、在集体活动时沟通难以成功、不能很好地传达自己的想法或愿望等 • 是否因为不能很好地进行交流，导致参加活动的积极性减退
休 息	• 是否因为人际沟通的障碍导致焦虑，甚至妨碍休息 • 是否因为语言障碍难以保持交流与沟通，使参加活动的欲望低下，由此出现休息、请假过多等
饮 食	• 是否不能传达饮食嗜好或想吃的东西、不能传达饥饿感等 • 是否因为不能很好地开展语言性沟通导致进餐时无法与他人交流，出现就餐质量降低等
排 泄	• 是否有过不能很好地传达尿意或便意的情况 • 是否曾经无法表达想让他人照顾的意愿
清 洁	• 是否曾经无法传递需要帮助的想法 • 是否曾经无法让他人知道自己的兴趣和想法等情况

第 2 篇

疾病护理

第 1 章

脑神经系统疾病

1 痴 呆

疾病图谱

阿尔茨海默病

神经细胞脱落所
致的脑萎缩

血管性痴呆

脑血管损伤所
致的脑梗死

听觉联合区

病变部位出现的相应症状

中央沟
主运动区
运动联合区

运动语言区

听觉联合区

主感觉区
感觉联合区
视觉联合区

顶叶

颞叶

感觉语言区

脑的相应病变部位使
患者出现特有的痴呆
症状。阿尔茨海默病
的病变部位是掌管记
忆的海马区、掌管视
觉认知的颞叶、掌管
空间认知的顶叶等处

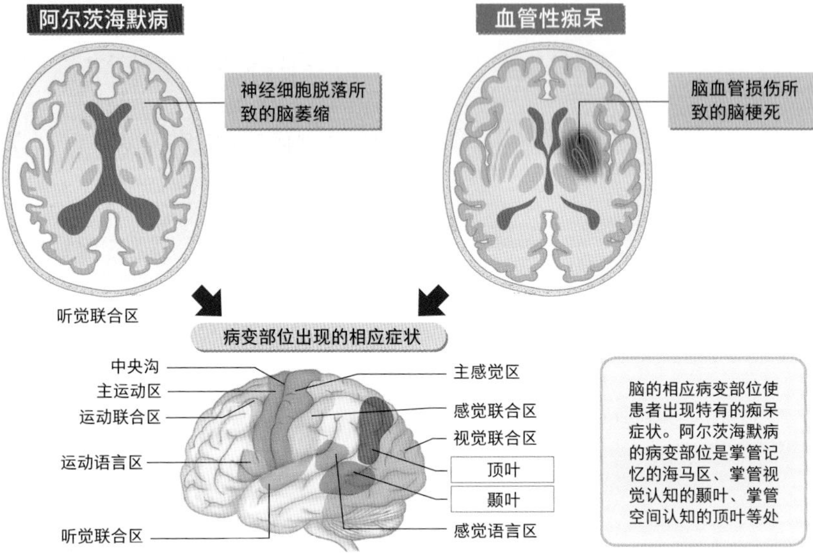

图 2-1-1　两种类型痴呆的病变差异

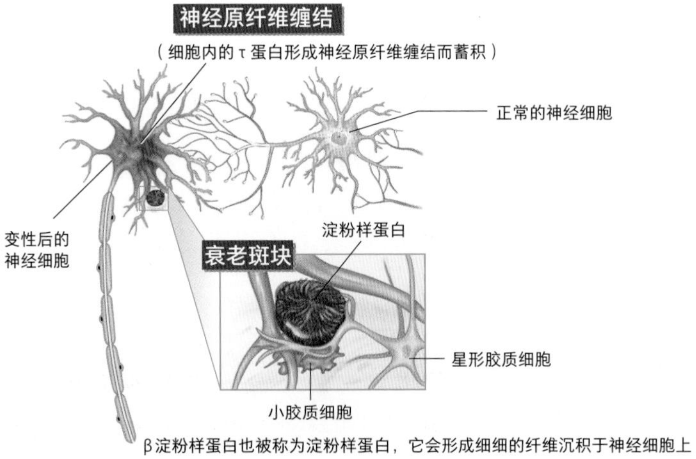

神经原纤维缠结

（细胞内的 τ 蛋白形成神经原纤维缠结而蓄积）

正常的神经细胞

变性后的
神经细胞

衰老斑块

淀粉样蛋白

星形胶质细胞

小胶质细胞

β淀粉样蛋白也被称为淀粉样蛋白，它会形成细细的纤维沉积于神经细胞上

图 2-1-2　阿尔茨海默病的特殊病理改变

疾病图谱

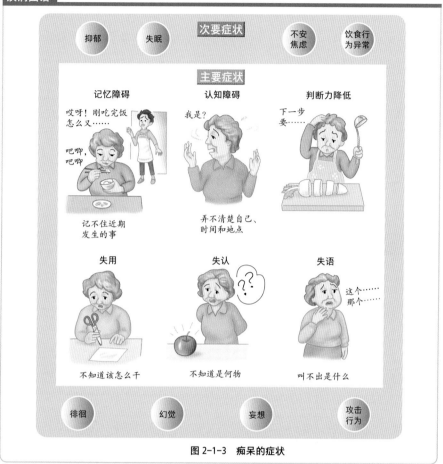

图 2-1-3 痴呆的症状

病理生理

痴呆是指正常发育的智能受到脑部器质性损伤而引起的继发性认知功能低下等疾病的总称。

痴呆，一般是指能够经营正常社会生活的人因脑器质性障碍引起的智力、记忆力、判断力、理解力、认知力、定向力等各种神经功能改变，导致日常生活无法自理、社会生活无法经营，以及人际交流无法顺畅进行等。表现痴呆症状的疾病有很多种，但老年期有代表性的疾病为阿尔茨海默病和血管性痴呆（图 2-1-1）。阿尔茨海默病与血管性痴呆的比较见表 2-1-1。

阿尔茨海默病

阿尔茨海默病是脑神经细胞变性和减少所致。神经病理学特征为出现衰老斑块（由斑块状的 β 淀粉样蛋白沉积于大脑神经细胞所形成）、可见大范围的神经原纤维变性（异常磷酸化 τ 蛋白纤维）、大脑皮质的脑神经细胞变性。一般认为，阿尔茨海默病是沉积于大脑皮质的 β 淀粉样蛋白所致（图 2-1-2）。

血管性痴呆

这是以脑血管病变（参照"脑卒中"部分）为病因的继发性痴呆。本病多是脑血管堵塞所致，好发于脑白质区域的多发性脑梗死病灶。脑梗死按病灶的位置与分布范围，大体可分为大面积缺血性脑梗死、多发性脑梗死和局限性脑梗死。

表 2-1-1　阿尔茨海默病与血管性痴呆的比较

	阿尔茨海默病	血管性痴呆
发病年龄	患病人数随着年龄的增长而增多，发病从70岁开始，尤其是到80岁以后增多。也有在40～50岁发病的年轻型阿尔茨海默病患者，但发病率较低	于 50 岁以后发病，60～70 岁者居多
性别	女性居多	男性居多
发病特征	渐进性恶化	急性发作，快速恶化
痴呆性质	全面性痴呆	间歇性痴呆
人格	发病初期就有人格改变症状	变化不大
认知障碍	在早期出现	在晚期出现
精神症状	精神障碍（癔症）、行为障碍	常忘事
神经症状	若疾病继续进展，可能伴有肌肉萎缩和肌肉痉挛	会伴随有偏瘫、帕金森病、假性延髓麻痹（构音和吞咽障碍）等
全身并发症	少见	高血压、糖尿病、血脂异常、脑动脉粥样硬化、心脏病

非阿尔茨海默病型痴呆

非阿尔茨海默病型痴呆是指除阿尔茨海默病以外的神经系统变性痴呆的总称。其发病率低于阿尔茨海默病。

除阿尔茨海默病以外的神经系统变性痴呆有以下几种。

1.路易体痴呆：此病是由脑细胞内路易体沉积的异常构造物导致的神经系统变性

疾病。特征为枕叶血流减少，出现看到了昆虫以及老鼠等的幻觉、帕金森病的症状、谵妄和波动性认知功能障碍。治疗以盐酸多奈哌齐（安理申）最为有效。抗精神病药会降低患者自理能力，使用时需要慎重。

2. 额颞叶痴呆。

3. 皮质基底节变性。

4. 进行性核上性麻痹。

5. 亨廷顿病。

6. 帕金森病。

其　他

除上述疾病外，还有以下疾病可呈现痴呆症状：脑肿瘤、正常压力脑积水、颅脑外伤、内分泌异常、代谢异常、感染症等。

病因与影响因素

阿尔茨海默病，除少数患者与遗传因素有关外，大多数患者病因不明。

血管性痴呆的病因有多种，其发病多与脑梗死、颅内出血、脑供血不足等广义上的脑血管疾病有关。

流行病学和预后

引起痴呆的原发病有很多种，其中最常见的是阿尔茨海默病，约占70%，血管性痴呆约占20%，剩余的10%是包括路易体痴呆在内的其他类型痴呆疾病。虽说老年人所患痴呆具有持续性、进行性和不可逆性等特点，但是也有部分可逆的（可以治疗的）痴呆。

阿尔茨海默病以女性多见，血管性痴呆以男性多见。两者的高发人群均为年龄65岁以上的老年人。

阿尔茨海默病是不可逆性疾病，日常生活出现渐进性障碍，对患者进行监护及照顾是不得已的事情。随着病情的进展，患者会出现全身疾病，进而卧床。

血管性痴呆由于受损部位和各种影响因素的不同，其病程和预后也不同。如果没有复发病史，症状可能得到改善。

症 状

痴呆的主要症状包括记忆障碍、认知障碍、情感失控、欲望和兴趣减退等（图 2-1-3）。

记忆障碍：多为痴呆的早期症状。患者常出现以下症状：几分钟前发生的事儿都记不住（近期记忆障碍），连时间和场所都分不清，甚至连亲朋好友都不认识等（定向障碍）。这些症状均呈进行性改变，如果仅是短暂性改变，不能诊断为痴呆。另外，在患病初期，抑郁症状、失去欲望和主动性降低等症状较为突出。

核心症状：确诊为痴呆的患者在整个病程中都有共同的症状，即记忆障碍和定向障碍等。

边缘症状：核心症状、环境改变、应对不当以及药物副作用等因素导致，往往呈现一过性痴呆，表现为抵触照护，被称为痴呆的精神行为症状（behavioral and psychological symptoms of dementia，BPSD）。

阿尔茨海默病

本病以渐进性记忆障碍为开端，比如，患者明明吃过饭还坚持说自己没吃。在语言方面，会出现叫不出或叫错眼前物品的名称（失语）等现象。另外，还有以下表现：虽未见运动功能障碍，却不能顺利地进行简单的动作（失用）；虽未出现感觉功能障碍，却认错人或认错房间（失认）；判断力下降，不能按制订的计划完成任务（执行功能障碍）；学习新事物的能力也受到阻碍……在发病初期，由于患者日常生活尚能自理，这些异常往往不会被家人注意到。

阿尔茨海默病易与额颞叶痴呆相混淆。额颞叶痴呆的特征是有人格改变、动不动就发火走人、说话磨磨唧唧（一件事反复说个没完）等，病理改变可见额颞叶局限性萎缩等。

血管性痴呆

有时血管性痴呆在发病后会立即出现明显的症状。但由于受损部位以外的脑神经组织是健康的，患者往往能够保留认知功能，与阿尔茨海默病相比，血管性痴呆是部分性痴呆。

尽管因受损部位不同，呈现的症状也有差异，但是与阿尔茨海默病的记忆障碍相比，血管性痴呆的意欲低下和执行功能下降更为突出。若为大脑中动脉梗死，会产生失语、失用和定向障碍等症状；若为大脑后动脉梗死，会丧失辨别人物的能力以及出现视觉失认等症状；若为大脑前动脉梗死，会出现沉默寡言和运动性失语等症状；若为海马区受损，会出现严重的记忆障碍。

伴随着脑循环血流改善，症状会有波动，有时有一过性的改善或加重，但在人格以及感情方面通常能得到较为满意的保留。

轻度认知功能障碍

轻度认知功能障碍（mild cognitive impairment，MCI），是处于痴呆发病前的一段既非正常也非痴呆的症状，是处于虽然健忘但日常生活尚可自理的状态。多数轻度认知功能障碍患者的发病呈进行性，最后发展为痴呆，也有部分非进行性的案例。对有轻度认知功能障碍的老年患者，要劝导其对糖尿病、高血压、血脂异常、肥胖等生活习惯病（包括烟酒）进行有效管理，同时进行适当的运动和积极参加社会活动。

诊断与检查

痴呆容易与老年期抑郁和谵妄相混淆，因此要加以注意。辨别意识障碍十分重要。另外，即便诊断为痴呆，也要弄清楚是血管性痴呆还是阿尔茨海默病，抑或是两者兼而有之。

痴呆的筛查可使用修订版的长谷川简易智能评定量表和简易精神状况检查（Mini-Mental State Examination，MMSE）。这两个评价量表既方便又实用。

国际上的诊断标准有第四版《精神障碍诊断与统计手册（DSM-4）》（美国精神医学学会诊断标准）和《国际疾病分类（International Classification of Diseases，ICD-10）》（世界卫生组织发布的）。使用《精神障碍诊断与统计手册（DSM-4）》测评时，在记忆障碍的基础上，若有下列症状之一者即可诊断为阿尔茨海默病：①失语；②失用；③失认；④执行功能障碍。

脑电波检查有助于鉴别痴呆和意识障碍

阿尔茨海默病，在 CT 和 MRI 的影像学检查中可见弥漫性脑萎缩，在 PET 和 SPECT 检查中可见颞叶和顶叶的血流和代谢缓慢，海马回显著萎缩。

血管性痴呆，在 CT 和 MRI 检查中可见大脑皮质下白质处多发性脑梗死病灶和缺血性改变。

化验检查

阿尔茨海默病可见脊髓液中的 τ 蛋白升高、β 淀粉样蛋白降低。

常见并发症

与痴呆相伴随的常见精神症状（痴呆行为）有睡眠障碍、被害妄想、谵妄、兴奋、幻觉、精神行为异常等。

血管性痴呆多数伴有高血压、动脉粥样硬化、局部性神经症状和先兆症状，有时也可见构音障碍以及步行障碍等。

治 疗

治疗原则

痴呆的治疗药物有限，因此要考虑非药物疗法和预防策略。

对阿尔茨海默病来说，即便使用药物治疗，症状也会不断进展，治疗的目的是对症治疗，减少异常行为，改善认知功能和执行功能。另外，对症治疗的抗精神病药物等，在日本至今未纳入医疗保险范围之中。

对血管性痴呆来说，首要的是脑血管病变的早期发现和预防。要对血管性痴呆的危险因素进行管理和治疗，即管理和治疗高血压、糖尿病、缺血性心脏病、肥胖、血脂异常等。对脑出血所致的痴呆，血压管理更为重要；而对脑梗死所致的痴呆，应当根据疾病种类进行相应的预防。

药物疗法

阿尔茨海默病的首选治疗药物为盐酸多奈哌齐（安理申），通常服药 3 个月可见效。从坚持服药的病例中得知，其效果持续时间较长，因此应指导患者一定要坚持按医嘱服药。2011 年有 3 种新药在日本上市，即盐酸美金刚、氢溴酸加兰他敏和利斯的明（表 2-1-2）。

血管性痴呆伴有高血压和脑血管疾病后遗症的患者，可使用钙离子拮抗剂、血管紧张素转化酶（ACE）抑制剂、血管紧张素 II 受体阻滞剂（ARB）等进行治疗。

治疗阿尔茨海默病的处方药 [1]

盐酸多奈哌齐片，此药为乙酰胆碱酯酶抑制剂，每片 3 毫克，每日 1 次，每次 1 片。给药 1～2 周，如果不出现消化道症状等副作用，增量至 5 毫克。

盐酸美金刚片，此药为 NMDA 受体阻断药，每片 20 毫克，每日 1 次，每次 1 片。

---

[1] 书中涉及的药物剂量为日本所用剂量，在中国用药量以指南为准。

从每日 5 毫克开始逐渐增量至每日 20 毫克维持量。

氢溴酸加兰他敏片，此药为乙酰胆碱酯酶抑制剂，每片 4 毫克，1 日 2 次，每次 1 片。从每日 2 毫克开始，1 日 2 次，逐渐增量至每日 8 毫克维持量，上限限定在每日不超过 24 毫克。

利斯的明片，此药为乙酰胆碱酯酶抑制剂，每片 18 毫克，每日 1 次，每次 1 片。从每日 4.5 毫克开始，每日 1 次，4 周增量 1 次，逐渐增量至每日 18 毫克，并维持。

※ 氢溴酸加兰他敏和利斯的明不能合用，盐酸美金刚与盐酸多奈哌齐可以合用。

表 2-1-2　痴呆的主要治疗药物

分类	通用名	药效和作用机制	主要副作用
乙酰胆碱酯酶抑制剂	盐酸多奈哌齐	可以抑制乙酰胆碱酯酶，增加脑内的乙酰胆碱含量（氢溴酸加兰他敏还对乙酰胆碱受体具有刺激作用）	恶心、呕吐、腹泻、食欲减退等
	氢溴酸加兰他敏		
	利斯的明		
NMDA 受体阻断药	盐酸美金刚	可减少谷氨酸产生的神经毒性，以保护神经元	眩晕、头胀、便秘、瞌睡

阿尔茨海默病伴有幻觉、妄想的处方药

利培酮口服液，为非典型抗精神病药物，每毫升 1 毫克，每日 1 次，每次 1 毫升。

阿尔茨海默病伴有抑郁症的处方药

盐酸帕罗西汀片剂，为抗抑郁药物，每片 10 毫克，每日 1 次，每次 1 片，晚饭后服用。

阿尔茨海默病伴有谵妄和徘徊的处方药

盐酸硫必利片，为脑循环代谢改善药，每片 25 毫克，每日 1 次，每次 1 片，晚饭后服用。

阿尔茨海默病伴有失眠的处方药

酒石酸唑吡坦片，为催眠和镇静药，每片 5 毫克，每日 1 次，每次 1 片，就寝前服用。

血管性痴呆伴有高血压的处方药，使用下列药物之一或（1）、（2）加上（3）联合用药

（1）培哚普利片，为血管紧张素转化酶抑制剂，每片 2 毫克，每日 2 次，每次 1 片，早晚饭后服用。

（2）缬沙坦片，为血管紧张素Ⅱ受体阻滞剂，每片80毫克，每日1次，每次1片，早饭后服用。

（3）苯磺酸氨氯地平片，为钙离子拮抗剂，每片5毫克，每日1次，每次1片，早饭后服用。

血管性痴呆伴有动脉粥样硬化性血栓性脑梗死的处方药，使用下列药物之一

阿司匹林肠溶片（拜阿司匹灵），为血小板凝集抑制剂，每片100毫克，每日1次，每次1片，晚饭后服用。

西洛他唑片，为血小板凝集抑制剂，每片50毫克，每日2次，每次1片，早晚饭后服用。

血管性痴呆伴有抑郁症的处方药

盐酸米那普仑片，为抗抑郁药，每片25毫克，每日2次，每次1片，早晚饭后服用。

血管性痴呆伴有夜间谵妄、情绪不稳和兴奋的处方药

氟哌啶醇（氟哌丁苯）片，为典型型抗精神病药，每片0.75毫克，每日1～3次，每次1～3片，早午晚饭后服用。

血管性痴呆伴有欲望自发性降低的处方药

盐酸金刚烷胺片，为脑循环代谢改善药，每片50毫克，每日2～3次，每次1片，早午晚饭后服用。

非药物疗法

与药物疗法同时进行，作为促使脑功能恢复的非药物治疗方法有回想法、现实重现法、音乐疗法、日间居家护理等。期待着这些方法能够减轻患者的精神症状和行为异常症状，保持其现有功能，稳定患者的情感与情绪，提高其生活欲望。

痴呆的疾病分期、病理生理和重症度的流程图示

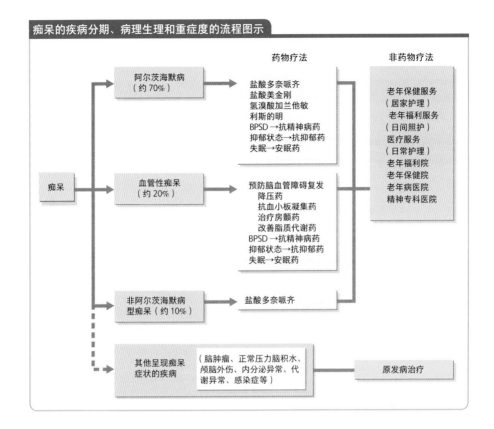

痴呆老年患者的护理

北川公子

护理要点

痴呆患者尽管有不同程度的记忆功能障碍和认知功能障碍，但大体上还是愿意好好地享受生活、想过好每一天的。

重要的是，护士应当如何从患者那些不协调的行为中发现线索并为其提供帮助，使患者顺利过好每一天。护士应当整顿环境，挖掘患者的潜在能力。虽然患者有痴呆症状，但是护士要想办法让患者过上和正常人一样的生活。

为此，应重视和围绕以下日常生活的护理要点，进行相应的护理（表 2-1-3）。

1. 护士在护理时，在脑海中要牢记与患者建立良好的关系，让患者感到自己被接受，并被认可。

2. 护士在护理时，要重新构筑患者的日常生活，确保患者能够很好地进行饮食、排泄、活动和睡眠。

3. 护士在护理时，应注意早期发现患者身体不适状况，并迅速加以干预，以便改善症状。

4. 护士要将患者的主观能动性引入日常生活中，这会对预防痴呆的进展做出贡献。

未来的展望

家属护理痴呆患者困难重重这一问题多次被报道，因此，要留意照护患者的家属自身的护理负担及其对未来的担忧，将家属护理纳入护理计划之中。

近年来，在日本，被诊断为早期痴呆的患者逐年增多，由患者组成的自护照顾小组的活动也比较活跃。这些小组对护理加以深入探讨，在预防疾病进展和保持患者参与社会活动上做出贡献，进而使老年患者能够抱有美好愿景生活下去。

因骨折、肺炎和癌症而住院的痴呆患者也在逐年增多。对痴呆合并其他疾病的患者治疗时应有针对性地进行人际沟通和环境调整，以使患者能够得到所需治疗，从而阻止各种痴呆症状的进展和恶化。

表 2-1-3　不同类型痴呆的护理要点

类型	护理要点
阿尔茨海默病	·通过发挥患者能动性，建立良好人际关系，坚持生活自理，使用痴呆治疗药，帮助患者延缓痴呆的进展 ·感冒、跌倒和便秘等健康问题以及环境改变是导致阿尔茨海默病急剧恶化的重要因素，为此，要努力加强健康管理，保持稳定的生活环境
路易体痴呆	·路易体痴呆除具有帕金森病的症状外，认知功能的波动较大，因此护理时要特别预防跌倒和跌落 ·起立、移乘、变换方向等动作容易导致身体失衡，因此应特别注意在这些方面对患者进行监护与照顾 ·要让患者在关节活动以及换成坐姿或者立姿时，保持正确的姿势 ·在患者出现幻听、幻视时，通过调整周围环境亮度等方法减轻患者的不安 ·使用处方药治疗帕金森病而出现幻视等幻觉时，要注意观察该药物的毒副作用
额颞叶痴呆	·患者的机械性行为不能被打扰，若被打扰，患者会呈兴奋状态 ·一般认为，该病患者的记忆保持良好，因此可以尝试改变一下行为，将机械性行为转换为擦桌子这样的活动 ·由于患者尚保持着认知功能和运动功能，因此患者应积极参与康复训练和发挥其能动性的活动项目 ·有时训练患者进食时，患者会吃他人食物或者把食物满满塞在嘴里，若出现此种情况，应避免患者与大家共同进餐，建议换一个可以单独进餐的环境 ·当患者在某种程度上已经认识到自己无法控制自己的行为时，要对患者表示理解，并帮其排忧解愁
血管性痴呆	·进行以阻止脑梗死和脑出血复发为目的的健康管理；由于患者并发高血压、血脂异常、糖尿病等疾病，需要预防这些疾病的进展和恶化 ·瘫痪及服用降压药可能导致血压波动，要预防由此而产生的跌倒或摔落 ·由于伴有瘫痪和关节挛缩以及语言障碍等，因此患者即便住院也应坚持锻炼，以保持身体功能的恢复 ·有的患者伴随吞咽障碍，应预防误吸和吸入性肺炎的发生

Step1 护理评估 Step2 明确护理焦点 Step3 护理计划 Step4 护理实践

收集与分析资料		
	主要资料	分析要点
疾病相关资料	现病史与既往史 ・痴呆的病因、痴呆程度 ・并发症	□痴呆的原发病是什么，是在何时、何处确诊的 □目前痴呆程度如何，进展如何（使用什么测评工具进行评价的；得多少分） □是否有饮酒史；是否存在正常压力脑积水；是否有导致痴呆的其他疾病既往史 □是否并发高血压、血脂异常、糖尿病等
	症状 ・需要鉴别的症状 ・记忆 ・定向 ・失用、失认等 ・行为与心理症状（BPSD） ・特异症状 ・神经症状	□是否有并发谵妄和抑郁的可能性 □在短期记忆、近期记忆和远期记忆中，尚保有的是哪种记忆 □是否能记住刚发生的事情 □在哪些提示下能想起过去发生的事情 □最得意的记忆程序是什么，是否能将其应用在日常生活中 □患者能够认识自己和自家人到什么程度；在护理人员中是否有熟悉的护士 □是否知道现在是哪一年、现在处于什么季节、今天是几月几日；是否能够使用钟表和日历 □对自己所处的地方和病房能认识到什么程度，病房号和床号等标识是否能够发挥作用 □有无失用和失认，其程度如何；对日常生活是否有影响 □可见 BPSD 时，弄清楚始于何时、转折点及其原因 □路易体痴呆：有无波动性认知功能障碍和帕金森病的症状，有无幻视、幻听等，其程度如何；给生活带来什么影响 □额颞叶痴呆：有无社会性失控行为（不能自制）以及机械性行为；是否对日常生活及家属造成了影响 □血管性痴呆：有无肢体瘫痪及假性延髓麻痹，对生活是否有影响
	检查与治疗 ・痴呆的诊断方法和临床表现 ・痴呆的治疗药物 ・针对 BPSD 的药物治疗	□影像学诊断和临床诊断得出什么结果 □治疗痴呆的药物是遵医嘱的处方药吗；医生和家属如何看待疗效；药物是否有副作用；服用药物是否遇到困难 □是否针对徘徊、妄想、混乱、亢奋等症状开了抗精神病处方药；药物的使用期限、药物剂量如何；药物是否有毒副作用

续表

主要资料		分析要点
生理因素	运动功能 ·瘫痪和关节挛缩 ·粗大动作不便 ·精细动作不便 ·控制 ·跌倒和摔落的风险	□有无肢体瘫痪和关节挛缩，其部位和程度如何；给日常生活带来什么影响：这些信息对血管性痴呆尤为重要 □步行与站位和坐位等动作、移动以及关节活动范围是否受到限制；动作的顺畅度和稳定性如何；对日常生活有哪些影响 □扣扣子等精细动作能完成到什么程度；对日常生活有哪些影响 □运动功能是否有问题；运动指令系统是否有问题 □有帕金森病，除瘫痪外，夜间妄想和徘徊等 BPSD 所致的跌倒风险是否升高
	认知功能、语言功能、感觉与知觉 ·语言的连贯性 ·语言障碍 ·视力下降 ·失聪	□会话时是否有"你说东，我说西"的情况；同一件事是否说来说去 □是否有构音障碍和失语症等脑血管疾病后遗症；对沟通交流是否有影响 □若为老花眼，多大字号才能看得清楚；能否自己使用老花镜 □是否将听力不好误认为是患了痴呆；耵聍造成传导性耳聋的可能性有多大
心理和精神因素	健康观、意愿、自知力 ·知觉症状	□是否有"我实在弄不清是怎么回事了"这类可以表现出症状的言行 □是否有让自己泄气的言行
	价值观、信念与信仰 ·不能充分表达信念等 ·中断与信仰相关的活动	□价值观及信念与行为是否言行一致，如"不想给他人添麻烦"的观念，如果有的话，这些观念能否体现在日常生活中 □如有常年坚持的信仰，是否能经常想起这些信仰，并继续基于信仰做事
	心情与情绪、抗压力 ·表达身体不适引起的不快 ·环境改变带来的不安	□身体不适会成为破坏患者情感稳定的原因，当患者暴躁易怒时，要注意患者是否存在便秘或者疼痛 □当环境改变或遇到意外时，是否会出现行为和感情的不稳
社会文化因素	角色与关系 ·断绝关系、不想建立新的关系 ·角色中断	□以往与家人的关系如何；住院期间和家人的关系如何 □是否准备好在今后的生活中继续扮演以往的角色，这个角色曾经倾注毕生的心血做出业绩，如卖力工作或者培养子女等 □当下是否因对某些事发挥作用而有成就感

续表

主要资料		分析要点
社会文化因素	工作、家务、学习、娱乐、社会参与 ·参加业余活动的欲望降低 ·活动的适应性	□是否能高兴地参加活动和学习或参加娱乐活动 □是否有外出及购物的机会以及是否愿意愉快地参加 □是否能将长年积累下来的经验进行运用 □是否参加集体活动、个人活动；适应性如何
活动	觉醒 ·昼夜颠倒	□是否在白天多次睡眠或长时间睡眠；是什么原因引起的；对日常生活有什么影响
	活动意欲、个人生活史、意义、成长 ·活动区域狭窄 ·有兴趣的活动和坚持的活动	□日常活动区域有多大；有无活动欲望 □对什么事情感兴趣；喜欢的电视频道和电视节目是什么；这些是否能融入当前的生活中 □老年后还有什么想要实现的人生规划
休息	睡眠 ·睡眠质量 ·抗精神病药物的影响	□入睡和觉醒的时间、夜间觉醒次数、再入睡的时间、熟睡感等情况如何；是否常出现昼夜颠倒；影响睡眠的原因是什么；这些与以往的生活习惯相比有什么不同 □白天的休息与活动是否保持平衡 □镇静药和安眠药的种类、服药时间、处方期限、副作用
	身体、心理、社会和精神的休息 ·BPSD 的影响	□幻觉、妄想、夜间谵妄、徘徊等是否影响睡眠和休息
饮食	备餐、食欲 ·进餐场所 ·食欲与嗜好	□周围有人时是否能专心就餐 □食欲是增加还是下降；饮食嗜好是否有所改变；除食物外，是否还吃其他东西，如饮品等
	进餐行为、咀嚼和吞咽功能 ·进餐花费的时间 ·进餐的行为和姿势 ·饮食形态 ·撒饭	□在进餐过程中是否有进餐中断的情况；进餐中断后是否还能继续吃；进餐需要多长时间 □是否能够使用勺子和筷子；吃饭时是否能端起碗；进餐时坐姿是否失衡 □是否有吃别人的饭这类的异常行为 □是否出现过噎食；易于噎食的食物及其形态是什么样的；以何种方法进餐时容易噎着 □有无撒饭的情况；餐具是否适合患者使用；张嘴的方法以及筷子和勺子等物品的使用方法是否正常
	营养状况 ·饮食摄取量、营养状况	□体重、BMI、血白蛋白等数值是否正常；不要只关注一次测量的数据，要长期观察数值变化，尤其是那些犹豫不决、撒饭、吞咽困难的患者，更需要多加注意

续表

	主要资料	分析要点
排泄	尿和便的存储	□一次的排尿量是多少 □每次辅助患者排泄时，注意观察粪汁是否污染了内裤
	尿意与便意 ·尿意和便意的感知及时间段 ·告知有尿意和便意的方法	□确认患者能否感知到尿意和便意，真实度如何 □患者在有尿意或者寻找厕所时，其姿势和表情有什么特征 □患者能否利用床头铃或其他方法向他人求助
	排泄行为 ·是否知道厕所的位置 ·如何去厕所 ·排泄时的连贯动作 ·排泄后的处理	□是否有因为找不到厕所而在厕所以外的地方排泄的经历 □是否能够找到厕所，是否能够独自如厕 □是否能够自己起立和坐下、穿脱衣裤、处理排泄的善后工作等 □排泄后能否自己冲水，能否自己洗手
	排尿和排便、尿和便性状 ·排便间隔	□排便是否 1～2 天进行一次 □使用缓泻药时，是否能够记住药物的种类、量和服用时间等
清洁	清洁 ·沐浴 ·口腔护理 ·更衣	□患病前有哪些沐浴习惯；是否喜欢淋浴；是否对在他人帮助下洗澡感到不自在，对此是否有抵触情绪 □洗头和洗身体的动作是否到位 □患病前，有无口腔护理（刷牙漱口）的习惯 □是否曾拒绝过口腔护理；拒绝的理由是什么 □穿脱衣裤的方法和顺序是否正确 □手的精细动作如何，能否顺利系纽扣和系鞋带等
	修饰 ·理容 ·喜欢的服装搭配 ·出门时的修饰	□是否能持续保持对理容和化妆的兴趣；是否有需要理容化妆出去活动的机会 □是否能够在早晚更衣以使生活有张有弛 □外出或出病房时，是否愿意选择穿自己喜欢的衣服
人际沟通	方式、对象、内容、目的 ·听力 ·语言功能 ·身体动作、手势、表情 ·读书、写字 ·与人交流的喜好	□是否耳聋；助听器是否合适 □能够读懂多长、多难的文章 □说话的内容和声音大小有什么特点 □能够通过身体动作、手势和表情等来辅助表达 □在什么情况下出现可怕表情或者面无表情；什么样的护理能解决此问题 □残存的读书和书写功能还有多少 □是否还有与人交流的欲望 □在小组里是否有交流的机会；是否流露出想要发言的信息

评估要点（病理生理与生活功能思维导图指南）

在痴呆患者中，中龄老年人和高龄老年人居多。他们保持着某种程度的身体活动能力，还想着"自己的事情自己做，还能对别人有点用处"，但在日常生活中会遇到各种各样的困难，很难达成目标。如果对这种进退两难的处境放任不管，会出现孤立化、BPSD 或者导致身体出现不协调，因此，如发现这种倾向，要积极展开护理，以避免陷入恶性循环。

痴呆老年患者的病理生理与生活功能思维导图

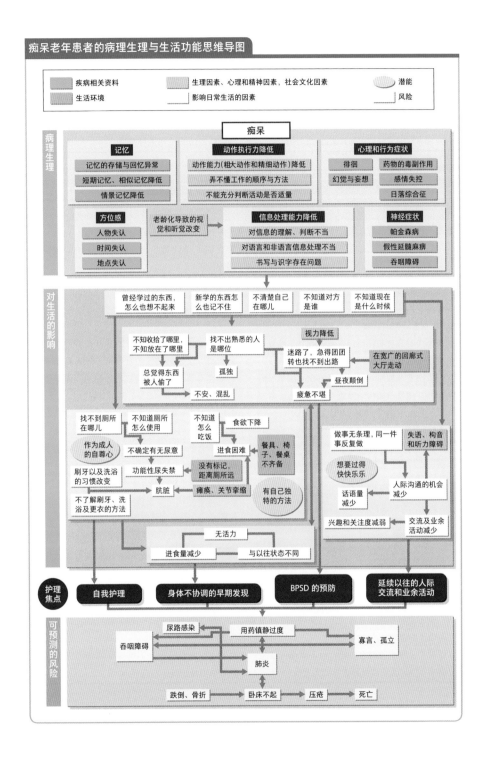

| Step1 护理评估 | Step2 明确护理焦点 | Step3 护理计划 | Step4 护理实践 |

明确护理焦点
#1 患者能够按照自己的方式进行自我护理
#2 患者能够保持稳定的健康状态，不出现身体不适和新的并发症以及基础疾病的恶化
#3 患者能够平稳地生活，不出现 BPSD
#4 患者能够愉快地参加社交活动，提高与人交流的欲望，构筑良好的人际关系

| Step1 护理评估 | Step2 明确护理焦点 | Step3 护理计划 | Step4 护理实践 |

1 护理焦点	护理目标
患者能够按照自己的方式进行自我护理	患者能够自主进餐，能够继续经口进餐 无论有无尿（便）意，患者都能按自己的排泄规律进行排泄
实施	**依据**
1. 饮食护理 **（1）饮食环境的调整** · 根据患者现有功能选择合适的餐具，准备适合患者的食物形态，是使用筷子还是勺子，或者两者都使用，或使用自己在家用惯了的餐具；如果习惯用手抓着吃，建议选择寿司饭团等；选择与吞咽功能相适应的饮食 **（2）进餐节奏的形成** · 护士扮演节拍器的角色，通过说"再吃一口吧"等，提醒患者进餐	●优先考虑患者自主进餐，准备好患者使用顺手的餐具以及能够接受的食物形态。有些老年人即使患有重度痴呆也能够熟练使用其常年使用的筷子等餐具 ●在进餐途中，反复移动食物或者弄出声响会分散患者的注意力，并使患者难以保持自己的进餐节奏。进餐最好控制在 1 小时之内，如果超出 1 小时就很难建立起生活规律。因此，护士要帮助患者，让其在合理的时间内完成进餐
（3）用餐护理 · 尽管患者不能把食物从餐具中舀出来，但能够把食物送到嘴边去；尽管能够把容器放到嘴边去喝，但使不了筷子和勺子；痴呆患者在日常生活中有很多地方不能自理，因此进行护理时不要急着大包大揽，而是让患者做他能干的事 · 不要将几种食物混在一起，也不要强行往患者嘴里喂，否则会导致患者厌恶进餐	●尽管全程喂饭花费的时间比部分协助进餐花费的时间少，撒饭的情况也少，但还是应当尊重患者"拿餐具、握筷子，送食物到嘴边"等自理行为，只对不能做的部分进行协助，以维持患者进餐的欲望 ●从另一个方面来说，不可否认的是，患者拒绝进餐可能是护理不当造成的

续表

实施	依据
2. 排泄护理	
（1）掌握尿意和便意	
·护士不能仅根据患者语言表述了解情况，要尝试根据患者的动作和行为（坐立不安、坐不踏实、总爱去屋子或走廊的角落里等）掌握患者的尿意和排尿间隔	●如果掌握了患者的排尿间隔，即便患者不请求护士协助排尿，护士也能根据间隔协助患者去厕所，诱导排尿，从保护患者的自尊心以及预防尿路感染的角度考虑，这样做非常重要
（2）厕所环境的调整	
·通过改变厕所标识或门的颜色，让患者容易找到厕所；不要在厕所内放置清洁剂等物品，将厕纸放在容易看到、拿到的位置	●反复使用同一个厕所，患者就能记得住；要在厕所入口布置比其他地方更明显的标识，患者偶尔会自己找到厕所
（3）排泄行为的协助	
·上厕所时，脱穿裤子、用厕纸擦拭会阴部等，鼓励患者自己能做的动作尽量自己做	●往往可见患者裤子还没脱下就开始排尿、用完厕纸就揣进兜里这类与排泄程序和行为不相符的情况，护理时要最小限度地协助患者，以维护其自尊心
（4）换衣服和换纸尿裤的抵触情绪	
·当患者有抵触情绪时，护士应沉着冷静，以不介意的态度劝说患者到单间更衣	●在应对时，应保护患者的隐私和自尊心，如果一味指责会使患者产生排斥心理

2　护理焦点	护理目标
患者能够保持稳定的健康状态，不出现身体不适和新的并发症，基础疾病的恶化	患者不出现新的身体不适 能够在早期发现患者身体不适的状况 发现的身体不适能够在短期内得到解决，不至于导致新的并发症出现或加重原发疾病

实施	依据
1. 掌握患者的一般状况	
·依据观察，掌握患者身体的"一般状况"	●不能仅仅依赖患者主诉的症状，如果不清楚患者的平时状况，很难掌握患者的异常状态和特征，应彻底了解患者的状况，如将面色、进餐量、排泄次数、大便性状、睡眠时间等状况量化或指标化，以尽早发现患者是否偏离正常状态，并做好预防工作
2. 观察身体状况的不适	
·注意观察患者的日常生活行为，尽早发现流涎多、步行时身体歪斜、拿筷子看上去很沉重、进餐时睡着等与以往不同的日常生活行为 ·当注意到患者的情况脱离了常态时，通过监测其生命体征和健康评估来判断有无异常	●一般老年人典型症状难以呈现，痴呆患者也是如此。另外，左侧单元格中记载的改变，也不排除是因脑梗死、心肌梗死、低血糖和肺炎等疾病所致的症状 ●有的患者由于身体不适出现异常行为。相反，有的患者即便有不适行为也表现得和往常一样，只是会反复徘徊

续表

实施	依据
3. 预防由于治疗导致的 BPSD ·为了避免输液治疗的患者自己拔管，要在留针部位和输液管的摆放上想办法 ·和主治医生商量患者的输液量、经管营养量，如何缩短输液时间以及调整护理级别等	●如果能在短时间内结束输液，并能达到治疗效果，就能够预防输液拔管等风险事故，并能够避免输液时间过长所致的长时间卧床 ●众所周知，对患者进行身体约束可促使 BPSD 恶化，导致危险行为的出现

3　护理焦点	护理目标
患者能够平稳地生活，不出现 BPSD	患者能够在精神稳定的状态下继续生活，情感不出现波动 即便出现 BPSD，也能在早期解除 即便出现 BPSD，也能确保患者正常饮食、排泄、清洁和睡眠，不至于发生事故，以及出现其他症状或身体不适

实施	依据
1. 去除 BPSD 的诱因 ·对诱发 BPSD 的可控因素进行预防和处理 ·事先预防患者出现身体不适（便秘、发热、脱水等）以及药物的副作用 ·将环境的变化限定在最小限度内 ·努力让患者避免昼夜颠倒，以及出现夜间谵妄等 ·应正确应对和处理	●诱发 BPSD 的可控因素有出入量的异常和疼痛等导致的痛苦、睡眠障碍所致的意识状态不好、住院或住养老院等导致的环境改变以及照顾者的变动、药物副作用等 ●通过为患者配备信赖的人或在其身边准备其喜爱的物品来帮助患者适应新环境
2. 生活节奏的调整 ·起床、就寝、三餐、沐浴等，按照与多年养成的生活习惯相近的规律进行 ·能够定期排便 ·实施做操或外出活动等平时用来活动身体的计划 3. BPSD 出现时，进行环境调整及症状观察 ·在确保环境安全的基础上，对患者的症状进行观察	●通过调整生活节奏，尽量避免诱发因素 ●由于患有 BPSD，患者的清醒程度比普通人的低，因此容易发生事故。为此，要重视周围环境，尤其是把易于引发跌倒、误食、误饮等造成伤害的物品或食物收起来，并放在患者接触不到的地方

续表

实施	依据
·不要否定患者，以感同身受的态度接触患者，同时寻找其痛苦或感到不安的原因 4. 引导患者转换情绪和休息 ·如果患者不能成顿就餐，就准备一些辅助食品 ·如果患者拒绝洗澡和更衣，就不要勉强，尝试换个时间进行个别交谈加以劝导 ·安排舒适的场所供患者休息 ·引导患者参加转换心情的活动，即使只有短暂的时间 ·安排家属探望	●在此基础上，观察患者的日常生活行为规律和说话内容，从中推断患者行动的意义以及患者的想法和心情 ● BPSD 不是一整天都持续存在，也有症状缓解的时间段。如果在症状缓解的时间段内调整患者的情绪和身体状况，并为患者提供安逸舒适的护理，有助于稳定患者情绪，减轻症状

4　护理焦点	护理目标
患者能够愉快地参加社交活动，提高与人交流的欲望，构筑良好的人际关系	患者能够和友人愉快地交流 患者呈现想要听对方说话或者想要与对方说话的表情 患者能够说话或者能够发声 患者愿意参加团体活动或小组活动

实施	依据
1. 和同伴交流 ·探讨如何让患者与要好的朋友相聚，商讨集会日程（订餐和设定茶叙会、安排座席等） ·安排日程（做点家务和轻体力劳动、搞点活动、回忆一下往事、分组活动等），整理生活环境（和同室人搭配、布置聚会场所等），准备可以促进交流、值得追忆的物品 2. 构建良好护患关系 ·护士要使用人际沟通技巧，如抚触、赞赏、点头认可、鼓励讲话、耐心等待，或通过一问一答来督促患者发言等	●有些与痴呆患者交流的伙伴能够平稳地应对和接受患者前言不搭后语的状况，这在让患者保持参加社交活动与交流的欲望方面起到重要作用 ●伙伴不坐在一旁，对话就不方便。这时，很有必要引出会话的节点以及回忆的接续等，每天有意识地准备营造这种机会 ●有轻度痴呆患者指责重度痴呆患者说话不搭调及行为有异常等情况，因此，在给老年人分组时，要注意人员搭配 ●为了不损害痴呆患者与他人交流与沟通的意愿，保持其沟通能力，护士是患者最需要的倾诉者，可护士往往说"请等一等"而躲开患者。尽管患者竭尽全力进行交流（反复说相同的话），护士却"嗯嗯"地应付了事，或频繁指出患者说话的矛盾点或错误，护士的这种应付态度会使患者感到很无助

续表

实施	依据
3. 维持交流能力 ·给患者读书和写字的机会	●住院或住养老院后，确认患者身边有无书写工具。即使有，也不要期待中度以上的痴呆患者能够写点什么。不过，也有不少重度痴呆的老年人能写出自己名字。虽然没有必要强制，但最好能给患者留下写字的机会
·探讨让患者参加朗读报纸的标题以及板报（显示当天日期和天气预报）上的信息、照着歌词卡片唱歌、给作品签名、记日记等活动	●给患者留下朗读的机会很重要，因为这能够促进患者保持语言交流与沟通的能力（即便语言理解困难），促进其发声器官和呼吸器官的运动
4. 开展促进身心愉悦的活动 ·从患者的生活史和记忆线索中寻找其能参与的愉悦活动	

相关项目

想要了解更详细的内容，请参照以下项目。

痴呆的鉴别

"抑郁"（P578）"谵妄"（P595）：与痴呆不同，因此要牢牢掌握、这些症状的特征。

重症的预防

"脑卒中（脑梗死、脑出血、蛛网膜下腔出血）"（P133）：脑卒中是血管性痴呆的原发疾病之一，其复发直接导致痴呆重症化。要确认疗养生活的留意点，避免脑卒中复发。

"帕金森病"（P95）：由于帕金森病也呈现痴呆的症状，故需要弄清楚帕金森病的病理生理改变。

"吸入性肺炎"（P204）：想了解吸入性肺炎的病因、治疗和预防对策时，可查找此处。

日常生活活动能力和生活质量的保持

"进食吞咽困难"（P412）"排尿障碍"（P468）"排便障碍"（P487）"跌倒与摔落"（P520）"语言障碍"（P533）：从中可了解护理要点，确保患者尽力发挥身体残存的功能，使损害最小化。

脑损伤

山田律子

脑损伤与痴呆的不同之处在于病程进展不一样，但是共同症状颇多，护理要点相同。

定义与诊断

　　脑损伤是指头部外伤以及脑血管疾病导致脑功能（记忆、语言、注意力、执行功能等认知功能）受损害，给患者的日常生活以及社会活动带来障碍的疾病。与动物与生俱来的生命维持功能以及运动和感觉等脑功能相比较，人类的高级脑功能是为了运行独立自主的生活而在出生后所获得的。尽管痴呆也是脑功能受到损伤，但痴呆为进展性疾病，这一点有别于脑损伤。

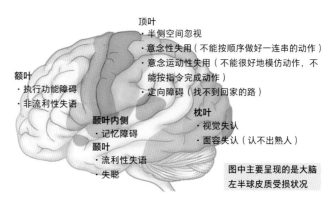

顶叶
· 半侧空间忽视
· 意念性失用（不能按顺序做好一连串的动作）
· 意念运动性失用（不能很好地模仿动作，不能按指令完成动作）
· 定向障碍（找不到回家的路）

额叶
· 执行功能障碍
· 非流利性失语

枕叶
· 视觉失认
· 面容失认（认不出熟人）

颞叶内侧
· 记忆障碍

颞叶
· 流利性失语
· 失聪

图中主要呈现的是大脑左半球皮质受损状况

图 2-1-4　大脑左半球

症状、检查、治疗

　　九成以上的脑损伤病是头部外伤和脑血管损伤所致。除此之外，还有脑炎以及脑低氧血症等。脑损伤的主要症状为认知功能障碍，即记忆障碍、注意力集中障碍、执行功能障碍以及社会行为障碍等。如图 2-1-4 所示，症状根据脑受伤部位的不同而有差异。脑损伤主要的检查方法是脑 CT 和脑 MRI、神经心理学检查。该病目前尚无确切的治疗方法，治疗的中心是以回归社会为目的的康复训练。

护理要点

　　脑损伤患者在患病一年左右时可见到显著改善，患病两年左右症状进入稳定期。此后，持续进行环境改善以及康复训练对改善病情有效果。该病的特征，其一是周围的相关人员会对患者的行为以及心理造成很大的影响；其二是由于脑损伤从表面看不出来，难以得到周围人的理解。这就要求护士在掌握准确的病理生理知识的同时，还要争取患者的家属和周围人对其疾病的理解以及给予相应的支持。该病的护理要点与痴呆患者的护理要点相同，要站在那些由于认知功能障碍而感到不安的患者立场上，以其生活史为线索，着眼于护理目标，整顿环境，挖掘患者的潜力，使患者感到成就感和喜悦。

2 帕金森病

石出信正

疾病图谱

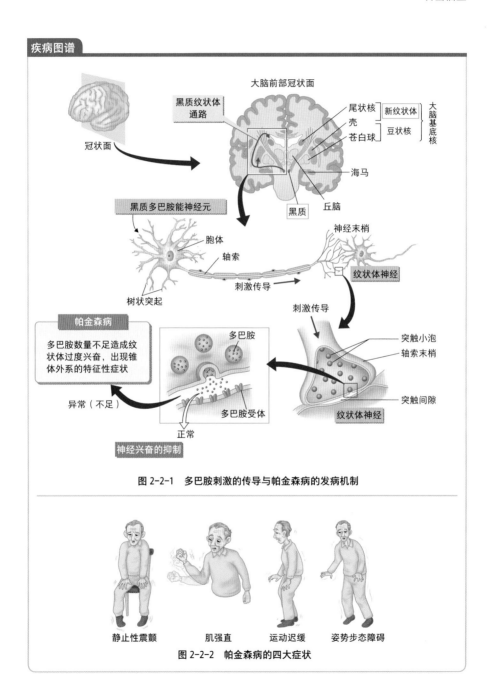

大脑前部冠状面

黑质纹状体通路

尾状核 } 新纹状体
壳
苍白球 } 豆状核
} 大脑基底核

冠状面

海马

黑质 丘脑

黑质多巴胺能神经元

神经末梢

胞体
轴索
刺激传导
纹状体神经

树状突起

刺激传导

帕金森病

多巴胺数量不足造成纹状体过度兴奋，出现锥体外系的特征性症状

多巴胺

突触小泡
轴索末梢

异常（不足）

多巴胺受体

突触间隙

纹状体神经

正常

神经兴奋的抑制

图 2-2-1 多巴胺刺激的传导与帕金森病的发病机制

静止性震颤　　肌强直　　运动迟缓　　姿势步态障碍

图 2-2-2 帕金森病的四大症状

95

病理生理

帕金森病是由脑多巴胺缺乏以及乙酰胆碱功能相对亢进导致的一种以运动功能障碍为主体的神经系统退行性病变。

帕金森病是位于大脑黑质的多巴胺能神经元发生变性、缺失，导致黑质纹状体多巴胺刺激减少，黑质-多巴胺的释放量减少，由此发病。多巴胺刺激通过抑制纹状体神经的兴奋来发挥调节运动功能的作用。若多巴胺缺乏，会造成运动调节功能不能充分发挥作用，出现以锥体外系症状为特征的运动功能障碍（图 2-2-1，图 2-2-2）。

胆碱能神经元释放的神经递质为乙酰胆碱，与多巴胺的作用正好相反，它使纹状体神经处于兴奋状态。乙酰胆碱与多巴胺之间相互保持平衡，调节运动功能。若罹患帕金森病，患者脑内的多巴胺作用会弱化，而乙酰胆碱作用会相对增强。

如果服用有阻断多巴胺受体作用的吩噻嗪类抗精神病药物，阻滞多巴胺刺激传递到纹状体，同样会出现锥体外系症状。

病因和影响因素

多巴胺能神经元中的 α- 突触核蛋白（路易小体的主要成分）异常性聚集导致神经元变性。原因疑似为单胺氧化酶和多巴胺神经毒素造成的神经伤害，以及一氧化碳中毒或者重金属中毒等。

流行病学和预后

帕金森病多发在 50 岁以上人群，女性较男性多 1.5～2 倍。

帕金森病是慢性进展性疾病，进展程度根据患者的情况因人而异。一般出现症状后 10 年以内生活能自理，此后需要照护。老年患者容易出现脱水、营养障碍和恶性综合征等，需要加以注意。晚期帕金森病患者需要卧床生活，会引发各种并发症。帕金森病患者直接的死因多为支气管肺炎以及尿路感染等并发症。

症 状

静止性震颤、肌强直、运动迟缓和姿势步态障碍是帕金森病的四大症状。

本病的主要症状为锥体外系症状，症状呈渐进性发展，表现为静止性震颤、肌强直、随意运动功能降低（动作迟缓）、姿势步态障碍四大症状（图 2-2-2）。

除此之外，还有以下表现：步行缓慢，呈前倾姿势，迈步后以极小的步伐越走越快，不能及时止步，称为"前冲步态或慌张步态"；表情减少，称为"面具脸"；构音障碍（语音低调、语速变慢）；书写时字越来越小，称为"写字过小征"。帕金森病到了晚期，患者的认知和思考等能力尚保有。

诊断与检查

一锤定音的方法是确认帕金森病的症状和排除性诊断。

帕金森病通过问诊以及查体可以确诊。如果能排除与帕金森症状相同的其他神经系统疾病以及类似疾病（脑血管疾病、药物引起的帕金森综合征），诊断几乎可成定局。另外，可以使用多巴胺前体补充剂，通过用药效果来验证诊断（若是帕金森病，该药见效，症状得到改善）。

通过多巴胺转运蛋白的功能显像（多巴摄取功能 PET 显像），可以在早期发现基底节的壳部出现多巴胺聚集量减少（多巴胺递质合成减少）。

对帕金森病重症度的诊断可以使用帕金森病 Hoehn-Yahr 分级表（表 2-2-1）。

检　查

血液检查和脑脊液检查的特异性不强。帕金森病具有特征性的锥体外系症状，通过问诊和查体基本上可以确诊。

表 2-2-1　帕金森病 Hoehn-Yahr 分级表

	Hoehn-Yahr 重症度分级	生活功能障碍程度
Ⅰ期	单侧性障碍，只有一侧身体震颤，出现肌强直，症状较轻	Ⅰ度 可以自己进行日常生活以及去医院就诊
Ⅱ期	双侧性障碍，姿势变化相当明显，两侧出现震颤，肌强直，少动或运动迟缓，日常生活稍有不便	
Ⅲ期	可见明显的步行障碍，出现方向转换姿势不稳、步态障碍，日常生活活动障碍进展较快，可见明显的急速进展	Ⅱ度 日常生活以及到医院就诊需要陪护
Ⅳ期	起立以及步行等日常生活活动显著降低，丧失劳动能力	
Ⅴ期	处于完全疾病状态，只能卧床或者靠他人帮助、坐轮椅移动	Ⅲ度 不能步行，不能站立，日常生活需要全面照顾

常见并发症

幻觉、妄想、抑郁状态、痴呆。

出现自主神经症状：直立性低血压、排尿障碍、性功能障碍、恶心呕吐、便秘、肠梗阻、发汗障碍、睡眠障碍等。

停药导致恶性综合征。

治 疗

治疗原则

治疗的主要方法是以进行多巴胺能刺激为目的的药物治疗，即补充多巴胺。对药物疗法无效的病例，可将药物治疗法作为辅助手段进行脑定位手术以及多巴胺神经细胞移植。

药物疗法

可以使用多巴胺前体补充剂、多巴胺受体激动剂、抗胆碱药和单胺氧化酶 B（MAO-B）抑制剂等。由于以上药物的作用机制、适应证和副作用等各有差异，用药时要根据患者的病情选择合适的药物（表 2-2-2）。

长期服药出现的问题

疗效减退（wearing-off）现象：左旋多巴的效果持续时间变短。

开关（on-off）现象：药物突然不再显效，且与服药期的长短无关。

无"开"期（no-on）现象和"开"期延迟（delayed on-response）现象：即使服用左旋多巴，药物也不见效，或者服用较长时间才能显效。

运动障碍：头晃动，手足出现"搓丸样"动作，口角出现抽动等。

张力障碍：肌肉不自主地收缩导致出现搓丸样动作或反复动作，姿势异常以及运动异常。

妄想及幻觉：服用 MAO-B 抑制剂以及抗胆碱药后，有时会出现幻觉，幻想房间里有虫子或者动物等；有时会出现妄想，将平时担心的事情当成现实。幻觉往往发端于悬挂在衣架上的衣服、家具的投影、天棚上的污痕等，且多在年龄增长后视觉发生变化时出现。若患者认识到这是幻觉时，常常一笑了之。若出现有黑蚂蚁在米饭上到处乱爬而无法吃饭这类与现实无法区分的幻觉，就会给患者的日常生活带来障碍，需要调整药物。

帕金森病早期以及出现轻度症状时的处方药

左旋多巴片，为多巴胺前体补充剂，每片 200 毫克，1 次 1 片，每日 3 次，早午晚饭后服用。后期每隔 2~3 日，增加 200~400 毫克，2~4 周后改为 2.0~3.6 克维持量。

盐酸司来吉兰片，为 MAO-B 抑制剂，每片 2.5 毫克，1 次 1 片，每日 2 次，早饭和午饭后各服用 1 片。

多潘立酮片，为止吐药，每片 5 毫克，1 次 1 片，每日 3 次，早午晚饭前服用。

※ 开始时左旋多巴与盐酸司来吉兰片合并使用，以期能抑制 wearing-off 现象。

如果上述药效不充分，可以使用以下几种药物联合应用

盐酸苯海索片，为抗胆碱药，每片 2 毫克，1 次 1 片，每日 3 次，早中晚饭后服用。

盐酸金刚烷胺片，为多巴胺释放促进药，每片 50 毫克，1 次 2 片，每日 2 次，早晚饭后服用。

※ 有时一开始就将抗胆碱药和多巴胺释放促进药联合应用。

治疗伴有幻觉和妄想的处方药

逐渐减药量至停药，最后导致左旋多巴减量困难时，给予非典型抗精神病药盐酸硫必利片和典型抗精神病药。

富马酸喹硫平片，为非典型抗精神病药，每片 25 毫克，1 次 1 片，每日 1 次，晚饭后服用。

下肢挛缩步态僵直时用药

屈昔多巴片，为去甲肾上腺素作用药，每片 100 毫克，1 次 2 片，每日 3 次，早中晚饭后服用。

表 2-2-2　帕金森病的主要治疗药物

分类	通用名	药理机制	主要副作用
多巴胺前体补充剂	左旋多巴	补充缺失的多巴胺	wearing-off 现象、恶性综合征
多巴胺释放促进药	盐酸金刚烷胺	作用于多巴胺神经末梢，促进多巴胺分泌	幻觉、妄想

分类	通用名	药理机制	主要副作用
多巴胺受体激动剂	甲磺酸溴隐亭	刺激纹状体的多巴胺受体，促进多巴胺刺激的传导	低血压
	卡麦角林		眩晕、头沉、便秘、犯困
	甲磺酸培高利特		催吐作用
	盐酸他利克索		犯困
	盐酸普拉克索		突发的睡眠、幻觉、妄想
抗胆碱药	盐酸苯海索	阻滞多巴胺受体的刺激，抑制胆碱能释放	口渴、便秘、排尿困难、谵妄、记忆力下降
MAO-B 抑制剂	盐酸司来吉兰	阻滞分解多巴胺的 MAO-B	幻觉、妄想、错乱、谵妄

外科手术

脑定位手术：可对丘脑以及苍白球行脑深部电刺激术或者神经核团毁损术，还可以对下丘脑行电刺激术。由于电刺激术容易调整，并且安全，近年来已成为手术主流。

并发症：脑定位手术的脑出血发病率低，手术本身的危险性也低。要注意的是装置故障以及感染。另外，装置的电池也需要及时更换。

帕金森病的疾病分期、病理生理、重症度分类、治疗等流程图

药物疗法

1. 帕金森病初期（未使用左旋多巴，也未使用多巴胺受体激动剂，出现较早期的症状）

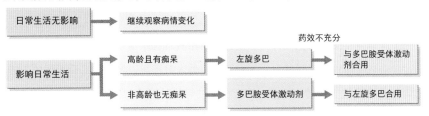

2. 帕金森病晚期（已使用左旋多巴，且伴随着长期使用而出现各种各样的问题）

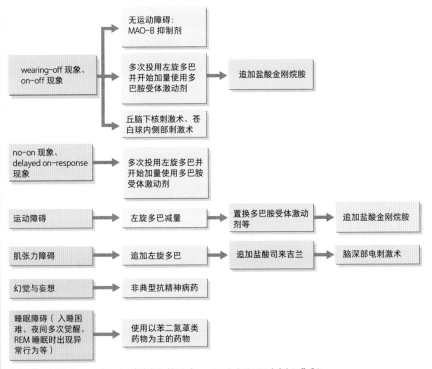

（日本神経学会監修：パーキンソン病治療ガイドライン，2002 および 2011 をもとに作成）

生活功能

1. 与日常生活功能障碍程度相适应的生活援助请参考 120 页的"脊髓小脑变性症的疾病分期、病理生理、重症度分类、治疗等流程图"。
2. 按帕金森病 Hoehn–Yahr 分级表，在日本，Ⅲ期以上的患者可以使用介护保险和特殊疾病医疗补助等社会资源。
3. 确保预后的日常生活安全（整理准备环境以适应运动失调）。
4. 吸入性肺炎、尿路感染、气道闭塞和肠梗阻的预防与对策。
5. 确保睡眠以及人际交流（抑郁的预防与对策）。

帕金森病老年患者的护理程序

萩野悦子

护理要点

帕金森病老年患者有运动障碍，因此容易给其日常生活功能带来影响。但是，多数帕金森病老年患者想尽可能自立，只是希望他人对疾病以及症状恶化导致的无法自立的那部分功能给予帮助。因此，护士在提供帮助时重要的是要尊重患者的主体性，给予的帮助要恰到好处。这样可以间接预防患者丧失治疗信心。

为此，需要在日常生活护理中，留意以下几点。

1. 在患者日常生活护理中融入其自立生活的意愿。

重视患者的主体性，将护理限制到最低程度，掌握症状变化的规律。从"至今还行吗"的角度进行照顾。整顿环境，使患者尽量独立活动。调整服药方法。

2. 帮助患者，使其身体容易活动。

3. 帮助患者采取舒适的姿势。

与患者生活功能障碍程度相匹配的长期护理要点

帕金森病的病情进展缓慢，时间拖延很长，所以患者不仅是日常生活活动能力降低，而且很难适应家庭生活以及社会生活。应根据患者生活功能障碍的程度并考虑家庭环境以及社会资源进行相应的护理。

Ⅰ度　此阶段，尽管患者的身体活动迟缓，但在日常生活中几乎不需要帮助（可以自立生活）。因为这是顽症，患者会对此抱有不安。患者很容易对治疗失去信心，所以要与患者交流，让患者对疾病有正确认识，让患者能够维持以前的生活。

Ⅱ度　此阶段，需要对患者的部分日常生活活动进行照护。过度照护不仅会剥夺患者的自理潜力，也会损伤患者的自尊心，所以，要辨别患者日常生活活动能力的自立部分和需要照顾部分，然后给予患者帮助。此阶段伴随着长期药物治疗，容易出现药效减弱或副作用，有必要掌握症状的变化（一天内的变化），要做到恰到好处的"弹性化护理"。

Ⅲ度　患者已不能站立和走路了，其日常生活需要照顾。该阶段容易发生关节挛缩以及压疮，容易出现呼吸系统感染和尿路感染，需要做好预防感染的相关措施。

Step1 护理评估 ▶ Step2 明确护理焦点 ▶ Step3 护理计划 ▶ Step4 护理实践

收集与分析资料		
	主要资料	分析要点
疾病相关资料	现病史与既往史、症状 ・帕金森病 Hoehn–Yahr 分级表 ・四大症状（静止性震颤、肌强直、随意运动功能降低、姿势步态障碍）的出现 ・是否有精神症状（睡眠障碍、幻觉及妄想、抑郁状态）	□患者目前处于帕金森病 Hoehn–Yahr 分级表中的哪一期 □症状在一日之中有无变化，若有，是否与服药时间、活动疲劳度、不安以及精神紧张等有关 □是否出现了 wearing-off 现象、on-off 现象、幻觉以及妄想等药物治疗带来的副作用 □是否有睡眠障碍以及抑郁症状
	检查与治疗 ・服用的药物及服药时间 ・功能训练的目的、目标，以及训练内容和参加训练的欲望	□药物疗法，期待症状改善到什么程度 □目前功能降低到什么程度；打算改善到什么程度 □对功能训练抱有什么期待
生理因素	运动功能 ・姿势保持与体位变换、移动方法（在床上翻身、从卧位到坐位、从坐位到立位、迈步、步调、踏步转向、立定、落座姿势） ・直立性低血压	□在姿势保持、体位变换以及移动等活动方面，有哪些是做不到的；哪些是能做但有危险的；哪些是有时能做到而有时又做不到的 □移动时，是否需要使用辅助工具（拐杖、步行器、轮椅等） □是否因为有直立性低血压，所以进行坐位和立位等体位变换时危险增加
	认知功能、语言功能 ・思维缓慢 ・构音障碍（说话声音小、叽叽咕咕、没有抑扬顿挫）或有语速加快现象（说话变得越来越快）	□是否有过因为思维缓慢导致的回答延迟被误认为是认知功能下降的情况 □是否给人际沟通带来障碍
	感觉、知觉 ・有无白内障及老年性耳聋 ・有无幻觉	□是否有因年龄增加导致的视觉以及听觉变化，进而出现幻觉以及妄想等症状
心理和精神因素	健康观及健康意愿、自知力、价值、信念与信仰 ・进展性病变以及症状改变带来的苦恼	□是否因所患疾病是进展性疾病或因此带来的改变而感到苦恼 □是否因为他人无法理解自己的症状而感到苦恼 □是否认为自己能做的事情应尽可能自己做
	心情与情绪、承受压力的能力 ・对生活的不安和烦恼	□是否因为不安以及担心而出现了妄想

续表

主要资料		分析要点
社会文化因素	角色与关系 ·帕金森病发病前的角色和当下的角色	□角色是否因为帕金森病的进展发生了改变
	工作、家务、学习、娱乐、社会参与 ·工作、家务和娱乐的机会减少了，社会活动参与度降低了	□是否以"不能做得像以前一样"为借口，对参加活动敬而远之，或者完全放弃
活动	觉醒 ·活动时是否打瞌睡	□活动时是否全程处于清醒状态
	活动的欲望、个人史、意义和展望 ·是否对所有活动的欲望都降低了 ·目前有什么乐趣，白天想做什么事情	□是否很享受现在的生活 □是否以"不能做得像以前一样"为借口，对参加活动敬而远之，或者完全放弃 □参加活动能持续多长时间 □在什么时间段愿意参加活动且心情舒畅 □阻碍参加活动的原因是什么 □活动的内容能否扩大
休息	睡眠 ·夜间睡眠时间、中途起夜及起夜的理由、有无熟睡感 ·是否受到治疗帕金森病药物的影响 ·白天打瞌睡、昼夜的卧床时间与熟睡时间	□是否有阻碍睡眠的因素，如存在排泄问题、不能自主翻身和疼痛等 □是否能够自己整理枕头、被褥等 □是否有因排泄而觉醒后立刻去厕所的情况 □帕金森病的治疗药物是否影响睡眠，并造成睡眠障碍 □是否因无所事事，所以卧床时间延长（赖床） □是否因饮食和排泄而感觉疲劳，影响休息 □白天想休息时，是否能自己回到房间或向他人求助 □是否长时间采取坐姿，以至出现脚部浮肿
	生理、心理、社会和精神的休息 ·幻觉以及妄想带来的影响	□是否因幻觉或妄想而妨碍休息

续表

主要资料		分析要点
饮食	进餐准备、食欲 ·进餐的时间 ·是否恶心呕吐，有无空腹感 ·对食物的嗜好 ·喜好的进餐方式 ·排泄困难带来的担忧	□能否自行到餐厅 □是否有过在饭菜上桌前就疲劳不堪的情况 □是否在进餐的时间段遇到药效降低、四大症状增强的情况 □进餐行为、咀嚼和吞咽功能是否改变（有顺利的时候，也有不顺利的时候） □是否因身体不适和药物副作用等导致恶心呕吐而影响食欲 □是否有自己喜欢吃的东西或比较容易吃的东西 □有无不管花费多长时间都想自行进餐，或想在中途请别人帮忙等情况 □是否因排泄困难而控制饮食 □是否因便秘导致腹部不适而控制饮食
	进餐行为、咀嚼和吞咽功能 ·进餐所花的时间 ·进餐行为、饮食姿势 ·饮食的形态 ·有无流涎	□在进餐过程中，进餐行为以及饮食姿势是否随着时间的推移而发生改变；进餐的节奏有无变化；姿势的变化是否影响进餐行为；是否感觉疲劳 □饮食的形态是否难以咀嚼及难以形成食团 □是否因为流涎严重，难以形成食团，导致进餐有困难 □进餐中是否因为不能保持饮食姿势而影响吞咽功能
	营养状况 ·饮食摄取量、营养状态 ·是否服用营养补充剂 ·进餐前后的血压变化	□营养状态是否良好 □是否摄取了足量的食物、水等 □餐后是否出现血压降低（餐后低血压）
排泄	排尿与排便 ·自主神经症状（排尿困难、排便困难） ·食物及水分的摄取量与摄取时间 ·活动量	□是否有排尿困难、便秘 □摄取的食物、水分是否充足 □是否因为担心失禁而控制水分摄入量 □是否做一些能够促进肠蠕动的运动
	尿意与便意 ·有无尿意以及便意 ·尿意的迫切感 ·尿意以及便意的时间段 ·尿意以及便意的告知方法	□出现尿意以及便意的时间段有无规律 □是否能够自己感知到尿意和便意 □是否能够使用语言或者呼叫器将尿意或者便意告知护士 □从感知尿意和便意到排泄，需要多长时间 □从感知尿意及便意到排泄之间，是否有过失禁经历
	排泄动作 ·去厕所的方法 ·移动、穿脱衣服、姿势保持与收尾善后等动作	□是否能够自行穿脱衣服和在厕所里自行移动 □是否能够自行准备厕纸、自行擦拭等 □在坐便器上能否保持坐姿

续表

	主要资料	分析要点
排泄	排尿、排便等状况 ·尿潴留、尿失禁 ·残尿感、腹部膨胀感 ·残余尿量 ·排泄前后的血压变化	□从坐到坐便器上至开始排尿或排便，需要多长时间 □在打喷嚏、弯腰时是否曾经出现过尿失禁现象 □是否可以自然排便；是否使用过缓泻药或进行过灌肠 □是否做到无残尿感或无腹部不适，能够集中精力进行其他日常生活 □残余尿量大约有多少；是否需要导尿 □排尿后，血压是否降低
清洁	清洁 ·沐浴、口腔护理 ·更衣、洗脸、理容	□在进行沐浴、洗手、刷牙和刮胡子时，是否有困难 □在沐浴及理容的方法上，是否能够反映患者的喜好 □做与穿脱衣服相关联的动作有无困难
	修饰与化妆 ·修饰与化妆的意愿	□是否对化妆以及修饰等敬而远之或放弃
人际沟通	沟通方式、对象、内容、目的 ·构音障碍（说话声音小、叽叽咕咕、没有抑扬顿挫）或有语速加快现象（说话变得越来越快） ·面具脸 ·沟通对象的理解力以及听力 ·使用书写来传递信息	□发音是否清晰；是否能够将想说的内容传达给对方 □是否因为言不达意而对谈话持消极态度 □是否因为没有可以轻松谈话的对象而产生孤独感 □是否能够通过笔谈传递意向；是否有字越写越小的情况

评估要点（病理生理与生活功能思维导图指南）

　　在帕金森病 Hoehn-Yahr 分类表中处于Ⅲ度的患者，有很多是尽管动作活动缓慢，但宁可多花点时间，也要尽量自行进餐、自行去厕所排泄、独自参加娱乐活动等。另外，仅仅通过修饰和化妆也足以扩大活动的范围，因此可以考虑以此为焦点开展护理活动。

帕金森病老年患者的病理生理与生活功能思维导图

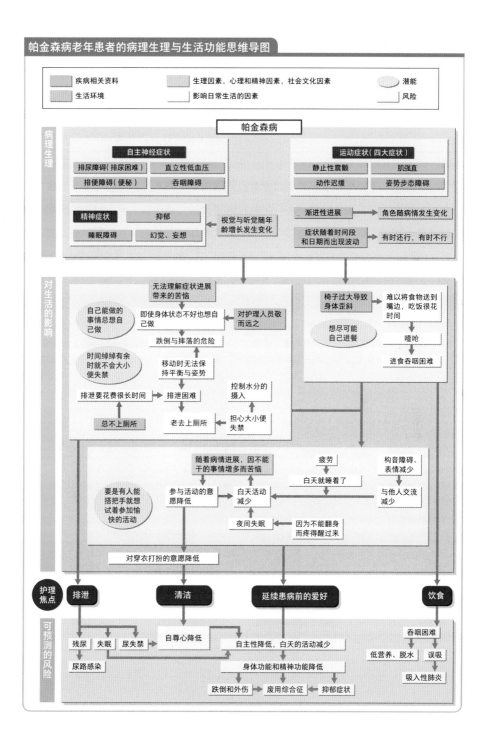

| Step1 护理评估 | Step2 明确护理焦点 | Step3 护理计划 | Step4 护理实践 |

明确护理焦点
#1 改善饮食以使进餐更容易，提升自理进餐能力
#2 尽管自行排泄会变得越来越困难，但依然可以鼓励患者维持在厕所排泄的习惯
#3 让患者坚持做使自己高兴的事情
#4 通过理容和修饰提高参加活动的欲望，使患者保持心情舒畅

| Step1 护理评估 | Step2 明确护理焦点 | Step3 护理计划 | Step4 护理实践 |

1 护理焦点	护理目标
改善饮食以使进餐更容易，提升自理进餐能力	患者能够独立进餐，摄入量得到增加 在进餐过程中，姿势不失衡 吞咽变得容易 想吃的欲望能得到满足

实施	依据
1.进餐前的帮助 ·探讨义齿的安装、所需自助餐具的准备、排泄、对去食堂前的时间安排等内容，进餐前调整日程安排	●为了能集中精力进餐，需要在体力上做好准备，调整日程安排，避免因进餐前的功能训练及沐浴等导致疲劳而影响进餐
2.进餐中的帮助 （1）调整进餐行为 ①考虑节奏 ·尽管动作缓慢，但能够在一定程度上独立进餐，首选请患者按照自己的节奏进餐 ·准备好擦手巾	●周围一片忙乱，如果这时候反复督促，会使患者的进餐节奏混乱，导致中途疲劳 ●患者有时对食物撒在托盘里以及食物粘在手上很介意，并因此停止进食
②调整进餐姿势 ·坐正，避免身体向前、向后、向左、向右倾斜 ·观察姿势开始走样的时间，观察躯干向哪个方向倾斜 ·在躯干倾斜时，应该让患者重新坐直，或使用抱枕帮患者稳定姿势 ·为了防止误吸，在患者进食时应该在一旁监护	●由于姿势步态障碍，患者疲劳时躯干的倾斜度会加大，将食物送到口中变得困难 ●姿势走样容易造成误吸

续表

实施	依据
③要活用工具 ·将筷子改为勺子，将细把勺子更换成粗把的，要把餐具换成底部防滑、一侧高点、内侧向内弯曲的器皿，这样的餐具更容易把持，患者更容易舀东西 **（2）调整食物的形态** ·调整或变更难以咀嚼和吞咽的食材 ·避免食用太酸的和发粉掉渣的食材，硬食物和缺少水分的食物，要弄得小一点 ·尝试一下把米饭做成可以拿在手里吃的饭团 **（3）调整患者疲劳** ·当患者出现表情疲惫、节奏迟缓、舀不上食物、抓不住东西、吞咽花时间、姿势的倾斜度加大等变化时，可判定患者已经疲劳了，应根据其需求进行相应的护理 **（4）帮助患者获得进食欲望** ·掌握患者的进食意愿 ·在患者不能按照自己的节奏进餐时，考虑对现有用药进行调整	●虽然患者做精细动作变得困难，但还是有自行进餐的可能 ●自主神经障碍造成的吞咽功能降低，容易导致误吸，要根据老年患者的咀嚼及吞咽功能来搭配膳食 ●进餐花费时间过多会给其他活动带来负面影响 ●与医生共同探讨如何调整治疗药物和服药时间，以使患者充满进食欲望
3. 进餐后的帮助 **（1）进餐后的满足感** ·确认患者是否吃得香，餐后的疲劳程度 **（2）进餐后的理容** ·衣服被食物弄脏时，及时更换，确认患者的嘴角以及手指上是否还粘着食物 **（3）帮助患者获得休息** ·若进餐时间过长导致疲劳，要督促患者休息 ·根据疲劳程度，探讨从餐厅到房间的移动方法	●进餐是否能获得满足感，尤其重要的是注意收集患者的主诉信息；有时候食量过大，人反而没胃口，吃不下去，有的老年人遇到这种情况会觉得"还是得吃，剩下不就浪费了吗"而迟迟不愿动筷子，因此有必要把饭菜的量调整到适合患者进餐的量，或者把餐具换成小号的等 ●因为肌强直及姿势步态障碍，所以在长时间坐卧后再站立时，容易因失衡而跌倒 ●需要注意，餐后低血压有时候会引发站立时眩晕等症状

2 护理焦点	护理目标
尽管自行排泄会变得越来越困难，但依然可以鼓励患者维持在厕所排泄的习惯	患者想上厕所时，能够告知相关人员 患者能够保持容易排泄的姿势 不发生伴随排泄动作而跌倒或者摔落的情况

实施	依据
1. 帮助患者理解如厕要领	
·患有直立性低血压的老年患者，从卧位换成端坐位时要缓慢进行，站起来以后要休息片刻，不能马上迈步，这样将动作分解进行可稳定患者的血液循环	●有直立性低血压的老年患者，起立过急会出现摇晃和眩晕，有跌倒的危险
·当患者走路处于慌张步态时，指导患者先迈出患病较轻的那只脚，迈步时让患者有意识地把脚抬得比平时高一些	●可以给患者喊口令，也可以用胶带在走廊标上间隔线以协助患者迈步
·当患者拖着腿脚走路时，指导患者脚后跟先着地，在感觉到整个脚掌都抓住地面后再将体重转移过来，让患者有意识地用脚尖踢出	
·向患者说明转换方向时要尽可能转个大弯	
·当患者步行或者使用辅助工具（拐杖、步行器、轮椅）自行移动时，在旁边守护，不要急于帮助	
·预先和患者约定好在尿意及便意急迫、需要请求护士帮助时使用的手势或信号	●患者往往说话声音小，很难用语言将需要帮助排泄的需求传达出来
·告诉患者尽管尿意、便意频繁，在需要帮助时请告知照顾者，不必有顾虑	●若尿意、便意频繁，患者会对照顾者提供帮助产生顾虑，因此想尽量独自如厕，但这会加大跌倒的风险
2. 对患者从轮椅向坐便器移动时的帮助	
·设计好一个容易停靠的位置，将轮椅放好，然后帮助患者从轮椅移动到坐便器上	●在狭小的厕所内，为转换方向反复挪步，对有姿势步态障碍的患者来说是很困难的
·患者向坐便器坐下时，要从后面扶着，轻轻让患者落座	●前倾姿势严重的老年患者，在站起之际抓住高处的扶手，更容易保持立姿；若有姿势步态障碍，在落座之际容易后倾，受到强烈冲击，可能会造成腰椎压缩性骨折
·对于西式坐便器，最好选择落座时脚底能够到地面且容易站起来的高度	●有的西式坐便器具有特殊功能，可以辅助患者站立

续表

实施	依据
3.排泄时安全且舒适的姿势的保持 ·因为排泄时间延长，要在坐便器上下功夫以使患者感觉舒适 ·脚底不能紧贴地面时，可以放一个不打滑的脚凳 ·在坐便器的周围设置容易抓握的扶手 ·患者身体向后仰时，在后背部位塞上抱枕等 ·监护患者以防摔落，此时需要找一个患者既不会感到羞愧和被督促，照顾者又能观察到患者动向的位置	●想方设法让患者采取前倾姿势，这样排泄时容易利用腹压 ●若姿势不稳，再加上用手按肚子增加了腹压，更容易失去平衡
4.收尾善后动作的帮助 ·必要时，帮助患者擦拭会阴部及臀部	●由于扭动躯干的动作变得困难起来，排便后的善后也就变得困难了

3　护理焦点	护理目标
让患者坚持做使自己高兴的事情	能够进行符合目前身体状态的活动 能够在身体状态良好的时候参加活动 能增进与他人的交流 能够通过休息以及夜间睡眠恢复活力

实施	依据
1.一起探讨参与活动的内容以及方法 ·试着询问患者以前坚持的爱好以及最近打算尝试的活动 ·和患者探讨，将以前一直持续的爱好、活动换个形式再坚持下去 ·在暂时找不到想要做的合适活动时，与患者探讨通过散步、茶话会等开展与他人交流的可能性 ·需要调整交流方法，以使患者的人际沟通变得顺畅	●由于颤抖以及动作缓慢，患者往往放弃了患病前所一直进行的活动和爱好 ●有时候只要把精细动作简单化或者放宽要求，喜好的活动就能持续下去 ●若患者独立参加活动有困难，可以请患者参与选择纸张素材和颜色，以及对构图绘画等活动提一些意见或建议 ●由于构音障碍以及语速太快，沟通的对方往往听不懂；若对方有听力障碍，语言上的沟通会变得更加困难

续表

实施	依据
2. 改善身体的易动性 · 为了减轻患者的肌强直，引入一些包括伸展运动的体操 · 不仅仅限于四肢，也可以做一些躯体的前后左右屈曲运动以及旋转运动 · 在做伸展运动时，即使督促患者"请把身体伸展"，患者也不一定能做到，这时候护士要搭把手，帮助患者伸展	●由于肌强直，身体活动起来很难，最好是在身体伸展以后再开始其他活动
3. 考虑活动与休息的平衡 · 掌握患者心情舒畅的时间 · 在考虑到功能训练、进餐和沐浴等时间的基础上，设计活动时间表 · 在活动前后确认有无尿意和便意 · 如果移动到其他地方活动，做准备时要将理容和排泄等花费的时间考虑进去 · 因长时间采取坐姿而出现下肢水肿时，让患者抬起下肢	●症状因时间的变化而发生改变 ●考虑活动时间的长短，避免因为长时间"沉迷"趣味活动导致吃饭时疲惫不堪 ●有时候因担心中途要去上厕所，对活动持消极的态度 ●有时候因着急和紧张等，加重震颤以及慌张步态 ●有时候，由于步行能力降低造成肌肉泵作用故障或自主神经障碍，可能出现下肢水肿
4. 改善妨碍休息与夜间睡眠的因素 · 由于患者有肌强直，在卧床时头和腿不能落在床面、只能悬空的情况下，给患者按摩小腿后侧、大腿、膝盖和足关节等部位，以促使其肌肉伸展 · 夜间长时间卧床需要帮患者变换体位 · 夜间排尿频繁时，与患者探讨是否将便携式坐便器放置在床边	●肌强直不仅妨碍休息，还会使压力集中在身体的某些部位，成为形成压疮的诱因 ●由于躯体的旋转运动障碍，即使能够步行，睡觉时翻身也很困难
5. 营造患者可独自进行活动的场所 · 要将护士呼叫器、钟表、厕纸和收音机的耳机等物件放在患者容易够得到的地方 · 收纳和整理患者经常使用的物品时，事先告知患者 · 在室内扶墙行走时，调整家具的摆放，避免在过道上放置垃圾筐以及电线等易让人跌倒的东西	●患者想取放在床头柜以及冰箱下层的东西时，由于身体前倾，可能会从轮椅上摔下来 ●若将东西放在高处，患者在站起来伸手之际容易失去身体平衡而摔倒

4　护理焦点	护理目标
通过理容和修饰可以提高患者参加活动的欲望，使患者保持心情舒畅	通过理容，患者表述"心情真舒畅"等感受 能够听到患者表述"我想照照镜子""今天我想要穿这件衣服"等 通过修饰，患者表现出参加活动的欲望

实施	依据
1. 帮助患者理容与修饰，开始新的一天 ・当患者不能自理时，需要帮助患者洗脸、刷牙、刮胡子、化妆等 ・尽量在患者心情舒畅的上午进行以上活动 ・如披肩开衫、发卡、头巾等物品，可以让患者自己选择	●患者照镜子的机会越少，越容易不修边幅；只要患者不介意，可以准备个镜子或者让患者在有镜子的地方理容 ●让患者自己选择服装及首饰等，可以促进患者表达自己的想法，有利于恢复其自主性
2. 帮助患者燃起参加活动的欲望 ・在穿好衣服并修饰整齐后，督促患者参加一些趣味活动、娱乐活动，或散步 ・在功能训练的归途中，可以顺便散散步，通过"下床后顺便去某个地方走走看看"的方式来扩大患者的活动范围 ・在活动之前要排泄，或制订一套有排泄需求时能够马上得到帮助的计划	●做这些工作是希望患者能够心情舒畅，期待他燃起想做些活动的欲望和信心 ●从房间出来后，若患者的服装以及发型变化引人注目，患者自然就会神采飞扬，参加活动的意愿也会随之高涨 ●若担心排泄出问题，很难扩大活动的范围

相关项目

参照以下资料获得更加详细的信息。

帕金森病的症状

"排尿障碍"（P468）、"排便障碍"（P487）：核对是否有排尿时间延长、尿频、残尿以及便秘的情况。

"进食吞咽障碍"（P412）：掌握吞咽功能训练方法、进餐姿势、食物形态、经管营养的管理等资料。

"血压异常"（P609）：考虑如何避免直立性低血压的发生（参照诊断标准）。

"抑郁"（P578）：确认与帕金森病相关的风险，即确认发现抑郁状态的要点。

帕金森病相关的风险

"尿路感染"（P396）、"吸入性肺炎"（P204）、"跌倒与摔落"（P520）：掌握这些疾病和功能障碍风险的发生。

进行性核上性麻痹

萩野悦子

这是与帕金森病有相似症状的疾病，重要的是预防跌倒。

定义与诊断

进行性核上性麻痹是神经变性疾病的一种，原因尚未明确，在日本属于疑难病症之列。进行性核上性麻痹是在中脑和大脑基底核部位出现神经变性及脱落。由于该病在发病初期呈现的症状与帕金森病的症状相似，因此两者难以鉴别。由于帕金森病、大脑皮质基底节变性、脊髓小脑变性症等都具有相似的临床症状，所以需要通过 CT 以及 MRI 影像进行鉴别诊断。

进行性核上性麻痹患者神经症状的特异诊断标准：40 岁以后发病，病情进展缓慢，两眼在向下及向上运动时出现障碍（眼球垂直运动障碍），在发病 1～2 年内出现姿势不稳以及进行性核上性瘫痪。分类除了典型病例之外，还可以划分为与帕金森病相似的左旋多巴见效型、语言及步伐慌张型、小脑失调症状显著型、失用失语显著型等。

症 状

进行性核上性麻痹拥有帕金森病的症状，其特点是震颤较少、躯干部强直严重、颈部后伸、走路拖拉、出现慌张步态。若出现眼球运动障碍，很难阅读竖版的文章；若眼睛往下看出现障碍，下楼梯就变得困难了。进行性核上性麻痹有时会出现认知功能障碍（思考缓慢、有事想不起来、欲望降低等）。有人认为，容易跌倒也是该病的特征。由于很容易出现姿势不稳，再加上在失衡时难以果断出手缓和冲击力，患者的脸上以及头上常有外伤。雪上加霜的是，认知功能障碍还分散了患者的注意力及其对危险状况的判断能力。进行性核上性麻痹患者看起来安安静静的，但遇到突发情况时，容易出现反复跌倒。随着病情的进展，可见吞咽障碍以及构音障碍。

治 疗

对于药物疗法，有时候患者可以服用抗帕金森病的左旋多巴，但药效不能长时间维持。为了缓解肌肉紧张等症状，做些伸展运动和平衡训练等康复训练，有利于继续维持目前的生活。

护理要点

　　尽管患者看上去很安静，但遇到突然从轮椅或者床上起来这类情况时，易出现跌倒或从床上摔落的情况，故而需要有人监护。患者拿眼前的东西时，往往出现身体失衡而摔倒，所以需要整理环境，将患者常用的眼镜、遥控器、耳机和厕纸盒等放在患者容易够得到的地方。对手能够触及的家具要选那些稳当厚重的，叮嘱患者站立起来时不要抓带轮子的椅子以及半开的门扇等不稳当的物体。为了将跌倒而出现外伤的概率降到最低，告知患者要戴有弹性衬里的帽子，并给周围家具的边边角角做好防护处理。

脊髓小脑变性症

石出信正

疾病图谱

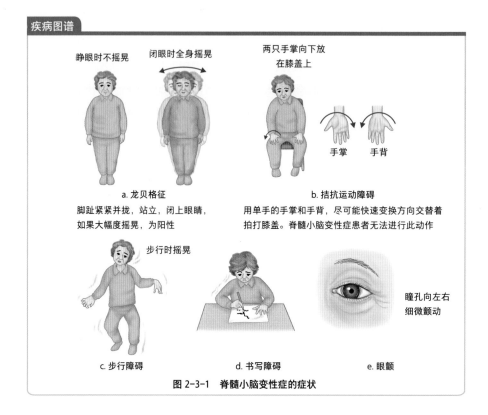

睁眼时不摇晃　　闭眼时全身摇晃

两只手掌向下放
在膝盖上

手掌　　手背

a. 龙贝格征

脚趾紧紧并拢，站立，闭上眼睛，
如果大幅度摇晃，为阳性

b. 拮抗运动障碍

用单手的手掌和手背，尽可能快速变换方向交替着
拍打膝盖。脊髓小脑变性症患者无法进行此动作

步行时摇晃

瞳孔向左右
细微颤动

c. 步行障碍　　　　　　　　d. 书写障碍　　　　　　e. 眼颤

图 2-3-1　脊髓小脑变性症的症状

病理生理

脊髓小脑变性症是以小脑或脊髓后索共济失调等为主要症状的慢性进行性神经退行性变性疾病的总称。

这是一种以脊髓和小脑的神经核传导通路（神经传导纤维）病变为中心的退行性变性疾病。

该病可以划分为遗传性和散发性（非遗传性）两种。遗传性脊髓小脑变性症（又称为遗传性共济失调），有马查多–约瑟夫病（Machado-Joseph disease，MJD，又称脊髓小脑共济失调3型）、齿状核红核苍白球路易体萎缩症等类型。可以通过遗传基因对病因进行判断，明确共济失调的类型。

散发性脊髓小脑变性症多为橄榄体脑桥小脑萎缩、纹状体黑质变性、原发性直立性低血压［又称夏伊-德拉格综合征（Shy-Drager syndrome）］。这三种疾病合起来总称为多系统萎缩。多系统萎缩的系统病变多为小脑系统、纹状体黑质系统和自主神经系统的病变。除此之外，还有皮质性脑萎缩。

病因和影响因素

本病的原因不明，其中有一部分是遗传因素。但在多系统萎缩里，在神经胶质细胞中可见有 α-突触核蛋白异常聚集。

流行病学和预后

不存在男女差异。发病年龄多在中老年以后，但在常染色体显性遗传人群中，目前发病年龄有年轻化的趋势。

在遗传性共济失调中，常见的疾病有常染色体显性遗传性脊髓小脑变性症，即马查多-约瑟夫病、齿状核红核苍白球路易体萎缩症、脊髓小脑共济失调 6 型等疾病。目前已明确的是有地区差异。作为常染色体隐性遗传性疾病，已知的有弗里德赖希共济失调，但此种疾病在日本很少见。除此之外，还有缺乏维生素 E 的家族性维生素 E 缺乏症。

在日本，散发性脊髓小脑变性症所占比例较大，最常见的是皮质性脑萎缩，其次是橄榄体脑桥小脑萎缩。

脊髓小脑变性症被列入日本厚生劳动省指定的疑难病症（306 种）中的进展性疑难病序列，预后不良。

症　状

以运动失调为主要症状，病症开始于特征性步行障碍（共济失调）。

脊髓小脑变性症呈慢性进展性恶化，是慢性进展性疾病。以运动失调为主要症状，发病初期从步行障碍开始，手足乱动如章鱼，看起来如醉汉，步态蹒跚，常出现摔跤和仰面倒下等情况。病变也会累及上肢，出现书写困难，还会导致语言障碍等。当进行龙贝格征测试时，即使睁着眼睛，身体也会出现大幅度摇摆。另外，做一项拮抗运动试验，当将手放在膝盖上，拍打膝盖的同时连续进行手掌外翻、内翻运动时，会出现显著的运动失调，且左右手无差异（图2-3-1）。

眼球的运动功能受损，眼球转动不平顺，常有微微的颤动。

本病有时会伴有自主神经症状、末梢神经症状、眼外肌瘫痪、锥体束征、锥体外系症状和高级脑功能障碍等。

橄榄体脑桥小脑萎缩继续加重则会表现为帕金森病的症状，往往多数并发排尿障碍以及直立性低血压等原发性直立性低血压。

诊断与检查

影像学检查发现小脑和脑干萎缩突出。

在CT以及MRI检查中可见小脑以及脑干有明显萎缩，也可见到有大脑基底核的病变。在橄榄体脑桥小脑萎缩的MRI T2加权像中，有时会发现在萎缩的脑干以及脑桥底部的水平断面，橄榄体脑桥横行纤维呈现高信号特征。

通过检查排除由以下病症引发的继发性共济失调，如脑血管疾病、炎症、肿瘤、多发性硬化症、药物中毒、甲状腺功能减退症等。

诊断脊髓小脑变性症要辨别是遗传性的还是散发性的。若是遗传性的，要掌握家族病史。

实验室检查

需要通过血液生化检查诊断疾病类型，如有维生素E缺乏症、伴有低白蛋白血症的常染色体隐性小脑性共济失调。

常见并发症

常见并发症有高血压、糖尿病、脑血管疾病、颈椎病和尿路感染等。

治 疗

目前没有能够彻底治愈此病的治疗方法。可以根据各种症状进行对症治疗，如对伴有维生素E缺乏症的失调症通过补充维生素E来抑制疾病进展等。另外，康复训练和生活指导很重要。为了避免直立性低血压导致的眩晕和一过性意识丧失，给患者的下肢缠绕绷带或给其穿弹力袜进行预防。

药物疗法

为了改善运动失调，可以补充促甲状腺激素释放激素（TRH）（表 2-3-1）。

对于帕金森病的症状，可以服用帕金森病的治疗药。

对于自主神经障碍，可以使用改善排尿障碍的药物以及改善直立性低血压的药物等。

对于痉挛，可以使用抗痉挛药物（肌肉松弛药）。

也可以使用下列处方药之一进行治疗

他替瑞林片，为促甲状腺激素释放激素制剂，每片 5 毫克，1 次 1 片，1 日 2 次，早晚饭后服用。

酒石酸普罗瑞林注射液，为促甲状腺激素释放激素制剂，每支 0.5 毫克、1.5 毫克或 2 毫克，每次 0.5~2 毫克，1 日 1 次，肌内注射或静脉注射。连续用药 2~3 周后，停药 2~3 周，反复循环；或者 1 周内间歇给药 1~3 次。

表 2-3-1　脊髓小脑变性症的主要治疗药物

分类	通用名	药效和作用机制	主要副作用
促甲状腺激素释放激素（TRH）制剂	他替瑞林	可改善共济失调，促进共济失调康复	痉挛、恶性综合征、肝功能障碍等
	酒石酸普罗瑞林	起到改善自发运动亢进、促进觉醒、激活脑波等作用	一过性低血压、意识丧失等休克症状，以及痉挛等

康复训练

指导患者选择与症状相适应的康复训练。出现步行障碍等症状后，身体活动将越来越困难，可能导致进行性肌力下降以及功能障碍，极易产生废用综合征。应该坚持进行步行训练以及增强肌力的运动，坚持进行提高心肺活量的有氧运动等。

脊髓小脑变性症的疾病分期、病理生理、重症度分类、治疗等流程图

脊髓小脑变性症包含多种疾病，症状与病程也各有不同。近年来，医学疾病分类比较混乱。在此，我们将以包括原发性直立性低血压在内的多系统萎缩为中心，一起从护理学角度进行病期护理。

第Ⅰ期 日常生活活动可以自理
- 可以自己步行（运动失调症重症度Ⅰ度）。起立、拐弯和下楼梯等需要辅助工具（Ⅱ度）
- 小字写不好，长时间说话时舌头打弯困难

护理及照护的目标
- 确保能够站得稳，走得稳
- 预防废用综合征，预防直立性低血压

第Ⅱ期 日常生活活动需要部分照护
- 步行总是需要使用拐杖、步行器，或需要他人的帮助（Ⅲ度）。即使能自行起立，若没有他人帮助，几乎迈不开步。移动只能靠轮椅或者爬行（Ⅳ度）
- 说话断断续续，说话突然收不住，识字认读有困难
- 吞咽困难，膀胱功能障碍（尿频、尿失禁）

护理及照护的目标
- 确保安全移动，进行身体代偿性动作训练，预防身体挛缩
- 整理生活环境，尽量确保患者自行起立的安全
- 预防废用综合征和直立性低血压，做好跌倒时的安全防护措施
- 进行发声训练和语言训练，确保吞咽功能正常
- 参加日间护理站活动，给予精神和心理上的支持

第Ⅲ期 日常生活活动需要全面照护
- 完全卧床的状态（Ⅴ度）
- 只能用单词会话，不能书写
- 声门运动障碍造成呼吸困难和吞咽困难，尿闭

护理及照护的目标
- 全身管理，对疾病末期并发症采取预防对策
- 预防气道闭塞窒息、吸入性肺炎、膀胱直肠症状、尿路感染症等（灵活使用人工呼吸机气管插管、胃造瘘口、膀胱留置导尿等）
- 制定体温调节功能障碍的对策，整理环境
- 发挥机体残存功能，预防挛缩，想办法阻止患者卧床不起
- 在人际沟通方法上下功夫，在精神上给予支持

脊髓小脑变性症老年患者的护理程序

萩野悦子

护理要点

　　脊髓小脑变性症的主要症状、患病经过以及预后等，根据疾病分类不同（图 2-3-2），差别颇大。由于症状呈渐进性进展，容易给患者的日常生活功能带来影响。

　　在脊髓小脑性变性症分类中，多系统萎缩进入重症期的时间要早一些。

　　在疾病进展性过程中，不仅会降低患者的日常生活活动，也会使其越来越难以适应家庭生活和社会生活。护理患者时，要同时考虑家庭环境和社会资源。

　　※ 对此，护理患者要留意下述日常生活中的护理要点。

　　1. 保持身体活动的稳定性，使日常生活活动变得更容易。

　　2. 整顿环境，确保安全。

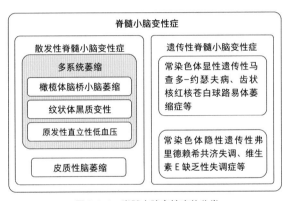

图 2-3-2　脊髓小脑变性症的分类

| Step1 护理评估 | Step2 明确护理焦点 | Step3 护理计划 | Step4 护理实践 |

<table>
<tr><td colspan="3" align="center">收集与分析资料</td></tr>
<tr><td colspan="2" align="center">主要资料</td><td align="center">分析要点</td></tr>
<tr>
<td rowspan="2">疾病相关资料</td>
<td>现病史与既往史、症状
·运动失调症状、帕金森病的症状（锥体外系症状）、锥体束症状、自主神经症状等出现</td>
<td>□目前，共济失调症状（身体摇晃、步态蹒跚、四肢共济失调、距离测定障碍等）、构音障碍（断续性语言、爆发性语言等）、眼球运动异常（眼球震颤、眼球运动迟缓、恐惧眼神等）这些症状中，患者有哪些症状
□帕金森病症状（肌强直、僵硬）、身体僵直、震颤、姿势反射障碍、不随意运动等这些症状中，患者有哪些症状
□锥体束症状（腱反射亢进、病理反射、下肢痉挛等）
□自主神经功能障碍（直立性低血压、餐后低血压、排尿排便障碍、吞咽障碍、体温调节障碍等）
□生命体征是否稳定
□是否有感染的症状</td>
</tr>
<tr>
<td>检查与治疗
·药物疗法
·功能训练的目的、目标、内容、患者参与的欲望</td>
<td>□以改善什么症状为目标进行的药物疗法
□功能训练的目的、目标、内容以及患者是否有训练欲望
□患者对功能训练有什么期待</td>
</tr>
<tr>
<td rowspan="3">生理因素</td>
<td>运动功能
·姿势保持、体位变换、移动方法（床上翻身、从卧位到坐位、从坐位到立位、迈步、步伐、挪步转换方向、立定、落座的姿势等）
·直立性低血压</td>
<td>□在保持姿势、变换体位和移动等方面，是否有些事做不到；是否有即使能做到也伴随危险等情况
□移动时，是否需要使用辅助用具（如拐杖、步行辅助器、轮椅等）
□是否因为直立性低血压，在采取坐姿以及站姿时危险增加
□是否因为直立性低血压而影响活动</td>
</tr>
<tr>
<td>认知功能
·认知功能下降</td>
<td>□认知功能是否下降（齿状核红核苍白球路易体萎缩症患者会有明显的认知功能下降的表现）</td>
</tr>
<tr>
<td>语言功能、感觉及知觉
·话语不明了、断续性语言（语言断断续续）、爆发性语言（声音突然增大）
·记笔记</td>
<td>□会话是否有困难
□是否因为上肢共济失调导致记笔记有困难
□是否有想说的话而强忍着不说的情况</td>
</tr>
<tr>
<td>心理和精神因素</td>
<td>健康观、意向、自知力、价值观、信念、信仰、心情与情绪、抗压力
·对疾病进展感到忧虑和痛苦</td>
<td>□是否自己能做的事尽量自己做
□患上遗传性脊髓小脑变性症，是否因担心会遗传给子孙而苦恼
□因为是进展性疾病，所以是否有因症状带来的改变得不到他人的理解而感到苦恼
□是否因为症状得不到他人理解而感到苦恼</td>
</tr>
</table>

续表

	主要资料	分析要点
社会文化因素	角色与关系 ·患病前的角色、目前的角色	□是否随着病情的进展，角色也发生了变化
	工作、家务、学习、娱乐、社会参与 ·工作、家务、娱乐以及社会参与等机会减少	□是否以"做得不如从前"为借口，对工作、家务和娱乐等敬而远之或完全放弃 □患者对自身的社会角色以及社会参与抱有什么期待
活动	觉醒 ·活动时是否打瞌睡	□活动时是否全程处于清醒状态
	活动的欲望、个人史、意义、展望 ·对整个活动的欲望降低 ·对现在的娱乐以及白天的生活方式有什么期待 ·活动前后的血压变动	□是否以"做得不如从前"为借口，对娱乐活动等敬而远之或完全放弃 □是否有时间继续进行活动 □身体容易活动的时间段、心情舒畅的时间段是什么时候 □阻碍活动的原因是什么 □假如有资源的话，是否可以拓展活动的内容 □与活动相伴的直立性低血压是否对活动有影响
休息	睡眠 ·昼夜的卧床时间和睡眠时间、中间醒来的情况、熟睡感、白天打瞌睡的情况 ·睡眠中是否有喉头喘鸣	□睡眠时是否有异常行为 □是否有夜间失眠以及白天瞌睡的情况 □是否鼾声如雷；是否因声带闭合不全而造成喉头喘鸣（表现为呼噜声非常大且呈现尖锐的金属声和喘鸣声等） □夜间是否会中途醒来；醒来后是否能顺利入睡
	身体、心理、社会和精神休息 ·身体蹒跚，阻碍休息	□是否整日无事可做，长期卧床 □是否因排泄或尿意等方面的问题以及疼痛等阻碍睡眠
饮食	进餐的准备、食欲 ·等待进餐的时间 ·嗜好的食物 ·喜爱的进餐方法 ·对排泄困难的担心	□是否能自行去食堂 □有过在饭前就疲惫不堪的情况吗 □是否有自己喜欢的食物、容易吃的食物 □是否因为排泄困难而控制饮食 □是否因为便秘导致腹部不适而控制饮食
	进餐行为、咀嚼和吞咽功能 ·进餐所花的时间 ·进餐行为和进餐姿势 ·食物的形态	□随着进餐时间变长，进餐行为以及进餐姿势有无变化；进餐的节奏有无变化 □食物的形态是否给咀嚼以及形成食糜带来困难 □姿势变化是否影响进餐行为 □姿势变化是否影响吞咽功能

续表

主要资料		分析要点
饮食	营养状态 ·食物摄取量、营养状态 ·食用营养辅助品 ·餐前餐后的血压变化	□营养状态是否良好 □是否想办法摄取所需营养物质 □餐后血压是否降低（餐后低血压）
排泄	尿和便的蓄积 ·自主神经功能障碍症状（排尿困难、排便困难） ·食物和水的摄入量、摄入时间 ·活动量	□是否存在排尿困难、便秘的情况 □是否摄入足够的食物、水 □是否因为担心失禁而控制水分的摄入 □是否进行了促进肠蠕动的运动
	尿意与便意 ·有无尿意及便意 ·排尿急迫感 ·尿意以及便意的时间段 ·尿意以及便意的告知方法	□尿意和便意的时间段是否规律 □是否能感知到尿意和便意 □有尿意和便意时能否使用语言或按床头铃告知护士 □从感知尿意、便意至排泄需要多长时间 □从感知尿意、便意至排泄是否有过失禁经历
	排泄动作 ·如厕的移动方法 ·移动动作、穿脱衣动作、姿势保持动作、收尾善后动作	□能否自行穿脱衣服；能否在厕所内移动 □能否自己准备好厕纸；能否自行擦拭
	排尿与排便、排泄时的状态 ·尿潴留与尿失禁 ·残尿感、腹部胀满 ·残余尿量 ·排泄前后的血压变化	□从坐在坐便器上至开始排尿、排便所需时间 □打喷嚏或弯腰时是否会出现尿失禁 □在坐便器上能否保持坐姿 □能否自然排便；是否使用缓泻药或者灌肠辅助排便 □是否能够集中精力参与日常生活活动，无残尿感和腹部不适感 □残余尿量是多少；是否需要导尿 □排泄后血压是否降低
清洁	清洁与理容 ·沐浴、口腔护理 ·更衣、洗脸、理容 ·沐浴前后的血压变化	□是否因为共济失调影响到沐浴、洗手、刷牙、刮胡子等，使清洁变得困难 □是否因为共济失调而导致穿脱衣服的动作出现困难 □沐浴中以及沐浴后是否出现过血压降低的现象
	修饰与化妆 ·修饰与化妆的意愿 ·有无因穿多而燥热的时候	□是否对修饰和化妆敬而远之或完全放弃 □是否需要通过增减衣服来调节体温

续表

主要资料		分析要点
人际沟通	沟通方式、对象、内容、目的 ·话说不明白、断续性语言 （说话断断续续）、爆发性 语言（突然高喊） ·记笔记	□能否将想说的话传递给对方，并讲明白 □是否因为对方不能理解自己想表达的意思而采取消极的沟通态度 □因为没有理解自己说话内容的人而感到孤独 □除了用语言之外，是否会使用其他方式传递信息

评估要点（病理生理与生活功能思维导图指南）

　　脊髓小脑变性症由于原发疾病的不同，其症状表现以及预后也有差异。在此，我们撰写的是以第Ⅱ期的多系统萎缩老年患者为例进行的护理。第Ⅱ期是患者日常生活逐渐不能自理、日常生活活动需要照护的时期。在这一时期，要在尽可能维持患者的体能以及安全移动能力的基础上，帮助患者做"自己想做的事情"，围绕这些开展护理。

脊髓小脑变性症老年患者的病理生理与生活功能思维导图

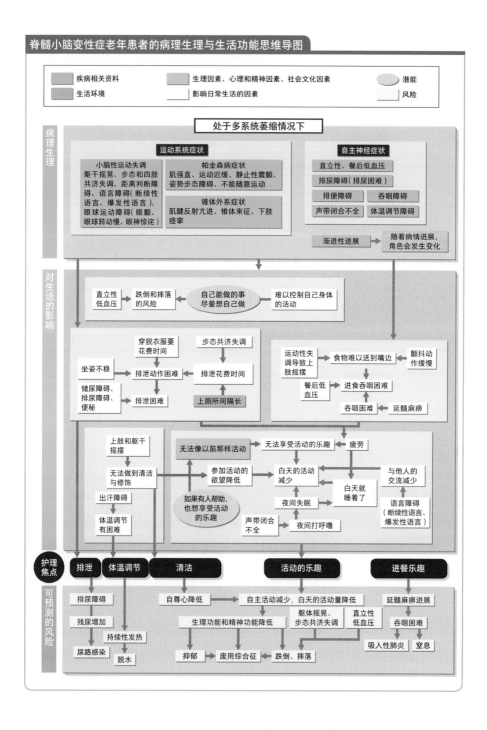

| Step1 护理评估 | Step2 明确护理焦点 | Step3 护理计划 | Step4 护理实践 |

明确护理焦点
#1　患者能够在厕所里安全排泄
#2　患者能够保持进餐乐趣
#3　患者能够保持愉快的生活
#4　通过修饰，患者精神十足
#5　患者能够自行增减衣物

| Step1 护理评估 | Step2 明确护理焦点 | Step3 护理计划 | Step4 护理实践 |

1　护理焦点	护理目标
患者能够在厕所里安全排泄	能够在厕所里安全排泄 不发生直立性低血压引起的短暂性意识丧失 能够保持易于排泄的姿势 排尿困难、排便困难能够得到缓解
实施	**依据**
1. 步态共济失调和直立性低血压的护理措施 ·告知患者从坐位到站位时，将上半身向前弯曲，就像鞠躬一样 ·患有上肢共济失调的患者，走路时使用步行器 ·步行器不稳时，可以给步行器附加重物以求增强步行器的稳定性 ·告知直立性低血压患者，要躺在床上做盘起双腿、抬起腰的下肢运动；从卧位变为坐位时要休息一会儿；在站起来后也不要马上抬步就走 ·要督促患者穿弹力袜	●患有上肢共济失调时，拐杖很难保持稳定 ●通过增加步行器与地面的摩擦力，会产生稳定感 ●夏伊-德拉格综合征（Shy-Drager Syndrome）容易引发直立性低血压，因此应将动作一步一步地分解进行，以求血液循环平稳 ●这样容易促进潴留在下肢的血液回流
2. 在轮椅与坐便器之间挪动的护理 ·告知患者，当厕所内无法使用步行器时，可以使用扶手以调整方向 ·告知患者西式坐便器的坐法，即膝盖充分弯曲，上半身向前倾（如鞠躬），然后慢慢下蹲落座	●在狭窄的厕所内挪动脚步转换方向时，很容易失去平衡

续表

实施	依据
3. 排泄时安全姿势的保持	
·在躯干出现摇晃时，让患者岔开两腿，将脚紧紧地贴着地面	●这样可以扩大支撑面积，使身体更稳定
·使用坐便器而脚够不到地面的时候，可以在脚下放置一个不打滑的脚凳	
·当躯干摇晃幅度较大时，将扶手设置于坐便器旁边，以便患者容易抓住扶手	
·为了预防患者从坐便器上跌落，如厕后需要监护，此时护士要找一个既能尊重患者的隐私又能察觉患者动向的位置	●有时候，在排尿和排便时会出现直立性低血压
·必要时，帮助患者擦拭会阴部和臀部	●患者扭动躯干的动作容易使身体失衡
4. 排泄障碍的护理	
（1）排尿障碍的护理	
·在感知不到尿意或不能自然排尿时，根据时间长短采取诱导排尿法或手掌压迫法（压迫膀胱所在部位或叩击该部位）等	●在多系统萎缩患者中，几乎所有的患者都有排尿障碍
·残余尿量在 100 毫升以上时，应探讨采取自行导尿法，并注意导尿的次数	●随着疾病的进展，排尿会变得困难，残尿会增加，有时会发展为尿潴留
·在夜间无法自行导尿时，可以考虑使用间歇性或气囊固定式导管留置性导尿	
·确认有无尿路感染的征兆	
（2）排便障碍的护理	
·摄入所需水分	●有时候患者会因为排泄困难而控制水分的摄入
·进行腰部及腹部按摩，以促进肠蠕动	
·即使无便意，也要每天定期诱导排便	
·采取容易施加腹压的体位	
·与医生探讨患者是否需要服用泻药	

2　护理焦点	护理目标
患者能够保持进餐乐趣	自行进餐行为能够得到改善 吞咽食物变得容易 想吃的欲求能得到满足 不出现餐后低血压而导致短暂性意识丧失

续表

实施	依据
1. 进餐行为的调整	
（1）上肢协调运动障碍的调整	
·症状较轻时，将手腕、肘部放在桌面上，震颤就会减轻	
·震颤严重时，根据患者的肌力给患者绑上重力沙袋等	●负荷过重的沙袋时会使患者产生疲劳，应探讨并找到一个重量合适的沙袋
（2）自助工具的灵活运用	
·使用以下方法增加进餐的稳定性，即使用夹子式筷子，改用勺子或叉子；换粗把的勺子；使用底部防滑的餐具；使用桌垫等	●使用筷子等精细动作（握紧、松开、开合）变得困难；从餐具中取食物时，因动作粗放而碰撞到碗盆导致弄洒汤汁
·若勺子经常碰到牙齿，换成柔软的硅胶材质的勺子	●有距离测定困难以及震颤症状时，不能正确把握餐具、口的位置
·若因为手部震颤而容易弄洒汤水，在带盖的杯子中插入吸管或使用带吸口的杯子	
2. 吞咽困难的应对方法	
（1）在食物形态上下功夫	
·根据患者的吞咽状况，建议主食选择果冻式米汤、三倍稀米饭、五倍稀米饭等，建议副食选择布丁果冻状的、奶油冻状的、捣碎的、用筛网过滤过的软菜	●柔软而容易形成食糜，且有适当黏度的食物，吃起来比较容易
（2）在进餐方法上下功夫	
·营造一个可以不用着急、慢慢进餐的环境	●当口中还残留着食物时，就往口里塞食物，往往容易哽噎
·调整姿势，避免躯干、颈部过度紧张	●因为身体摇晃，所以身体容易失去平衡
·取坐姿时，选取让患者脚底够得着地面的椅子	
·使用带靠背和扶手的椅子	
3. 避免餐后低血压	
·慢慢进餐	
·容易发生餐后低血压的人，餐后应仅进行轻微的床上运动	
·餐后休息 1 小时再活动	●餐后低血压容易在餐后 30～60 分钟内出现

3　护理焦点	护理目标
患者能够保持愉快的生活	找到适合目前身体功能状态的活动，并乐在其中 与他人交流增多 活动不妨碍休息以及夜间睡眠

实施	依据
1. 一起探讨娱乐活动的内容和方法 ・了解患者患病前常参加的娱乐活动是什么以及是否打算尝试新的娱乐活动 ・探讨患病前的娱乐活动是否可以变换一下形式坚持下去 ・在没有找到想要参加的娱乐活动时，可以通过散步、闲谈来探索、发展与他人进行活动和开展交流的可能性	●患有共济失调以及帕金森病的患者，往往容易放弃娱乐活动 ●通过调整，将精细活动简单化或粗疏化，使患者喜好的娱乐活动在患病后也可能坚持下去
2. 改善身体的易动性 ・在症状较轻时，将手腕、肘部放在桌面上，摇晃会减轻 ・下肢摇晃得太厉害时，根据患者力气的大小，在其脚踝上加沙袋或让其穿鞋底厚重的鞋 ・使用护具压迫大腿和膝盖，有时会减轻下肢摇晃 ・在写字的时候，可以给笔杆附加握笔器以加粗笔杆	●增加物品的负荷会引起疲劳，因此应探讨合适的重量
3. 改善说话方法使说话内容通俗易懂 ・说话时，确认姿势是否稳定 ・劝导患者在阅读诗歌、文章和新闻报道时，气发丹田，大声朗读 ・劝导患者在唱歌时气发丹田，尾音拖到位 ・为了使患者与对方开展顺利的人际沟通，当患者说不明白时，照顾者可以替患者代言以明确传递的信息 ・当患者说不明白时，可尝试通过笔谈传递信息	●若姿势不稳，上半身以及颈部会用力过度，难以发声 ●发声器官、构音器官都和吞咽、呼吸有关，所以维持说话的功能很重要 ●语言障碍（断续性语言、爆发性语言）有时会给患者交谈带来影响，因此，患者对会话持消极态度，与他人之间的交流也会变得消极起来
4. 确保夜间睡眠 ・睡眠中若因声带闭合不全导致喉头喘鸣，与医生商量，施行咽喉内窥镜检查、血气分析以及夜间监测经皮血氧饱和度	●若声带闭合不全，在进行会话时（特别是换气时）可听到"呼哧、呼哧"的呼吸声，需要使用无创正压通气（NIPV）进行治疗或者使用气管切开术治疗

4　护理焦点	护理目标
通过修饰，患者精神十足	通过理容，患者表述"心情真舒畅"等感受 为了参加活动，患者能够花心思理容和化妆 患者能够按照自己的需求沐浴

实施	依据
1. 换衣服的方法与技巧 · 若扣扣子和解扣子有困难，可以将扣子更换成尼龙搭扣 · 在衣服的拉链上加拉环或拴上绳子，上下拉动就容易多了 · 使用纽扣助穿器以及袜子助穿器等自助性工具（图 2-3-3） · 在穿脱裤子以及袜子时，一定要坐下再脱穿 · 若采取立位换衣服而导致身体不稳时，可以把身体靠在墙上以保持姿势稳定	● 做精细动作变得困难

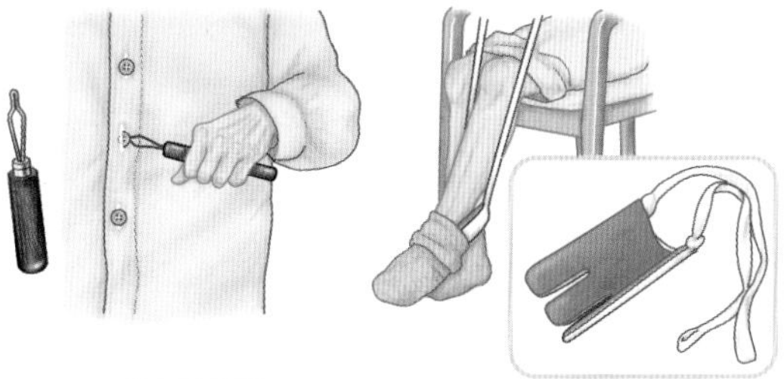

a. 纽扣助扣器　　b. 袜子助穿器

图 2-3-3　纽扣助扣器以及袜子助穿器

2. 清洁活动的护理
· 患者刷牙有困难时，可以换为电动牙刷
· 若沐浴时使用的尼龙搓澡巾难以握持，可以使用两端带有拉环的搓澡巾（图 2-3-4）或易于拿握的搓澡巾
· 在患者洗澡时，对自行洗浴者进行监护，当患者清洁有困难的部位（背部及头部等）时，对其给予帮助
· 若自行盆浴有困难时，根据状态使用提升器或特殊浴缸
· 站立不稳的患者站立时、在浴室内移动时、出入浴缸时需要照顾者的监护及帮助

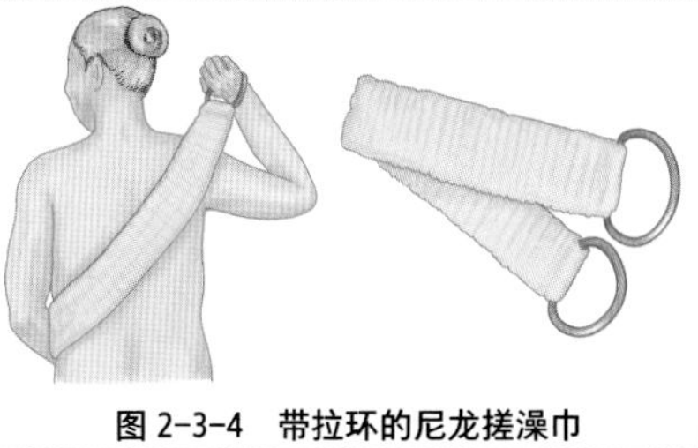

图 2-3-4　带拉环的尼龙搓澡巾

续表

实施	依据
·患者站立时、在浴室内移动时要冲掉身上、扶手上和地面上的肥皂	●若地面上有肥皂，容易打滑，是导致跌倒的原因

5 护理焦点	护理目标
患者能够自行增减衣物	体温恢复正常 不发生脱水

实施	依据
·定期测量体温 ·根据气温变化调整室温、衣服以及被褥等 ·发热时进行头部或者腋窝的物理降温 ·适度摄入水分 ·确认有无感染的征兆	●因为自主神经障碍而导致无法排汗，容易出现体温升高 ●需要与感染引起的发热相区别

相关项目

可以参照以下的项目获得更加详细的资料。

脊髓小脑变性症的症状

"排尿障碍"（P468）、"排便障碍"（P487）：确认是否有尿潴留、尿频、残尿和便秘等症状。

"进食吞咽障碍"（P412）：了解吞咽训练方法、调整姿势及食物形态的技巧、对经管营养法的管理等。

"语言障碍"（P533）：了解交流与沟通的难度、技巧。

"血压异常"（P609）：了解避免直立性低血压的方法与技巧（对照判断标准）。

脊髓小脑变性症相关的风险

要了解有无以下危险："尿路感染"（P396）、"吸入性肺炎"（P204）、"跌倒与摔落"（P520）、"脱水"（P439）。

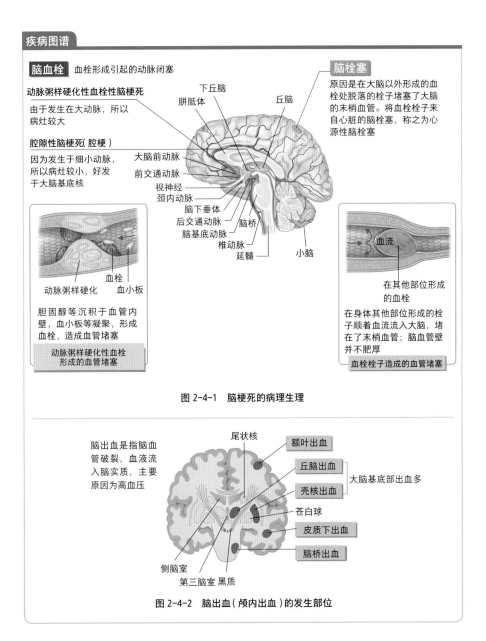

4 脑卒中（脑梗死、脑出血、蛛网膜下腔出血）

礒山正玄

疾病图谱

脑血栓 血栓形成引起的动脉闭塞

动脉粥样硬化性血栓性脑梗死

由于发生在大动脉，所以病灶较大

腔隙性脑梗死（腔梗）

因为发生于细小动脉，所以病灶较小，好发于大脑基底核

脑栓塞

原因是在大脑以外形成的血栓处脱落的栓子堵塞了大脑的末梢血管。将血栓栓子来自心脏的脑栓塞，称之为心源性脑栓塞

下丘脑
胖胝体
丘脑
大脑前动脉
前交通动脉
视神经
颈内动脉
脑下垂体
后交通动脉
脑桥
脑基底动脉
椎动脉
延髓
小脑

动脉粥样硬化
血栓
血小板

胆固醇等沉积于血管内壁，血小板等凝聚，形成血栓，造成血管堵塞

动脉粥样硬化性血栓形成的血管堵塞

血流

在其他部位形成的血栓

在身体其他部位形成的栓子顺着血流流入大脑，堵在了末梢血管；脑血管壁并不肥厚

血栓栓子造成的血管堵塞

图 2-4-1　脑梗死的病理生理

脑出血是指脑血管破裂，血液流入脑实质，主要原因为高血压

尾状核
额叶出血
丘脑出血
壳核出血
大脑基底部出血多
苍白球
皮质下出血
脑桥出血
侧脑室
第三脑室　黑质

图 2-4-2　脑出血（颅内出血）的发生部位

疾病图谱

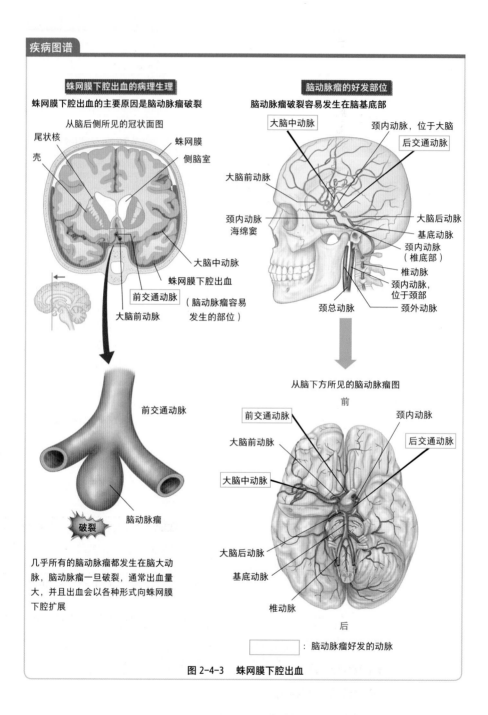

蛛网膜下腔出血的病理生理

蛛网膜下腔出血的主要原因是脑动脉瘤破裂

从脑后侧所见的冠状面图

尾状核
壳
蛛网膜
侧脑室
大脑中动脉
蛛网膜下腔出血
前交通动脉（脑动脉瘤容易发生的部位）
颈内动脉海绵窦
大脑前动脉

前交通动脉
脑动脉瘤
破裂

几乎所有的脑动脉瘤都发生在脑大动脉，脑动脉瘤一旦破裂，通常出血量大，并且出血会以各种形式向蛛网膜下腔扩展

脑动脉瘤的好发部位

脑动脉瘤破裂容易发生在脑基底部

大脑中动脉
颈内动脉，位于大脑
后交通动脉
大脑前动脉
颈内动脉海绵窦
大脑后动脉
基底动脉
颈内动脉（椎底部）
椎动脉
颈内动脉，位于颈部
颈外动脉
颈总动脉

从脑下方所见的脑动脉瘤图

前

前交通动脉
颈内动脉
大脑前动脉
后交通动脉
大脑中动脉
大脑后动脉
基底动脉
椎动脉

后

□：脑动脉瘤好发的动脉

图 2-4-3　蛛网膜下腔出血

病理生理

脑卒中是一种由于脑血管病变而出现的急性病理性精神和神经症状，包括脑梗死、脑出血和蛛网膜下腔出血等。

血液供应大脑需要氧和营养物质，若出于某种原因导致脑血管阻塞，大脑会陷入缺氧和缺乏营养的状态。若为一过性阻塞，症状较轻；若阻塞时间过长，则脑组织会变性坏死，导致重度功能障碍。

脑梗死

脑梗死是指脑血管阻塞导致的脑供血障碍，使大脑发生缺血性变化而引起的一组症状。根据发病机制，大体上可划分为脑血栓和脑栓塞（图 2-4-1）。将由脑动脉硬化形成的血栓导致的脑血管阻塞称为脑血栓；将因房颤在心脏内形成的血栓脱落并被运送到脑部造成的脑血管阻塞称为脑栓塞。

脑血栓大体上可划分为动脉粥样硬化性血栓性脑梗死和腔隙性脑梗死。

动脉粥样硬化性血栓性脑梗死的形成机制：由颈内动脉以及大脑中动脉等大动脉发生动脉粥样硬化形成的血栓引发的脑梗死。

腔隙性脑梗死的形成机制：大脑深部（大脑基底节）直径在 15 毫米以下的毛细血管出现梗死病灶，由穿过大脑基底节的细而长的基底节细小动脉阻塞引发。一般认为原因为脑细小动脉硬化，由于发生在多处细小血管，称为腔隙性脑梗死，简称腔梗。

脑栓塞是位于心脏内膜、大动脉和颈部血管内形成的血栓栓子脱落，进入脑动脉进而堵塞末梢血管引发的一组神经系统症状。心脏疾病，特别是房颤等产生的血栓脱落引起的脑部血管堵塞，称为心源性脑栓塞。

短暂性脑缺血发作（transient ischemic attack，TIA），是由颈内动脉等处所形成的血栓被运送入脑部堵塞小血管而产生的。但因为栓子很快溶解或破碎化，与血液一起流到全身各处，所以症状即使出现，也会在短时间内消失。

脑出血（颅内出血）

脑出血是脑实质内出血的疾病总称。高血压脑病是导致脑出血发病的主要原因，由于血压长时间持续处于升高状态，易导致脑细小动脉壁陷入血管坏死，进而形成小动脉瘤，小动脉瘤破裂导致脑出血。

根据出血部位的不同，可分类为壳出血、丘脑出血、皮质下出血、小脑出血，脑桥出血（图 2-4-2）等。

蛛网膜下腔出血

大脑由三层被膜包裹着，最外面有颅骨保护。紧贴大脑的内层为软膜，里面有丰富的血管；中层为蛛网膜，是疏松呈现网格状的透明膜；外层为硬膜，在硬膜外侧为颅骨。内层和中层之间的腔系称为蛛网膜下腔，里面充满着脑脊液。当内层的血管破裂后，血液就会流入蛛网膜下腔，将这种血液混入脑脊液的病态，称为蛛网膜下腔出血（图2-4-3）。本病多因脑动脉瘤破裂导致。

病因与影响因素

脑卒中的病因中动脉粥样硬化占的比例较高。

虽然脑卒中多数由动脉粥样硬化导致的脑血栓形成以及栓子脱落的脑栓塞引发，但也会由蛛网膜下腔出血相伴随的血管挛缩、低血压和低氧血症等引发。

脑卒中的危险因子是动脉粥样硬化。促进动脉粥样硬化形成和发展的危险因素是高血压、糖尿病、血脂异常、肥胖、吸烟、酗酒等。

若有心律不齐等心脏疾病，心脏内的血流会变得不规则，很容易发生脑栓塞。

短暂性脑缺血发作多为颅内大动脉的粥样硬化斑块所形成的血栓发生游离后，引起微小动脉栓塞而呈现的一组症状。

若动脉粥样硬化伴随高血压，容易引起脑出血。从病因上看，脑出血发病频率最高的是高血压性脑病。此外，还有动脉瘤破裂、脑静脉畸形、脑动脉畸形、外伤、血液病、动脉炎等。

流行病学和预后

在日本，脑卒中是第四大死亡原因。

20世纪50—80年代，脑卒中在日本占据死亡原因的第一位，现在占第四位。以脑梗死死亡率最高，脑出血死亡率由于高血压治疗的普及而降低，蛛网膜下腔出血死亡率处于平稳状态。

通常来看，脑卒中的发病年龄在70岁以后迎来高峰。从分类上看，脑梗死约占70%、脑出血约占20%、蛛网膜下腔出血约占10%。从性别上看，脑梗死和脑出血男性居多，蛛网膜下腔出血则是女性居多（男女比例为1:2）。在女性中可见发病呈老龄化。

在日本，脑梗死中常见的是腔隙性脑梗死，但近年来，日本饮食生活逐渐欧美化，动脉粥样硬化性血栓性脑梗死有增加的趋势。另外，心源性脑栓塞往往能得到早期诊断，但可预想到，随着老年人群的增大，发病率会增加。

主干动脉大面积闭塞造成的动脉粥样硬化性血栓性脑梗死，也有因脑水肿导致疾病恶化而死亡的病例。在急性期处于重症，以及伴随有高血压、糖尿病、高脂血症等危险因素的时候，预后不良且多会留下重度残疾，但多数腔隙性脑梗死患者预后良好。

发生过短暂性脑缺血的患者，近期发生脑梗死的危险性高。

脑出血发作后，如果意识障碍超过 48 小时，提示预后不良。

在日本，蛛网膜下腔出血的预后不良患者约 40%。发病的预防和发病后的早期治疗很重要。促使蛛网膜下腔出血预后恶化的危险因素有再次脑出血、迟发性脑血管痉挛等。

症　状

脑梗死的症状

若脑梗死发生于大脑的左半球，会在病变部位相反侧（右侧）出现偏瘫。

这是因为来自大脑半球的运动神经在脑干（延髓）出现了左右交叉（锥体交叉）。

脑梗死并发症——偏瘫严重，刚发病时为弛缓性瘫痪，很快发展为痉挛性瘫痪。这是由于肌肉收缩失去来自上运动神经元支配（锥体束障碍），只接受来自脊髓神经的控制而产生收缩。此时该症状的特有走路姿势（偏瘫步态，即画圈步态）是上肢屈肌用力造成肘部弯曲，下肢伸肌用力导致下肢伸展（图 2-4-4）。

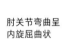

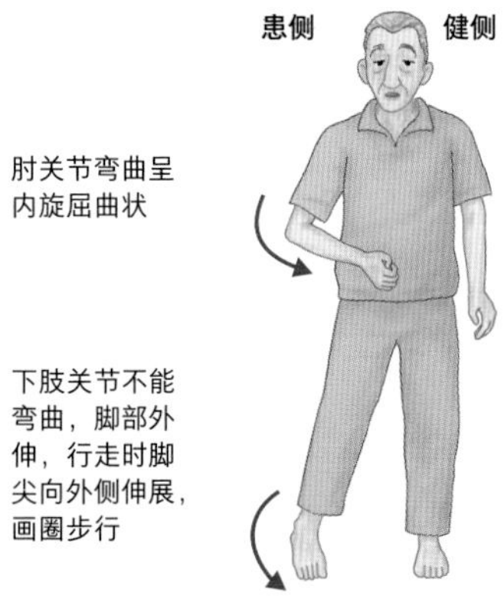

患侧　健侧

肘关节弯曲呈内旋屈曲状

下肢关节不能弯曲，脚部外伸，行走时脚尖向外侧伸展，画圈步行

图 2-4-4　偏瘫步态
（右侧痉挛性偏瘫患者步态）

若变成偏瘫步态，会出现写字、进餐、穿脱衣服、步行等日常生活活动功能降低。

动脉粥样硬化性血栓性脑梗死的神经症状根据梗死部位以及病灶大小有所不同。表现为从重度昏迷到轻度的单侧肢体瘫痪（半身不遂）等。大脑中动脉等梗死，可能导致单侧瘫痪伴随有失语、失用、失认等症状。

腔隙性脑梗死：病灶范围较狭窄，主要症状为轻度偏瘫以及感觉障碍等。但是，腔隙性脑梗死多伴随有深反射亢进、巴宾斯基征（Babinski sign）、碎步、感情失控等，有时还伴有痴呆症状（血管性痴呆）。有高血压既往史的老年患者发生腔隙性脑梗死最为常见。在老年患者中，有很多在不知不觉中患上了腔隙性脑梗死。将这样的脑梗死称为无症状性脑梗死。

心源性脑栓塞：几乎都是突然发病，伴随意识障碍或偏瘫。

短暂性脑缺血发作：属于局部性的缺血症状，可以看到运动障碍（偏瘫、一侧肢体瘫痪）、感觉障碍、失语、视野障碍、眩晕等症状。即使出现症状，也会在24小时内（多在15分钟之内）消失。

脑出血的症状

脑出血多在参加活动时突然发病，偏瘫、感觉障碍和语言障碍等神经症状快速进展。发作时伴随明显的高血压、头痛、呕吐、大小便失禁和痉挛等，多会快速出现意识障碍。

蛛网膜下腔出血的症状

其特征为突然产生剧烈的头痛、恶心呕吐等。有时由于出血量大，会出现意识障碍。接诊时患者有时因轻度出血而主诉轻度头痛。在诊断时可以通过CT检查及脑脊液检查进一步确认。

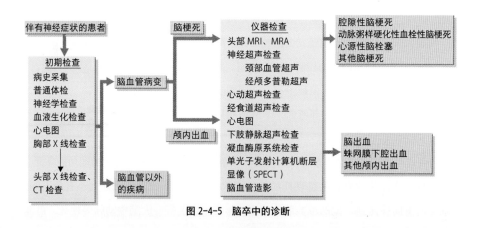

图 2-4-5 脑卒中的诊断

诊断与检查

需要通过脑 CT 和头部 MRI 检查以明确诊断。

无症状脑梗死的简易诊断

老年患者中无症状脑梗死的人较多。要想知道是否患有脑梗死，简单的办法是比较两手的握力。患者取坐位，双手笔直向前伸展，闭上眼睛，若有病变，瘫痪侧的手腕就会向下降落；另外，若患者采取俯卧位，将双下肢向上 135°弯曲，保持这种姿势，病变侧肢体就会自然落下。

患侧肢体出现知觉障碍。使用尖物在足底从脚后跟向脚尖划动，再从脚底的外侧向内侧划动，健康者的脚趾向内弯曲；若患病，患侧肢体则出现大拇趾背屈，与其他四趾呈扇形散开（巴宾斯基征），在脑梗死发病初期，患侧肢体膝盖的腱反射降低。

影像学检查

可进行经颅多普勒超声检查、X 线脑血管检查。MR 血管造影（MRA）和全脑血管造影用于检查血管闭塞和狭窄，也可以通过使用放射性同位素的 PET、SPECT 等检查，评价脑血流状态（图 2-4-5）。

脑 CT 检查是鉴别脑梗死和脑出血的重要方法。在脑出血发病初期，CT 检查显示病灶呈现白色高吸收区。

脑梗死发病早期，脑 CT 一般不能辨识异常，在发病 24 小时以后才可见异常。通过脑 CT 检查，可以了解梗死病灶的部位以及大小，但是对腔隙性脑梗死这类非常小的梗死病灶以及脑干等检查困难的部位，可以依靠头部 MRI 检查做出诊断。

在怀疑为蛛网膜下腔出血时，可以使用造影剂进行 X 线脑血管检查或者脑 CT 血管造影，以确认是否有破裂的血管瘤。

检查值

对短暂性脑缺血发作，在进行血细胞计数时要注意有无溶血性贫血以及血小板增加和血小板减少等与血液相关的疾病。在血液生化检查中，注意是否有糖尿病以及血脂异常的指标。

常见并发症

除了呼吸系统疾病（吸入性肺炎）、尿路感染、皮肤损伤（压疮）之外，还容易出现的并发症有消化道出血、痉挛、深静脉血栓、肺栓塞、复发性脑血管疾病、跌倒和摔落、精神症状等。其中，老年患者感染症的发病率很高。

治 疗

治疗原则

脑梗死

脑动脉阻塞会引起脑功能障碍、脑组织坏死。急性期应首选溶栓药物进行治疗，使用血栓溶解药、血小板凝集抑制剂等，目的是在发病初期尽快使血流恢复正常，以将预后残疾降低至最低限度。在慢性期，以预防脑梗死复发为目的，控制动脉粥样硬化的危险因素，对高血压、糖尿病、血脂异常和心律不齐等疾病进行管理。

微创溶栓疗法是一种将微型导管插入血管阻塞部位，将溶栓药注入局部动脉以求重新开通动脉的治疗方法，可在发病后 6 小时内进行治疗。

脑出血

脑出血急性期的基本治疗方法是防止出血扩大的血压管理、给出脑水肿的对策，以及对并发症的预防，并进行早期康复训练等。对老年患者以及重症脑出血病例而言，要注意消化道出血。

蛛网膜下腔出血

脑动脉瘤导致的蛛网膜下腔出血往往发病后有再次出血的危险，因此在患病初期要预防再次出血，管理颅内压。在外科治疗中，根据重症度选择治疗方法。在手术后管理上，重视对迟发性脑血管痉挛的预防。

药物疗法（表 2-4-1）

脑梗死

在急性期，原则上不使用降压药，可以使用利尿药（高渗甘油）、抗凝剂（肝素制剂、华法林钾）、溶栓药物［尿激酶、组织型纤溶酶原激活剂（t-PA）］等。这些药物的治疗目的是预防继发性血栓和改善血流。为预防心源性脑栓塞，可使用直接血栓素合成酶抑制剂（甲磺酸达比加群酯）等。

脑出血

使用降压药等进行血压管理。

蛛网膜下腔出血

初期治疗，为预防再次出血要进行镇静治疗。高血压是再次出血的诱因，要给予降压药。在使用药物降低颅内压时要注意观察血压，颅内压急剧下降也是再次出血的诱因。发病后 2 周内脑血管可能会产生痉挛。若进入重症期会出现脑梗死并发症，故而作为术后管理的一环，应使用预防脑血管痉挛的药物。

治疗脑梗死急性期的处方药

注射用阿替普酶，为溶栓剂，使用标准为 34.8 万单位 / 千克（0.6 毫克 / 千克）。将总药量的 10% 进行快速静脉注射给药（1～2 分钟），然后将剩下的药物进行静脉输液给药（1 小时）。

治疗动脉粥样硬化性血栓性脑梗死（急性期）的处方药，可以根据症状分别使用下列药物

阿加曲班注射液，为抗凝血酶制剂，每支 10 毫克，在发病 48 小时以内给药，最初的 2 日，每日 60 毫克，静脉输液（24 小时）。

低分子右旋糖酐氨基酸注射液，血浆代用品，1 次 500 毫升，每日 1 次，静脉输液（5 小时）。

阿司匹林肠溶片，为血小板凝集抑制剂，每片 100 毫克，1 次 1 片，每日 2～3 次，早晚饭后或三餐后服用。

治疗腔隙性脑梗死（急性期）的处方药

奥扎格雷钠注射液，为血小板凝集抑制剂，每支 20 毫克，1 次 80 毫克，每日 2 次，静脉注射（连续 2 小时），14 日以内。

治疗微小血栓性短暂性脑缺血的处方药，可选择以下任意一种药物

阿司匹林复方制剂（为阿司匹林、甘氨酸铝、碳酸镁复合片），为血小板凝集抑制剂，1 次 1 片，每日 1 次，饭后服用。

拜阿司匹林片，为血小板凝集抑制剂，每片 100 毫克，1 次 1 片，每日 1 次，饭后服用。

硫酸氢氯吡格雷片，为血小板凝集抑制剂，每片 75 毫克，1 次 1 片，每日 1 次，饭后服用。

治疗心源性短暂性脑缺血的处方药

华法林，为抗凝血剂，每片 1 毫克，1 次 1～6 片，每日 1 次，饭后服用。

对于脑出血的血压管理处方药，可选用以下任意一种药物

硝酸甘油注射液，为硝酸类药物，0.5～5 微克 /（千克·分），静脉输液。

盐酸地尔硫䓬，为钙离子拮抗剂，5～15 微克 /（千克·分），静脉输液。

盐酸尼卡地平注射液，为钙离子拮抗剂，2～10 微克 /（千克·分），静脉输液。

坎地沙坦酯片，为血管紧张素Ⅱ受体阻滞剂，每片 4～12 毫克，每日 1 次，每次 1 片，饭后服用。

缬沙坦片，为血管紧张素Ⅱ受体阻滞剂，每片 40～160 毫克，每日 1 次，每次 1 片，饭后服用。

针对脑出血和蛛网膜下腔出血的颅内压管理用药

甘油果糖氯化钠注射液，为利尿剂，1 次 200 毫升，每日 2～4 次，静脉输液。

预防蛛网膜下腔出血所致的脑血管痉挛，可以适当配合使用下述药物

奥扎格雷钠注射液，为血小板凝集抑制剂，80 毫克静脉输液（需要 24 小时），持续给药 2 周。

盐酸法舒地尔注射液，为脑循环改善药，1 次 30 毫克，每日 2～3 次，静脉输液（需要 24 小时），持续给药 2 周。

盐酸尼卡地平注射液，为钙离子拮抗剂，0.01～0.15 毫克 /（千克·时），持续性静脉输液，是适应证以外的处方。

表 2-4-1　脑卒中的主要治疗药物

分类	通用名	药理机制	主要副作用
血栓溶解剂	重组组织型纤溶酶原激活物（rt-PA）	纤溶酶能够分解纤维蛋白，溶解血栓	脑出血、消化道出血、肺淤血等
抗凝血酶药物	阿加曲班（抗凝血酶注射液）	有较强的阻止血小板凝集作用	休克、过敏性休克、出血性脑梗死等
血小板凝集抑制剂	阿司匹林肠溶片	抑制心肌梗死、短暂性脑缺血发作、导致脑梗死的血栓或栓塞的形成	休克、过敏性休克、出血等
	奥扎格雷钠	显著抑制脑基底动脉挛缩，降低脑血流量	出血、休克、血小板减少等
	阿司匹林复方制剂	抑制心肌梗死、短暂性脑缺血发作、导致脑梗死的血栓或栓塞的形成	休克、过敏性症状、哮喘发作等
	硫酸氢氯吡格雷	抑制血小板活化导致的血小板凝集	出血、胃和十二指肠溃疡、肝功能障碍

续表

分类	通用名	药理机制	主要副作用
血浆代用品	葡聚糖 40·乳酸钠生理盐水	有改善末梢循环血流的作用、增加血浆的作用	休克、急性肾功能不全、过敏症等
抗凝血剂	华法林钠	有抗凝血作用，对血栓形成有抑制作用	出血、皮肤坏死、肝功能障碍
	达比加群酯	抗凝血作用	出血、胃肠道疾病、血尿、胸痛等
硝酸类药物	硝酸甘油	增强降压作用	血压急剧降低、心输出量降低、心律不齐等
钙离子拮抗剂	盐酸地尔硫䓬	具有扩张血管作用，有延长房室结传导时间的作用，对高血压有效	完全性房室传导阻滞、心动过速、充血性心力衰竭
	盐酸尼卡地平	抑制血管平滑肌细胞中的钙离子内流，具有扩张血管作用	血小板减少症、肝功能障碍、黄疸等
血管紧张素Ⅱ受体拮抗剂	坎地沙坦酯片	阻断血管收缩，抑制血压升高	血管水肿、休克、神志不清等
	缬沙坦	血管紧张素Ⅱ受体阻滞作用，降低血压	血管水肿、肝炎、肾功能不全等
利尿剂	甘油果糖氯化钠注射液	有降低颅内压、减轻脑水肿、改善脑血流等作用	酸中毒、泌尿系统症状、消化系统症状等
脑循环改善药	盐酸法舒地尔	抑制肌球蛋白轻链磷酸化，扩张血管	颅内出血、消化管出血、肺出血等

外科治疗

脑梗死患者如果出现脑水肿引起颅内压亢进，就要做开颅手术，这是预防重症缺血性脑卒中发作而进行的脑血运重建。若因短暂性脑缺血发作造成不能手术时，可施行动脉内膜剥脱术、冠状动脉搭桥术等。

一般来说，对出血量少的脑出血患者，不建议做手术。脑出血患者适合做手术的情况是壳出血、丘脑出血、皮质下出血等。是否做手术要对出血部位、出血量、神经学重症度等评估后，进行综合判断再决定。手术有开颅血肿消除术、脑室外引流术等。

对脑动脉瘤破裂所致的蛛网膜下腔出血的患者，预防再出血的处置措施是实施小骨窗开颅术或进行介入治疗（脑动脉瘤介入栓塞术）。

预防与生活指导

脑卒中的危险因素有高血压、糖尿病、血脂异常等，要针对相应的疾病进行生活管理。

避免摄入食盐过多、减重及积极运动、坚持膳食平衡、控制饮酒量等，这些健康管理，在预防脑出血中起到重要作用。

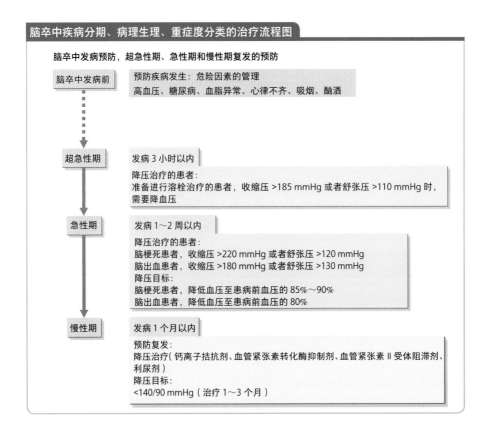

脑卒中疾病分期、病理生理、重症度分类的治疗流程图

脑卒中发病预防，超急性期、急性期和慢性期复发的预防

| 脑卒中发病前 | 预防疾病发生：危险因素的管理
高血压、糖尿病、血脂异常、心律不齐、吸烟、酗酒 |

| 超急性期 | 发病 3 小时以内

降压治疗的患者：
准备进行溶栓治疗的患者，收缩压 >185 mmHg 或者舒张压 >110 mmHg 时，需要降血压 |

| 急性期 | 发病 1～2 周以内

降压治疗的患者：
脑梗死患者，收缩压 >220 mmHg 或者舒张压 >120 mmHg
脑出血患者，收缩压 >180 mmHg 或者舒张压 >130 mmHg
降压目标：
脑梗死患者，降低血压至患病前血压的 85%～90%
脑出血患者，降低血压至患病前血压的 80% |

| 慢性期 | 发病 1 个月以内

预防复发：
降压治疗（钙离子拮抗剂、血管紧张素转化酶抑制剂、血管紧张素 II 受体阻滞剂、利尿剂）
降压目标：
<140/90 mmHg（治疗 1～3 个月） |

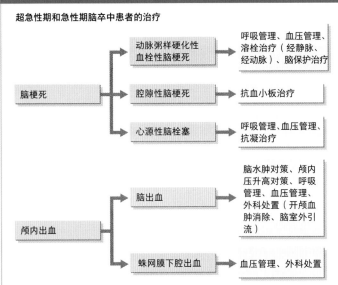

脑卒中疾病分期、病理生理、重症度分类的治疗流程图

超急性期和急性期脑卒中患者的治疗

表 2-4-2 脑卒中患者康复训练计划

时期	计划	主要目标
超急性期（发病后数日内）	• 关节可动区域训练 • 体位变换 • 良肢位保持 • 短时间维持坐位、立位、步行	• 预防废用综合征 • 维持健侧及躯干的肌力 • 维持立体感 • 精神抚慰
急性期（1 周以内）	• 在上述内容的基础上训练 • 实际步行	除上述目标外，还包括： • 心理状况得到改善 • 功能障碍得到改善
恢复前期（2～4 周）	• 功能恢复训练 • 日常生活动作训练 • 高层次脑功能障碍训练	• 功能障碍和能力障碍得到改善 • 心理状况得到改善
恢复后期（2～6 个月）	• 功能恢复训练 • 日常生活动作训练 • 高层次脑功能障碍训练 • 训练并提高耐力和体力 • 训练以前的职业活动 • 调整居家环境	• 功能障碍和能力障碍得到改善 • 回归社会及家庭 • 接受现状并克服障碍
慢性期（7 个月～1 年）	• 高层次脑功能障碍训练 • 维持职业环境的调整功能	
超慢性期（1 年以上）	• 维持功能，过普通生活	• 回归社会

脑卒中老年患者的护理程序

高岗哲子

护理要点

脑卒中是脑组织的不可逆转变化，导致患者出现多种功能障碍。患病后很难恢复到发病前的日常生活状态，所以患者的日常生活要进行调整。老年患者由于身体障碍，甚至维持基本生活活动都感到疲劳，所以患病后容易减弱其恢复生活的欲望。因此，家属、护士和其他医务工作者要齐心协力帮患者过上他想过的生活。

当患病时，不仅是患者，甚至照顾者都往往更关注患者消极的一面，忽视了患者的潜力。其实通过使用适当的辅助工具，并调整生活环境，有好多事情患者可以自理。切不可忘记，只要着眼于患者的正能量，其生活就会扩展，甚至能恢复以前那种自律而丰富的日常生活。

※ 为此，护理患者时要留意以下日常生活中的护理要点。

1. 平衡患者的活动与休息，使其能够进行日常生活并且无蓄积性疲劳，这样做可引发患者活动的欲望，继续承担以往的角色和参加娱乐活动，扩大生活圈。

2. 尽量将影响日常生活的运动、交流、吞咽、排泄等功能障碍限制到最低程度，帮助患者最大限度地发挥自己的潜能。

3. 通过使用适宜的辅助工具和调整生活环境，帮助患者避免事故，扩大自理范围。

按功能障碍分类进行护理的要点

运动障碍护理

脑卒中患者常见的症状是运动障碍，尽管患病程度不同，障碍程度也有差异，但或多或少都会给患者的生活带来不便。患病后的生活会使患者蓄积疲惫，可能连平常能干的事情都逐渐干不了了，这就意味着其生活圈越来越窄。老年患者由于身体的储备力和恢复力下降，需要充分地休息才能恢复，因此，老年脑卒中患者只有充分休息才能获得活动所需能量，但是，休息过度可能引发废用综合征，因而有必要结合患者的特点和情况，在重视活动与休息平衡的同时，调整其生活节律。

语言障碍护理

脑卒中语言障碍导致患者无法传递自身的意愿，会有焦急和烦躁等表现。这种无法传递信息的体验反复发生，会使患者越来越感到乏力，有对生活产生自暴自弃的危险。另外，根据脑部病变损伤部位的不同，患者有时不能准确理解对方传递过来的信息含义。因此，要明确失语症的分类，帮助患者利用适当的人际沟通方式，促使患者能够将自己想传达的信息传递给对方，并恰当地接收对方的信息。

高级皮质功能障碍

与运动障碍相同，常见的症状还有高级皮质功能障碍，包括记忆障碍以及注意力障碍、失用症（明明知道有些行为必须执行，但就是执行不了）、失认症（不能认出熟悉的人或事物）等。这些都会影响到患者的日常生活，使其发生事故的风险增高。因此，要结合这些障碍的具体情况考虑调整环境。

吞咽障碍护理

在脑卒中患者中，根据脑损伤部位不同，吞咽障碍的程度也有差异。吞咽障碍不仅导致患者无法摄入所需营养素，而且会加大吸入性肺炎发生的危险。从老年患者的角度考虑，剥夺其进餐乐趣是个比较严重的问题。在护理时，根据吞咽困难的程度，通过在进餐场所、姿势、餐具、食物形态等方面下功夫，帮助患者在避免误吸的情况下安全地享用美食。

排泄障碍护理

脑卒中所致的排泄障碍，具有代表性的为尿潴留和尿失禁。不论哪一种，都会威胁到患者独立排泄和排泄自尊感，有导致情绪低落的危险。另外，有的患者因为感到羞耻，失禁了也不求助他人，更难保持皮肤清洁。为此，要帮助患者按照自己的节奏排泄。

按疾病发展过程分期进行护理的要点

有关各期内容的介绍可参考表 2-4-2。

急性期护理

脑卒中具有突然发病、病情急剧恶化的特征。在急性期，要早期发现和防止复发以及预防脑疝等并发症的发生，重要的是要在生命体征、意识障碍和瘫痪进展程度等方面就全身状况进行整体观察和管理。与此同时，对老年患者在发病混乱的初期就要考虑引入早期康复训练。为此，护理时要充分关注患者的言行，顾及患者的心理状态。

恢复期护理

恢复期是康复训练最被期待出现效果的时期，不仅仅局限于功能训练室的训练，平日的日常生活活动本身也是训练的一部分。因此，要安排好生活活动，让患者尽可能下床活动。另外，功能训练室的训练是给身体增加负荷的，老年患者进行这类训练时往往会感觉到比以前更不便。因此，在面对独自无法做到的活动时，患者往往自责，并容易情绪低落。此时护理重要的是帮助患者做那些他能做和会做的活动，并参与一些经过努力能做到的活动，以"向前看"的态度来考虑并重建患者今后的生活。

慢性期护理

脑卒中患者多出于各种生活因素而有复发的危险。为了预防复发，有必要重新审视和改变以往的生活习惯。另外，发病后，即使已经过了一段时间，患者还是难以接受身体改变这一事实，往往不愿意出门。慢性期是使患者维持功能、增强体力、稳定情绪的重要时期。为了使患者能过上自己期望的生活，需要帮助患者维持以往的社交活动，以免患者足不出户。另外，家人因照顾产生疲劳会对老年患者的康复有很大影响，因此护理时将"如何做才能够使照护者得到充分休息"纳入重要的考虑范畴。

Step1 护理评估 ⟩ Step2 明确护理焦点 ⟩ Step3 护理计划 ⟩ Step4 护理实践 ⟩

收集与分析资料	
主要资料	分析要点
疾病相关资料 现病史 ·脑损伤部位 ·医嘱内容 ·有无意识障碍及障碍程度	□是否能通过脑部 CT、MRI 等影像学诊断确诊脑损伤部位；能否预测预后的情况 □意识状态是否恶化
既往史 ·高血压、血脂异常、糖尿病 ·房颤	□从既往史中能否发现动脉硬化的危险因素并预测复发的危险性；是否有必要进行生活方式的指导 □是否在很好地执行治疗方案；症状控制是否良好
治疗 ·治疗内容 ·康复训练内容及状况 ·出院后的计划	□治疗以及治疗带来的副作用是否妨碍到了训练 □患者及其家属是如何考虑出院后的训练计划的；根据家庭以及养老院的具体情况，有哪些内容需要调整
生理因素 运动功能 ·瘫痪部位（左侧、右侧） ·瘫痪程度（完全瘫痪、部分瘫痪） ·挛缩的部位与强度 ·有无失调和痉挛 ·上下肢各关节的活动区域 ·生活环境	□肢体障碍给日常生活带来什么影响 □肢体障碍影响步行、移动等到什么程度 □因为肢体障碍，步行时是否有跌倒的危险 □因为肢体障碍，是否有受伤的危险 □是否在能应对肢体障碍的环境中生活

主要资料		分析要点
生理因素	高级皮质功能、认知功能 ·有无记忆障碍及障碍程度 ·有无注意力障碍及障碍程度 ·有无失用症 ·有无失认症及失认程度 ·有无痴呆及痴呆程度 ·生活环境	□高级皮质功能障碍给日常生活带来什么影响 □是否能察觉危险 □能否采取可达成目标的行动 □能否正确认识人、空间和自己的身体 □是否在能应对高级皮质功能障碍的环境中生活 □认知功能给日常生活带来什么影响 □是否在与认知功能相适应的环境中生活
	语言功能 ·失语症的分类 ·有无会话以及对他人话语的理解程度 ·说话的清晰度和速度 ·是否有构音障碍及障碍程度	□失语以及构音障碍是否给人际沟通带来障碍 □是否有与失语症以及构音障碍患者相适应的人际沟通方式 □通过放慢说话速度是否能增加谈话的清晰度
	感觉与知觉 ·是否存在视野狭窄 ·有无听力障碍及障碍程度 ·是否有发麻、疼痛等异常知觉及异常程度 ·是否有痛苦及痛苦程度 ·有无感觉钝麻及钝麻程度 ·对症状的理解	□感觉障碍和知觉障碍给日常生活带来了什么影响 □是否能从障碍中预测到危险 □障碍以及痛苦是否导致情绪低落
心理和精神因素	健康观、意愿、自知力 ·怎样看待疾病恢复情况 ·设定的目标与内容	□恢复的期望给训练带来什么影响 □目标是如何影响训练的 □期待与可预测的预后之间的差异是否过大（过大时有发生绝望的危险）
	价值观与信念 ·患者对生活需要他人帮助的接受程度	□是否因他人帮助导致自尊感降低 □对来自他人的帮助是怎么想的
	信仰 ·是否信仰宗教	□信仰是否起到了"压舱石"的作用
	心情 ·心情（急躁、焦灼等） ·转换心情的方法	□是否因心情不好导致训练欲望降低 □是否陷入了抑郁状态（抑郁状态会使行动以及思考处于停滞，无法按预定计划进行训练） □喜欢哪些转换心情的方法 □是否能够有效进行心情转换
	抗压力 ·缓解压力的方法	□是否能够有效处理压力 □是否有必要改变一下缓解压力的方法

续表

	主要资料	分析要点
社会文化因素	**角色与关系** ·担当的角色 ·对担当的角色的看法以及是否想继续下去	□患病后还能否继续履行原来的角色；如果继续履行原来的角色需要具备什么条件
	工作、家务、学习 ·工作、家务、学习的内容 ·对工作、家务和学习的看法以及是否想继续做下去	□是否能带病工作、做家务和学习；探讨继续进行活动的条件
	娱乐 ·娱乐活动的内容 ·对娱乐活动的想法，是否有继续进行的意愿	□是否能带病持续患病前的娱乐活动；探讨继续进行娱乐活动所需要的条件
	社会参与 ·参与社交的内容 ·对参与社交的想法，是否有继续进行的意愿	□是否能带病继续参与以往的社会活动；探讨继续进行社会活动所需要的条件
活动	**觉醒** ·觉醒的时间及时间段	□是否出现了昼夜颠倒
	活动欲望 ·对目前活动的想法 ·身体不便时对活动的想法	□是否有活动的欲望
	个人活动史 ·有哪些兴趣和爱好 ·对兴趣和爱好的想法以及是否有想做下去的愿望 ·感兴趣的事情	□是否能持续以往的兴趣和爱好；继续进行需要什么条件 □现在感兴趣的事情是否在今后有可能发展成为新的兴趣与爱好
	活动的拓展 ·心肺功能 ·肌力是否降低及降低程度 ·对身体活动的想法（特别是焦虑、急躁、放弃等） ·对参与社会活动的想法（特别愿意或不安等） ·活动内容 ·一天的日常安排 ·回避危险的方法 ·活动的空间（有无台阶、空间大小、有无狭窄通道、有无妨碍通行的物品、室内家具的配置等）	□身体能否参加活动 □活动量的改变是否会导致恐惧 □对没有达到预期希望的活动是否会焦虑、急躁或想放弃；是否因此导致活动量减少 □是否因不安而缩小活动场所 □希望参与的活动是否能够参与 □觉醒状态的活动是否恰当 □回避危险的方法是否恰当 □是否能够掌握活动与休息的平衡 □是否有固定的活动路径 □活动的空间是否存在危险 □为了促进自立，需要考虑什么

续表

主要资料		分析要点
休息	睡眠 ·睡眠时间及睡眠的时间段 ·夜间的排泄次数 ·有无不安和烦恼，以及产生的原因 ·主诉失眠	□睡眠时间是否适宜 □是否白天睡眠过多 □失眠是否给活动带来影响 □夜间排泄频繁是否妨碍睡眠 □不安和烦恼是否妨碍睡眠
	身体休息 ·每天的日程安排是否合理 ·是否疲劳及疲劳程度 ·一天的休息方式及休息时间段 ·生活习惯是否发生改变	□能否结合功能训练等适当休息 □能否结合日常生活中肢体障碍产生的疲劳安排适当休息 □恢复体力的方法是否合适 □是否因为生活习惯的改变增加了身体疲劳
	心理休息 ·与他人的关系	□是否因家人、室友、护士的关系妨碍休息 □请求别人照护时，特别是在夜间上厕所需要人伴随时，是否有顾虑
饮食	备餐 ·对进餐的认识 ·进餐环境 ·食物的形态 ·进餐的餐具 ·餐具的配置	□是否身处没有焦虑的进餐环境中 □对饮食有什么想法 □是否能认知进餐的时间和地点 □食物的形态是适合患者 □是否使用了与患者功能障碍相适应的餐具、垫子等（根据患侧肢体的不同，放置餐具的位置不同，有时只要使用一个防滑垫，患者就能够独立进餐了） □餐具的配置是否恰当
	食欲 ·活动量以及活动的时间段 ·是否有空腹感及其程度与时间段 ·对味道的满意度 ·是否有知觉异常及异常程度 ·是否进餐过程中感到疲劳及疲劳程度	□是否因为活动量降低而感觉不到空腹感 □调味对食欲有什么影响 □患者是否因为知觉异常导致痛苦或不快，进而出现食欲降低 □当身体有运动障碍时，进餐是否出现疲劳，并影响食欲 □是否因为疲劳导致食欲降低

续表

主要资料	分析要点
饮食 进餐行为 ·上肢运动功能 ·姿势 ·进餐的时间 ·进餐过程的言行 ·有无疲劳及疲劳程度 ·大脑的病变部位 ·是否发生过噎呛及噎呛程度 ·对噎呛的处理 ·剩饭量以及餐具摆放 ·口腔状况	□利手变换（因为偏瘫而变更利手），是否能顺利地使用原来的不利手进餐 □是否能够顺利打开食品包装，是否能剔除鱼刺 □是否因为偏瘫导致身体向一侧倾斜 □在进餐中，是否因保持姿势而感到疲劳 □用来保持姿势的枕头等辅助用具是否恰当 □是否因为脑部病变导致进餐时出现咀嚼及吞咽障碍 □是否因为噎呛而中断进食 □是否因噎呛导致进餐的恐惧，并因此影响饮食摄取量 □由于病变使患者看不到另一侧的空间，是否因此影响到饮食摄取量 □是否因为面部瘫痪导致食物残留在口腔内
营养状态 ·食物摄入量 ·饮水量 ·是否撒饭及撒饭程度 ·体重变化	□食物和水的摄入量是否合适 □是否能摄入充足的营养 □是否因为功能障碍使撒饭量越来越多 □饮食摄取量是否合适；是否需要加辅食 □体重是否急剧减轻
排泄 尿和便的蓄积 ·摄入食物及水的时间段 ·是否有尿潴留、尿失禁、尿急 ·有无腹部症状及症状程度 ·是否有便秘及残便感 ·有无恶心呕吐	□进餐与饮水的时间段是否导致夜间频繁排泄 □是否因为介意夜间排泄而刻意限制水的摄入 □排泄时是否能够给患者施加腹压 □是否有便秘带来的痛苦
尿意与便意 ·有无尿意和便意，从感知到至排泄的时间 ·告知排泄的方式 ·排泄规律 ·有无失禁及失禁次数 ·紧张	□是否给上厕所留有足够的时间 □患者对尿意和便意的告知方式是否恰当；尿意和便意的信号是什么 □排泄时间是否规律（掌握排泄时间规律，可以提前告知，预防功能性尿失禁） □是否因为担心可能会出现失禁而过于介意尿意和便意

续表

主要资料		分析要点
排泄	排泄动作 ·移动动作的状况 ·排泄动作的状况 ·收尾善后动作 ·有无因排泄产生的疲劳，以及疲劳程度	□能否移动到厕所；是步行还是需要轮椅 □是否能够安全地移动到坐便器上 □是否能够安全排泄 □能否自行坐在坐便器上；能否自己站立 □在排泄过程中，是否能保持姿势 □患侧肢体是否能够保持平衡 □是否能够自己脱下以及提上裤子和整理内衣 □常穿的衣服是否容易脱穿 □是否能够自己整理凌乱了的衣服 □厕纸是否放在健侧肢体边 □是否能够单手撕下厕纸 □是否能够擦拭局部部位；擦拭时身体能否保持平衡 □能否做到保持臀部和会阴部清洁 □是否能够将厕纸扔掉并冲走 □是否能够自己洗手 □是否因疲劳而刻意减少排泄次数
	排尿与排便、心理状态 ·排尿和便的次数 ·对排泄的想法	□排泄的次数过多是否导致疲劳 □是否因为排泄需要他人帮助而感到羞愧，从而有自尊心受损的感觉
清洁	清洁 ·沐浴的次数与方法 ·浴室环境 ·对沐浴的需求 ·是否因沐浴导致疲劳及疲劳程度 ·口腔护理的方法 ·口腔状态	□有无伴随沐浴带来的危险 □轮椅、洗发露、护发素、肥皂以及毛巾等是否合适 □是否能够维持发病前的沐浴习惯 □是否有对自己能做的事情想自己做的欲望 □是否对沐浴感到满足 □在沐浴之后是否感到疲劳 □是否在意口腔内的污染 □能否做好口腔护理的准备 □使用的牙膏和口杯等用具是否合适 □是否能够自行确认已做清洁

主要资料	分析要点
清洁 修饰 ·更衣的方法 ·穿着的衣服是否存在脏污 ·是否使用尿垫及尿垫的种类 ·更换尿垫的频率 ·臀部及会阴部皮肤的状态 ·臀部及会阴部的清洁状态 ·洗脸和理容的方法 ·是否因修饰感到疲劳及疲劳程度	□是否能够根据情况选择相应的服装（冷天、热天、不同场所等） □是否介意衣服的脏污；是否希望更换衣服 □是否能够自行更换衣服（需要确认患者的身体失衡情况） □正在使用的尿垫是否合适（有必要探讨合并使用集尿器） □是否注意到尿垫的脏污程度 □是否出现皮肤问题 □现在使用的尿垫更换的频率与时间是否适当 □保持臀部与会阴部清洁的方法是否妥当 □目前使用的剃须刀、镜子和牙刷是否合适 □能否按照自己的喜好进行修饰 □洗脸以及理容的方法是否恰当 □是否因疲劳降低了理容的欲望
梳妆打扮 ·对梳妆打扮的兴趣 ·是否与患病前一样有梳妆打扮的意愿 ·平常时髦打扮的内容 ·对赶时髦的想法	□是否对梳妆打扮感兴趣 □是否因为身体功能障碍而终止梳妆打扮 □是否能够确认梳妆打扮已经到位 □是否对自己的梳妆打扮满意
人际沟通 沟通方式 ·语言功能 ·患者述说的内容 ·身形、手、表情 ·听力状况 ·视力状况 ·交流环境 ·书写文字 ·对书写文字的想法	□可参考"生理因素·语言功能"（P149） □患者能否将自己的意图用不同的语言表述出来 □如何用有功能障碍的身体表达想要传递的内容 □有无非语言性人际沟通特征 □听力障碍是否给人际沟通带来障碍 □视力降低是否给人际沟通带来障碍 □是否因周围的声音过大、照明过亮导致人际沟通不畅 □利手改变是否顺利 □能否理解他人写出来的文字 □能否利用键盘等书写工具进行笔谈交流 □是否因写不好字而意志消沉

续表

主要资料	分析要点
沟通对象 ·对对方所说内容的理解程度 ·人际沟通的态度 ·人际沟通的对象如何理解患者的表达内容	□是否能够理解对方表达的内容 □是否因为失语症等而对与他人的交流持消极态度 □是否因为瘫痪等身体变化回避与人进行交往 □是否对传递信息以及理解会话感到心灰意冷 □交流对象是否能够理解患者的身体状况（患者由疾病导致的身体障碍影响沟通，这对交流对象来说不会注意，往往被忽略了，经常因此出现刚沟通就会受挫的情况）
沟通目的 ·人际沟通的内容 ·是否有不安和烦恼，以及不安和烦恼的原因 ·希望	□身体障碍是否限制了想要传递的内容 □是否能够诉说自己的不安以及烦恼 □是否能够将自己的希望传达给他人 □是否因为客气而限制沟通内容

左侧纵向标签：人际沟通

评估要点（病理生理与生活功能思维导图指南）

　　本节我们主要介绍了脑卒中康复期的护理。由于脑卒中患者呈现的是以运动功能障碍为主的各种身体症状，所以很容易给其日常生活带来负面影响，而且患者及其家属这时候往往只将重点放在功能障碍上。通过挖掘老年患者的生活潜能，能拓展很多可以做的事情，可能进行生活重建。所以，护理时要尽可能从患者自身能做的事情与需要帮助的事情两个方面考虑，掌握患者的现状。

脑卒中恢复期的老年患者的病理生理与生活功能思维导图

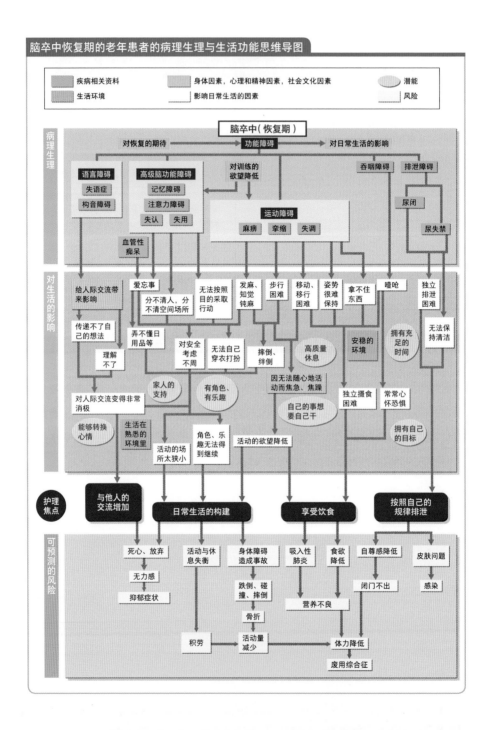

| Step1 护理评估 | Step2 明确护理焦点 | Step3 护理计划 | Step4 护理实践 |

明确护理焦点
#1 患者能够充分安排日常生活，获得活动与休息的平衡，持续以往的角色和享受生活乐趣
#2 患者积累成功交流的经验，增加与他人交往的机会
#3 患者可以轻松愉快地享受进餐
#4 患者可以在保持皮肤清洁的同时，按照自己的节奏排泄

| Step1 护理评估 | Step2 明确护理焦点 | Step3 护理计划 | Step4 护理实践 |

1　护理焦点	护理目标
患者能够充分安排日常生活，获得活动与休息的平衡，持续以往的角色和享受生活乐趣	患者可以获得活动与休息的平衡，不出现日积月累的疲劳 能够保持活动欲望 能够自己进行清洁，轻松悠闲地生活 可以自己规避危险 可以持续以往的角色，享受乐趣

实施	依据
1.帮助患者获得充分的休息 ·使患者过上适合自身生活节奏的生活	●若不按患者的个人节奏进行护理，就容易导致患者出现疲劳蓄积
·当患者感到疲劳时，调整其生活节奏 ·消除失眠因素 ·使患者活动后获得充分休息 ·患者疲劳时要给予适当帮助，不要勉强他做事	●若生活节奏出现问题，会增加疲劳 ●若睡眠不足，疲劳蓄积的危险就会升高 ●老年患者因为身体恢复能力和身体储备能力下降，需要充分休息，以获得足够能量
·患者疲劳时，采取适当的方法转换心情 ·平时能做的普通事情无法完成时，告知患者不必勉强 ·在病床上活动时，要保持良肢体位	●持续疲劳会导致悲观，并出现活动量减少的情况 ●告知患者根据当天的状况明确影响活动的因素，使患者放心 ●预防挛缩
2.帮助患者保持活动欲望 ·请医生解释疾病的现状及预后 ·与患者探讨做得到的和做不到的事情 ·构建未来生活的目标	●通过明确方向来向前推进活动 ●掌握患者的现状，使今后该做的事情变得更清晰 ●若有参加孙子的婚礼以及和家人一起旅行等具体目标，可以维持患者的活动欲望
·倾听患者的诉说	●由于患者的身体有功能障碍，可预测到其每天的生活伴随着各种不安以及混乱，让患者讲出来以求缓解不安情绪
·建立患者能够表达自己想法的场所 ·鼓励患者做能做到的事情	●设定一个让患者容易表述出自己想法的场所 ●因为不能像以往那样生活，患者会过低地评价自己，想办法让患者感觉到自己还能做事

续表

实施	依据
· 调动患者的兴趣和乐趣	● 患者将心思集中在身体功能障碍上，容易陷入绝望，因此，要帮患者转换心情
3. 帮助患者清洁，使生活轻松愉快 · 在日常生活中，患者能够做的事情尽可能让他自己做	● 最大限度地发挥患者的自身潜能，以维持体力
· 让患者使用适合自己的辅助工具	● 使用适合患者的辅助工具，可以让患者安心，使他的生活丰富多彩
· 鼓励患者穿着自己中意的服装，享受清洁的快乐	● 修饰会有想外出的冲动
· 参加可以感受到季节变化的节日庆典	● 非日常性的节日活动会成为扩大活动范围的契机
· 持续以往的趣味活动或者寻找目前状况下可进行的趣味活动	● 通过趣味活动帮助患者增加与他人的交流
· 创造可以预防跌倒的环境	● 预防骨折，跌倒会使患者失去自信而进一步缩小生活范围
· 白天穿容易活动的衣服，就寝时换睡衣	● 通过调整使生活轻松愉快，以此让患者更容易掌握活动与休息之间的平衡
· 在患者穿脱衣服时，对确实做不到的地方给予帮助	● 如果帮助患者做他们自己能做的事情，除了不能最大限度地发挥患者的潜能以外，还会剥夺患者的主体性
· 早晚都洗脸	● 通过调整使生活轻松愉快，可以更好地掌握活动与休息之间的平衡
· 帮助患者照着镜子理容	● 重要的是，照镜子可促使患者更好地把握自己的状态
4. 帮助患者使其能够回避危险 · 整理环境以避免发生事故 · 清除走廊以及室内妨碍患者移动的物品 · 清理走廊湿滑地面等容易打滑的因素 · 尽可能不要改变放置物品的位置，也不要改变房间的用途，必须得改变时耐心地向患者解释	● 注意功能障碍会降低规避危险的能力 ● 尽可能将碰撞和跌跤的危险降到最低限度 ● 预防跌倒 ● 容易引起混乱，导致事故
· 在环境安全上下功夫，例如，对危险的场所上锁，以免出现误入等情况 · 给房间等加上容易理解的标志 · 去不熟悉的场所要有人陪护	● 因为患者规避危险的能力降低，在环境上下功夫加以弥补 ● 因为挂上标志有视觉冲击力，所以患者更容易记住自己的房间和厕所等
5. 帮助患者做他想做的事情 · 确认患者想做的事情	● 如果不合乎患者意愿，生活的场所再奢华也没用，因此，需要确认患者的意愿
· 必要时请患者家属合作，在养老机构内办不了的事，与患者家属协调尽量如患者所愿	● 若家属愿意合作，也就增加了选择项

实施	依据
6. 帮助患者以使其能够继续享受以前的娱乐活动	
·帮助患者继续享受以生活史为线索寻找出来的娱乐活动	●以节日活动或患者认为十分重要的活动为契机，娱乐活动本身可燃起患者的生活欲望 ●有助于患者理解活动的意义
·假如娱乐活动每天都可以进行，就与患者商量，在每天早晨将活动的时间与地点定好	●提前商量好，患者可以做好心理准备
·在进行娱乐活动时，事前做好充分准备，把疲劳限定在最小范围	●没有疲劳的轻松体验，会使患者增强参加下次活动的欲望
·制订计划要以患者的愿望为依据	●具有主体性的活动会给患者带来自信
·设立与有共同爱好的人进行交流的场所	●可以扩展患者活动的范围

2　护理焦点	护理目标
患者积累成功交流的经验，增加与他人交往的机会	患者能够将自己的想法传递给他人 患者可以理解他人表述的内容 当患者无法充分表达意愿时，能够做到不焦急且沉稳应对

实施	依据
1. 帮助患者传递自己的想法，理解他人的谈话内容	
·能理解语言性人际沟通的表达特征	●能够理解内容、明白需求，可减轻患者的焦虑
·能理解使用非语言性人际沟通方式表达的诉求	
·能够与家人共享语言及非语言性人际沟通	●通过共享表达的特征能够与更多人构筑人际关系
·必要时使用有绘画的卡片进行交流	●通过使用道具，沟通变得更加顺畅
·了解患者的个人生活史以及生活方式，预测患者的行为	●通过预测患者的行为可以更加容易地理解患者的需求
·使用易于回答"是""不是"的问题进行提问	●在患者处于疲劳等情况下时，不要提出过于难回答的问题
·对简单的需求，可以随即答应	●完成简单的传递信息这类体验，会增强患者人际交流的自信，提一些有固定答案的问题会使回答变得容易一些
·确认患者的满意度	●早点发现并处理患者的不满，其焦虑有可能会减轻
·将能听明白的事情清楚地告知对方自己听懂了	●让患者知道他想要传递的信息被护士收到了，就可能引出后续的交流

实施	依据
2. 营造有利于人际交流的环境	
·选择气氛安静的场所，告诉患者时间绰绰有余	●如果患者着急，很难进行顺畅的会话
·保护个人隐私	●由于语言障碍，患者不能很好地表达，说话时有羞耻感；如果隐私无法得到保证，会限制患者说话
3. 帮助患者寻找伙伴	
·营造能在茶室等公共场所度过时光的机会	●尽可能地创造患者与他人共处时光的机会，让患者熟悉所处的场所
·帮患者介绍一些具有共同兴趣与爱好的人、曾经做过患者所感兴趣之事的人进行交流	●具有相同兴趣爱好的人更加容易找到双方感兴趣的话题
·当患者不能顺利与他人进行会话时，护士要当好沟通的桥梁	●会话不能顺利进行会带来负面影响，要避免因为误解而出现不必要的纠纷

3　护理焦点	护理目标
患者可以轻松愉快地享受进餐	能够吃到自己想吃的食物 通过使用辅助工具定位能够独立摄入食物 能够在安静的环境中进餐 能够保持口腔清洁

实施	依据
1. 帮助患者品尝其想吃的食物	
·探讨食物的形态	●进餐时易发生误吸
·让患者把食物含在嘴里，享受一下食物的滋味	●有时候即使品尝一下滋味就能够得到满足，要注意在不发生误吸的前提下做这件事
·不要强迫患者进餐	●焦急的时候更容易发生误吸
·在进餐无限制的情况下，偶尔让患者吃一点配膳以外的食物	●患者能感觉到进餐是一种乐趣，吃自己想吃的东西、吃自己以前没有吃过的东西可以增强食欲
·如果出现饮水噎呛，可以加点黏稠剂	●如果食物通过咽喉的速度放慢，就不容易噎呛了
2. 帮助患者轻松愉快地进餐	
（1）保持姿势以利于进餐	
·可以使用抱枕、脚凳	●目的是防止患者误吸，在舒适的状态下进餐
（2）结合患者情况摆餐	
·摆餐时考虑患者盲区一侧空间等情况	●为了防止患者虽然有食欲，但是因视力障碍看不到全部食物而剩餐，从而引起进食量减少
（3）使用适当的自助工具	●通过使用辅助餐具逐渐增加能够自理进步部分的活动
·防滑垫	●因为餐具被固定，所以单手可以舀食物
·适合患者使用的餐具	●使用与瘫痪相适应的餐具，盛舀食物就容易得多

续表

实施	依据
·即便握力不够也能握住的筷子、勺子，使用力气不够也能拿起杯子	●能够拿得起来餐具
·使用吸管或者饮水器	●不需要较大幅度地活动颈部就可以喝到水
（4）随时对做不到进餐动作的患者给予帮助	●根据疲劳程度不同，无法完成的事情会发生改变
3.营造患者可以愉快进餐的环境	
·遵守适合患者的进餐时间	●没有空腹感时，进餐是一种痛苦
·采取会餐的形式	●与大家一起进餐可以减轻孤独感
·营造宽敞舒适的进餐氛围	●能够愉快舒适地进餐可以增加进食量，相反焦急而慌乱地进餐则会提高误吸的危险
·避开人来人往的地方	●因为不能顺畅平稳地进餐，有时连进餐都可能放弃
4.帮助患者清洁口腔以享用美味	
·每餐后要刷牙，吃零食后要漱口，适当清除舌苔；不能刷牙或漱口时，使用纱布等清洁口腔	●口腔污染后会出现味觉迟钝
·劝说患者尽量多饮水	●口内湿润有利于咀嚼以及吞咽
·调整义齿	●义齿安装得太松，食物残渣会进入义齿与牙龈之间，这是牙疼的诱因；咀嚼动作变得困难，引起误吸的危险性升高

4　护理焦点	护理目标
患者可以在保持皮肤清洁的同时，按照自己的节奏排泄	有充裕的时间排泄 自尊心没有降低 能够独立排泄 能够保持臀部和会阴部的清洁

实施	依据
1.帮助患者以使之尽早地排泄	
·活动时要给排泄留出充足的时间	●如果留出充足的排泄时间，早些准备，就会减少排泄的失败，增强患者独立排泄的自信心
·在未找到患者排泄规律时，定时询问患者，看护人员要在患者能呼叫到的地方	●应对慢了往往导致失禁
·在患者想排泄时，要迅捷地给予回应	●使患者在感觉到尿意或者便意时就马上能够排泄，会减轻排泄带来的痛苦

实施	依据
2. 帮助患者保护排泄自尊心	
·他人在场时不谈论有关排泄的话题	●因为排泄是一个敏感的话题，可能触动到患者的羞耻感
·在患者排泄失败时迅速收拾	●将排泄失败触发的羞耻感降到最低
·告诉患者已经做到的事情	●因为患者往往将心思放在排泄失败或者自己做不成的事情上，要想办法增强患者的自信心
3. 营造排泄环境以帮助患者自理	
（1）移动	●为了防止跌倒等事故，营造出一个可以安全移动的环境
·不在走廊放东西	
·避免走廊潮湿	
（2）厕所环境	
·使用在健侧设有扶手以及厕纸架的厕所	●若辅助工具使用起来变得很方便，患者就能够安全地独立进行排泄
·西式坐便器的高度要适合患者使用，如使用轮椅或拐杖步入，厕所空间要较宽敞	●使用适合患者的工具可以最大限度地发挥效果
·确认护士呼叫器的位置	●必要时呼叫护士
·将装有使用后废弃的尿垫以及集尿器的容器或袋子放置在容易拿到的地方	●收拾污秽的用品而不引人注意能够将羞耻感降到最低限度
（3）厕所周围的环境	
·将病床的高度调到容易转换的位置	●通过使用适合患者的病床等可以最大限度地发挥其自理能力
·整理、整顿	●可以防止碰撞等事故的发生
（4）使用轮椅时	
·使用适合患者自行操作的轮椅	●可以减轻"不求人就不能去排泄"之类的制约
·构建一个轮椅可以转向的空间	●不仅转向会变得容易，心情也变得从容
（5）使用拐杖步行时	
·让患者穿合脚的运动鞋	●可以防止跌倒等事故发生
·要将拐杖放置在患者容易拿的固定位置	●经常放在同一个地方，渐渐就习惯了，能干的事情也就多了
4. 帮助患者保持臀部和会阴部的清洁	
·在使用尿垫时或在失禁后要进行清拭（每天使用肥皂清洗一次）	●保持清洁，预防皮肤问题
·更换衣服、衬衣和尿垫	●可以减轻排泄物带来的臭气以及污秽，身上有臭气以及污秽，容易使人丧失自信
·要定期更换床单等床上用品（脏了的时候要迅速收拾）	●通过保持清洁可以生活得更舒心

相关项目

参照以下项目可获得更详细的知识。

症状和状态

"语言障碍"（P533）：可见失语症分类等详细介绍。

"麻木和厥冷"（P552）：可获得老年患者规避危险的要点。

"痴呆"（P70）：可了解血管性痴呆患者的特征。

"进食吞咽障碍"（P412）：可了解功能障碍的部位与吞咽之间的关系。

给生活带来的影响以及护理重点

"排尿障碍"（P468）：详细地记载着帮助患者缓解不适症状的方法。

"排便障碍"（P487）：详细地记载着帮助患者缓解不适症状的方法。

"第 1 篇　日常生活行为护理"（P1）：由于脑卒中呈现的各种功能障碍影响到日常生活的方方面面，所以要掌握这些基础知识。

"抑郁"（P578）：详细地记载着帮助患者预防抑郁的方法。

可预测的风险

"跌倒与摔落"（P520）：详细地记载着帮助患者预防跌倒的相关知识和技术。

"吸入性肺炎"（P204）：可确认吸入性肺炎的特征与预防方法。

"废用综合征"（P625）：详细地记载着帮助患者预防废用综合征的相关知识和技术。

第 2 章

运动系统疾病

5 股骨颈骨折和转子部骨折

盐谷隆信

疾病图谱

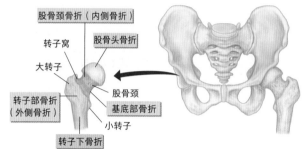

老年患者因跌倒而导致的骨折，主要有股骨颈骨折、基底部骨折、转子部骨折

图 2-5-1　股骨颈骨折按照骨折部位进行分类

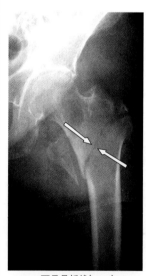

可见骨折线（ ⟹ ）

图 2-5-2　股骨颈外侧骨折（转子部骨折）的 X 线照片

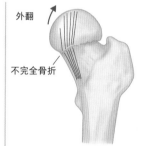

I 级　不完全骨折
（内侧尚残存骨性连接）

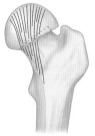

II 级　无移位的完全骨折
（软组织尚残存连接）

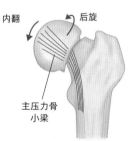

III 级　有部分移位的完全骨折
（韧带尚残存连接）

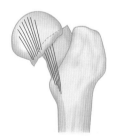

IV 级　完全移位的完全骨折
（所有的软组织连续性断裂）

图 2-5-3　股骨颈内侧骨折的 Garden 分型法

（Garden RS: Low-angle fixation in fractures of the femoral neck. J Bone Joint Surg 43-B: 647, 1961 より一部改变）

疾病图谱

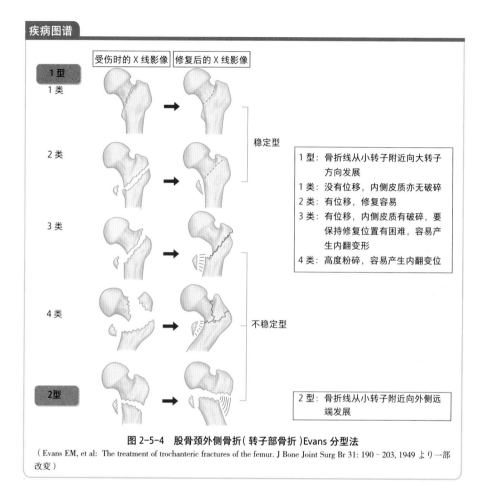

图 2-5-4　股骨颈外侧骨折（转子部骨折）Evans 分型法

（Evans EM, et al: The treatment of trochanteric fractures of the femur. J Bone Joint Surg Br 31: 190–203, 1949 より）一部改变）

病理生理

　　骨折是指外力施加的负荷超过了骨质所拥有的强度以及骨组织呈现连续性和完整性被中断的状态。

　　病理性骨折：肿瘤和骨疾病等基础疾病导致骨质脆弱、遭受轻微的外力冲击就发生的骨折。

　　创伤性骨折：健康的骨骼遭受到强烈的直接或者间接外力冲击所致的骨折。

　　疲劳性骨折：常见于体育运动给同一部位的骨骼反复施加负荷所致的骨劳损导致的骨折。

骨折分类：骨折部位的皮肤、筋膜完整，以及不与外界相通的骨折称为闭合性骨折（皮下骨折、单纯骨折），皮肤以及软组织有创伤且骨折部位与外界相通的骨折称为开放性骨折（复杂性骨折）；可以根据外力作用的不同分为嵌插性骨折、压缩性骨折、撕裂性骨折、凹陷性骨折、异位性骨折、裂缝性骨折等；还可以根据骨折线的走向分类为横行骨折、斜行骨折、螺旋形骨折、粉碎性骨折等。

老年患者骨折的特征

老年患者的股骨颈骨折是一种伴随着骨质疏松症，跌倒所产生的以功能障碍为主体的外伤性疾病。

脊椎压缩性骨折：多为对脊椎施加轴压产生的椎体压缩性骨折，由于椎体楔形变形而产生脊椎后弯，呈现老年患者特有的驼背现象。

股骨颈骨折：多半是由跌倒造成的，多数患者主诉股关节疼痛、行走困难。但也有无跌倒病史而骨折的病例。根据关节骨折部位的不同，大体上可以分为股骨颈内侧骨折与股骨颈外侧骨折，近年来也将两种骨折分别称为股骨颈骨折和股骨转子部骨折（图 2-5-1，图 2-5-2）。患有重度骨质疏松症的老年患者多为外侧骨折。

肱骨颈骨折：跌倒时因手部及肘部撑地或因肩部跌打而产生，多发于上臂近端至远端部位，上肢的上举和旋转运动受到限制。

桡骨远端骨折：向前摔倒时因腕关节外翻而受伤。

病因和影响因素

老年患者骨折的主要原因是跌倒，好发于有高度骨质疏松症的老年患者。

多数老年患者患有骨质疏松症。骨质疏松症造成骨量减少和骨骼脆弱，容易发生骨折。

老年患者的骨折有以下因素使其预后不好。

·骨骼愈合能力下降。

·因为是关节囊内的骨折，没有外骨膜，因此不能期待会形成外骨痂（骨缺损或骨折时长出的骨纤维和软骨）。

·骨折线容易呈垂直方向，骨片间会因为负荷出现纵向错位，骨片分离会阻碍骨折愈合，容易出现骨骼变形。

·对有些老年患者，即使告知他们不要做负重的动作，他们也往往不会遵守医嘱，且活动的欲望低，因此不能充分进行康复训练。由于股骨颈骨折不能采取站位也不能步行，所以患肢会有轻度屈曲、外转和外旋等。

·股骨颈部的血液运行主要依靠股骨颈部供给，若因为骨折引起供血的动脉受到损伤造成股骨头血液循环中断，则骨折愈合较慢，有时候出现即使愈合了也会有股骨头坏死的情况。

流行病学与预后

骨质疏松症多见于老年人，特别是绝经的女性。一般认为这是绝经使能够预防骨质疏松症的雌激素减少所致。

近年来，在日本，股骨颈骨折的患者数量以及发生频率都有增加的趋势，且好发于 70~80 岁老年女性。从步行困难到卧床不起程度各异，有时候还并发肺炎以及压疮等。

症　状

患者一般诉说疼痛、压痛、肿胀和功能障碍等。骨折部位因站位出现回旋及弯曲等（外旋畸形），可见异常的可动性，有时候可以听到骨折端的摩擦声。

根据骨折部位、程度、有无并发症等，出现的症状各有差异。开放性骨折软组织损伤并伴有出血时，有的患者会出现休克。所以，需要确认患者的意识、呼吸和循环等状态。一般来说，闭合性骨折发生休克的情况非常罕见。

对于股骨颈骨折来说，一般将发生在关节囊内侧的骨折称为"内侧骨折"，发生在关节囊外侧的骨折称为"外侧骨折"。

诊断与检查

使用两个方向的单纯 X 线检查可以确诊。

根据两个方向的单纯 X 线检查就可以进行诊断。为了比较，也可以拍摄良肢的 X 线照片。使用单纯的 X 线检查不能确诊时，可以拍 MRI 照片来鉴别是否存在骨折。

X 线拍照的分类是，内侧骨折多使用 Garden 分型法（图 2-5-3），外侧骨折多使用 Evans 分型法（图 2-5-4）。

要弄清楚是闭合性骨折还是开放性骨折。对于开放性骨折来说，重要的是受伤后抓紧时间处置。

要确认骨折周围是否有神经损伤、相邻关节以及脏器的损伤、软组织的损伤及其程度。在怀疑有血管损伤时要进行血管造影检查。

问诊骨折的老年患者时，要确认其在什么地方跌倒的、怎样跌倒的、疼痛的部位等，还要了解患者受伤前的步行能力。

检　查

老年患者多患有原发性疾病。在血液检查中，要掌握红细胞、血红蛋白、红细胞比容（Ht）、谷草转氨酶（AST）、谷丙转氨酶（ALT）、肌酸激酶、尿蛋白等情况。

常见并发症

股骨颈骨折容易并发感染、皮肤损伤、神经性瘫痪、血管损伤、脂肪栓塞、内脏损伤等。

股骨颈骨折的老年患者从步行困难到卧床不起的情况都有，常见的疾病和症状有肺炎、压疮、谵妄、痴呆、嗜睡、食欲减退等。

人工关节置换术后 3 周内容易发生脱位，要引起特别注意。另外，需要注意的是长期卧床造成的肌力下降、营养状态低下和痴呆等疾病或症状的发生。

治　疗

治疗原则

骨折伴随出现全身性症状时，要优先确保气道通畅。如果出现休克，注意是否存在内脏损伤等，并快速进行处置。

骨折后，要以骨愈合为目标复位并固定，必要时进行康复治疗。复位的目的都是将移位的骨片恢复到解剖学位置，并固定以保持修复位。在确认骨折部位已经愈合后，以消除关节挛缩、预防废用综合征为目的进行康复训练。

股骨颈骨折，保守疗法预后不良。在评估包括并发症在内的全身状态、精神状态后，判断是否能进行麻醉和手术。若判断是手术适应证，要尽快施行手术。手术后尽力早日下床，以预防并发症的发生。

保守疗法（非手术疗法）

复位的目标是促进骨愈合，常用的方法有复位治疗和牵引治疗，一般两者都是通过麻醉，在 X 线透视下进行的。牵引治疗分为间接牵引和直接牵引。间接牵引是使用胶布和绷带牵引皮肤以达到复位的方法。直接牵引是在骨头里插入专用的钢丝（牵引钉）进行牵引以达到复位的方法。

使用保守疗法，除了长时间卧床静养之外，还要进行牵引。

外科治疗（手术治疗）

根据骨片移位的程度，使用保守疗法难以愈合时，要进行手术复位。

手术要考虑骨折的程度以及骨折处的状况和适应证等，根据状况判断是否实施手术，一般是短期住院者进行手术。但是，由于老年患者长时间卧床，容易出现并发症。

股骨颈骨折的外科治疗方法有内固定术（图 2-5-5）和人工髋关节置换术（图 2-5-6）。若老年患者在床上静养拖得时间过长容易引发废用综合征，一般采用人工髋关节置换术。人工髋关节置换术后 2～3 日可以进行步行训练。从避免长期卧床方面考虑，劝导患者做手术。

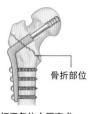 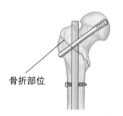 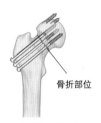

a. 切开复位内固定术
用连接件将股骨头内的螺钉和股骨颈内的螺钉拧紧，并固定

b. 钢板螺钉内固定术
将螺钉按照 Y 状打入并加以固定

c. 髓内钉内固定术
使用螺钉固定股骨头

图 2-5-5　股骨颈骨折内固定术

 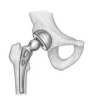

a. 人工股骨头置换术
把股骨头置换为人工股骨头

b. 全髋关节置换术
把整个髋关节置换为人造髋关节

图 2-5-6　人工髋关节置换术

内固定术

使用钢板固定法、髓内钉固定法、创外固定法等进行整复固定，是股骨颈内侧骨折且移位较少患者的首选方法。对于外侧骨折，即使没有移位也适用。

人工髋关节置换术

这是置换为人工股骨头以求得功能重建的手术方法，这种方法适用于股骨颈内侧骨折中的移位骨折。

预防与生活指导

老年患者容易跌倒，跌倒又容易发生骨折。室内跌倒要多于室外跌倒，跌倒和骨折容易成为高龄患者卧床不起的诱因。所以，尽量消除室内的地面落差、在走廊以及台阶处安装扶手、对地面进行防滑处理等，通过调整生活环境预防老年患者跌倒。

预防骨质疏松症，需要指导患者以下事项：摄取足够的钙；保证饮食营养均衡；多晒太阳以促进维生素 D 发挥作用；适当运动。

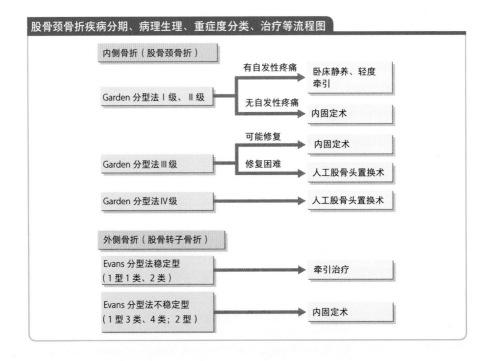

股骨颈骨折和转子部骨折老年患者的护理程序

山崎尚美

护理要点

由于施行人工股骨头置换术，髋关节的可动区域受到限制，这会给患者的生活带来多方面的影响。另外，术后患者的日常生活活动被妨碍，进而使患者陷入其潜力被埋没的恶性循环。所以，应该让患者及其家属充分了解日常生活方面的注意事项，使患者能够适应新的生活环境。

因为骨折不是在计划中改变原有生活方式的事件，它不仅会导致全身肌力下降，日常生活活动能力降低，还会使患者对家庭生活以及社会生活的适应变得困难。

※ 因此，要在充分考虑家庭环境以及社会资源的前提下，从以下几个方面对患者进行日常生活护理。

1. 预防并发症，帮助患者重新构筑生活方式。

施行人工股骨头置换术后，在日常生活中存在着髋关节弯曲、内收、内旋 90° 以上时会产生脱位等风险。向患者说明日常生活中避免可能导致脱位的体位，告知患者哪些是禁忌体位。

2. 帮助患者预防再跌倒，持续以往的或发展目前的快乐日常活动。

经历过一次跌倒的老年患者会有害怕再次跌倒的恐惧心理，对步行活动和康复训练都变得消极。以下所示的护理原则，在帮助患者能够安心步行的同时，还要根据其恢复阶段的不同进行相应的调整，以使患者能够坚持以往的活动或发展目前想做的活动。

· 努力锻炼患者下肢的肌力。

· 整理环境，消除可能导致跌倒的因素。

· 调整步行工具、衣服和鞋袜。

· 接受患者的恐惧和不安，步行时给予监护。

3. 帮助患者转向重视潜力，维持并提高自我护理能力。

由于老年患者的身体储备力以及恢复力降低，术后卧床静养会导致其全身功能降低，甚至会影响其自我护理能力。为此，要避免过度静养，在激发患者潜力的同时帮助患者维持并提高自我护理能力。另外，还要充分理解患者"自己想做的事情尽可能自己做"的想法，以保护患者的自尊。

与恢复过程相适应的护理要点

急性期

刚受伤时，由于骨折部位疼痛以及牵引需要强制性卧床静养，尤其是在紧急住院以及紧急手术的情况下，患者往往难以接受自己所处的状况。要帮助患者尽量避免因环境变化而出现的不适，如疼痛所致的焦虑和术后谵妄等；同时要帮助患者预防因静养导致的生活功能低下。

恢复期

这个时期患者可以进行康复训练以恢复全身肌力并预防再跌倒。在施行人工股骨头置换术后，为了预防脱位，需要限制髋关节的可动区域，并对日常生活活动进行帮助。但要注意，过度照护不仅会限制患者所拥有的潜力，而且还可能损害患者的自尊心。护士需要弄清楚哪些是患者能做的，哪些是需要帮助的部分，然后再进行帮助。另外，有必要让其家庭成员参与进来，向他们交代患者出院后生活方式的调整以及可利用的社会资源等。

下面，我们将以因股骨颈骨折施行人工股骨头置换术后处于恢复期、期待重新获得步行能力的老年患者为中心，进行护理。

Step1 护理评估	Step2 明确护理焦点	Step3 护理计划	Step4 护理实践

收集与分析资料	
主要资料		分析要点
疾病相关资料	现病史与既往史 ·骨折症状 ·神经是否有损伤 ·是否有并发症 ·出血、创伤性疼痛的程度 ·跌倒、骨折史	□是否呈现了骨折的四大症状（疼痛、发红、肿胀、变形），是何种原因导致的骨折 □是否有神经损伤（麻木、瘫痪、足外翻、跖屈和背伸障碍） □是否有深静脉血栓和腓总神经瘫痪，以及是否处于脱位状态（疼痛、骨关节变形） □是否受术式和麻醉方法的影响 □过去是否有过跌倒和骨折的经历，如果有，是在什么情况下跌倒和骨折的

续表

主要资料		分析要点
生理因素	运动功能 ·姿势的保持与变换，移动方法、辅助工具的使用 ·重心不稳 ·下肢的肌力	□肢体是否采取了禁忌体位（内收与内旋位、髋关节弯曲到90°以上等） □移动时是否需要使用辅助用具（手杖、老年电动车、步行器、轮椅等） □步行时是否出现摇晃以及重心不稳，是否因口服药而眩晕 □能否维持下肢肌力
	认知功能 ·谵妄 ·记忆力、理解力、判断力	□手术后是否出现过一过性谵妄 □伴随着环境的变化是否出现丢三落四的问题以及其他言行变化 □如何理解肢体受限体位，活动时能否判断危险
	语言功能 ·会话	□谈话是否有条理
	感觉与知觉 ·视觉、听觉 ·是否有白内障、老年性耳聋	□是否因高龄伴随的感觉器官功能减退而跌倒
	生殖 ·绝经与骨密度	□骨质疏松症加重是否成为骨折的重要诱因
心理和精神因素	健康观、意愿、自知力 ·对步行感到不安与恐惧 ·对他人给予帮助有抵触情绪	□是否对步行感到恐惧 □是否因担心恢复不到以前走路状态而感到苦恼 □是否因没有他人帮助什么也做不了而感到自尊心受损 □是否觉得自己是一个废人
	价值观、信念、信仰	□想要过什么样的生活 □是否认可"自己想做的事情尽可能自己做" □是否因为骨折导致行动受限，妨碍了信仰活动
	心情、情绪、抗压力	□自己不能做的事情越来越多，是否因此出现心情抑郁
社会文化因素	角色与关系 ·角色的变化	□根据手术后恢复状况，出院后未必能回到自家疗养，以往担当的角色是否发生改变
	工作、家务、学习、娱乐、社会参与 ·生活方式的改变 ·人际交流与沟通的变化	□是否因为生活方式发生改变造成了行动以及活动受限 □与他人的交流沟通是否减少了 □是否有可利用的社会资源

续表

主要资料		分析要点
活动	兴趣与娱乐 ·过去曾进行的活动、现在正在进行的活动 ·散步、走路、园艺等活动	□进行活动时是否能够掌握肢体禁忌的体位 □在疗养生活中，是否认为已经不能从事以前的工作，并因此放弃了过去感兴趣的活动 □是否过度静养 □每次活动能够坚持多长时间 □如何去经常活动的场所 □能否享受活动的乐趣
休息	休息	□若长时间采取坐位是否会出现足部水肿 □想要休息时，能否独立返回房间，能否向他人请求帮助
	睡眠 ·白天的卧床时间与睡眠时间、中途觉醒次数、熟睡感、白天瞌睡	□睡眠时间和睡眠模式是否发生改变 □是否存在尿意或疼痛这类影响睡眠的因素 □睡觉时能否自行翻身，能否自己整理凌乱的被褥 □是否长时间采取同一体位，身体是否长时间受压或疼痛
饮食	备餐与食欲 ·移动到食堂	□能否自行去食堂，长时间待在食堂是否感到疲劳 □进餐时身体状况如何；能否独立服药 □便秘是否与所摄入食物的量、饮水量等有关 □是否因为排泄行动有困难而控制水分和食物的摄入
	进餐行为 ·餐具及用具的把持、将食物向嘴边运送的动作、放入口中的动作与节奏、疲劳感 ·姿势的保持（躯干的倾斜）	□餐具等掉在餐桌下时，是否能弯腰拾起，拾起时是否需要辅助工具 □进餐需要多长时间；随着进餐时间的延长，患者的进餐行为以及姿势是否发生改变，进餐的节奏是否有变化 □姿势的变化是否影响进餐行为，有无疲劳感，是否撒饭
	咀嚼与吞咽功能 ·将食物送入口中后舌的搅拌以及食物被嚼碎、吞咽等能力 ·每天的差异	□是否因为食物形态导致咀嚼困难 □进餐姿势改变是否会影响咀嚼以及吞咽，进餐时的身体是否向患侧倾斜 □是否使用义齿，能否自行清洗义齿以及管理义齿 □进餐行为以及咀嚼与吞咽功能是否每天都不同 □餐后是否漱口或者刷牙
	营养状态 ·食物摄入量、体重、血液检查数据、体重指数	□是否能想办法摄入必需营养素 □是否有肥胖倾向，创伤的治愈是否顺利

续表

主要资料		分析要点
排泄	尿意和便意 · 有无尿意、便意 · 失禁、便秘	□是否能做些促进肠蠕动的运动 □是否有失禁的情况，在什么场合、以何种方式失禁（功能性尿失禁、急迫性尿失禁、充盈性尿失禁、压力性尿失禁等） □是否因为害怕失禁而控制水分的摄入
	排泄动作 · 上厕所的过程、门的开闭、衣服的脱穿、厕所内的移动、收尾善后动作、体位保持、姿势	□是否在使用西式坐便器 □如何去上厕所，感知到尿意及便意后能否及时赶到厕所 □能否脱穿衣服，能否在厕所内移动 □落座以后能否保持排便姿势，采取的是不是前倾姿势
	尿与便的排泄、性状 · 排尿：施加腹压、膀胱与尿道的功能（储尿能力） · 排便：坚持排泄到最后的能力、肠蠕动 · 尿性状：量、次数 · 便性状：软硬度、量、次数	□能否自己准备厕纸，自行擦拭动作是否受限 □是否尿频，排尿时间是否过长 □是否能够用手在腹部加压排尿 □是否能够自然排便，是否在使用缓泻剂或者灌肠 □口服缓泻剂的时间，能否独立服药 □是否摄入充足的食物和水分
清洁	清洁与理容	□沐浴、洗手、刷牙和刮胡子等动作是否有困难，是否采取前倾姿势 □是否能跨进浴缸
	更衣	□脱穿衣服是否有困难 □是否能够使用辅助工具穿袜子、运动裤等
	修饰	□是否对修饰敬而远之
人际沟通	方式、对象、内容、目的 · 视觉与听觉 · 有无白内障、老年性耳聋 · 会话、与他人的交流	□高龄伴随的感觉器官功能减退是否成为跌倒的主要原因 □会话是否顺利 □与同寝室友是否能顺利交流，是否因与室友关系紧张而感到苦恼 □是否有人来探视，是否为患者做主的亲人

评估要点（病理生理与生活功能思维导图指南）

为了减轻患者骨折带来的身体症状以及预防人工股骨头置换术后的并发症，除了收集观察到的资料之外，还要关注患者的想法、希望以及痛苦。另外，还要探讨患者再次跌倒的风险，分析患者生活功能降低的程度和存在的潜能两方面的内容。更重要的是要营造一个良好环境，以维持与提高患者自我护理能力为中心，发现患者在生活中的各种潜能，预防患者出现跌倒恐惧症，持续以往有生机的活动。下面，我们重点介绍股骨颈骨折、人工股骨头置换术后患者恢复期的护理。

股骨颈骨折及转子部骨折老年患者的病理生理与生活功能思维导图

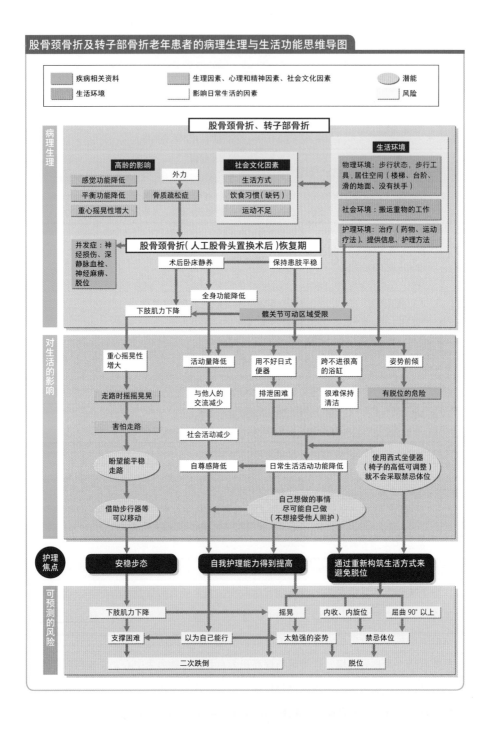

| Step1 护理评估 | Step2 明确护理焦点 | Step3 护理计划 | Step4 护理实践 |

明确护理焦点
#1　调整生活方式，避免脱位
#2　维持下肢肌力，以能够安稳行走为目的
#3　提高自我护理能力，保持自尊心

| Step1 护理评估 | Step2 明确护理焦点 | Step3 护理计划 | Step4 护理实践 |

1　护理焦点	护理目标
调整生活方式，避免脱位	患者能够调整生活方式 在日常生活中不采用肢体禁忌的体位 不发生脱位
实施	**依据**
1. 生活方式的讲解 可以使用小册子或者图画等向患者及其家属解释按照以下要求调整生活方式，讲解避免使髋关节屈曲 90° 以上的意义 （1）**进餐时** ·让患者坐餐椅，在餐桌旁进餐 （2）**排泄时** ·要劝导患者使用坐便器 （3）**清洁时** ·在洗浴时，要使用淋浴椅以及长把手的刷子	●若髋关节屈曲在 90° 以上，有发生脱位的危险 ●写在纸面上反复解释，患者会较容易理解，另外需要获得患者家人的配合 ●使用一些家具时得采用肢体禁忌的体位，建议调整家具摆放 ●若上厕所时取蹲位，在伸展患肢的状态下排泄，站起来时会有困难
2. 对肢体禁忌体位的说明 可以将具体的禁忌体位画在小册子或者图画上向患者及其家属解释，要按照下列要求做，避免将髋关节屈曲 90° 以上，不要采取内收位和内旋、外旋位 （1）**进餐过程中的动作** ·捡拾物品时：准备好机械拾取杆以及夹钳等 ·前倾姿势时：坐在椅子上，让患者把腰挺直 ·使用辅助工具：使用机械拾取杆以及夹钳等 （2）**进行排泄时的动作** ·不要采取前倾姿势 ·拿取厕纸时，不要回身	●拿着宣传册反复解释，患者会较容易理解，另外，需要获得患者家人的配合 ●采取前倾姿势，有髋关节屈曲 90° 以上的危险，若患者驼背，可以使用靠垫以及小枕头等物品调整姿势 ●突然回身会出现内旋位的危险，最好采取外旋中间位

续表

实施	依据
（3）进行清洁时的动作 ·进浴缸时，先在浴缸尾部坐下，然后将患肢沿浴缸平行伸开，再移动进浴缸 ·帮助患者剪指甲 ·可使用辅助工具穿运动裤、袜子	●跨进浴缸、洗脚、蹲着洗头发时，都有可能用到肢体禁忌体位 ●通过使用辅助器等，患者可以自己进行身体远端更衣
3. 良肢位的保持 **外旋中间位** ·是否保持髋关节的轻度外展、外旋中间位	●因为骨折固定时间长，臀大肌以及缝匠肌长期处于伸展状态，在手术后做髋关节内收、内旋以及弯曲 90° 以上的动作，会有脱位的危险 ●除了上述情况以外，不要采取盘腿打坐、抱膝蹲坐等肢体禁忌的体位

2 护理焦点	护理目标
维持下肢肌力，以能够安稳行走为目的	通过运动训练能维持下肢肌力 构建使患者安全步行的环境 选择适当的步行辅助用具
实施	**依据**
1. 保持下肢肌力的运动 ·与患者、医生和康复治疗师等沟通，决定活动训练的目标、活动次数（1 日 3 次，每次 10 节） ·如图 2-5-7 所示，为增强肌力而运动的例子	●个人的价值观会影响训练目标，有时候要结合患者的想法指导训练计划 ●若患者有下肢肌力下降的情况，老年患者身体重心的稳定性容易遭到破坏，难以保持其身体平衡，所以，保持立位变得困难，再跌倒的可能性增大

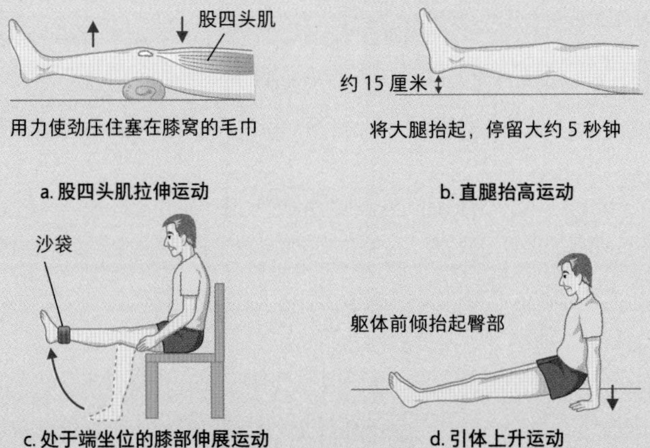

股四头肌

用力使劲压住塞在膝窝的毛巾

a. 股四头肌拉伸运动

约 15 厘米

将大腿抬起，停留大约 5 秒钟

b. 直腿抬高运动

沙袋

c. 处于端坐位的膝部伸展运动

躯体前倾抬起臀部

d. 引体上升运动

图 2-5-7 肌力增强运动

续表

实施	依据
2. 帮助了解步行辅助用具的功能 ·将步行辅助用具（手杖、步行器、轮椅等）放在患者手边，患者独立移动时对其给予帮助 ·穿有后跟且不打滑的鞋 ·运动裤的裤脚不宜过长	●由于髋关节的可动区域受限，从床边向步行辅助用具移动时，有跌倒的危险 ●避免步行时将鞋子弄掉 ●避免步行时因踩住裤腿而跌倒
3. 在轮椅与坐便器之间转换时的照护 ·将轮椅放置在患者容易移动的地方 ·患者坐下时，从后面支撑患者让他慢慢落座 ·床铺以及坐便器的高度最好是落座后脚能够到地面，而且站起来也比较容易	●前倾严重的老年患者在站起来时，抓扶手要尽可能往高处抓，这样就容易站起来 ●受到强烈冲击时，有可能导致腰椎压缩性骨折 ●有的坐便器是带有升降功能的，能帮助患者站起来
4. 选择与自理程度相适应的步行辅助器	●老年患者若有过一次跌倒的经历，因为担心再次跌倒，容易对步行持有消极的态度
5. 打招呼要面对面，不要大声	●若在患者身后大声打招呼，患者会吓一跳，进而有跌倒的危险

3　护理焦点	护理目标
提高自我护理能力，保持自尊心	患者能够安全地沐浴 患者通过使用辅助工具可以自行更衣 患者可以独立排泄

实施	依据
1. 沐浴 ·患者能够独立淋浴时，对其给予监护，若患者有够不到的地方（背部以及头部等），给予帮助 ·在患者独立淋浴有困难时，根据情况转换沐浴方式，可以使用特殊浴缸帮助患者完成沐浴 ·花费时间进行监护，让患者抓着扶手借助辅助工具自己沐浴 ·对肥皂泡、水珠多加注意 ·使用高一点的洗浴专用椅子	●随着病症的进展，患者独自洗澡会变得越来越困难，需求助的内容随之增加，应先弄清患者能够做到什么程度，然后再给予帮助 ●跨越浴缸的这个动作涉及肢体弯曲、内收和内旋等，引起髋部脱位的危险性很高。因此，特别是在人工股骨头置换术后 3 周以内，使用特殊浴缸等应对这个问题 ●考虑到老年患者即使是自己能沐浴，但洗浴后疲劳感很强，进行下一个日常动作会有困难 ●肥皂泡、水珠很容易打滑 ●下蹲这个动作有引发脱位的危险，通过使用高一点的沐浴专用椅子，就可避免将身体负荷都施加给髋关节，还会减少跌倒的危险性

续表

实施	依据
2. 衣服的穿脱 ·选择宽大点的运动裤 ·使用短袜辅助器等辅助工具穿脱短袜 ·患者坐在椅子上更衣时给予监护，避免患者采取前倾的姿势 ·向患者介绍，将裤脚放开，裤子就容易穿；利用带子，裤子就能够自己穿	●采取站位进行身体远端淋浴时，因为重心不稳易使身体失去平衡，有跌倒的危险；选择容易穿脱的衣服 ●把袜子穿到脚尖的动作以及剪趾甲的动作会使髋关节弯曲90°以上，有脱位的危险 ●穿裤子的动作易于采用前倾姿势，因此有髋关节脱位的危险
3. 排泄动作 ·患者转向坐便器时，给予监护 ·排泄时建议患者使用扶手 ·即便花费时间，也尽量让患者独立排泄，此时护士要给予监护，如果排泄后进行收尾善后等方面有困难，护士要征得患者本人同意后给予帮助	●当老年患者即使花费时间也想要独立排泄时，尊重患者的意愿，但是要做好准备，随时根据情况给予帮助 ●下蹲动作有引起脱位的危险，使用高一点的坐便器，以减轻施加于髋关节的负荷 ●事先打招呼或提前做好准备，可以使患者独自如厕，且能够早点排泄 ●因为骨折使患者扭动躯干变得困难，所以排便后的收尾善后变得困难
4. 做得好的地方要给予鼓励 ·给患者肯定的反馈，以保护自尊心	●有的老年患者觉得"排泄说啥也得自己来做""若自己以前能做的现在做不了，情何以堪"而导致自尊心受损

相关项目

参照以下章节更加详细地了解相关知识。

"排泄"（P34）：排泄自理进行的帮助、失禁护理等相关资料的收集与分析要点。

"清洁"（P47）：预测到骨折后活动受限，自理能力低，查找保持自尊的方法。

"跌倒与摔落"（P520）：评估老年人容易跌倒的诱因和影响因素。

"废用综合征"（P625）：害怕走路和活动量减少，容易导致身体和心理以及社会的活动范围缩小，评估因废用综合征导致的二次日常生活受限制。

骨质疏松症

萩野悦子

原发性骨质疏松症好发于闭经后的女性以及老年人，护理要点是进食、运动和预防跌倒。

概念与诊断

骨质疏松症是一种由骨吸收超越骨形成而产生的低骨量，且骨组织的微细结构发生退化而导致骨骼变脆、容易骨折的疾病。骨量一般会在 40 岁以后逐渐减少，特别是女性在绝经期，由于雌激素分泌减少，骨吸收增高易导致骨量降低（图 2-5-8）。

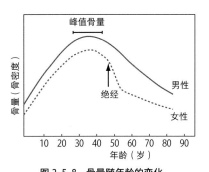

图 2-5-8　骨量随年龄的变化

［細井孝之：骨粗鬆症の定義と診断基準，公衆衛生 58（6）：380，图 2，1994］

骨质疏松症可分为以下几类：好发于绝经后女性的骨质疏松症、老年患者原发性骨质疏松症、内分泌疾病及药物或身体缺少活动引发的继发性骨质疏松症等。原发性骨质疏松症的诊断标准（日本于 2012 年修订）是，排除骨质疏松症以外可引起低骨量的疾病以及继发性骨质疏松症，在轻微外力的作用下容易在椎体以及股骨近侧部位发生骨折或者在其他部位发生骨折，且骨密度未达到年轻成年人平均值（young adult mean，YAM；在腰椎部是 20~44 岁，在股骨近侧部位是 20~29 岁）的 80%；即使没有骨折，骨密度在年轻成年人平均值的 70% 以下或者在 -2.5 SD（标准差）以下，也为原发性骨质疏松症。

症状与治疗

症状有脊椎变形，脊椎压缩性骨折以及与之相伴随的腰背疼痛、驼背（图 2-5-9）和身高降低等。脊椎变形严重时，会有胃部胀满感以及食欲减退、反流性食管炎、心肺功能降低等症状。

为了提高骨密度和预防骨折，饮食应当多摄取含钙、维生素

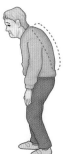

图 2-5-9　驼背

D（促进钙吸收）和维生素 K（促进骨形成）丰富的食物。为了维持骨量、肌力，预防跌倒，应坚持步行、打太极拳、慢跑和跳舞等活动。药物疗法可使用钙剂、维生素 D、维生素 K、抑制骨吸收的雌激素制剂、抑制骨吸收并促进骨形成的双膦酸盐类制剂等。

护理要点

劝导患者摄取富含钙的食品（牛奶及奶制品、小鱼、黄绿色蔬菜和大豆制品等）、富含维生素 D 的食品（鱼类、蘑菇类等）、富含维生素 K 的食品（纳豆、绿色蔬菜等），并劝导患者进行日光浴。患者可坚持运动及参加预防跌倒相关内容的讲座等活动以预防跌倒发生。护理人员督促患者安装腰臀保护垫，以防跌倒导致骨折。

脊椎压缩性骨折

萩野悦子

高龄患者的脊椎压缩性骨折多起因于骨质疏松症。

定义与诊断

这是脊椎受压变形的一种骨折，多发于胸椎腰椎过渡部位（从第 11 胸椎到第 2 腰椎附近）。骨质疏松症患者在以下情况下好发脊椎压缩性骨折，即跌倒坐地、长时间弯腰、手持重物、打喷嚏等。通过 X 线检查以及 MRI 检查可见受压变形的脊椎（图 2-5-10）。

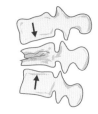

图 2-5-10　骨质疏松性腰椎压缩性骨折

症　状

突出症状是从卧位到坐位时产生的剧烈疼痛，即身体活动时表现为腰背部疼痛。骨折后的椎体碎片进入椎管内压迫神经，会出现下肢发麻、疼痛和瘫痪等症状。数月之后会压迫脊髓，有时候因腰部脊椎管狭窄而引起迟发性瘫痪。若脊椎的碎裂进一步发展，会引起脊椎变形（驼背）。

治　疗

为了防止脊椎变形的进展和减轻疼痛，要督促患者卧床休息。保守疗法，即使用硬质地的胸腰椎固定支架对胸腰椎进行固定，使步行成为可能。另外，可以使用止痛药缓解急性期的疼痛。尽管骨骼在 3～4 周后就可以定形，但一般认为胸腰椎固定支架最好戴 3 个月。若骨折部位的变形很严重，且压迫到脊髓或者骨骼不愈合时，可以实施手术。手术分为使用金属螺钉与金属连接杆的经皮脊椎内固定术、往骨折的脊椎体内注入骨水泥的经皮椎体成形术。新的治疗法还有在椎体中插入可膨胀性扩骨球囊使其膨胀进而在间隙处填充骨水泥的经皮球囊扩张椎体后凸成形术（balloon kyphoplasty，BKP）。

对起因于骨质疏松症的骨折患者，为了治疗骨质疏松症，防止腹肌和背肌的肌力下降，需要尽早进行康复训练。

护理要点

注意胸腰椎固定支架的穿戴可能造成肠蠕动功能降低，其摩擦导致皮肤问题。注意处于胸部的胸腰椎固定支架是否压迫躯干部，抑制呼吸运动。为了缓解骨折带来的疼痛，为了避免骨折活动受限导致的肌力降低以及阻止骨质疏松症的进展，可在愈合的同时增加患者的活动量。

盐谷隆信

疾病图谱

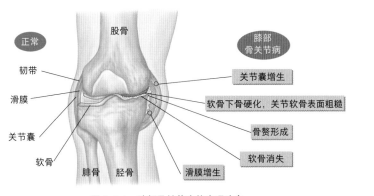

图 2-6-1　膝部骨关节病的病理改变

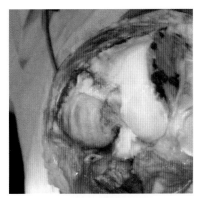

可见内侧的关节软骨完全磨损，边缘部分可见骨赘（▶）形成（手术视野下的照片）

图 2-6-2　膝部骨关节病

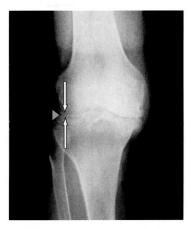

可见膝关节腔发生狭窄病变（⟹），可见骨硬化、骨赘（▶）

图 2-6-3　膝部骨关节病的 X 线照片

病理生理

膝部骨关节病是膝关节软骨发生的慢性退行性病变，是关节形态发生改变的一种疾病（图 2-6-1）。

患病初期的变化是关节软骨变形和磨损（关节退变）。一旦病情发展，会形成骨赘（骨质增生），进而出现关节畸形。有时也会出现半月板损伤、关节腔积液等。

病情进展会出现关节软骨变形、软骨被破坏、侵蚀关节内骨性游离体形成等，接着就是软骨下骨硬化和象牙质变，形成囊肿、骨赘和滑膜炎等，最后呈现关节囊增生等病理性改变（图 2-6-2）。

膝部骨关节病可分为原发性和继发性两种。原发性骨关节病是因年龄增长逐渐发生的退行性病变，继发性骨关节病是由代谢性疾病、外伤、先天畸形等所致。原发性骨关节病常发生在膝关节，根据损伤关节面的部位又分为内侧型和外侧型。

关节腔内液体的潴留量超过正常生理量即为关节积液。滑膜受到软骨等骨片的刺激引起炎症，进而出现关节腔内液体潴留，即为滑膜炎。

病因和影响因素

根据人体力学可以列举出来的病因有肥胖、重体力劳动、运动过量等，以及全身性疾病等造成的一系列病变。

常见的病因有膝内翻（O 形腿）和膝外翻（X 形腿），最近也有与遗传因素有关的相关报道。

流行病学和预后

骨关节病可随着年龄增长而发生在膝关节、肩关节和髋关节等所有关节，但最常发生在膝关节。

膝内翻常见于 60 岁以上的老年人，女性多于男性，外侧型关节病变多于内侧型关节病变。

膝关节呈现退行性病变，患者活动受限、日常生活活动能力受限。

症 状

初期症状：活动时出现关节疼痛。

患病早期的主要症状是在开始活动时出现关节疼痛，尤其是晨起长时间未活动的关节在活动时疼痛较为突出。若病情进展，负重或步行时都表现为疼痛，进而活动区域受限，出现膝关节不能伸展（僵直），不能坐直等症状。步行后，可见疼痛消失，长时间步行则疼痛再次出现。

主要症状为关节疼痛、僵直、活动受限等。在关节出现弹响及摩擦音、膝关节腔有积液时，可见肿胀等症状。在疾病晚期可见关节畸形。

诊断与检查

X 线检查可见关节间隙变窄、关节软骨下骨硬化、骨赘形成等病理改变。

掌握临床症状，如是否在活动、负重和步行时出现疼痛以及关节活动区域是否受限等。

与类风湿性关节炎相鉴别，需确认有无膝关节以外的关节症状。与股骨头坏死相鉴别，需确认有无夜间疼痛等。

通过单纯 X 线检查，膝关节正面和侧面成像以及站立时膝部的正面成像可对以下特征进行诊断，即软骨磨损所致关节间隙变窄、关节畸形、关节软骨硬化、骨赘形成等（图 2-6-3）。与类风湿性关节炎不同的是，内侧型骨关节病在内侧可见胫骨关节间隙变窄，外侧型骨关节病在外侧可见胫骨关节间隙变窄。

关节液性状检测也是进行诊断的依据。骨关节病的关节液为淡黄色透明的液体，类风湿性关节炎、化脓性关节炎和痛风等疾病的关节液是浑浊的液体。

检　查

血液生化检查和尿液检查一般无异常，全身多发性骨关节病有时候可见轻度炎症反应。

治　疗

加强股四头肌的锻炼可缓解症状。

治疗原则

既要避免过度使用关节，也要避免因为怕疼而长期不走路，造成肌力减退，进而出现废用综合征，最终导致卧床等情况的出现。治疗原则是在实施药物治疗和关节腔内注射的基础上，指导患者进行适当的运动。另外，使用局部热敷、足底楔形垫等辅助治疗有望得到好的效果。外科治疗适用于病情加重的病例。

运动疗法

可实施股四头肌训练（仰卧位，膝伸展，下肢抬起放下运动），髋关节外旋肌群训练（侧卧位，膝伸展，下肢抬起放下运动）。有肌肉挛缩的患者可在关节可动范围内训练。

药物疗法（表 2-6-1）

以缓解疼痛、减少关节腔积液为目的，使用非甾体类抗炎药。尤其是老年人，需要长期使用药物疗法，则应注意观察不良反应。膝部骨关节病的主要治疗药物见表 2-6-1。

常用药物处方药

吲哚美辛法呢酯（Indometacin Farnesil）胶囊，为非甾体类抗炎药，每粒 200 毫克，1 次 1 粒，1 日 2 次，早晚饭后服用。

洛索洛芬钠片，为非甾体类抗炎药，每片 60 毫克，1 次 1 片，1 日 3 次，早午晚饭后服用。

关节腔内注射法

将透明质酸钠、肾上腺皮质激素等药物，通过无菌操作注入膝关节腔内。对关节腔积液严重的患者，可在注药前抽吸积液，然后给药。向关节腔内注射肾上腺皮质激素可起到消炎和镇痛的作用。但是，如果多次注入，则会有发生感染和关节遭到破坏的危险。

注射常用药物处方药

玻璃酸钠注射液，为膝部骨关节病治疗药，每支 25 毫克，1 次 25 毫克，每周 1 次，连续 5 次。

注射用地塞米松磷酸钠，为肾上腺皮质激素，1 次 2 毫克，用 1% 的利多卡因 3～5 毫升稀释，膝关节腔内注射。

外科治疗

关节镜下膝关节探查清理术

在关节镜下切除变形的半月板和骨赘，进行关节灌洗，主要适用于患病初期，关节和半月板出现病变时的治疗。

胫骨高位截骨术

主要用于矫正膝外翻和膝内翻的截骨手术。

膝关节人工关节置换术

适用于重建膝关节功能。根据功能障碍的部位可分为单侧关节置换术（外侧膝关节或内侧膝关节）和全关节置换术。手术多用于老年人，目的是改善其步行功能。人工关节置换术的风险有人工植入关节材料聚乙烯磨损和人工关节活动不自如，在术中和术后的并发症还有感染、肺栓塞等。

生活指导

股四头肌肌力增强训练可显著缓解患者的症状。要先让患者理解本运动的意义和重要性，再进行运动指导。如果是肥胖的患者，建议减肥，以减轻关节负担。

表 2-6-1　膝部骨关节病的主要治疗药物

分类	通用名	药效和作用机制	主要副作用
非甾体类抗炎药	吲哚美辛法呢酯	通过抑制前列腺素的合成而起到消炎和镇静的作用	休克、过敏性症状、消化性溃疡
	洛索洛芬钠	有镇痛和消炎的作用	休克、过敏性症状、消化性溃疡、溶血性贫血
膝部骨关节病治疗药	玻璃酸钠	有黏液性和润滑作用，有保护骨黏膜作用	休克、过敏、肝损伤等
肾上腺皮质激素	注射用地塞米松磷酸钠	有抗炎、抗过敏作用	诱发感染、感染的恶化、继发性肾上腺皮质功能不全等

膝部骨关节病疾病分期、病理生理、重症度分类、治疗等流程图

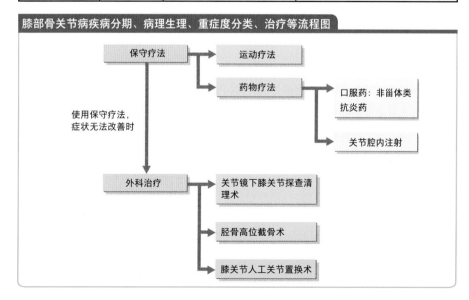

膝部骨关节病老年患者的护理程序

山崎尚美

护理要点

膝部骨关节病是渐进性疾病，步行功能逐渐衰退并伴有疼痛，病程呈渐进性进展，易陷入不能活动、症状加重、生活功能低下等恶性循环。

膝部骨关节病的护理主要有两个要点：一是缓解膝关节疼痛，这需要掌握移动方法和技巧，包括缓解膝关节疼痛的方法、调整生活方式等，帮助患者重新构建新的生活方式；二是为预防肥胖这一危险因素，进行体能锻炼，即帮助患者保持能量摄入（饮食）和消耗（运动）的平衡，控制患者的体重。

膝部骨关节病是慢性疾病，患病时间长，需要进行长期护理。护士不仅仅要掌握患者是否伴随日常生活活动功能低下，而且随着病情的进展，还要掌握患者是否伴有家庭生活、社会生活问题等，要根据需求提供有效社会资源。

※ 为此，需要重点进行以下的日常生活护理。

1. 指导患者保持膳食平衡、适度的运动，控制体重。

超重会增加膝关节负担，进而导致症状恶化。通过指导患者保持膳食平衡、适量运动，控制体重等，可以达到减重和预防肥胖的目的。应当注意的是，不要强求及严格限制患者的饮食，不要进行严格锻炼。要和患者共同规划，将患者的"快乐进餐"和"自然快乐地运动"放在首位，重视患者"吃得愉悦"和"运动得快乐"，思考如何才能为患者创造出快乐的生活。

2. 构建膝关节承受最小负担的生活方式，指导患者活动以缓解疼痛。

患膝部骨关节病的老年患者在生活中往往伴有慢性疼痛。应先确认患者有无因疼痛导致的身心痛苦以及生活愿景，纠正其不良生活习惯和生活方式，侧重采取膝关节负担最小的体位和生活方式，通过运动来增强股四头肌的肌力，重建患者的生活方式，以此减轻患者的疼痛。

做好患病各阶段的长期护理

患病初期

特征是膝关节疼痛在开始活动时出现，尤其是晨起后一夜未活动的膝关节开始活动时，容易出现疼痛。若以疼痛为由而不走路，接着会出现一走路膝关节就疼的现象，慢慢患者就不想走路了。这样的现象反复出现，患者的下肢肌力会快速下降。因此，要指导患者勇敢面对疼痛，进行适度运动。由于肥胖可能增加膝关节的负担，所以要同患者一起来面对生活，预防和改善肥胖状态，以阻止持续性疼痛和下肢畸形病变的加速。

疾病进展期（手术前）

在此期间，膝关节疼痛在负重或步行时出现。若发展下去会出现膝关节畸形，加重疼痛，膝部不能伸直而导致正常活动区域受限，出现日常生活活动受限。护理时侧重改善患者的生活习惯、生活环境，以及生活方式，采取关节负担最小的体位，通过运动增强股四头肌肌力，以此缓解膝关节的疼痛。根据患者的需求介绍相应的社会资源。

疾病慢性期（手术后）

在此期间，侧重控制体重，适当运动，重新构建包括活动姿势在内的生活方式等。如果做了人工膝关节置换术，应注意观察有无术后并发症（感染和肺栓塞等），根据患者的需求介绍相应的社会资源。

| Step1 护理评估 | Step2 明确护理焦点 | Step3 护理计划 | Step4 护理实践 |

收集与分析资料		
主要资料		**分析要点**
疾病相关资料	症状 ·关节正常活动区域受限程度 ·活动时疼痛程度 ·下肢畸形	□膝关节的可动区域（屈曲和伸展）是否受限 □运动、负重和长时间步行时，是否出现膝关节疼痛加重，是否出现关节僵直 □下肢是否变形，呈现膝内翻改变 □是否可见关节腔积液（波动、关节肿胀）、关节畸形
	治疗 ·功能锻炼 ·口服药	□了解功能锻炼（物理疗法）的目的、目标、训练内容以及患者是否有参加训练的欲望 □服用口服药（甾体类抗炎药物）是否出现副作用
生理因素	运动功能 ·姿势的保持与变换、移动的方法	□开始走路时，膝关节的疼痛程度 □以什么方法保持姿势、变换体位以及进行移动的，这些方法是否增加了膝关节的疼痛 □下肢是否存在变形，关节是否稳定，运动时是否出现摩擦音以及捻发音等 □是否可见下肢肌力下降 □膝关节施加负荷时是否出现疼痛加重的问题 □移动时，是否需要辅助工具（手杖、步行器、轮椅）

主要资料		分析要点
生理因素	认知功能 ·理解力 语言功能 ·会话 感觉与知觉 ·视觉、听觉 ·是否有白内障、老年性耳聋 生殖	□是否有认知功能障碍 □生活习惯改变能否得到患者的理解 □是否能进行人际交流 □交流是否合拍 □感觉器官随年龄增长出现的变化是否给人际交流带来影响 □膝关节疼痛是否给性生活造成影响
心理和精神因素	健康观、意愿、自知力 ·康复生活带来的不安和烦躁	□随着年龄增长和疾病进展，可能需要手术治疗，患者是否担心未来生活 □走路时出现疼痛，进而限制活动，是否有因无法继续以前的活动而呈现的焦虑以及自尊心受挫
	价值观、信念与信仰	□患者希望的生活是什么样的 □患者是否觉得"自己能做的事情尽量自己做" □是因为活动受限而使信仰活动受到阻碍
	心情与情绪、抗压力 ·抑郁倾向	□是否因为做不了的事情逐渐增多而出现抑郁倾向
社会文化因素	角色与关系	□由于膝部骨关节病的进展导致活动受限，以往的社会活动以及社会角色是否发生了改变
	工作、家务、学习、娱乐、社会参与	□是否因为长时间保持立姿以及长时间做家务变困难而无法继续扮演好在家庭中的角色
活动	兴趣与嗜好 ·以往做的活动，现在做的活动	□在疗养中，是否借口不能像以前那样自由活动而回避或者放弃自己喜欢做的事情 □患者的活动能持续多长时间 □活动时，是否需要帮助，是否需要使用辅助用具（拐杖、步行辅助车、步行器、轮椅等） □能否愉快地活动（活动是否有乐趣） □是否稍微运动或步行就感到疲劳 □活动是否加重膝关节疼痛 □伴随着体重增加，活动是否变得越来越困难 □患者是否避免了过量活动（或过度静养）

续表

主要资料		分析要点
休息	休息	□长时间保持坐姿是否出现脚部水肿
		□想休息时，患者能否自己返回房间，能否将意愿传达给他人
	睡眠 ·有无疼痛、阻碍睡眠的因素	□睡眠时间和每天的睡眠节律如何
		□是否有排尿或疼痛等因素妨碍夜间睡眠
		□能否自己翻身和自己整理物品
		□是否能够保证膝关节得到足够的休息
饮食	备餐与食欲 ·就餐准备、去食堂的移动	□食材由谁准备
		□购物所需要的时间与距离分别是多少
		□饭菜由谁做
		□能否独立去食堂，是否需要借助步行辅助器
		□饮食量、饮水量与便秘的关系
	进餐行为 ·餐具、用具的把持，将食物 　送往嘴里的动作 ·姿势	□是否有因排便困难而节食的情况
		□进餐姿势如何，是否能使用桌子和椅子
		□伴随进餐时间的延长，进餐行为和姿势是否发生改变，姿势变 　化是否影响进餐以及产生疲劳感等
		□是否由于姿势改变影响了用餐
	咀嚼与吞咽功能 ·进餐速度	□是否因食物形态导致咀嚼和食糜形成困难
		□是否有不细嚼就咽下去、进餐速度过快、过量摄入等情况
	营养状态 ·摄入量、体重、血液检查	□是如何认识控制体重的重要性的
		□控制体重是否阻碍了进餐的乐趣和进餐的欲望
		□是否摄入过多导致营养过剩
排泄	尿意与便意 ·是否有尿意、便意，有无迫 　切感	□是否因担心尿失禁而控制饮水
		□能否保护患者排泄的自尊心
	排泄动作 ·上厕所的过程、门的开关、 　衣服的脱穿、厕所内的移动、 　换座、体位的保持、排泄的 　收尾善后动作	□如何去卫生间，有尿意和便意时是否来得及
		□能否顺利脱穿衣服
		□能否在卫生间内自行移动和站起来
		□使用坐便器，能否保持坐姿
		□能否自己准备厕纸，自己擦拭
		□坐便器的高度是否适宜
	排尿和排便 ·排尿：增加腹压（憋足气）、 　膀胱和尿道功能（储尿能力） ·排便：用力排便至结束、肠 　蠕动	□排便后，膝关节疼痛是否加重
		□可否维持前倾姿势来施加腹压，以利于自行排尿
		□能否自然排便，是否使用泻药或灌肠排便
		□能否充分摄入食物和水分
		□能否做促进肠蠕动的运动

续表

	主要资料	分析要点
排泄	尿和便的性状 ·尿：量、次数 ·便：软硬度、量和次数	☐有无尿频和排尿时间延长的情况 ☐有无因上厕所次数增加导致膝关节疼痛的情况
清洁	清洁与理容 ·步行能力、下肢膝关节活动 　区域	☐进行沐浴、洗手、刷牙、刮胡子等活动是否有困难 ☐沐浴室有无门槛以及扶手，能否跨进浴缸
	更衣	☐衣服的穿脱是否有困难（尤其是内裤和宽松长裤类）
	修饰	☐患者是否对梳妆和打扮持回避以及放弃的态度 ☐是否因穿衣打扮而加重疼痛
人际沟通	方式、对象、内容、目的 ·医务人员	☐患者是否介意或回避医务人员的照护 ☐是否因老年性耳聋阻碍了与同居者以及医务人员的交流

评估要点（病理生理与生活功能思维导图的指南）

观察膝部骨关节病患者病情（膝关节的疼痛程度、出现的症状及肌力、体重变化等）的同时，还要掌握患者因疼痛带来的心理问题和生活需求。另外，将膝关节疼痛与患者的生活方式和生活环境联系起来进行分析。为了缓解膝关节疼痛，帮助患者实现需求，以六种日常生活行为（活动、休息、饮食、排泄、清洁、人际沟通）为线索进行分析。下面，探讨膝部骨关节病进展期的具体护理方法。

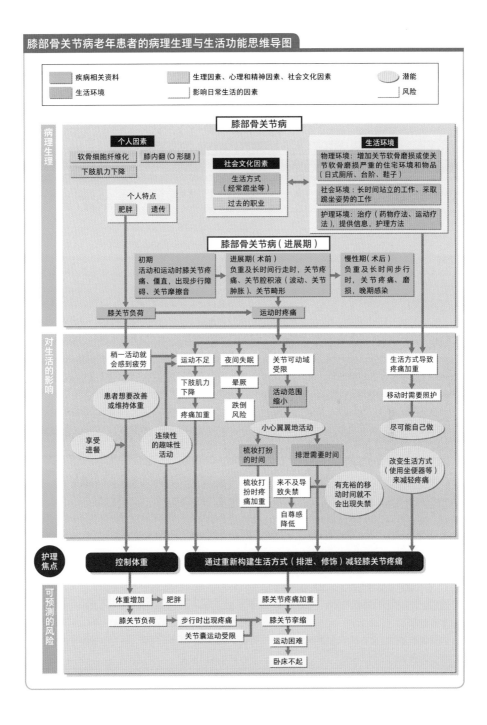

膝部骨关节病老年患者的病理生理与生活功能思维导图

Step1 护理评估	Step2 明确护理焦点	Step3 护理计划	Step4 护理实践

明确护理焦点
#1　在保持饮食和活动乐趣的同时控制体重
#2　重新构建减少膝关节负担的生活方式（排泄、清洁）来缓解疼痛

Step1 护理评估	Step2 明确护理焦点	Step3 护理计划	Step4 护理实践

1　护理焦点	护理目标
在保持饮食和活动乐趣的同时控制体重	通过使用步行辅助器来维持日常活动（购物、做饭、娱乐、移动） 体重能够得到控制（体重目标：○～○ kg） 能够维持所需能量范围内的饮食

实施	依据
1. 评估体重 ·按时测量体重并记录	●患者通过自我测量并记录体重，以提高其自我管理认识和能力，达到控制体重的目的。患者在方便实施测定的时间，每天测定并记录体重，必要时需为患者提供帮助
2. 通过活动和运动控制体重 **（1）坚持做有趣的活动** ·让患者能够维持以往的爱好、活动、购物、散步等习惯（将活动消耗的热量记录下来，并绘制成图表，让患者灵活使用） **（2）考虑进行减轻膝关节负担的运动** ·在游泳池水中步行 **（3）主动肌力锻炼** ·与患者、医生以及康复医生商量，制订锻炼目标和计划（例如，1 日 3 次，每次 10 组） ·进行等张运动，关节可动区域训练	●有趣的活动容易坚持下去，帮助患者将喜好的活动融入日常生活中，通过计算每次活动消耗的热量对活动进行客观评价 ●水中步行是一种依靠浮力作用来减轻关节负荷并增强肌力的有效运动 ●适当的运动可以预防肥胖、缓解膝关节疼痛、预防肌肉挛缩、保持肌力
3. 通过饮食控制体重 **（1）要从减轻膝关节负担上考虑备餐** ·居家患者利用步行辅助车购物 ·坐着做饭 ·探讨装卸义齿、准备所需的辅助器具及排泄、去食堂等的最佳时间	●使用步行辅助器以避免身体重量过多施加在膝关节上 ●长时间保持立姿会增加膝关节的负担 ●为了使患者能够快乐进餐，应避免做饭导致膝关节疼痛加重的情况

续表

实施	依据
（2）做好餐饮和加餐准备 ·做饭时，要将叶菜和根茎类等低热量蔬菜进行合理组合，还要在拼盘上下功夫，让人一看就有食欲 ·盛饭要以需要摄入多少热量为准（不要盛得过多） ·加餐以当日可摄入热量为准，由患者来决定食物的种类和量，茶歇加餐要考虑乐趣 **（3）就餐姿势和饮食量的调整** ·进餐使用的桌子和椅子 ·想办法增加咀嚼次数来增加饱腹感（目标：吃一口咀嚼 20～30 次） ·观察患者的进食量 ·告知患者及其家属，如患者有加餐习惯，加餐时避免吃得过多 **（4）评估进餐满足感** ·与患者交谈，了解患者对提高进餐满足的意愿 ·评估患者是否吃得很香，进餐时是否出现疲劳感，并确认疲劳的程度等	●对感觉自己进餐量过少的患者，通过选用那些低热量且能够引起食欲的食材，并在烹调方法上下功夫，使患者获得进餐上的满足感 ●那些认为剩饭是浪费的老年人，往往宁可吃撑着也不肯剩下，有必要检查有无促使其吃撑的进餐环境，如果有，加以改善 ●有很多老年人认为加餐吃甜点是一件很享受的事情，但要在不超过所需热量的基础上加餐，注意更换口味，不要因为过于限制进餐而剥夺了患者的进餐乐趣 ●对于那些有盘腿坐着吃饭习惯的患者，为减轻膝关节的负荷，和患者商量，进餐时使用与身高相适应的桌椅 ●加餐吃得过多，膳食平衡会遭到破坏，且有能量摄入过多的风险。另外，在和家属一起吃加餐时，让家属配合，营造良好的进餐环境 ●在向患者本人确认进餐是否获得满足感的同时，倾听患者的建议，与患者商量如何在进餐时提高满足感

2　护理焦点	护理目标
重新构建减少膝关节负担的生活方式（排泄、清洁）来缓解疼痛	通过使用步行辅助器来减少膝关节负担，进而使移动更稳定 能够上厕所排泄，无失禁之虞 避免因失禁导致的自尊心受挫 适应新的生活方式

实施	依据
1.减轻排泄带来的膝关节疼痛 **（1）排泄方式与如厕援助** ·掌握患者日间排尿的规律，例如，排尿时间：9：30、11：30、13：00、16：00 ·依据患者排尿时间表以及上次排尿时间，同时将移动到厕所的时间也算进去，以提醒患者是否需要上厕所	●如果护士判断患者在开始活动时就感到疼痛，应在活动前使用镇痛药来控制疼痛，需要了解患者的排泄规律 ●如果预测到因膝关节疼痛而使上厕所时多花时间，应在比排泄时间表提前一些时提醒患者去厕所

实施	依据
· 了解在活动（就餐、散步、功能锻炼等）开始前和结束后，患者是否想顺路去厕所	● 为了减轻去厕所移动的负担，灵活运用活动的契机，掌握患者"想顺路去"这一心理活动；在活动前排泄，可集中精力参加活动，因尿意而中断活动的情况也会减少
· 在患者尿意急迫时，可以让患者乘坐轮椅移动到厕所，在患者如厕的移动问题上，护士可以灵活应对	● 由于老年人有急迫性尿失禁、压力性尿失禁和功能性尿失禁等，常常来不及上厕所，要注意帮助老人避免因为失禁而降低自尊感
（2）轮椅与便器间的转向 · 考虑将轮椅放在患者容易移动到坐便器上去的位置	● 考虑患者在狭窄的厕所内转向所带来的不便以及由此产生的跌倒风险，探讨照护者应处的位置
· 坐向坐便器时，护士从身后帮助患者缓慢坐下	● 由于膝关节疼痛，有的老年患者坐在坐便器前端会觉得安心，也有的老年患者会"扑通"一声使劲地坐在坐便器上，这也可能是造成腰椎压缩性骨折的原因，因此应协助患者缓慢地坐在坐便器上
· 坐便器的高度最好设定为坐在上面后，脚能着地，也容易站起来的高度	● 有的坐便器本身带有升降功能，可帮助患者站起来。另外，坐便器给关节造成的负荷也较轻。很多时候，患者使用日式厕所（蹲厕）无法如厕，换成坐便器就可以了
（3）排泄后的帮助 · 必要时，帮助患者擦拭会阴部和臀部，将准备好的厕纸提前递给患者	● 对于具有肥胖倾向的患者，活动躯体的动作很困难，因此，注意判断是否有排便后收尾善后困难等问题
2. 减轻身体清洁时带来的膝关节疼痛 **（1）沐浴** · 患者在自行沐浴时，需要有人看护，洗澡时要帮助患者清洗他们自己清洗困难的部位（背部和下肢等）	● 过于肥胖的患者，自己洗澡有困难，会增加介护的工作量。因此，介护需要尽量辨别哪些是患者自己清洗困难的地方，给予适当的帮助
· 对自行洗澡有困难的患者，根据身体状态，使用特殊浴盆等，帮助清洗	● 选择能使患者充分浸泡肌肤、温暖身体、放松和感到舒适的浴缸，有的浴缸高度高得患者都跨不过去，不要过于勉强地跨越，根据疼痛的状况使用诸如扶手等辅助工具进入浴缸
· 即使花时间也要照护，但患者自己能做的要尽量让患者自己做 · 提醒患者注意肥皂沫和水滴	● 椅子的高度稍高一些，有利于患者自己清洗身体
（2）理容打扮 · 避免站立时间过长，尤其是洗脸、刷牙、剃须、化妆等过程，如果站立时间过长，患者感觉力不从心的话，可使用辅助器和椅子	● 若采用立姿来理容打扮，也有患者因疲劳而中断。为了安全起见，需要准备椅子等。总之，营造出一个适合患者身体状况的环境

续表

实施	依据
（3）穿脱衣服 ·裤子要选择宽松一些的 ·让患者坐在椅子上更衣，叮嘱患者不要采取前倾的姿势 ·护士在一旁监护，告诉患者自己做不了的事情向护士求助	●采取立姿做事会增加身体重心的不稳定性，进而有破坏身体平衡而跌倒的危险，在选择易于使用的用具的同时，选择使用靠背椅坐着脱穿衣服 ●尽管患者自己做可能花费更多时间，但也要尊重患者想自己做的意愿；与此同时，结合患者的身体状况给予适当的帮助，让患者放心，如果有困难护士会随时给予帮助，帮助患者建立自理能力
3. 创造能缓解疼痛的生活环境 **（1）说服患者改变日常生活方式** ·使用坐便器 ·督促患者在生活中使用桌椅 ·让患者避免盘腿正坐，使用辅助用具	●盘腿坐会使患部受压，阻碍血液循环，加重膝关节的负荷 ●在日常生活中使用桌子和椅子、使用 T 型拐杖辅助步行，以此来减轻膝关节的负荷
4. 通过增强股四头肌的肌力来缓解疼痛 ·与患者、医生和康复训练师商量，决定患者的锻炼目标以及锻炼次数（例如，1 日 3 次，每次 10 组） **（1）股四头肌运动训练** **（2）直腿抬高运动（SLR）** **（3）股四头肌拉伸运动** **（4）端坐位的膝部伸展运动** **（5）使用膝弹簧的自行辅助运动** **（6）关节持续被动活动训练器（CPM）**	 ●股四头肌的肌力，尤其是支撑膝部内侧的股内侧肌肌力对膝关节的稳定性和功能举足轻重；强化股四头肌的肌力，可有效预防膝关节内变形，缓解疼痛 ●通过保持支撑下肢的肌肉强壮，使支撑膝关节的组织得到强化，步行时的负荷有所减轻 ●从术后 1～3 天起，开始使用 CPM 进行训练，将下肢放在 CPM 上加以固定后，CPM 立即开始自动地伸展膝部；CPM 内部装有计算机，可以调节屈伸的角度；为了避免疼痛，开始时角度小一些，缓慢地、循序渐进地增加屈伸的角度和速度
5. 精神上的支援 ·倾听患者对新生活方式的接受程度和想法 ·倾听带病生活患者的烦躁心情，倾听患者本人的应对方法等	●护士要清楚，改变患者多年形成的生活方式并不是件容易的事情；非常重要的是，即便为了缓解疼痛而快速引入新的生活方式，也要在此之前详细了解患者的接受程度和价值观

相关项目

想更进一步了解，请参照以下内容。

"饮食"（P21）：为减轻下肢负荷需要控制体重。为此，评价目前的营养状况，判断是否有加餐不当和摄入过多的问题。

"排泄"（P34）：将疼痛与排泄行为关联起来考虑，另外，还要考虑移动到厕所时所需的时间，避免出现便秘和失禁。

"清洁"（P47）：由于慢性疼痛增加介护工作量，照护时应当考虑适合患者的服饰，使其保有自尊感。

"跌倒与摔落"（P520）：伴随着肥胖和年龄增长，重心稳定性降低和身体不能保持平衡，增加了跌倒的风险。还有，挠痒、拾起掉在地上的物品等行为会变得困难。由于很难看到脚下面的东西，应当对地上是否有水滴和妨碍步行的物品以及鞋是否穿好等进行评估。

"排尿障碍"（P468）、"排便障碍"（P487）：伴随疼痛和肥胖以及年龄增长，要对是否有便秘和尿失禁进行评估。

第 3 章

呼吸系统疾病

7 吸入性肺炎

佐佐木英忠

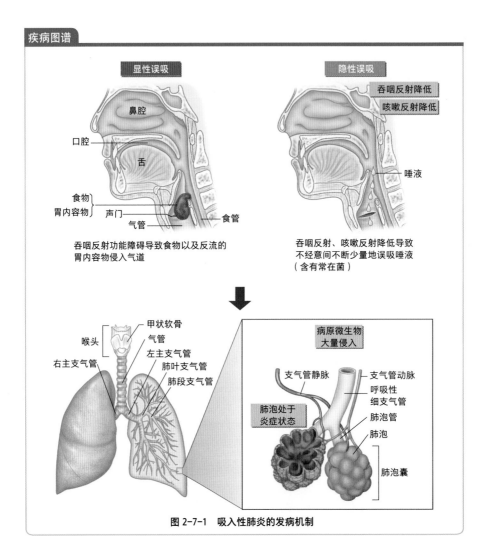

图 2-7-1 吸入性肺炎的发病机制

显性误吸

鼻腔

口腔

舌

食物
胃内容物

声门
气管

食管

吞咽反射功能障碍导致食物以及反流的胃内容物侵入气道

隐性误吸

吞咽反射降低

咳嗽反射降低

唾液

吞咽反射、咳嗽反射降低导致不经意间不断少量地误吸唾液（含有常在菌）

喉头

甲状软骨
气管
左主支气管
肺叶支气管
肺段支气管

右主支气管

病原微生物大量侵入

肺泡处于炎症状态

支气管静脉

支气管动脉
呼吸性细支气管
肺泡管
肺泡

肺泡囊

病理生理

这里说的肺炎，是指位于肺泡（肺实质）的炎症。间质性肺炎是位于肺间质的炎症，是一种肺纤维化的症状，与肺泡炎症是两个完全不同的疾病。

肺炎的种类

肺炎大体上可以划分为院外肺炎与院内肺炎。院外肺炎也称社区获得性肺炎，一般是指发病时没在医院治疗的普通健康成人的肺炎。院内肺炎是指那些因患有疾病来医院就诊或住院时发生的肺炎。这些院内肺炎患者多数是患有重病、免疫功能低下，且在医院由病菌感染而引发随机性肺感染的老年人。

老年患者的肺炎，不管是院外肺炎，还是院内肺炎，几乎都是由口腔内的常在菌或者反流的胃内容物造成误吸后侵入气道导致的，即吸入性肺炎（图 2-7-1）。

显性误吸与隐性误吸

误吸可以划分为两类：一是显性误吸，分为进食误吸和呕吐时造成的误吸；二是隐性误吸。一般情况下，唾液在无意识中被吸入造成误吸的病例非常罕见。但是，老年患者由于吞咽反射功能以及咳嗽反射功能降低，多有在患者本人不注意的情况下误吸一点点唾液，出现隐性误吸的情况。

隐性误吸是吞咽反射功能和咳嗽反射功能降低所致。两种反射功能降低都起因于舌咽神经和迷走神经感觉分支释放出来的神经递质——血清 P 物质减少。另外，血清 P 物质降低还可能是大脑深层皮质血管受损，导致位于大脑深层皮质的脑基底核多巴胺合成功能降低。

病因与影响因素

隐性吸入性肺炎反复发作。

院外肺炎的致病菌有肺炎链球菌、流感嗜血杆菌、需氧革兰氏阳性球菌以及厌氧菌等；院内肺炎的致病菌有耐甲氧西林金黄色葡萄球菌（MRSA）、弱毒力革兰氏阴性杆菌、呼吸道合胞病毒、巨细胞病毒等。

肺炎的病因多种多样，涉及微生物学、化学物质、物理学、免疫学等。老年患者肺炎最常见的是吸入性肺炎，可分为两种：一是进餐或呕吐所致大量误吸造成的肺炎；二是少量多次地吞咽唾液以及口腔内常在菌使隐性误吸反复发生导致的肺炎。

老年吸入性肺炎患者，多数患有脑血管疾病、神经肌肉疾病，做过胃切除手术等。

口腔内常在菌本来是无害的，但在免疫力降低时会成为感染源。

流行病学和预后

肺炎在日本人的死因中排第三位。在肺炎死亡者中，65 岁以上的老年患者占大多数。若老年患者因脑血管疾病而处于卧床不起等需要照护的状态，多会因为肺炎而死亡。

症　状

初期症状为呛咳和倦怠感。

吸入性肺炎的初期症状为呛咳和倦怠感。若这些症状长期持续，误吸的量就会增加，加之患感冒等其他原因造成体力下降，则会出现肺炎。

诊断与检查

饮水测试可作为诊断依据。

当确认有显性误吸时，很容易诊断。不过，有时候对隐性误吸做诊断有些困难。

使用胸部 X 线检查、CT 检查，就可以确认阴影的部位和面积。肺炎阴影多见于背侧。

病原菌检测，可进行痰涂片革兰氏染色检查。

检测吞咽障碍对吞咽功能障碍的诊断和判定十分重要。请患者在进行 X 线检查时，喝造影剂以进行吞咽造影检查，观察吞咽状态，这是一种有效的检查方法。让意识清醒的患者取仰卧位，将鼻饲管插到咽喉，实施简便的床头饮水测试来检验吞咽功能。

饮水测试和咳嗽反射的判定

饮水测试：将细管从鼻腔插入咽喉部，通过该管注入极少量的水（1 毫升），水流向口腔深处的咽喉部，观察吞咽所需的时间。对一般健康人注入 1 毫升的水，其会在 3 秒之内产生吞咽动作。但是，有肺炎的老年患者则需要 5 秒，在这种情况下，可以判定吞咽反射障碍。

咳嗽反射的判定：若咳嗽反射出现障碍，即便食物等进入气管也不会引起咳嗽，即不能将异物排出，进而出现误吸。要观察咳嗽反射，可在逐渐改变刺激性酸的浓度的同时让患者吸入空气，确认刺激性酸在何种浓度时可引发刺激性咳嗽。若咳嗽反射降低，刺激性酸要达到高浓度才能诱发咳嗽。

检　查

在血液检查中，可见白细胞数增加、C 反应蛋白（CRP）上升等炎症反应。

常见并发症

容易并发脑血管疾病（脑梗死、脑出血）、意识障碍等。

治　疗

治疗原则

针对革兰氏阴性杆菌与厌氧菌混合感染进行重点致病菌用药治疗。另外，由于吸入性肺炎往往反复发作，预防误吸就显得尤为重要。

药物疗法

可使用下述处方药之一（表 2-7-1）。

注射用氨苄西林钠舒巴坦钠，为青霉素类抗菌药，1 次 3 克，1 日 2 次，静脉滴注。

注射用亚胺培南西司他丁钠，为碳青霉烯类抗菌药，1 次 0.25～0.5 克，1 日 2 次，静脉滴注。

克林霉素磷酸酯注射液，为林可霉素类抗菌药，1 次 300～600 毫克，1 日 2 次，静脉滴注。

表 2-7-1　吸入性肺炎的主要治疗药

分类	通用名	药效和作用机制	主要副作用
青霉素类抗菌药	注射用氨苄西林钠舒巴坦钠	对 β-内酰胺酶的产生以及阿莫西林耐药菌等有很强的抗菌作用	休克、过敏性症状、皮肤黏膜眼综合征
碳青霉烯类抗菌药	注射用亚胺培南西司他丁钠	对绿脓杆菌等革兰氏阴性杆菌产生的 β-内酰胺酶有阻滞作用	痉挛、呼吸停止、意识障碍等
林可霉素类抗菌药	克林霉素磷酸酯注射液	对厌氧菌有抗菌作用	休克、过敏性症状、重症肠炎等

预防与日常生活指导

胃切除手术后，重要的是保持良好的体位，避免胃食管反流等导致误吸的发生。餐后，为预防误吸，可以将病床摇起来。另外，当患者出现呕吐时，让患者采取坐位前倾姿势，可促进患者咳嗽。若是卧床患者，呕吐时让患者将头偏向一侧。呕吐后进行口腔清洁，并促进咳痰。

　　一般来说，随着年龄增长，吞咽反射和咳嗽反射功能降低。但是，这些反射对那些日常生活活动能力正常的人来说，几乎不会影响吞咽和反射功能。为此，我们可以增强患者的日常生活活动来预防隐性误吸。另外，为了避免长期卧床，对高血压和脑血管疾病的预防和治疗也十分重要。

　　对于吞咽功能障碍的患者，需要在饮食形态上下功夫，选择易吞咽的食物，如冻状食品以及糊状食品等。

　　口腔内常在菌经常作为致病菌而发病。所以，重要的是坚持进行口腔清洁，以使患者即便有误吸，也不会因此而引发肺炎。另外，通过口腔护理可以促进吞咽反射和咳嗽反射功能，避免误吸的发生。

　　有高血压的老年患者，若使用血管紧张素转化酶抑制剂作为降压药，可以改善吞咽反射以及咳嗽反射，预防肺炎的发生。

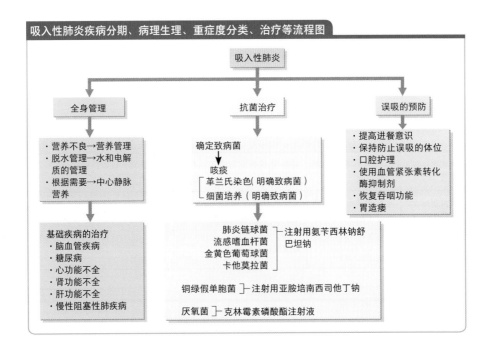

吸入性肺炎疾病分期、病理生理、重症度分类、治疗等流程图

吸入性肺炎老年患者的护理程序

樋口春美

护理要点

肺　炎

肺炎在急性期伴随发热、呼吸困难和倦怠感，会给患者的日常生活带来影响，尤其是患有慢性疾病者，肺炎的发病频率更高。发生肺炎后，还很容易引起基础疾病和复合多种疾病的恶化以及出现并发症，有时会导致肺炎急剧加重。此种情况下的患者体力消耗很大，重要的是保持静养。如果持续时间较长，可能引发废用综合征。因此，应考虑与患者的症状和体力相适应的活动，在生活上对患者给予适当的帮助。

※ 为此，在日常生活护理中，需要注意下述的护理要点。

1.缓解呼吸困难、发热等症状。

2.为防止体力消耗，帮助患者适度活动。

3.重点观察基础疾病的恶化以及并发症的出现和进展。

急性期

当患者出现肺炎的症状（发热、呼吸困难和食欲减退等）时，要给予相应的生活护理，防止其体力消耗过度，减轻其痛苦症状。老年患者即使罹患了肺炎，往往症状并不明显，因此容易导致并发症以及基础疾病的恶化，所以需要细致地观察其病情变化。

恢复期

从患者的表情以及动作上观察恢复征兆，帮助患者尽可能早日恢复因肺炎而降低的体力和气力，以使其早日恢复日常生活。视患者的恢复状况在餐饮上下功夫，并做好康复训练。在此之际，医疗团队合作非常重要。

吸入性肺炎

吸入性肺炎多发于患脑血管疾病导致日常生活活动能力降低的老年患者，往往起病缓慢，且发病频率高。若糖尿病出现并发症或者癌症治疗出现副作用等，会造成口腔内常在菌增殖，引起口腔炎症。如果此种状态下误咽了唾液或出现胃液反流，容易引起吸入性肺炎。另外，药物影响导致的口腔内干燥以及睡眠和觉醒节律失调等也容易导致误咽。在充分理解预防风险的重要性以及平日观察的基础上，努力做到早发现和早应对尤为重要。

吸入性肺炎容易反复发作，因此要求在日常的生活援助中通过包含口腔清洁以及维持口腔功能在内的口腔护理进行预防性护理实践。另外，需要探讨如何与其他科室合作进行有效的康复训练。

| Step1 护理评估 | Step2 明确护理焦点 | Step3 护理计划 | Step4 护理实践 |

收集与分析资料		
	主要资料	分析要点
疾病相关资料	现病史与既往史、症状 ·肺部阴影、湿啰音 ·面色、生命体征 ·寒战、发热 ·呼吸次数及深度、血氧饱和度、痰量、痰性状、咳嗽力度 ·咳嗽的状态	□患有哪些基础疾病、何时患病的 □肺炎的病变部位以及范围 □生命体征与疾病进展之间的关系 □发热以及倦怠感给患者日常生活带来什么影响 □呼吸自如还是费劲 □痰性状及痰量；能否自行咳出 □肺炎是否使基础疾病恶化；基础疾病的症状是否发生改变
	检查与治疗 ·血液检查（炎症反应） ·基础疾病的治疗 ·氧气疗法 ·输液疗法 ·药物疗法	□血液检查中是否有炎性反应（CRP 上升、白细胞数增加等） □基础疾病的状态与治疗 □是否有自己摘下氧气管或氧气面罩的动作 □从输液疗法与水分出入的关联上看，是否有脱水或者输液过度的情况 □抗菌药的效果如何、有无副作用 □有无受到基础疾病治疗药物的影响
生理因素	运动功能 ·姿势与静养的要求	□姿势是否有利于减轻痛苦 □是否因过度静养引发废用综合征
	认知功能 ·表情、活力、会话	□是否因静养时间增加和活动减少给认知功能带来影响 □平常少有的会话以及行为是不是出现身体异常或者心理异常（谵妄等）的信号
	语言功能 ·倦怠感、气力、方法	□说话有无气力 □是否有"点头、眨眼睛"这类信号
心理和精神因素	心情与情绪 ·表情、会话	□是否有憔悴感 □情绪是否低落 □是否有焦虑感
社会文化因素	角色与关系 ·伴随治疗出现的角色变化	□在治疗过程中，怎样与家人、朋友等亲密接触 □是否影响了工作；是否妨碍了在家庭中所承担的角色；患者对此是否很介意
	工作、家务、学习、社会参与	□在与人交往方面，患者喜欢并参加了什么活动；以哪种角色参加社会活动

主要资料		分析要点
活动	觉醒、个人史、意向、进展	□疾病症状与睡眠不足是否导致觉醒状态发生改变
	活动欲望 ·趣味与嗜好	□倦怠感及肌力下降是否导致活动欲望低下 □输液管是否限制了身体活动及动作范围；活动是否变得不方便 □作为急性期可享受的乐趣，患者有哪些喜欢的电视节目与音乐 □在恢复期，活动时的负荷状况与娱乐项目的关系如何
休息	休息 ·温度、湿度、噪声	□是否提供了随时能休息的环境 □是否保持适宜的温度与湿度
	睡眠 ·环境（噪声） ·活动量 ·治疗	□呼吸困难以及咳嗽等症状是否妨碍睡眠 □医务人员的频繁查房是否影响睡眠 □目前的活动量与睡眠的关系 □药物对睡眠和觉醒节律是否有影响
饮食	食欲 ·水分与食物的摄入量 ·饮食的种类及形态 ·饮食的摄入方法 ·味觉	□看到眼前食物时的表情和欲望如何 □正在进行的输液是否影响食欲 □食物形态的改变是否影响食欲 □由于静养的需要，将进餐场所改在病床，是否影响食欲 □发热以及口腔内环境是否导致味觉发生改变 □有无口腔内疼痛导致不适以及味觉发生改变
	进餐行为 ·进餐的姿势 ·进餐动作 ·平时独立进餐方法	□是否能够独立进餐 □是否能够独立调整进餐的节奏与进餐量 □倦怠感严重时，进餐姿势如何；进餐姿势能否坚持到进餐结束 □进餐的姿势以及进餐花费的时间是否影响进餐动作 □进餐时姿势如何 □使用哪些援助方法能使患者可以独立进餐
	咀嚼与吞咽功能 ·呛咳、喘鸣 ·口腔黏膜状态	□是否因食物形态导致咀嚼困难和吞咽困难 □呕吐以及咳嗽和吞咽等反射功能是否降低 □有无因体位造成的呛咳和吞咽困难 □能否自行将痰咳出 □口腔是否干燥和受到污染
	营养状况与脱水症状 ·面色、皮肤弹力 ·化验数据	□是否有皮肤、口唇和舌等干燥脱水的表现 □是否有血清白蛋白降低、体重减轻、贫血等 □电解质是否异常

续表

	主要资料	分析要点
排泄	排泄动作 ·排泄的场所 ·向排泄场所的移动	□能否在厕所排泄，便盆以及尿垫的使用是否对排泄有影响 □如何向排泄场所移动 □与平时的排泄场所是否有差别 □移动方法和援助方法与疲劳感有无关系 □是否因移动花费时间导致来不及上厕所 □水分摄入量与进餐的种类以及进餐量之间的关系
	尿与便的性状 ·尿的性状、次数、量 ·便的次数、量、软硬度 ·缓泻药的使用	□活动量与排便之间的关系 □水分及食物摄入量及输液量与排尿量和排便量之间的关系 □抗菌药的使用与腹泻之间的关系 □平时是否使用缓泻药
清洁	清洁与理容 ·清洁的方法	□淋浴、盆浴、洗手、刷牙、剃须等活动的困难度与体力消耗之间的关系 □在进餐以外的情况下，有无口腔内污染 □平常是否非常在意理容等
	更衣	□衣服的脱穿是否存在困难
	修饰	□是否愿意在穿衣打扮等修饰上下功夫
人际沟通	方式、对象、内容、目的 ·平时与他人的交谈	□是否因为倦怠感导致交流变少 □能否很好地向他人传递自己处于痛苦状态 □能否进行人际沟通以与大家共享快乐

评估要点（病理生理与生活功能思维导图指南）

　　为了减轻肺炎的症状以及预防肺炎恶化，要详细观察患者的病情变化。另外，重要的是，从发病开始就根据患者的具体情况在平时的生活中对其给予帮助，以使患者早日恢复日常生活。

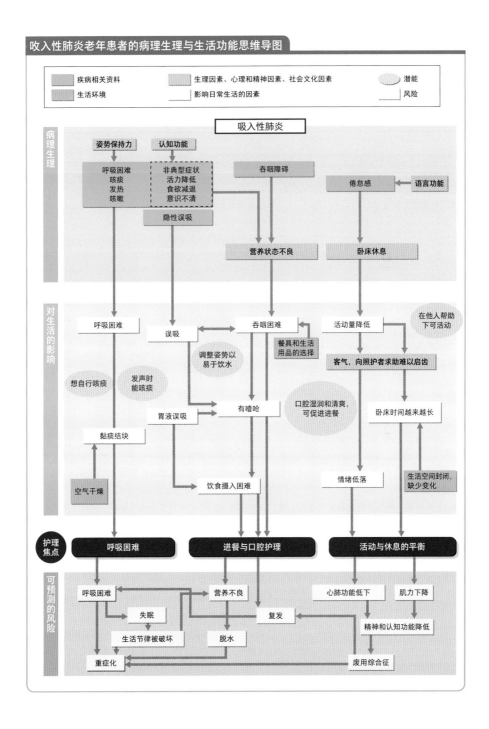

收入性肺炎老年患者的病理生理与生活功能思维导图

| Step1 护理评估 | Step2 明确护理焦点 | Step3 护理计划 | Step4 护理实践 |

明确护理焦点
#1 肺炎快速得到康复
#2 改善与恢复过程相适应、易于进餐的饮食，尽早恢复普通饮食
#3 患者保持活动与休息的平衡，可以维持身体活动

| Step1 护理评估 | Step2 明确护理焦点 | Step3 护理计划 | Step4 护理实践 |

1 护理焦点	护理目标
肺炎快速得到康复	不出现伴有呼吸症状的痛苦 能够顺利咳出痰液 发热导致的体力消耗减轻

实施	依据
1. 帮助患者维持正常呼吸 **（1）想办法调整患者姿势，使呼吸次数趋于正常** ·调整病床高度，使患者上半身抬高 ·观察患者的呼吸状态和表情，倾听主诉，调整患者姿势，用枕头使其保持舒适的体位 ·原则上采取侧卧位，患肢向下，随时调整患肢的方向和持续的时间 ·若有低氧血症，采取吸氧疗法，对吸氧软管进行管理，使其不影响患者的日常生活活动 **（2）注意氧气面罩及吸氧软管的位置，防止患者出现压疮**	●通过胸部 X 线检查阴影等确诊肺炎，听肺部呼吸音判断有无杂音；如果有，确认在肺叶的什么部位 ●由于有炎症的肺叶气体交换能力降低，有必要扩大健康肺叶的呼吸面积，使气体交换更为有效 ●不要使健康的肺叶朝下 ●仔细观察，不要因为同一部位的连续压迫造成皮肤炎症以及出现压疮 ●由于介意吸氧软管使活动受限，应调节吸氧软管的长度并加以固定，以免妨碍患者活动 ●氧气面罩以及吸氧软管造成的皮肤压迫和身体活动时带来的刺激会成为发生医疗器械相关压力性损伤的原因，应按照适当的时间间隔变换吸氧软管固定的部位
2. 促进患者咳痰 **（1）通过调整环境以促进痰的咳出** ·保持适宜的温度和湿度 **（2）帮助患者能够自行排痰** ·要想办法让患者尽可能多地摄入水分（如让患者喝自己喜欢的饮料）	●咳痰具有净化气道的作用，希望患者能将痰咳出来；痰量多且黏稠度高时，有堵塞气道的危险，有必要帮助患者将痰顺利咳出 ●若空气干燥，气道黏膜也会干燥，痰液的咳出就变得困难，这时候室内要保持适当的湿度 ●当痰液黏稠度很高时，要摄入水分将痰液湿化以使其容易咳出

续表

实施	依据
·将擦痰用的纸巾放在患者手边备用	●当老年患者无法顺利排痰时，往往会吞咽下去；当听到患者咳嗽时，及时把纸巾送到患者嘴边，协助患者将痰液排出
·当患者无法自行排痰时，护士可给予协助，让患者将痰充分排出	●要通过听诊气管有无痰鸣音和呼吸音来判断痰液的状态及位置，以便有效排痰
·要搭话并督促患者咳出痰液	
（3）探讨是否适合呼吸疗法	
·要和康复训练师等合作，将有效的咳痰姿势、动作用到日常生活活动中	●与康复训练师合作，在必要时根据患者身体状况进行叩背法物理性呼吸疗法排痰
（4）难以自行咳出痰时，可考虑使用吸痰法排痰	●要注意，吸痰时可能引发低氧状态以及损伤气管黏膜
·在吸痰时，根据情况握住患者的手，并进行鼓励	●吸痰时多伴随痛苦，若实施吸痰时握着患者的手并给予鼓励，患者会安心
3.减少发热带来的体力消耗	
·要保温以减轻因寒战出现的难受	●老年患者的寒战有时会表现为强烈的战栗，出现与痉挛相似的症状，甚至会导致败血症，因此需要与患者探讨保温的方法
·探讨一种有效、无痛的清洁方法	●对老年患者来说，会因为清洁身体时的冷感而痛苦，皮肤会很快发红，要与患者探讨避免刺激的清洁方法
·与医生商量如何使用和调整退热药	●使用退热药可能引起应激性休克，用药时注意观察其副作用
·为避免脱水，应想办法让患者多饮水	●发热、咳痰和水分摄入困难等容易成为脱水的原因，水分的出入管理作为评价依据是不可或缺的

2　护理焦点	护理目标
改善与恢复过程相适应、易于进餐的饮食，尽早恢复普通饮食	能够维持进餐的体力 不出现脱水和营养不良

实施	依据
1.在易于进餐上下功夫，维持进餐体力	
（1）不能经口进行摄食时	
·禁食期间，应特别注意患者的口腔护理	●禁食容易导致口腔内干燥，使患者进而感到疼痛、不快，容易降低进餐欲望；保持口腔清洁，使患者进餐心情舒畅是第一步；另外，禁食造成唾液分泌减少导致口腔容易被污染，致病菌容易繁殖，这也是吸入性肺炎反复发作的一个原因
·可以使用牙刷以及海绵刷对舌头、面颊和嘴唇等进行按摩	●可以防止口腔功能降低

续表

实施	依据
·进行鼻饲营养时，在灌注营养剂后，让患者采取坐姿或者将病床摇起来	●为了防止食物从胃和食管中反流，保持坐姿或将病床保持在摇起的状态，维持 0.5～2 小时；此外，老年患者长时间保持坐姿会产生疲劳，应根据患者的状态，探讨具体的体位和保持时间（30 分钟以上）
（2）可以经口进行摄食时 ·根据患者的吞咽功能以及体力的恢复情况，相应调整食物形态以及进餐量，减少进餐帮助，逐渐增加患者独立进餐的次数	●考虑饮食的种类以及容易进食的食物形态，根据疲劳和吞咽困难的程度进行就餐
·在患者食欲低下时，准备一些量少而营养价值高的食物	●向患者提供他们能够摄入且喜欢的食物，即使是一点点，也能够品尝到香甜的滋味
·根据有无发热以及倦怠感，灵活安排与疲劳度相适应的进餐时间	●即使在退热的时段，也要劝患者尽可能吃一点
·根据疲劳程度及吞咽功能，调整病床高度	●在进餐的时段，将病床摇起来或让患者采取坐姿；在急性期，因进餐而保持体位的时间过长，患者会感到疲劳，根据体力探讨合适的进餐持续时间
·与康复训练师合作，在日常生活中进行吞咽训练或者调整食物的形态	●与专家齐心协力，从康复训练的角度出发，探讨患者进餐的食物与方法，从口腔运动、吞咽反射、吞咽造影检查等方面评估吞咽功能，进行适宜的康复训练
·进行口腔护理，保持口腔内、舌和牙齿的清洁 ·在餐后清洗义齿，并保持义齿清洁	●做好口腔清洁，通过创造一个病菌少的环境来预防吸入性肺炎的发生 ●义齿不仅是咀嚼的需要，也有吞咽时稳定下腭的作用，清洁后要妥善保管（包括禁食时期）
2. 预防脱水和营养不良 ·观察食物以及水分的摄入量，注意水分的出入量 ·确认检查营养状态的相关数据 ·必要时考虑静脉输液	●食欲减退、发热和咳痰量增加等都容易导致脱水，从静脉输液向经口摄食改变的过程中有进水量降低而出现脱水的危险 ●输液管以不妨碍日常活动为宜，并应对其进行相应调节

3　护理焦点	护理目标
患者保持活动与休息的平衡，可以维持身体活动	患者在急性期能够做一些不增加负担的活动 患者在恢复期积极进行康复训练

实施	依据
1. 在急性期，可以进行患者喜爱且不给身体增加负担的活动 ·在绝对卧床休息时，让患者看喜欢的电视节目、听喜欢的音乐等，使患者在卧床时也能够自得其乐 ·吸氧时采取坐姿 ·体温正常时，尽量采取坐姿	●急性期因发热、咳嗽等消耗能量，患者在安静卧床休息时，可通过进行不增加负担的活动来维持精神状态，预防废用综合征 ●不要放过任何活动的机会，利用治疗的机会采取坐姿，即使是一会儿也好
2. 在恢复期进行积极的康复训练 ·帮助患者利用日常生活进行一些活动 ·在活动的间隙，适当设置适宜的休息时间 ·与进行康复训练的工作人员合作，帮助患者进行康复训练	●建议去茶室、餐厅就餐，建议去厕所排泄，利用日常生活来扩大活动的范围 ●观察哪些功能降低了，应与其他工作人员共享信息以进行更为有效的康复训练

相关项目

想要了解更详细的内容，请参照以下项目。

"跌倒与摔落"（P520）：确认是不是由发热造成的倦怠感，体力消耗以及肌力下降程度如何。

"进食吞咽障碍"（P412）：了解与疾病以及年龄增长相关的进食吞咽障碍的病因以及影响因素，有助于预防误咽。

"排便障碍"（P487）：弄清楚是食物以及水分摄入不足所致的便秘，还是抗菌药的副作用所致的腹泻。

"排尿障碍"（P468）：确认是否受到发热以及水分摄入不足的影响。

"水肿"（P454）：弄清楚是低蛋白血症引起的水肿还是补液平衡失调引起的水肿。

慢性阻塞性肺疾病

进藤千代彦

疾病图谱

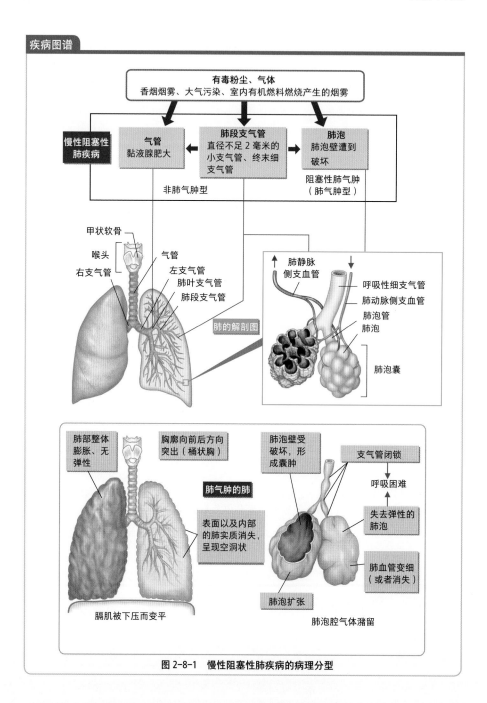

图 2-8-1　慢性阻塞性肺疾病的病理分型

病理生理

慢性阻塞性肺疾病是包括肺气肿与支气管炎，以阻塞性换气障碍为特征的病理改变性疾病的总称（图 2-8-1）。

慢性阻塞性肺疾病（chronic obstructive pulmonary disease，COPD），简称慢阻肺，是因吸入香烟、有毒物质以及有害气体等造成的气道（主要是末梢支气管）、肺泡壁、肺血管受损害的一种进展性病变。本病的肺功能呈现慢性阻塞样改变，好发于老年人。

病理学：慢性阻塞性肺疾病可见气管分泌腺肥大、分泌过多（慢性支气管炎）和肺部气肿性变化（肺气肿）。尽管肺气肿和慢性支气管炎患病比例有差异，但有时候可见两种病变同时存在。

肺气肿：一种肺泡遭到破坏导致原本大如网球场的肺泡总面积小如羽毛球场，甚至小到乒乓球台的状态。在病理学上被定义为"从支气管向末梢肺泡的异常扩展"。因为肺泡受到破坏，吸入氧气和排出二氧化碳变得非常困难。

慢性支气管炎：主要是因为气管壁受损，气道内分泌物增多导致的气道狭窄而使呼吸变得困难。这种状态被定义为"在 1 年之内至少有 3 个月以上或者连续 2 年以上咳嗽、咳痰，即可确诊为慢性支气管炎"。但是，支气管扩张可排除在外。

慢性阻塞性肺疾病患者往往伴随并发症：全身性感染、营养障碍、骨骼肌功能障碍、心血管疾病、骨质疏松症、抑郁症等，需要同时对这些疾病进行评估与治疗。

病因及影响因素

慢性阻塞性肺疾病的主要病因被认为是长期吸烟，但也有报告是大气污染等环境因素以及患者个人因素所致。若暴露在这些危险因素下，末梢支气管很容易发生炎症。若这种暴露呈长期化，炎症会慢性化，导致气管黏膜纤维化以及气管狭窄，进而使肺泡遭到破坏，导致肺的弹性收缩力降低，出现不可逆改变。长期从事暴露在粉尘环境下的职业是罹患本病的原因之一。

流行病学及预后

慢性阻塞性肺疾病多见于长期吸烟的中老年患者。在日本 2011 年度，慢性阻塞性肺疾病的粗死亡率为每 10 万人口中超过 13 人，因该病造成的总死亡人数近年来有增加的趋势。根据 2001 年世界卫生组织的调查，慢性阻塞性肺疾病占到了死亡总数的 3.8%～4.9%。今后可以预测到，受老龄化以及高吸烟率国家的影响，世界范围内慢性阻塞性肺疾病患者的数量还会增加。

只要肺泡和支气管发生病变，就会表现为呼吸系统慢性阻塞性障碍。所以，即使疾病症状较轻，只要不严格戒烟，阻塞性障碍就会继续发展，将来就会因为出现行动受限制而影响生活。

哮喘并发慢性阻塞性肺疾病称为哮喘 – 慢阻肺重叠综合征（asthma COPD overlap syndrome，ACOS），比无哮喘的慢性阻塞性肺疾病预后差。

症　状

患者主诉慢性咳嗽、咳痰和呼吸困难等，且呼吸困难还在不断加重。晨起就会咳嗽和咳痰，病情进一步发展会出现呼吸困难等症状，但容易因为上了年纪或感冒被忽略。随着病情缓慢进展，劳作时会出现呼吸困难逐渐加重。

若要掌握卧床休息时或者劳作时的呼吸困难程度，可以使用 MRC 问卷的修订版（mMRC）（表 2-8-1）以及修订版 Borg 评分量表（表 2-8-2）进行评估。

表 2-8-1　MRC 问卷的修订版（mMRC）（评估呼吸困难的问卷）

级别	请在符合症状的项目后方框中画√（只能选 1 项）	
0	只在剧烈运动时出现呼吸困难	☐
1	在平坦的道路上快步行走或者走平缓的上坡路，有时出现呼吸困难	☐
2	因为呼吸困难，有时即使走在平坦的道路上也比同龄人慢；有时即使按照自己的节奏走平坦的道路，也会因为呼吸困难而走走停停	☐
3	在平坦的道路走 100 米或者走几分钟就会因为呼吸困难要休息一下	☐
4	连换衣服时都出现呼吸困难	☐

注：呼吸康复训练保险适用于旧的 MRC2 级以上，相当于上述的 eMRC1 级以上。
［日本呼吸器学会 COPD ガイドライン第 4 版作成委員会編：COPD（慢性閉塞性肺疾患）診断と治療のためのガイドライン第 4 版，p.33，日本呼吸器学会，2013］

表 2-8-2 修订版 Borg 评分量表

评分	程度
0	无
0.5	非常弱
1	相当弱
2	弱
3	—
4	稍强
5	强
6	—
7	相当强
8	—
9	—
10	非常强

诊断与检查

诊断的常规检查包括既往史、影像学检查和肺功能检查等，但是不包括支气管哮喘、肺尘埃沉着病和肺结核等其他肺部疾病。

肺气肿的特征性检查有胸部 X 线检查，可见肺过度膨胀和肺纹理减少。慢性支气管炎的胸部 X 线检查则可见支气管系统的阴影显著增强和周边肺纹理显著增强。

高分辨率的 CT 检查可用于诊断肺气肿，并用来明确肺气肿病变的大小和面积，判断肺气肿的程度。

检 查

在呼吸功能检查中，若一秒率未满 70%，即可以判定为慢性阻塞性肺疾病。

在呼吸功能检查中，若一秒率（$FEV_1\%$ = 第 1 秒最大呼气容积 / 用力肺活量）未满 70% 的话，就可以诊断为慢性阻塞性肺疾病。吸入支气管扩张剂前后比较，若第 1 秒用力呼气量增加 200 毫升以上的话，则可能患有哮喘。

可利用第 1 秒用力呼气容积（FEV_1）占预计值的百分比来进行疾病分期。Ⅰ期（轻度的气流阻塞）FEV_1 占预计值的百分比为 80% 以上；Ⅱ期（中度的气流阻塞）FEV_1 占预计值的百分比为 50%～80%；Ⅲ期（重度的气流阻塞）FEV_1 占预计值的百分比在 30%～50%；Ⅳ期（极重度的气流阻塞）FEV$_1$ 占预计值的百分比在 30% 以下，且存在慢性呼吸功能不全。

采动脉血做动脉血气分析检查，诊断慢性阻塞性肺疾病的标准为动脉血氧分压（PaO$_2$）在 80 mmHg 以上，动脉血二氧化碳分压（PaCO$_2$）在（40±5）mmHg 以上。PaCO$_2$ 在 60 mmHg 以下预示呼吸功能不全，此时的患者应被列为吸氧对象。

常见并发症

多数慢性阻塞性肺疾病患者有吸烟史，因此大概率的常见并发症有缺血性心脏病、肺癌、消化性溃疡和胃食管反流等。

注意呼吸道感染、气胸、肺栓塞和心力衰竭等发生。

治　疗

治疗原则

在整个病程（所有病期）中都劝说患者戒烟和接种流行性感冒疫苗。戒烟可以延缓慢性阻塞性肺疾病的进展，而接种流行性感冒疫苗则可以避免疾病因感冒而出现急性恶化。

针对 65 岁以上的慢性阻塞性肺疾病患者以及未满 65 岁且 FEV$_1$ 占预计值百分比小于 40% 的慢性阻塞性肺疾病患者，劝说其接种流行性感冒疫苗。

稳定期的患者要以药物治疗为主，改善患者的生活质量。在Ⅰ期，若患者有症状要使用短期速效型支气管扩张剂；在Ⅱ期，进行呼吸康复训练并定期使用长效型支气管扩张剂（单剂型或多剂型）；在Ⅲ期以后出现反复恶化时，追加使用吸入性甾体类药物；在Ⅳ期出现呼吸功能不全症状时，考虑使用长期吸氧疗法、非手术性正压通气疗法和外科手术疗法等。在不同病期，可以分阶段推荐追加用药。慢性阻塞性肺疾病急性恶化期，呼吸功能会进一步恶化，并且预后通常不理想，因此要充分注意疾病管理。

药物治疗

药物治疗可以使用抗胆碱能药和 β2 肾上腺素受体阻滞剂等支气管扩张药，以及促进排痰药等。

忌烟，回避有害气体

尼古丁透皮贴片，为香烟替代品，10 平方厘米 /20 平方厘米 /30 平方厘米一片，

1 日 1 次，每次贴 1 片。

接种流行性感冒疫苗

流行性感冒疫苗注射液，为灭活疫苗，1 次 0.5 毫升，每年冬季前皮下注射 1 次。

支气管扩张剂，可使用以下其中的一种

氧托溴铵喷雾剂，为抗胆碱能药，100 微克，每次喷 2 下，每下喷 0.1 毫克，1 日 3 次。

噻托溴铵粉吸入剂，为抗胆碱能药，18 微克，1 次 1 粒，1 日吸入 1 次。

表 2-8-3　慢性阻塞性肺疾病的主要治疗药物

分类	通用名	药效和作用机制	主要副作用
香烟替代品	尼古丁	经皮吸收烟草中所包含的尼古丁以减轻戒烟时出现的不适症状	过敏性症状、皮肤症状、神经精神症状等
灭活疫苗	流行性感冒疫苗	减轻慢性阻塞性肺疾病急性恶化的频率，即使恶化了，程度也会有所减轻	休克、过敏性症状、急性播散性脑脊髓炎等
	肺炎链球菌疫苗		
抗胆碱能药	氧托溴铵	通过对气道平滑肌的松弛作用来改善肺部过度膨胀，减轻运动时出现的呼吸困难	休克、过敏性症状、重症肠炎等
	噻托溴铵		心力衰竭、房颤、心动过速
β₂肾上腺素受体阻滞剂	沙美特罗替卡松	药效持续时间比吸入性 β₂受体阻滞剂更长，但起效的时间也慢	重度低钾血症、休克、过敏性症状等
	妥洛特罗		过敏性症状、重度低钾血症、过敏症等
茶碱类药物	茶碱	除了对气道平滑肌的松弛作用以外，小剂量使用，可期待具有消炎作用	痉挛、意识障碍、急性脑病等
促进排痰药	盐酸溴己新	促进气道分泌	胃部不适、肝功能不全、过敏反应、胸闷、呼吸困难
	乙酰半胱氨酸	溶解气道黏液	支气管阻塞、过敏症、药疹、血痰等
	羧甲司坦	稀化气道黏液	肝损伤、食欲减退、药疹等

外科治疗

在Ⅳ期，对患有双肺上叶局限性肺气肿的慢性阻塞性肺疾病患者，可以探讨使用肺减容术（LVRS）。

患者教育

让患者理解戒烟以及接种流行性感冒疫苗的重要性。在日常生活中劝告患者坚持适度运动，注意营养状态。在努力预防感冒以及过劳的同时，早期发现急性恶化的先兆，及时进行治疗。

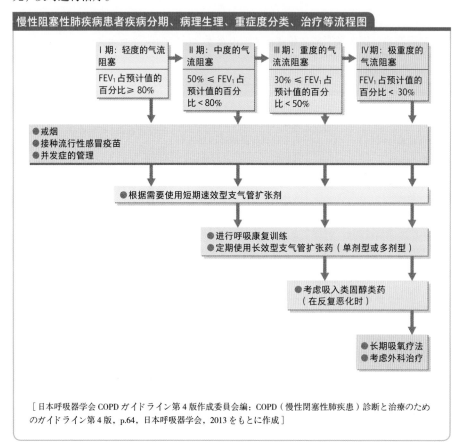

慢性阻塞性肺疾病患者疾病分期、病理生理、重症度分类、治疗等流程图

I期：轻度的气流阻塞	II期：中度的气流阻塞	III期：重度的气流流阻塞	IV期：极重度的气流阻塞
FEV_1占预计值的百分比 ≥ 80%	50% ≤ FEV_1占预计值的百分比 < 80%	30% ≤ FEV_1占预计值的百分比 < 50%	FEV_1占预计值的百分比 < 30%

● 戒烟
● 接种流行性感冒疫苗
● 并发症的管理

● 根据需要使用短期速效型支气管扩张剂

● 进行呼吸康复训练
● 定期使用长效型支气管扩张药（单剂型或多剂型）

● 考虑吸入类固醇类药（在反复恶化时）

● 长期吸氧疗法
● 考虑外科治疗

［日本呼吸器学会COPDガイドライン第4版作成委員会編：COPD（慢性閉塞性肺疾患）診断と治療のためのガイドライン第4版，p.64，日本呼吸器学会，2013をもとに作成］

慢性阻塞性肺疾病老年患者的护理程序

长谷佳子

护理要点

患有慢性阻塞性肺疾病的老年患者，因为有呼吸功能障碍，活动、休息、进餐、排泄、清洁等日常生活活动都会受到影响。不仅在劳作时，即便是在安静休息时也会出现呼吸困难，因此还影响与他人的交流。日常生活活动范围缩小会导致全身功能低下，进而加重和恶化呼吸困难。为了避免恶性循环，重要的是要给予患者日常生活援助，同时预防症状出现急剧恶化。

※ 慢性阻塞性肺疾病患者日常生活的护理要点。

1. 对患者进行援助，使其在采用舒适的呼吸法的同时能够按照自己的节奏进行日常生活活动。

2. 调整营养状态，保持活动与休息的平衡，以维持患者的体力和能量。

3. 早期发现疾病急剧恶化的先兆症状，尽早进行处置。

4. 给患者机会表达其心情和意向。

因呼吸困难和生理老化而出现生活功能障碍，患者往往能感觉和体验到自己的生活功能在丧失，如"以前还能干的，现在都干不了啦"等。在给予患者日常生活活动援助的同时，还要了解患者对疾病、衰老、工作以及家庭角色变化的接受方式等。与患者分担苦恼的同时，帮助患者解除忧虑。给予患者日常生活援助，使之不因日常生活而出现呼吸困难，燃起患者参加活动的欲望，促进患者参加活动。

各病期相应的长期护理要点

Ⅰ期　为了戒烟、预防感染、减轻症状，应帮助患者有效地使用药物。

Ⅱ期　为了改善呼吸困难以及呼吸困难对日常生活造成的影响，减轻出现的症状，避免症状急剧恶化和患者出现不安、抑郁等，从呼吸康复训练的角度援助患者的日常生活活动。

Ⅲ期　依据症状给日常生活功能带来的影响程度以及药物疗法等治疗方案的改变，在尊重患者应对疾病处理方法的同时，修正和变更援助内容和援助方法。

Ⅳ期　重要的是，早期发现症状急剧恶化的先兆，并尽早应对。要以住院以及居家氧疗为契机，与患者及其家属商谈终末期治疗的意向。

Step1 护理评估　Step2 明确护理焦点　Step3 护理计划　Step4 护理实践

收集与分析资料	
主要资料	分析要点
疾病相关资料　现病史与既往史 ·因急剧恶化而住院以及过敏等既往史	□以往是否有过因症状急剧恶化而住院治疗的情况；频率如何 □是否因有害物质（香烟烟雾、粉尘等）导致病情恶化 □是否有药物、食品和用物等所致的过敏症状
先兆症状、体征	□是否有慢性咳嗽、咳痰、哮喘、抑郁和不安等症状 □是否有呼吸音减弱、异常呼吸音、桶状胸、辅助呼吸肌肥厚、胡佛征、发绀、杵状指、颈静脉怒张、肝大、下肢水肿等体征
检查 ·呼吸功能、肺动脉血氧饱和度、动脉血氧分压、X 线检查、心电图、心动超声、血液检测	□疾病分期，是否并发慢性呼吸衰竭或者右心功能衰竭 □是否有急剧恶化的先兆症状（呼吸困难加重、浓痰增加、痰量增加、上呼吸道感染、发热、哮喘加重、咳嗽加重，呼吸频率或心率加快）
治疗 ·药物疗法（口服药、吸入剂） ·饮食疗法 ·运动疗法 ·戒烟 ·接种疫苗 ·呼吸康复训练的健康教育	□吸入剂（支气管扩张剂、肾上腺皮质激素）是否按其适应证、用法和用量使用 □有无漏服药的情况 □进餐情况（能量、蛋白质、限盐等）如何 □呼吸训练、放松训练、胸廓可动区域呼吸、日常生活活动功能训练、运动处方的内容等情况如何 □从什么时候开始戒烟的，是否有复吸 □是否接种了流行性感冒疫苗以及肺炎链球菌疫苗 □是否接受过呼吸康复训练的健康教育 □身体状况不佳时使用什么处置方法
生理因素　呼吸状态 ·呼吸次数、心率、呼吸音、动脉血氧饱和度、呼吸系统症状	□咳嗽、咳痰和劳作导致呼吸困难带来的痛苦程度 □呼吸困难严重程度、呼吸类型以及处置方法 □横膈的呼吸可动区域是否缩小 □进行日常生活活动时是否出现血氧饱和度降低，夜间睡眠时血氧饱和度是否降低
运动功能 ·运动耐力 ·治疗效果	□呼吸困难的主诉与血氧饱和度的客观指标之间差距是多少 □按自我节奏能步行多长距离，最低血氧饱和度值和最大心率是多少 □药物疗法、呼吸康复训练和氧疗等治疗效果如何

续表

	主要资料	分析要点
心理和精神因素	健康观、意向、自知力	□对日常生活活动、娱乐活动等是否有欲望
	心情、情绪、耐力	□由于慢性阻塞性肺疾病是逐渐进展恶化的疾病，身体状况每天都会不同，要了解患者是否有痛苦而得不到他人理解等情况 □是否有易发怒、心情不佳和悲观失望等表现
社会文化因素	角色与关系	□哪些是能够承担自我角色的活动
	工作、家务、学习、娱乐、社会参与 ·与他人的交往减少	□是否因为职业（工作环境）而不得不长期吸入烟尘 □是否有感到喜悦和快乐的活动 □与以前比较，与家人以及亲友之间的交流是否减少
活动	觉醒 ·高碳酸血症 ·失眠	□睡眠以及觉醒的规律是否发生了变化 □高碳酸血症是否加重 □是否因失眠及疲劳感导致清醒度降低
	活动的欲望 ·劳力性呼吸困难	□劳作时的呼吸困难程度［使用 MRC 问卷的修订版（mMRC）（表 2-8-1）和修订版 Borg 评分量表（表 2-8-2）等评价］，劳作后的疲劳感如何 □有无因某种活动导致呼吸困难加重，使患者感到不安以及恐惧 □氧疗的患者，是否因吸氧机、吸氧软管感到拘束以及不自由
	个人史 ·从活动中发现意义	□患者是否因为疾病、新的治疗、症状恶化和高龄造成身体功能衰弱而自觉改变和中断以前的活动 □在带病继续进行以往的活动时，患者感知到何种意义
休息	睡眠 ·睡眠障碍 ·夜间低氧血症	□是否有因咳嗽、咳痰和夜间低氧血症等导致睡眠浅、睡眠时间减少等 □寝具材质、卫生管理状况等如何；有无变应原
	休息与放松	□当身体不适以及感到疲劳时，能否得到休息 □是否有一些使身心放松的习惯性活动 □与他人的关系以及现场的气氛是否妨碍身心休息
饮食	进餐的准备	□使用食材、餐具和烹饪用具等是否有困难 □是否因为氧疗而被限制用火

续表

	主要资料	分析要点
饮食	食欲、进餐行为、咀嚼与吞咽功能 ・嗜好与喜好 ・消化功能 ・进餐所花时间	□是否因呼吸困难导致食欲降低 □是否因低氧血症的影响导致并发消化性溃疡 □饮食的内容是否符合患者的胃口 □是否因饮食导致腹部胀满以及便秘 □是否因食谱内容以及食物形态造成患者在咀嚼以及吞咽时感到呼吸困难，且难以下咽
	营养状态 ・饮食摄取量，辅助营养品的使用 ・营养障碍 ・水肿	□饮食摄取量是否减少 □是否有因能量代谢亢进及进餐摄取量降低导致的营养不良；是否因营养不良而导致呼吸肌力下降和免疫力降低 □是否想办法摄取必要的营养 □体重是否急剧减少或急剧增加 □患者的 BMI、实际体重与理想体重之比是多少
排泄	排泄动作 ・劳力性呼吸困难	□从厕所往住所或寝室移动，是否感到困难 □在进行排泄动作时，特别是排泄困难时，呼吸困难是否加剧，是否出现低氧症状
	尿和便的性状 ・便秘 ・液体潴留 ・排尿困难	□是否有因排便困难、腹胀而妨碍呼吸运动，进而加重呼吸困难的情况 □下肢是否水肿；尿量是否减少 □是否因抗胆碱能药的副作用而导致排尿困难
清洁	清洁 ・洗浴、口腔护理、更衣 ・劳力性呼吸困难	□洗浴、洗脸和更衣时，呼吸状态以及体位如何 □洗浴、洗脸和更衣时，是否伴随劳力性呼吸困难，程度如何 □服装的样式（前开襟、外披式）是否发生改变 □在洗浴、洗脸和更衣时，是否有使呼吸困难加重的行为方式（动作、速度等） □在浴室以及洗漱间是否备有可以坐下休息的椅子
	修饰	□是否感到无力修饰而加以放弃
人际沟通	方式	□呼吸困难、咳嗽与排痰等症状是否影响患者与他人的沟通；是否出现"敬而远之，退避三舍"的情况
	对象 ・孤独感	□与亲人一起度过一段时光的机会是否减少了 □进行吸氧疗法的患者，是否有觉得让别人看见自己挂着氧气袋就太惨了，进而回避与他人见面的情况

续表

主要资料		分析要点
人际沟通	内容 ·心情抑郁	□患者是否诉说疾病进展使日常生活越来越不便，并由此产生担心与不安 □患者是否觉得干什么都提不起精神来；是否感觉不到兴趣与喜悦；是否觉得自己一文不值
	目的 ·孤独感	□患者是否想通过与社会以及与他人的交往来证明自己的存在价值

评估要点（病理生理与生活功能思维导图指南）

对处于慢性阻塞性肺疾病Ⅲ期和Ⅳ期的患者，不管呼吸困难程度如何，护士只要通过援助使患者能够舒适呼吸，按患者自己的节奏进行日常生活，就能使其呼吸困难得到缓解，使其活动领域得到扩大。以此为契机，护理重点是关注患者自尊心的保持，以使患者能够获得活动的欲望、喜悦和快乐，能够维持身体功能，从而得到自身快感。另外，求得活动与休息的平衡来保持体力，这也是为预防疾病恶化和扩大活动领域的护理焦点。

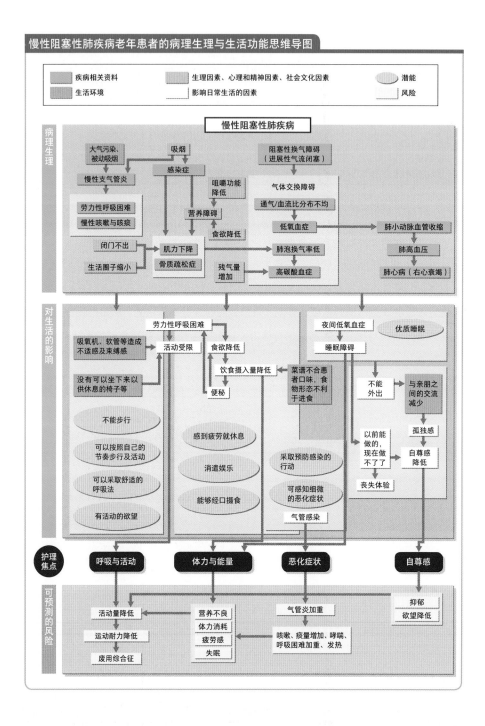

慢性阻塞性肺疾病老年患者的病理生理与生活功能思维导图

Step1 护理评估 〉 Step2 明确护理焦点 〉 Step3 护理计划 〉 Step4 护理实践 〉
明确护理焦点
#1　采取舒适的呼吸疗法来维持以往的节奏，并能够维持生活自理
#2　通过有效进餐、优质睡眠和获得足够休息等，患者的体力及能量得到恢复
#3　及早发现恶化症状能够早期接受治疗，有可能预防病情恶化
#4　患者向他人诉说病情以及衰老等话题，能够在生活的同时保持自尊

Step1 护理评估 〉 Step2 明确护理焦点 〉 Step3 护理计划 〉 Step4 护理实践 〉

1　护理焦点	护理目标
采取舒适的呼吸疗法来维持以往的节奏，并能够维持生活自理	劳力性呼吸困难得到缓解 不出现低氧临床表现 生活自理能力能够得到维持
实施	**依据**
1. 尝试可以舒适活动的呼吸方法 **（1）缩唇呼吸法的训练** ·坐在椅子上采取放松的姿势 ·用鼻吸气，缩唇经口将气体呼出 ·将手贴在胸部和腹部（肋骨下缘），确认吸气后腹部隆起，呼气后腹部凹陷 ·从"一天数次，一次 5 分钟"开始练习 **（2）进行吸气和呼气的节律练习** ·使用约吸气时的 2 倍时间将气体呼出 ·在脑子里打节拍，呼气后停一停再吸气	●通过缩唇呼吸法使气道呈正压，延长呼气时间，起到易于换气的作用，从而减轻呼吸困难 ●依据肺气肿病变的程度，横膈活动会受到限制，导致换气效率降低；通过采用缩唇呼吸法可以在活动时维持换气，能够在呼吸困难加重时进行相应的处置以及做相应的放松训练活动 ●气道闭塞导致呼吸变得困难，通过有意识地延长呼气的时间提高气道内压，可以使换气变得容易；当因气道病变影响腹式呼吸时，请患者有意识地放慢呼吸
2. 步行和移动时的舒适呼吸方法 ·配合着步行的节拍，数"1、2、3、4"呼气，数"5、6"用鼻子吸气（图 2-8-2） ·配合站起来做呼吸运动	●通过将步行速度保持在慢节奏以及在步行或动作的间歇调整姿势，采用缩唇呼吸法，避免劳作后的低氧状态以及呼吸困难

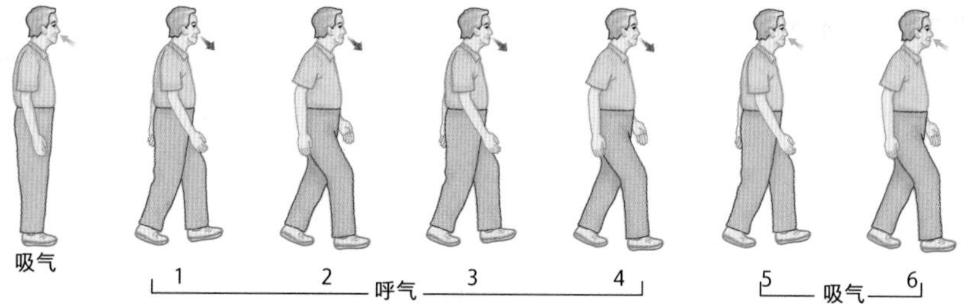

吸气　1　2　呼气　3　4　5　吸气　6

步行时，使呼吸与步行节律合拍

图 2-8-2　步行时的呼吸方法

实施	依据
·一边呼气一边上楼梯，停下来后再吸气 ·呼吸困难严重时要停下来，用手扶住扶手等物体，用缩唇呼吸法调整气息 ·提行李时，一边呼气一边拎起	
3. 急性呼吸困难的控制 * **（1）心慌气短（急性呼吸困难）时的姿势** ·坐在椅子上，用胳膊支撑着身体，然后身体前倾 ·没有椅子时，要盘起胳膊放在额前，将身体靠向墙壁，进而使腹部、胸部、腭部的肌肉放松 * 急性呼吸困难的控制：当发生急性呼吸困难时，自己控制呼吸的方法见图 2-8-3	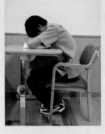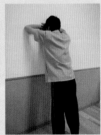 　　a. 使用椅子时　　　b. 没有椅子时 **图 2-8-3　急性呼吸困难的控制**
（2）急性呼吸困难时的呼吸方法 ·尽最大限度经鼻或口吸入气体，再从口中呼出 ·逐渐延长呼出气体的时间 ·进行 15 分钟左右，恢复到缩唇呼吸法	●发生急性呼吸困难时，患者有时会感到不安和恐惧，且无法控制自己，为使患者能够集中精力呼吸，护士要以沉着的态度迅速诱导患者采取正确姿势以及进行呼吸疗法
4. 进行洗浴介护以此保持胸廓弹性和避免消耗体力 **（1）洗浴前的准备** ·在浴室或者更衣室准备一把靠背椅 ·加热，调整好室温	●冷空气有时候会诱发咳嗽，加重呼吸困难
（2）洗浴介护 ·患者坐在椅子上脱衣，处于前倾姿势或者在脱下上衣等动作之际，一边呼气一边进行；当动作完成后，马上调整姿势，以缩唇呼吸法来调整呼吸状态 ·患者按照自己的节奏清洗身体；在洗发、洗背、洗脚时容易处于低氧状态以及发生呼吸困难，护士应一边观察患者的呼吸状态，一边进行介护 ·在洗澡时，一边洗一边呼气，不要憋气 ·患者从浴室出来，要马上擦干身上的水，根据患者的呼吸状态及疲劳程度帮助其穿衣	●前屈姿势会导致呼吸不畅，腹压增高，进而抑制呼吸运动；另外，上肢举起的运动也因为限制了辅助呼吸肌的使用导致换气效率降低；还有，上肢的反复动作会增加疲劳，容易产生低氧状态加重呼吸困难 ●疾病容易造成胸廓弹性降低，可动区域缩小，所以，作为生活行为的一环，为了保持与呼吸运动有关的肌肉的柔软性和关节的灵活性，有必要进行一些回旋、侧屈肩部及躯干的动作 ●若患者精力集中于洗澡、用热水或冷水刺激并清洗身体等，会使患者在无意识中憋气，易于陷入低氧状态 ●洗浴是非常消耗体力的日常生活行为之一，帮助患者在短时间内完成，除了可避免过于劳累，还可避免身体着凉

实施	依据
5. 引入散步来扩大活动范围 ·走路的速度控制在以可维持呼吸节律为宜 ·劝导患者每周散步 3～4 次，一次 20 分钟左右 ·在计划室外活动时，要考虑季节、天气以及气温等情况 ·加入一些老年患者感到快乐以及喜好的活动，如欣赏应季的花草、和家人以及亲朋好友一起散步等	●走路是运动疗法之一，患者自己思考活动的意义，并将走路纳入日常生活中，可以使散步更容易持续下去
6. 诱发活动的欲望，提高参加活动的兴趣 ·若患者受疾病以及治疗的影响，不得不停止或者放弃以往的活动，护士应在患者状况较好时或者有兴致时，不失时机地鼓励患者参加活动 ·即使是在家进行氧疗，也要告诉患者可以进行无火烹饪、洗浴、散步、外出和旅行等，并与患者共同制定具体的活动方法	●当从急性加重期过渡到恢复期，患者从急性呼吸困难的体验过渡到家庭氧疗之后，有的患者为了避免呼吸困难而缩小活动圈子，降低活动的欲望。因此，在掌握患者身体健康状况的同时，为其提供参加日常生活活动的机会也是呼吸康复训练的内容之一

2　护理焦点	护理目标
通过有效进餐、优质睡眠和获得足够休息等，患者的体力及能量得到恢复	能够维持适当的体重 无持续性疲劳感 通过睡眠和休息能够恢复体力

实施	依据
1. 在进餐上下功夫使患者能够高效地摄取营养 ·提供适合患者胃口的餐饮 ·将坚果类及乳制品等量少而营养价值高的食品纳入餐饮以及零食中 ·将油炸食品、炒菜类纳入菜单中 ·食用蛋黄酱、奶油等 ·菜品要做到量少而精、丰富多彩，以增强患者的食欲	●由于疾病导致呼吸量加大，促使能量代谢增强，有必要通过摄入高能量、高蛋白质、高脂肪、高维生素的膳食，尽可能预防衰弱和呼吸肌以及骨骼肌的萎缩等
·在进餐中，若患者出现呼吸困难加重或者低氧状态，可督促患者将进餐放慢，如将食物放入口中的速度减慢或在咀嚼吞咽的间隙调整呼吸	●陷入低氧状态可能会引起胃肠功能低下
·尽量避免食用坚硬、很烫、水分少的食品 ·不要让患者过多地摄入芋头和豆类等	●坚硬、很烫、水分少的食品等会增加咀嚼次数及憋气机会，容易发生呼吸困难与疲劳感，并使食欲下降 ●芋头和豆类等食物会产生气体，导致腹部胀满，有时候加重呼吸困难

续表

实施	依据
2. 调整活动与休息的平衡 ·感到疲劳的时候，不要拘泥于日常时间安排，可以卧床午休，增加休息时间 ·在节假日以及参与新娱乐活动时，活动量比平时大得多，应学会抽空休息，避免与洗浴等负荷量大的日常生活活动重叠 ·掌握痰多的时间段，在就寝前以及餐后数小时促进排痰 ·当仰卧位发生呼吸困难时，在背后塞入薄抱枕，让床处于稍稍摇起的状态 3. 放松活动（1日1～3次，1次10～15分钟） **（1）减轻辅助呼吸肌的疲劳（肩颈保健操，图2-8-4）** ·坐在椅子上全身放松，一边吸气一边耸肩（a）。一边呼气一边放下肩膀，全身放松（b） ·坐在椅子上，肘关节弯曲，一边吸气一边将肘部向前方抬起，然后转动肩膀使肘部呈弧形（c）。一边呼气一边将肘部转向后方，并放下（d） ·坐在椅子上放松，吸气，将头向下，接着一边呼气一边转头目视侧面，动作停止时吸气，然后一边呼气一边转过头来注视另一侧	●一方面督促患者扩大活动范围；另一方面避免体力消耗以及持续性疲劳感，需要结合患者自身状况，调整日程安排以得到有效的休息 ●咳嗽和排痰等容易导致能量消耗过多，通过有效排痰来确保高质量睡眠以及充分的休息时间 ●将上半身稍稍抬起的体位会使横膈容易活动，且容易呼吸 ●随着疾病的进展，使用肩颈辅助呼吸肌进行呼吸会使肌肉处于紧张状态，通过这些保健操求得肌肉放松。开始时，进行保健操和体操的时间以及频率要少一点，以使患者能够亲身感受到活动身体时的舒畅，重要的是要创造一个欢乐的气氛

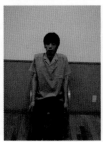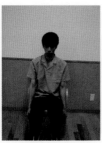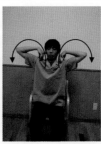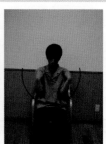

a. 坐在椅子上全身放松，一边吸气一边耸肩 | b. 一边呼气一边放下肩膀，全身放松 | c. 坐在椅子上，肘关节弯曲，一边吸气一边将肘部向前方抬起，然后转动肩膀使肘部呈弧形 | d. 一边呼气一边将肘部转向后方，并放下

图 2-8-4 肩颈保健操

续表

实施	依据
（2）提高胸廓活动量的体操（图 2-8-5） ·坐在椅子上吸气，上半身一边向前倾一边呼气，动作停止后再吸气，一边慢慢地向后复位一边慢慢地呼气，最后抬起头来 ·坐在椅子上双手握住毛巾，一边吸气一边将双臂举起（a） ·一边呼气一边将躯干向侧面倾斜，一边复位挺直身体一边吸气，一边呼气一边将身体向着另一侧倾斜（b） ·坐在椅子上双手握住毛巾，一边吸气一边将双臂抬起，一边呼气一边将躯干向侧面转动，动作停止后再吸气，一边呼气一边将身体向另一侧转动（c）	●胸廓肌以及关节的柔软性降低会加重呼吸困难；通过改善胸廓的活动幅度和柔软性可减轻呼吸工作量

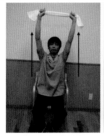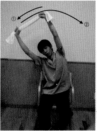

a. 坐在椅子上双手握住毛巾，一边吸气一边将双臂举起

b. ①一边呼气一边将躯干向侧面倾斜；②一边复位挺直上半身一边吸气，一边呼气一边将上半身向着另一侧倾斜

c. 双手握住毛巾，一边吸气一边将双臂抬起；①一边呼气一边将躯干向侧面转动；②动作停止后再吸气；一边呼气一边将身体向另一侧转动

图 2-8-5　提高胸廓活动量的体操

4. 基于患者价值观的合理运用和节约能量 ·让患者进行自己认为有价值的活动，对于非此类场合的活动，可在护理人员的介护下进行，以做到有张有弛	●由于患者缺乏体力、能量储备，有必要优先划拨患者自认为重要的活动所需的能量，以使患者在患病与衰弱等情况下有质量地生活

3 护理焦点	护理目标
及早发现任何恶化症状能够早期接受治疗，有可能预防病情恶化	患者能发现急性恶化造成的细微变化以及日常生活行为方式的变化 若有病情恶化的征兆，患者能够尽早就医治疗

实施	依据
1. 早期发现疾病恶化的征兆 ·平时指导患者注意病情急剧恶化的征兆，使患者能够早期发现症状以及身体状况变化 ·在疾病恶化前，即使没有发现患者明显急剧恶化症状，也能察觉到其与平常不同的表现，要以生活节律的细微变化等信息为契机，详细了解患者的身体状态	●患有慢性呼吸系统疾病的老年患者，往往在日常生活中带着症状生活，同时由于身体功能逐渐降低，有时难以及时明确察觉到急剧恶化的征兆。另外，在未发现典型症状的情况下容易忽略恶化的征兆
2. 预防感染 ·外出回来要洗手、漱口 ·进餐和吸入药物之后，进行口腔清洁护理 ·冬季暴发流行性感冒时，出门要佩戴口罩	●口腔污染容易成为气道感染的原因 ●通过飞沫传播，人容易患流行性感冒
3. 早期接受治疗 ·若有感染的症状，出现呼吸器官的症状恶化，及时去医院就诊	●在症状急剧恶化时，若能早期治疗，有可能将气管的炎症控制在最小限度

4 护理焦点	护理目标
患者向他人诉说病情以及衰老等话题，能够在生活的同时保持自尊	患者有这样的言行，希望自己的苦恼及悲伤情绪能得到他人的理解 患者保有参加活动的欲望 患者珍惜参加活动的机会

实施	依据
1. 理解患者的情绪 ·在进行日常生活行为援助之际，即使时间短也要创造机会，促使患者充分表达对疾病以及衰老的看法 ·调整时间以将患者的希望纳入具体生活援助的内容和方法中（以疾病为契机，将中断了的活动纳入到娱乐活动中）	●患有慢性疾病的老年患者，由于疾病进展和高龄造成的生理老化，生活功能丧失导致的体验欲望降低，往往容易引发抑郁 ●患者反复表述疾病与老化的相关话题及低落的心情，护士要对此表示理解，这也可以成为患者关注自身的价值和能力，以及表现自己生活方式的机会

实施	依据
2. 活动欲望降低时的应对 · 不要强劝患者参加活动，耐心地等待，直到患者的心情发生变化，对活动表现出兴趣后再做活动 · 当失眠以及抑郁严重时，要与专科医生探讨是否使用安眠药或抗抑郁药进行治疗	●欲望降低以及抑郁有可能导致患者的活动量降低、运动耐力降低等

相关项目

想更详细地了解，请参照以下项目。

慢性阻塞性肺疾病的相关症状

"心力衰竭"（P240）：是否有呼吸困难、体重增加、尿量减少和下肢水肿等右心衰竭的并发症。

"排便障碍"（P487）：是否因排便障碍（便秘）导致排泄时呼吸困难加重、食欲下降。

"睡眠障碍"（P506）：除咳嗽、咳痰之外，是否还有其他妨碍休息的原因。

慢性阻塞性肺疾病患者的护理

"抑郁"（P578）：对处于欲望降低和抑郁状态的患者，要扩大护理要点。

第 4 章

循环系统疾病

疾病图谱

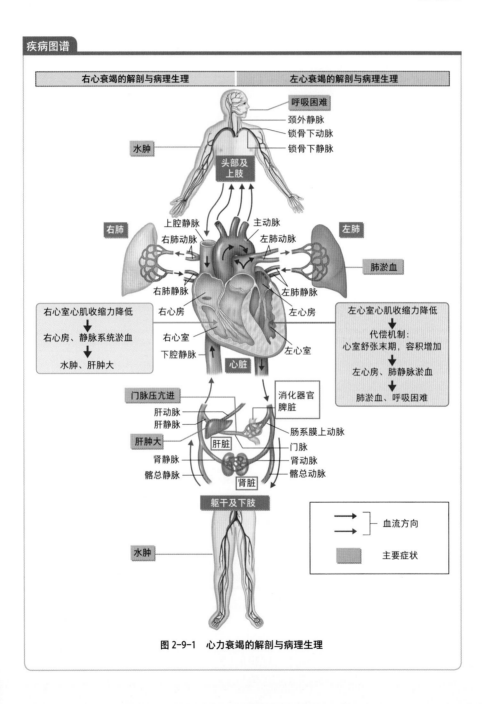

| 右心衰竭的解剖与病理生理 | 左心衰竭的解剖与病理生理 |

呼吸困难
颈外静脉
锁骨下动脉
锁骨下静脉
水肿
头部及上肢

右肺
上腔静脉　主动脉
右肺动脉　左肺动脉
左肺
肺淤血

右肺静脉　左肺静脉

右心室心肌收缩力降低
↓
右心房、静脉系统淤血
↓
水肿、肝肿大

右心房
右心室
下腔静脉
左心房
左心室
心脏

左心室心肌收缩力降低
↓
代偿机制：
心室舒张末期，容积增加
↓
左心房、肺静脉淤血
↓
肺淤血、呼吸困难

门脉压亢进
肝动脉
肝静脉
肝肿大
肝脏

消化器官脾脏
肠系膜上动脉
门脉

肾静脉　肾动脉
髂总静脉　髂总动脉
肾脏

躯干及下肢

水肿

→ 血流方向

主要症状

图2-9-1　心力衰竭的解剖与病理生理

病理生理

心力衰竭是由心脏射血功能受损而使全身有效血容量供给不足所致（图 2-9-1）。

心脏的射血功能主要由以下内容决定，即心脏搏动次数、心脏前负荷、心脏后负荷以及心脏收缩等。这些因素与稳定心搏量密切相关。但是，若多种原因导致持续性心脏负荷过重，出现心肌收缩功能低下，最后会导致心力衰竭。

心力衰竭的发生和发展与神经内分泌因素（肾素 - 血管紧张素系统和交感肾上腺系统）的激活有关。

发病机制：慢性心力衰竭主要是慢性心肌受损导致心脏射血功能降低而发病。心力衰竭可分为左心室功能不全所致的左心衰竭和右心室功能不全所致的右心衰竭。

左心衰竭

左心衰竭是由于左心室射血功能受损，回流至左心室的肺静脉血液停留在肺循环中，导致肺动脉压升高，进而发生肺淤血，严重时会出现肺水肿。由于肺泡不能充分地换气，动脉血二氧化碳分压下降，进而出现呼吸困难。

在 30%～40% 的左心衰竭病例中，左心室收缩的射血分数尚能够保持正常，主要是左心室舒张不全所致的左心衰竭。我们将这种病理改变称为射血分数保留的心力衰竭（heart failure with preserved ejection fraction），要与射血分数降低的心力衰竭（heart failure with reduced ejection fraction）相区别。

右心衰竭

右心衰竭可分为两种：一种是由于左心衰竭继发的右心衰竭；另一种是由肺部疾病造成肺血管阻力增高，最终导致右心室扩张或者右心衰竭（肺心病）。

病因与影响因素

促进或加重老年人心力衰竭的病因有很多种。心脏射血功能受损多由以下诸疾病导致：心肌梗死和冠心病等缺血性心脏病、高血压、心脏瓣膜病、心肌病、心内膜疾病、先天性心脏病、代谢性疾病以及心律失常等。

导致右心衰竭的原因有肺梗死、阻塞性肺疾病、肺血管病变等。这些疾病可能会促进心力衰竭反复发作。

心力衰竭的诱发因素有感染、过劳、贫血、血压控制不良和肺栓塞等。

流行病学与预后

慢性心力衰竭多见于老年人，且预后生命质量较差。老年人因心力衰竭反复发作而多次住院，反复住院不仅仅是心律失常、心肌缺血和感染等病理生理因素所致，还与治疗身体不适和精神压力密切相关。

症　状

左心衰竭的主要临床表现是肺静脉淤血和呼吸困难。右心衰竭的主要临床表现是水肿和颈静脉怒张。

左心衰竭会出现肺静脉淤血所致的呼吸困难，疾病如果进展可见肺水肿，咳粉红色泡沫样痰。患者取仰卧位可导致肺血管内压升高，肺淤血加重。左心衰竭严重时，可见患者安静时呼吸困难，多采取端坐呼吸，这是因为可以通过减少下半身向心脏以及肺的回流血量来降低肺静脉压，降低从心脏流向肺血管的内压来减少肺尖部位的淤血。

右心衰竭是由于体循环中的血液在流向右心时受阻，可见静脉压上升、颈静脉怒张和体重增加、眼睑和四肢水肿等症状。如果病情继续进展，可见肝肿大和全身性水肿。

无论是左心衰竭还是右心衰竭，都是心力衰竭，只是临床表现有所不同。

诊断与检查

患者出现主要症状（呼吸困难、全身疲倦、水肿），可通过胸部 X 线检查和心电图检查确诊。

患者主诉的症状多种多样，如安静或劳作时出现胸闷气短、全身疲倦、食欲减退、心悸、呼吸困难、眩晕、水肿等。

胸部 X 线检查可见心脏阴影扩大和肺血管阴影增大，全肺野呈浅色不透明阴影，有胸腔积液等。

心电图检查可见心动过速、期前收缩、ST–T 段下降、心脏肥大等。

听诊时可听到心脏杂音、奔马律、湿啰音（初期在两肺野下部，进展后可扩至全肺野）。

心力衰竭分级：除美国心脏协会（American Heart Association，AHA）分级法外，还有广泛应用的美国纽约心脏病协会（New York Heart Association，NYHA）心功能分级法。AHA 分级法将心力衰竭风险分为四级，即有心力衰竭风险患者（A 级）、无症状性心力衰竭患者（B 级）、有症状性心力衰竭患者（C 级）和难治性心力衰竭患者（D 级）。

检　查

动脉血氧分压降低，动脉血二氧化碳分压正常或降低。

末梢静脉压在右心衰竭时升高，肺动脉楔压在左心衰竭时升高。

血浆中的脑钠肽（BNP）是反映充血性心力衰竭严重程度的指标，尤其适用于不方便使用仪器检查的居家治疗患者。用脑钠肽指标可了解肺循环淤血程度和淤血过程，并依此进行日常生活指导。

常见并发症

左心衰竭进展时可出现肺循环淤血。

治　疗

治疗原则

治疗的基本原则是去除导致心力衰竭的病因和诱因，去除加重心力衰竭的因素，改善神经内分泌系统，减轻心脏负荷，改善心脏射血功能，以达到提高患者运动耐力和生活质量，并改善预后的目标。

心力衰竭的长期管理需要整体疾病管理计划，需要进行以下生活指导，即每日测量体重（每天清晨排尿后测量）、限制盐的摄入（有症状性心力衰竭患者，盐的摄入量要限制在每日 6 克以下）、按时服药、适当运动、正确洗浴等。组成与此相关的多专业联合团队进行管理。对住院困难而居家治疗的患者，建议请家庭医生诊疗，制订居家护理计划。为此，建立并灵活应用对心力衰竭患者进行管理的诊治与护理协作体制。

治疗心力衰竭的药物有利尿剂、β 受体阻滞剂、洋地黄制剂等，多数药物需要根据病情变化调整用药剂量。因此，需要早期发现加重心力衰竭的因素，精密地调节用药量。

按 AHA 分级诊治的用药原则如下。

A 级：此阶段提示患者将来具有发生心力衰竭的风险因素。这些风险因素包括患有高血压、动脉粥样硬化、糖尿病、肥胖症等。重要的是控制风险因素，在改善生活习惯（如禁烟、适宜运动）的同时，对风险因素进行用药控制，如对高血压和糖尿病等患者使用血管紧张素转化酶抑制剂和血管紧张素Ⅱ受体阻滞剂等进行疾病控制。

B级：此阶段的患者有心脏疾病（心肌梗死病史、左心室肥大、无症状性心脏瓣膜病），虽然心输出量降低，但尚未出现心力衰竭。故应该在A级治疗的基础上，添加血管紧张素Ⅱ受体阻滞剂治疗，对适宜的病例，可使用β受体阻滞剂。

C级：此阶段的患者有心力衰竭既往史或心力衰竭。在A级和B级治疗的基础上，如果没有其他禁忌证，可常规使用血管紧张素转化酶抑制剂、血管紧张素Ⅱ受体阻滞剂和β受体阻滞剂等。对特殊病例，可增用类固醇拮抗剂和洋地黄制剂。如果有水肿，也可给予利尿剂。

D级：此阶段是依靠内科药物治疗无法控制的难治时期。应该在A级、B级、C级治疗的基础上，使用人心房钠尿肽（hANP）、盐酸多巴胺、盐酸多巴酚丁胺、磷酸二酯酶Ⅲ型（PDEⅢ）阻滞剂等进行静脉给药。另外，还可以考虑使用器械辅助治疗，甚至进行心脏移植手术等治疗。更进一步，需要考虑进行临终关怀护理。

药物治疗（表2-9-1）

A级（高血压）使用以下处方药物治疗

马来酸依那普利片，为血管紧张素转化酶抑制剂，每片5毫克，1次0.5～2片，1日1次，早饭后服用。

赖诺普利胶囊，为血管紧张素转化酶抑制剂，每粒10毫克，1次1～2粒，1日1次，早饭后服用。

坎地沙坦酯片，为血管紧张素Ⅱ受体阻滞剂，每片4毫克，1次1～2片，1日1次，早饭后服用。

B级使用以下处方药物治疗

卡维地洛片，为β受体阻滞剂，每片2.5毫克，1次0.5～1片，1日1次，早饭后服用，或1日2次早晚饭后服用。以1～3周为1个疗程，逐渐增加1.25～2.5毫克，有可能的话可以维持在每日10～20毫克。

C级（水肿），可在A级、B级用药的基础上再使用以下处方药物治疗

呋塞米片，为髓袢利尿剂，每片20毫克，1次1～4片，1日1次，早饭后服用。

阿佐塞米片，为髓袢利尿剂，每片60毫克，1次1片，1日1次，早饭后服用。

托拉塞米片，为髓袢利尿剂，每片 8 毫克，1 次 0.5～1 片，1 日 1 次，早饭后服用。

表 2-9-1　心力衰竭的主要治疗药物

分类	通用名	药效和作用机制	主要副作用
钙离子拮抗剂	苯磺酸氨氯地平	钙离子拮抗作用缓慢，持续性好，心功能抑制作用较弱，有血管选择性	肝功能障碍、黄疸、血小板减少等
血管紧张素转化酶抑制剂	马来酸依那普利	通过抑制血管紧张素Ⅱ的生成而起到降压作用	血管性水肿、休克、心肌梗死、心绞痛等
	赖诺普利胶囊	阻断血管紧张素Ⅰ向血管紧张素Ⅱ的转化	血管性水肿、急性肾衰竭、高钾血症等
血管紧张素Ⅱ受体阻滞剂	坎地沙坦酯	通过抑制血管收缩起到降压作用	血管性水肿、休克、意识丧失等
	缬沙坦	通过对血管紧张素Ⅱ的阻滞作用起到降压作用	血管性水肿、肝炎、肾衰竭等
β 受体阻滞剂	卡维地洛	减轻末梢血管阻力和维持主要脏器血管的阻力，减轻心脏抑制功能	重度心动过缓、完全性房室传导阻滞、心力衰竭等
髓袢利尿剂	呋塞米	一般认为本药通过利尿减少循环血量，阻断血管壁的钠离子交换而起到降压作用	休克、过敏性症状、再生障碍性贫血等
	阿佐塞米	抑制钠和氯的重吸收，呈现利尿作用	代谢异常、过敏性疾病、消化道症状等
	托拉塞米	通过抑制受体结合来阻滞钠和氯的重吸收	肝功能障碍、黄疸、血小板减少等
保钾利尿剂	螺内酯	有利尿降压作用，可抑制钾的排泄	电解质紊乱、急性肾衰竭、内分泌紊乱
洋地黄制剂	地高辛	主要作用为增强心肌的收缩力，治疗心动过缓，增强心脏传导兴奋性	洋地黄中毒、消化道症状、视觉异常等
	甲地高辛	具有增强心肌收缩力的作用、强心作用等	洋地黄中毒、消化道症状、循环系统症状等

心力衰竭的疾病分期、病理生理、重症度分类、治疗等流程图

心力衰竭的风险　　　　　　　　　　　　　　**心力衰竭**

| A 级
·有心力衰竭风险
·心脏疾病（－）
·心力衰竭症状(－) | → | B 级
·心脏疾病（＋）
·心力衰竭征兆和症状（－） | → | C 级
·心脏疾病（＋）
·既往史或现病史有心力衰竭症状（＋） | → | D 级
·难治性心力衰竭 |

下述患者
·高血压
·动脉粥样硬化
·糖尿病
·肥胖症
·代谢综合征
·心脏毒性药物
·心肌病家族史

下述患者
·有心肌梗死病史
·左心室肥大以及伴有心输出量降低
·无症状性心脏瓣膜病

下述患者
·已经确诊心脏疾病
·心力衰竭的征兆和症状

射血分数保留的心力衰竭　　射血分数降低的心力衰竭

下述患者
·即便在卧床时也有显著的心力衰竭症状
·即使尽全力治疗，也会反复住院

治疗

目标
·健康的生活方式
·预防冠心病
·预防左心室结构异常

药物
·血管紧张素转化酶抑制剂或者血管紧张素Ⅱ受体阻滞剂（用于血管病及糖尿病患者）
·他汀类药物

治疗

目标
·预防心力衰竭的症状
·预防心室肥大

药物
·血管紧张素转化酶抑制剂或者血管紧张素Ⅱ受体阻滞剂
·β 受体阻滞剂

特定患者
·植入除颤器
·血管重建术、心脏瓣膜修补术

治疗

目标
·控制症状
·改善不良生活方式
·预防住院
·降低死亡率

对策
·及时发现并发症

治疗程序
·使用利尿剂治疗淤血
·治疗并发症，即高血压、房颤、冠心病和糖尿病

治疗

目标
·控制症状
·患者教育
·预防住院
·降低死亡率

常用药物
·治疗体液潴留的利尿剂
·血管紧张素转化酶抑制剂或者血管紧张素Ⅱ受体阻滞剂
·β 受体阻滞剂
·醛固酮拮抗剂

特定患者用药
·硝酸酯类
·血管紧张素转化酶抑制剂或者血管紧张素Ⅱ受体阻滞剂
·洋地黄制剂

特定患者
·接受心脏再同步化治疗
·植入除颤器
·心脏瓣膜修补术或者再灌注治疗

治疗

目标
·控制症状
·改善与健康相关的生活
·减少再住院
·制订临终期计划

治疗程序
·确认今后可能要进行的治疗
·心脏移植术
·继续给予有疗效的药物
·暂时性进行器械支持
·试验性手术或者用药
·安宁疗护、临终护理
·停止植入除颤器

（ACCF/AHA Guidelines for the Diagnosis and Management of Heart Failure in Adults, Circulation. 128：e240 - e327，2013 より引用，改变）

心力衰竭老年患者的护理程序

菅谷清美

护理要点

由于心脏射血功能受损，不能充分向全身供给所需血量，患者生活受到限制。日常生活需要借助他人帮助才能完成，使患者丧失自信。有的患者担心再也不能随心做想做的事情了。因此，我们要以患者自理日常生活为目标，结合其心脏功能状态进行相应的护理。

理解患者因心脏功能恶化给生活带来的不便和苦恼。所以，即便患者日常生活受到限制，也要考虑怎样护理才能使患者顺利度过每一天。为此，有必要以维持和提高患者日常生活质量为目标，对患者进行高质量的护理。

为预防心力衰竭恶化，应促使患者继续坚持自我管理。但是，患者因病在很多情况下不得不改变以往的生活方式和生活习惯。对老年患者的护理，不应只是向患者传达医嘱等治疗方法，更重要的是在了解患者以往具有什么样的生活信念以及如何接受疾病的基础上，对患者进行可行性强的生活指导，促使患者继续自我管理。

※ 为此，注意以下护理要点。

1. 结合患者的心功能状态进行相应护理，扩大患者的生活圈。

2. 在尊重患者原有生活习惯的基础上，对其给予日常生活的援助。

| Step1 护理评估 | Step2 明确护理焦点 | Step3 护理计划 | Step4 护理实践 |

收集与分析资料		
	主要资料	分析要点
疾病相关资料	现病史 ·心力衰竭的病史 ·心力衰竭分级（AHA 分级和 NYHA 心功能分级）	□确认有无心力衰竭急性发作，是否进行了治疗，情况如何 □处于心力衰竭分级的哪一级（按 AHA 分级和 NYHA 心功能分级）
	既往史 ·确认有无心肌梗死、冠心病、心脏瓣膜疾病、心肌病和心内膜疾病、先天性心脏病、高血压、心律不齐、肺病、肾病和贫血等	□确认有无导致心力衰竭的危险因素 □确认有无加重心力衰竭的危险因素，这些危险因素的控制情况如何

主要资料		分析要点
疾病相关资料	症状 ·气短、心悸、咳嗽、咳痰、哮喘、呼吸困难、心动过速、端坐呼吸、咳粉红色泡沫样痰 ·疲倦与食欲减退 ·体重增加与水肿 ·颈静脉怒张 ·肝大与腹水	□主诉症状的严重程度如何 □将安静休息时和劳作时进行比较，症状有无变化；如果有，是什么变化
	检查 ·胸部 X 线检查，心电图、心脏超声等检查，动脉血气分析、血浆脑钠肽检测	□确认是否有心力衰竭加重的先兆
	治疗 ·饮食疗法 ·运动疗法 ·药物疗法	□饮食疗法的指导内容是什么 □运动疗法的指导内容是什么 □使用什么药物，有无副作用 □有无忘记服药的经历
生理因素	呼吸状况 ·呼吸、脉搏、呼吸音、血氧饱和度、呼吸系统症状	□有无呼吸系统症状 □什么时候出现的呼吸系统症状
	运动功能 ·日常活动区域 ·步行状态	□有无因心力衰竭症状出现活动困难的情况发生
	认知功能 ·记忆力、理解力	□有无健忘发生，程度如何 □有无因认知功能低下影响日常生活
心理和精神因素	健康观 ·对疾病的接受程度 ·为避免心力衰竭恶化而关注的事项	□如何接纳疾病，如何感知疾病带来的限制(不便) □为了避免心力衰竭加重，日常生活中的关注点是什么
	意愿与自我认知 ·生活中对接受他人照顾的认知程度 ·每一天是如何度过的	□是否因为接受他人介护而烦恼，甚至出现自尊心降低的情况 □打算怎样度过心力衰竭后的带病生活
	心情与情绪、抗压力 ·症状带来的不安 ·情绪变化	□有无呼吸困难带来的不安 □有无情绪低落 □有无悲观语言、是否曾经主诉烦躁等
	价值观与信念 ·生命中的依托	□心理上的支撑是什么；活着最看重的是什么

续表

主要资料		分析要点
社会文化因素	角色与关系 ·角色的内涵	□在生活中扮演着什么角色；能否继续承担以往的角色
	工作、家务、学习、娱乐、社会参与 ·工作 ·活动量 ·和朋友、邻居的关系 ·预防心力衰竭恶化的相关知识的掌握程度 ·在疗养生活中对患者给予支持的人	□工作的活动量和做家务的活动量多大 □工作和做家务是否因疾病受到限制，甚至因疾病辞职 □有无因疾病导致家庭关系发生变化 □是否减少了与朋友和邻居的交往 □如何理解和看待那些预防心力衰竭恶化的方法 □在疗养生活中，给予自己支持的是哪些人
活动	觉醒 ·觉醒的时间和时间段 ·活动受限	□白天是否觉醒；是否有睡眠过度的状况 □是否因心力衰竭使日常活动受限制
	活动欲望 ·对活动的认识	□是否因呼吸困难降低了活动欲望 □是否情绪低落降低了活动欲望
	个人活动史、意义与展望 ·活动内容 ·活动意义 ·有趣味的事	□有无参加导致心脏负荷增加的活动 □在此之前一直在坚持哪些活动 □参加活动对患者有什么意义 □从今以后，还想要参加什么活动
休息	睡眠 ·是否失眠 ·生活环境的改变 ·夜间排泄次数	□有无因气短、呼吸困难而夜间醒来影响睡眠的情况 □有无因使用利尿剂影响休息和睡眠的情况 □住院后生活用品（寝具、灯光等）的改变是否影响睡眠 □有无担心夜间排泄而影响睡眠的情况
	身体的休息 ·白天的休息时间	□有无不能保证适当活动量并出现卧床的倾向 □是否获得了充分的休息
	心理、社会和精神的放松 ·活动限制 ·生活环境改变 ·身体不适导致的压力	□有无因活动受限出现心理负担 □有无因生活环境改变出现心理负担 □有无因身体不适导致心理方面受到影响的情况
饮食	备餐与食欲 ·调味与食欲 ·活动与食欲 ·疲劳与食欲 ·对限制饮食的态度	□是否因调味而影响食欲 □活动量减少是否影响食欲 □疲劳是否影响食欲 □患者如何认识限盐、限水

	主要资料	分析要点
饮食	进餐行为、咀嚼和吞咽功能 ·进餐疲劳 ·进餐花费的时间 ·噎食 ·口腔黏膜状况	□进餐行为、咀嚼和吞咽动作是否影响呼吸 □疲倦和呼吸困难是否影响坐姿 □卧床静养是否影响吞咽功能 □口腔黏膜的状态是否给进餐带来影响
	营养状况 ·进餐量 ·营养状况 ·水分的摄入量	□患者是否处于营养不良状态 □每日的进餐量和摄水量是多少 □治疗性饮食是否影响进餐 □患者是否因为担心排尿次数而限制水分的摄入量
排泄	尿和便的测量 ·尿量 ·便量	□每日排尿和排便的量及次数分别是多少
	尿意和便意 ·尿急与尿失禁 ·便意的消失	□有无服用利尿剂导致尿失禁 □有无持续性便秘导致便意丧失
	排泄动作，尿和便的排泄、性状 ·移动到厕所 ·排泄时的呼吸状况 ·排便困难程度 ·排尿带来的疲劳 ·厌恶排泄的程度	□是否因去厕所增加心脏负担 □有无因排泄增加心脏负担 □排便时是否出现过排便困难的情况 □是自然排便还是使用泻药或灌肠排便 □有无因排便用力而增加心脏负担的情况 □有无因排尿次数过多而出现疲劳的情况 □有无因非常介意被照顾而刻意控制排泄
清洁	清洁 ·清洁身体时是否感觉呼吸困难 ·沐浴过程和沐浴方式 ·口腔状况	□沐浴、洗脸和更衣时是否出现呼吸困难，程度如何 □浴室和更衣室的温度、入浴时间和水温、入浴方式是否适合患者身体状况，是否成为加重心力衰竭的因素 □口腔是否清洁不彻底，是否有口腔干燥等状况
	修饰 ·对修饰的兴趣	□梳妆打扮是否有困难 □是否放弃了梳妆打扮
人际沟通	方式、对象、内容、目的 ·孤独感 ·对疾病的不安 ·会话时出现气短和疲劳	□是否因活动受限而导致无交流伙伴，处于孤立的生活状态 □是否因疾病进展而使患者感到担心和不安 □是否因心力衰竭而导致患者说话比以前少

评估要点（病理生理与生活功能思维导图指南）

慢性心力衰竭患者因为心力衰竭急性恶化导致心功能降低，需要长期疗养。希望患者在长期疗养过程中能够参加适合自己的活动。心力衰竭恶化的患者希望过上适合其自身特点的生活，医务人员要将护理焦点放在饮食、锻炼和活动上，以使患者能够在有限制的情况下继续过适合其自身特点的生活。

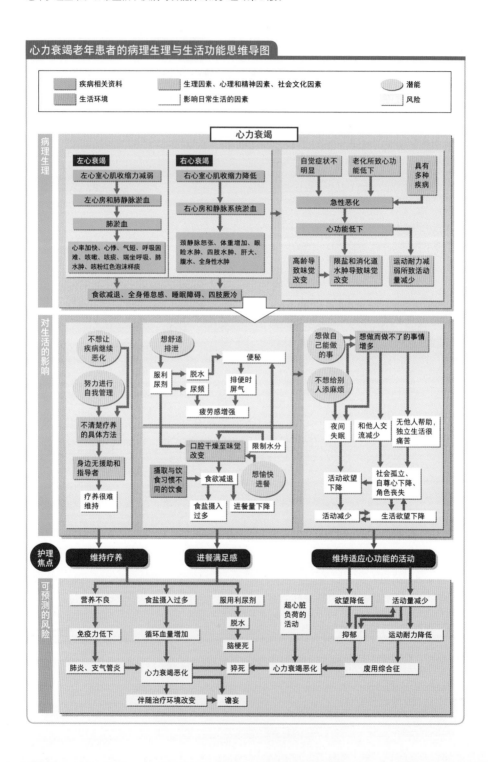

心力衰竭老年患者的病理生理与生活功能思维导图

| Step1 护理评估 | Step2 明确护理焦点 | Step3 护理计划 | Step4 护理实践 |

明确护理焦点
#1　即便饮食受限，患者也能摄取到可口的食物，获得满足感
#2　患者能做与心功能相适应的活动，可以自己自由支配时间
#3　患者能够与护士共同商量，找出避免心力衰竭恶化的疗养方法

| Step1 护理评估 | Step2 明确护理焦点 | Step3 护理计划 | Step4 护理实践 |

1　护理焦点	护理目标
即便饮食受限，患者也能摄取到可口的食物，获得满足感	患者能够感觉到吃饭香
实施	**依据**
1.考虑制作可口膳食 **（1）考虑味道** ·灵活使用食醋 ·灵活使用调味料 ·在喜爱的菜肴中适量放盐	●盐的摄入过多会加重心脏负荷，心力衰竭患者应限制食盐摄入量在每日 6 克以下，根据心力衰竭严重程度，可遵医嘱进一步减少盐的摄入 ●因为限盐改变了以往的饮食习惯，加上消化道水肿，容易出现食欲低下，灵活使用食醋和酸味调味料等对饮食进行调味，使患者能够吃到可口的饭菜，在限盐范围内调整食盐。如果能够促进食欲，就能够吃得香
（2）考虑食谱 ·和患者探讨食谱，看看哪些食物在限盐的情况下也能够吃得下去 ·如果患者有很想吃的食品，应确认含盐量，要在每天的限盐范围内，调整饮食成分	●不能一味地宣传限盐，重要的是要和患者一同商讨能够吃得可口的方法，以使患者能够维持进餐的快乐
（3）摄入适量的水分 ·准备有测量标记且能测量饮水量的杯子 ·将 1 日饮用量的水提前在储水瓶中放好 ·装入患者喜欢的饮品	●心力衰竭的患者，若水分摄入过多，可能导致心力衰竭恶化；另外，若水分摄入不足，会因服用利尿剂而脱水
（4）考虑进餐姿势 ·确认在进餐过程中是否出现疲劳和呼吸困难 ·如果出现疲劳和呼吸困难，将床头抬高，使患者保持舒适的进餐体位	●进餐有可能加重呼吸困难，确认在进餐过程中是否出现疲劳和呼吸困难
（5）考虑进餐环境 ·保持餐桌等进餐环境的清洁 ·给房间通风换气	●进餐环境会影响食欲

实施	依据
2. 保持口腔清洁 （1）观察口腔 ·有无口腔干燥和舌苔 ·有无牙齿缺损、义齿不适应等情况 （2）口腔清洁护理 ·确认患者能否自行进行口腔清洁 ·结合自理情况，辅助患者保持口腔清洁	●伴随年龄增长，味蕾细胞减少以及唾液分泌减少，味觉功能降低；口服利尿剂导致的口腔干燥会降低味觉

2 护理焦点	护理目标
患者能做与心功能相适应的活动，可以自己自由支配时间	能够保持活动和休息的平衡 在不加重呼吸困难的前提下，能做的事坚持自己做 在生活中，患者能够保持很看重的习惯和生活乐趣

实施	依据
1. 保持休息和活动的平衡 （1）维持活动 ·在不出现疲倦、气短和呼吸困难的情况下参加力所能及的活动 ·告知患者在参加完一项活动之后，休息一会儿再参加下一项活动 ·结合症状减轻的程度，根据医嘱增加活动量 （2）休息 ·饭后 1～2 小时要安静休息 ·采取舒适的体位，安然入睡 ·调整环境（温度、湿度、灯光、声音等） ·如果出现肢体末梢发凉，实施足浴 ·给患者留出放松（足浴、洗浴等）的时间	●活动会增加机体组织耗氧量和心脏负荷，若活动中出现症状，往往可能是因为活动负荷超过了心脏储备，此时需要休息 ●由于活动受限导致下肢静脉淤血，进而形成静脉血栓，尽量在可能的范围内参加活动 ●连续不间断的活动会增加心脏负担，在活动时要注意休息 ●过分安静卧床会导致运动耐力降低以及肌力下降、肌肉萎缩、呼吸功能下降和直立性低血压等废用综合征 ●循环功能障碍容易出现四肢厥冷，要注意保温 ●失眠和紧张等会刺激交感神经，导致心输出量增加、血压升高，增加心脏负荷
2. 考虑减轻心脏负担的排泄方式 （1）帮助患者去厕所 ·确认到厕所的距离，并在不加重患者心脏负担的范围内确认到厕所的距离 ·如果步行去厕所困难，建议借助轮椅去厕所 ·若厕所寒冷，建议加温	●服用利尿剂导致排尿次数增多，如果离厕所较远，可能出现疲劳

续表

实施	依据
（2）预防便秘	●若屏气排便可导致血压升高，进而加重心脏负荷
·掌握排便规律	●坚持记录排便时间和排便量、食物和水分的摄入量，以便掌握患者的排便规律
·无论有无便意，多在坐便器上坐一会儿促进胃肠蠕动	●即使没有便意，也应在规定时间让患者在坐便器上坐一会儿，这样可以增加腹压，靠重力来促使排便
·让患者摄入其喜好的饮品	
·进行腹部按摩	
·在患者腰部和背部进行热敷治疗	●热敷骶骨部可以促进肠蠕动
·注意可溶性膳食纤维和不可溶性膳食纤维的摄取平衡	
·适量摄取发酵食品（酸奶、纳豆等）	●发酵食品具有增加肠内乳酸菌的功效
（3）心理护理	
·减轻患者的排泄顾虑，了解患者对接受帮助的态度	●患者有因护士太忙而不愿意张口求助的情况
3.减轻患者心脏负荷的清洁身体指导方法	
·根据患者身体状况，商量是淋浴还是卧床擦身	●盆浴比淋浴更容易增加心脏负担
·不要在进餐和散步前后盆浴	●餐后由于胃肠道消化食物使所需血流量增大，会增加心脏负担
·盆浴的水温应设定在 40～41 ℃，采取半坐位，水面应在锁骨下，浸泡时间在 10 分钟以内；如果感到寒冷，可在肩部搭一条毛巾	●水温过高可促使交感神经兴奋。如果浴盆内的水较深，会造成静脉回流增加，进而促使心内压升高，增加心脏负荷
·给更衣室和浴室加热保温	●温差过大易导致血管收缩，造成血压升高
·淋浴时从脚部开始逐渐往上	
·盆浴后补充水分以防脱水	
·盆浴后充分休息	
·盆浴后确认身体状况有无变化	
4.清洁时考虑患者重视的生活习惯和喜好	
·考虑在可动区域内保留患者以往重视和感到快乐的生活习惯	●减盐和活动受限必将改变患者常年形成的生活习惯，容易出现生活欲望下降，通过保留患者认为愉快的活动以及很重视的生活习惯，使患者的生活能够接近本人希望的生活

3　护理焦点	护理目标
患者能够与护士共同商量，找出避免心力衰竭恶化的疗养方法	患者知道具体的自我管理方法 患者知道身体状况不佳时的应对方法 患者能够找出操作性强的疗养方法

实施	依据
1. 出院指导——活动 **（1）出院后的活动量** · 在规定的活动区域内，结合患者的生活情况确定具体的活动方案，如日常生活能做到何种程度，可使用日常生活活动的代谢当量表加以讲解 **（2）减轻心脏负荷的方法** · 预防便秘 · 饭后1~2小时保持安静、休息 · 做持续性活动时，注意中途适当休息 · 出现呼吸系统症状和心悸等情况时，应当休息 · 感觉疲劳时休息，不要逞强 · 盆浴方法可参考"减轻患者心脏负荷的清洁身体指导方法"	●出院后有活动限制时，向患者讲解与生活节奏相适应的活动量，让患者了解具体的活动量（表2-9-2） ●有时候患者在症状缓解时容易出现过度活动而增加心脏负荷的情况，结合日常生活选择适合个人的活动来减轻心脏负荷
2. 饮食指导 **（1）确认以往形成的饮食习惯和嗜好** · 让患者讲出在日常生活中感觉限盐困难的事情，如对咸菜喜欢得不得了，因此很难戒掉 **（2）限盐和限水的指导** · 有必要提醒患者，饮水过多会增加心脏负荷，脱水会增加患脑梗死的风险 **（3）向患者讲解减盐方法，与患者一起考虑在生活中如何实现减盐目标** · 患者认为限盐困难时，护士与患者一起考虑解决办法，例如，患者喜欢吃腌菜而很难限制摄盐量时，护士可以提前将不太咸的腌菜夹一点放在小碟里 · 指导患者盐少也能吃得香的进餐方法，例如，灵活使用高汤和醋之类的调味品，在某一样菜品中放入适当的盐等 · 不要喝碗底的高汤，汤菜要多盛菜、少盛汤 · 使用一次只滴1滴的酱油瓶	●食盐摄入过多会增加心脏负荷 ●根据心力衰竭的重症度而调整是否需要限制水分，需要获得医嘱；有时因口渴而过量饮水，相反，有时介意排泄而控制水分导致脱水 ●若过分减盐，则在出院后很难维持
3. 戒烟指导 · 在住院期间，向患者讲解吸烟对心脏的不利影响 · 可以通过适当运动等来求得心情转换	●尼古丁会导致血压升高，也会加重动脉硬化
4. 预防感染的指导 · 洗手和漱口 · 若罹患感冒，尽早就诊	●若有肺淤血，容易引起肺炎以及支气管炎；感染引起的发热及呼吸困难会使耗氧量增加，加重心脏负担

续表

实施	依据
5. 口服药指导 ·要对患者进行以下口服药相关事项的讲解：药名、用药量、服药次数、口服药的重要性、药物副作用 ·将口服药按包放置，使用服药日历 ·若患者在家中总忘记服药，可以探讨使患者记住服药时间的方法	●中断口服药也是心力衰竭恶化的诱因之一，可以通过指导具体的可坚持服药的方法，指导患者进行服药管理
6. 早期发现异常的指导 ·测量并记录体重（每天早晨排尿后），要说明以日为单位，若体重增加 2 千克以上，要限制活动并限制盐分摄入，迅速就诊 ·对下肢水肿的看法 ·心力衰竭症状 ·定期就诊情况	●以日为单位，若体重增加 2 千克以上，则提示心力衰竭出现了急剧恶化 ●老年患者的自觉症状是非典型性的，心力衰竭初期的先兆症状容易被忽视，告诉患者体重、水肿、尿量减少等是客观判断心力衰竭程度的方法
7. 了解患者对自我管理的看法 ·哪些是患者在日常生活中很在意的事情 ·患者认为有哪些适合自己的且常需要坚持的生活方式 ·让患者谈一谈对与疾病恶化相关的事情的想法	●通过弄清楚患者患病前的日常生活活动，和患者共同思考与疾病恶化相关的事情，探讨一套切实可行的疗养方法

表 2-9-2　日常生活活动的代谢当量表

代谢当量	日常生活活动举例
1.8	会话、打电话、读书（立姿）、洗碗
2.0	缓慢步行（平地、速度 <53 米 / 分、在家中或外面散步）、做饭或准备食材（立姿、坐姿）、洗漱、站立着抱孩子、洗车和打蜡
2.2	和孩子玩耍（坐姿）
2.3	收纳（使用容器）、饲养动物、演奏钢琴等
2.5	给植物浇水、照看孩子、缝纫
2.8	缓慢步行（平地、速度 =53 米 / 分）、和孩子或动物玩耍（立姿）
3.0	一般速度步行（平地、67 米 / 分、带着狗）、骑电动自行车、收拾家具、看孩子（立姿）、帮厨、做木工活、打包、演奏吉他（立姿）
3.3	清扫地毯、清洁地板、使用吸尘器、电工布线、观看竞技比赛
3.5	步行（平地、75～85 米 / 分、速度适当、散步等）、轻松地骑自行车（8.9 千米 / 时）、下台阶、搬运较轻的行李、装卸行李、装卸车上物品、捆行李、拖地、擦地板、庭院拔草、和孩子一起玩耍（步行 / 跑步，中强度）、推轮椅、钓鱼（全过程）、骑电动踏板车、骑摩托车

续表

代谢当量	日常生活活动举例
4.0	骑自行车（16 千米 / 时以内、通勤）、上台阶（缓慢）、和动物玩耍（步行 / 跑步、中等强度）、照顾老人和残疾人（穿衣戴帽、洗澡、上下床）、清理屋檐上的雪
4.3	快步走（平地、稍快些、速度约 93 米 / 分）、栽植树苗、干农活（喂牲口）
4.5	耕作、修缮房屋
5.0	小步快走（平地、速度约 107 米 / 分）、和动物玩耍（步行 / 跑步、活跃运动）
5.5	用圆铁锹铲土
5.8	和孩子玩耍（步行 / 跑步、活跃运动）、搬运家具和家中的物品
6.0	用方铁锹铲雪
7.8	干农活（收干草、打扫仓房）
8.0	搬运（重物）
8.3	向楼上搬运东西
8.8	上楼（快速地）

［宫地元彦ほか：健康づくりのための運動基準 2006 改定のためのシステマティックレビュー. 健康づくりのための身体活動基準 2013. 厚生労働科学研究費補助金（循環器疾患・糖尿病等生活習慣病対策総合研究事業）総括研究報告書，参考資料 2‐1，2006. http://www.mhlw.go.jp/stf/houdou/2r9852000002xple-att/2r9852000002xpqt.pdf，2016/09/26 閲覧］

相关项目

想要了解更详细的内容，请参照以下项目。

既往史

"吸入性肺炎"（P204）：确认感染是否给心力衰竭带来影响。

"慢性阻塞性肺疾病"（P218）、"血压异常"（P609）：确认心力衰竭与慢性阻塞性肺疾病及高血压之间的关系。

心力衰竭症状

"水肿"（P454）：确认心力衰竭与水肿之间的关系。

"排尿障碍"（P468）：确认心力衰竭与排尿障碍之间的关系。

"排便障碍"（P487）：确认心力衰竭与排便障碍之间的关系。

"睡眠障碍"（P506）：确认心力衰竭与睡眠障碍之间的关系。

与心力衰竭相关的风险

"脱水"（P439）：确认使用利尿剂与脱水之间的联系。

"压疮"（P325）、"废用综合征"（P625）：确认过度静养是否有造成压疮以及废用综合征的风险。

"谵妄"（P595）：确认生活环境的变化与心力衰竭的恶化是否有造成谵妄的危险。

心力衰竭患者的护理

"活动"（P2）、"休息"（P12）：从护理要点出发，确认是否能够根据心功能调整活动与休息。

"饮食"（P21）：从护理要点出发，确认在有限制的情况下饮食能否可口。

"排泄"（P34）、"排尿障碍"（P468）、"排便障碍"（P487）：对护理要点及护理方法加以确认，以使患者能够舒适地排泄。

心律失常

菅谷清美

重要的是迅速地判断心律失常的种类以及危险度，迅速确切地进行护理。

定 义

心脏是体内的一个重要装置，它仅依靠微弱电流在心肌内传导，刺激心肌激动，促使心脏收缩和舒张。我们将这种电流传导的通道称为心脏激动传导系统，起搏点为窦房结。在正常情况下，从窦房结有规律地生成电兴奋，按照房室结、房室束、左束支、右束支和浦肯野纤维的次序传导，最终传导至心室中的所有心肌细胞（图 2-9-2），我们称之为正常的窦性心律。而其正常传导以外的

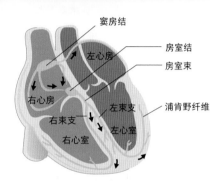

图 2-9-2　心脏激动传导系统

部位发出的电兴奋我们称之为心律称为。心律失常分为两类："激动生成异常"是指窦房结兴奋的亢进或低下或者在激动传导系统以外的地方出现兴奋等；"激动传导异常"是部分兴奋无法传导或者完全无法传导所致。心律失常又可分为心动过速和心动过缓。

症状与检查

有时完全感知不到心律失常的症状。感知到心律失常的症状时，可见心慌、眩晕、气短、恶心、胸闷、胸痛、心衰、阿-斯综合征（Adams-Stokes syndrome）等。阿-斯综合征是指心律不齐等导致心脏向脑供应的血流减少而引起眩晕、意识丧失、痉挛等症状。阿-斯综合征有时也会导致死亡。主要的检查为标准 12 导联心电图、心电监护、24 小时动态心电图。

治 疗

心律失常的治疗方法有使用抗心律失常药物、电除颤、安装人工心脏起搏器、植入除颤器、心脏再同步化治疗（CRT）、导管射频消融术和心脏手术等。

安装人工心脏起搏器

即使心脏激动传导系统出现了某种障碍，安装人工心脏起搏器也可以通过给心脏以人工电刺激来控制心律。适应证为窦房结功能不全以及房室传导阻滞、心动过缓和心搏骤停，呈现眩晕以及意识丧失等脑缺血症状或心力衰竭症状，或者在醒来时心率 < 40 次 / 分，或者心脏骤停 3 秒以上时，适合安装人工心脏起搏器。

为了维持正常心率，在植入心脏起搏器后，需要每天进行自检，且有必要确认心脏起搏器是否正常工作。另外，若受到电磁波影响则起搏器内的设置会发生变更，要告知患者日常生活中的注意事项，这一点非常重要。

定期检查时，要在起搏器手册上记录治疗经过以及出现的症状等。该手册上还记录了机型以及设定参数等详细情况。在紧急时，手册十分有用，告诉患者要随身携带。

护理要点

由于心律失常可能危及生命，有必要评估患者的症状和心电图，判断是否进行紧急应对。与此同时，需要实施保护生命的适宜应对措施。

由于心律失常是心脏疾病，患者有时会担心因此病失去生命。另外，急性发病的频率很高，且无法预测将发生什么情况，这会增加患者的不安，因此，需要进行充分的说明，使患者能够安心地接受治疗。由于治疗的需要，患者在出院后被禁止驾驶汽车，日常生活活动也受到限制。为此，护士的护理要点应放在患者出院后的生活指导方面。

第 5 章

内分泌系统疾病

10 糖尿病

三上洋

疾病图谱

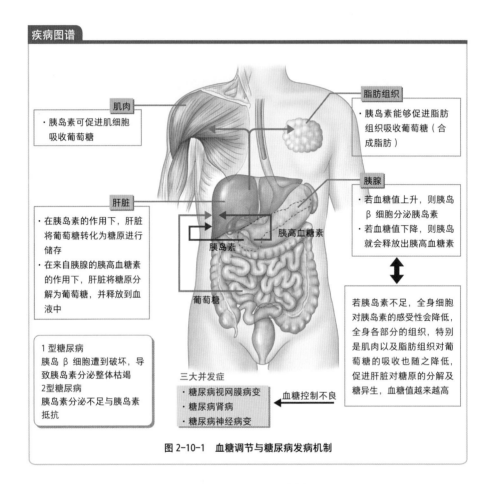

肌肉
· 胰岛素可促进肌细胞吸收葡萄糖

脂肪组织
· 胰岛素能够促进脂肪组织吸收葡萄糖（合成脂肪）

胰腺
· 若血糖值上升，则胰岛β细胞分泌胰岛素
· 若血糖值下降，则胰岛就会释放出胰高血糖素

肝脏
· 在胰岛素的作用下，肝脏将葡萄糖转化为糖原进行储存
· 在来自胰腺的胰高血糖素的作用下，肝脏将糖原分解为葡萄糖，并释放到血液中

胰高血糖素

胰岛素

葡萄糖

若胰岛素不足，全身细胞对胰岛素的感受性会降低，全身各部分的组织，特别是肌肉以及脂肪组织对葡萄糖的吸收也随之降低，促进肝脏对糖原的分解及糖异生，血糖值越来越高

1型糖尿病
胰岛β细胞遭到破坏，导致胰岛素分泌整体枯竭
2型糖尿病
胰岛素分泌不足与胰岛素抵抗

三大并发症
· 糖尿病视网膜病变
· 糖尿病肾病
· 糖尿病神经病变

血糖控制不良

图 2-10-1　血糖调节与糖尿病发病机制

病理生理

　　糖尿病是由胰岛素作用不足或胰岛素分泌缺乏而引起的以慢性血糖升高为主要特征的代谢紊乱综合征（图 2-10-1）。

　　糖尿病可分为四种类型：1 型糖尿病，即胰腺的胰岛 β 细胞遭到破坏和消失所致的绝对性胰岛素缺乏；2 型糖尿病，即由于胰岛素分泌不足引起的胰岛素抵抗；因其他疾病引起的继发性糖尿病；妊娠糖尿病。临床上有 90%～95% 的糖尿病是因胰岛素抵抗增加、胰岛素分泌相对不足引起的 2 型糖尿病。

随着年龄增长出现的糖耐量减低，被认为是老年糖尿病发病率上升的主要因素。糖耐量减低的发病机制：老年人年龄增长，胰岛素分泌功能下降，身体的活动量和骨骼肌含量减少，体脂增加，这些因素导致胰岛素抵抗增强。

病因和影响因素

糖尿病的病因，一般认为是由遗传和环境两大因素所致。针对遗传因素，目前的研究显示有多个候选基因存在。环境因素有肥胖、饮食过量、压力、药物和病毒感染等。

2 型糖尿病，在遗传因素的基础上再叠加饮食过量、肥胖、运动不足和压力等环境因素，使胰岛素抵抗增强而发病。

糖尿病及其高发性并发症（血脂异常、高血压、肥胖）都是动脉粥样硬化的危险因素，也是心肌梗死和脑梗死等血管疾病的病因。

老年人往往同时罹患糖尿病以外的多种慢性病。

流行病学和预后

日本厚生劳动省《2014 年患者调查》显示，日本正在接受治疗的糖尿病患者有 316 万人，比 2011 年增加了 46 万人，达到最高水平。另外，《2014 年日本营养调查》数据显示，40 岁以上的糖尿病患者糖化血红蛋白（HbA1c）达到 6.5% 以上者或者正在接受糖尿病治疗者，男性为 15.5%，女性为 9.8%。伴随年龄的增长，在 70 岁以上人群中，4 名男性中有 1 名是糖尿病患者（22.3%），6 名女性中有 1 名是糖尿病患者（17.0%）。

糖尿病患者越是长期血糖控制不良，越容易发生并发症。若糖尿病并发脑、心、肾等动脉硬化性血管病变，会导致预后不良。

症　状

尽管主要症状有口渴、多饮、多尿，但是老年糖尿病患者的这些症状并不典型（仅 25%～30%）。

糖尿病初期症状有口渴、多饮、多尿、体重减轻和疲倦。在胰岛素作用不足所致的高血糖症状中，若糖分被大量排到尿液中，使尿渗透压增高，会造成水被过量排出体外，导致尿量增加（渗透性利尿）。此时，中枢神经感知到身体水分不足，就会出现口渴。由于葡萄糖不能进入细胞内作为能源被利用，体内会发生脂肪和蛋白质分解为葡萄糖，继而出现体重减轻。

与年轻糖尿病患者相比，老年糖尿病患者出现口渴、多饮、多尿等症状并不典型。但在糖尿病并发高血压时，心肌梗死和脑梗死等动脉硬化性大血管病变的发病率会增高。不过，在老年糖尿病患者中，并发重度视网膜病变和肾病的频率反而较低。

许多高龄老年患者往往在糖尿病并发症之上叠加出现认知障碍、日常生活活动能力低下、尿失禁、抑郁症等疾病。

诊断与检查

要测定血糖值，包括空腹血糖值、75 g 口服葡萄糖耐量试验（OGTT）2 小时血糖值、随机血糖值以及糖化血红蛋白，以证明该症状是持续性高血糖状态，然后参考症状和体征等临床表现以及以往体重等因素综合诊断。

老年人的空腹血糖往往是正常的，或仅有餐后血糖升高。因此，即便空腹血糖值未超过 7 mmol/L，最好也做口服葡萄糖耐量试验，以此来判断有无糖尿病。

检 查

日本糖尿病学会颁布的高血糖划分标准如表 2–10–1 所示。该表依据空腹血糖值结合口服葡萄糖耐量试验 2 小时血糖值，将其划分为正常型、临界型糖尿病和糖尿病型。随机血糖 ≥ 11.1 mmol/L 或糖化血红蛋白 ≥ 6.5% 时可视血糖达到糖尿病数值。在两次不同日期测量的血糖均达到糖尿病数值，即可诊断为糖尿病。另外，如果同时采血测量血糖和糖化血红蛋白均显示为高血糖状态时，即可诊断为糖尿病。血糖值高，如果有糖尿病典型症状（口渴、多饮、多尿、体重减轻等），并且有确切的糖尿病视网膜病变，即使是初次就诊，也可以确诊为糖尿病。

糖化血红蛋白可大致反映过去 2 个月的平均血糖水平，是诊断糖尿病的指标，也是反映血糖控制状况的指标。为了预防并发症，糖化血红蛋白目标值应设定在 7.0% 以内。对于 65 岁以上的老年人，可根据日常生活活动能力、认知能力和并发症来划分为三个范畴，必要时还要依据药物治疗情况（有无严重低血糖）等，设定更加详细而宽松的糖化血红蛋白达标值。

表 2-10-1　空腹血糖以及口服葡萄糖耐量试验 2 小时血糖的判定基准（mmol/L）

	正常	糖尿病
空腹血糖	＜ 6.1	≥ 7
口服葡萄糖耐量试验 2 小时血糖	＜ 7.8	≥ 11.1
口服葡萄糖耐量试验的判定	满足以上两项指标为"正常型"	以上两项中有一项符合即为"糖尿病型"*
	不属于"正常型"也不属于"糖尿病型"者为"临界型"	

注：① * 随机血糖 ≥ 11.1 mmol/L 以及糖化血红蛋白 ≥ 6.5% 时，可视为糖尿病型。
　　② 即便在正常区间内，如果 1 小时血糖值在 10.0 mmol/L 以上，与在 10.0 mmol/L 以下相比较，糖尿病发生的风险则更高。因此有必要将其当作临界型糖尿病进行观察。另外，空腹血糖值（5.6～6.1 mmol/L）被称为在正常范围内的正常高值。
　　③ 随机血糖值不包括糖耐量试验后的血糖值。
［糖尿病诊断基准に関する调查检讨委员会：糖尿病の分类と诊断基准に関する委员会报告（国际标准化对应版），糖尿病 55（7）：492，2012 より一部改变］

常见并发症

　　糖尿病的并发症可分为急性代谢并发症和慢性并发症。急性代谢并发症有糖尿病酮症酸中毒昏迷和糖尿病非酮症高渗性昏迷等。影响预后的慢性并发症有血管病变、皮肤病变、感染和白内障等。

　　血管并发症又可分为细小血管病变和大血管病变。细小血管病变有糖尿病视网膜病变、糖尿病肾病和糖尿病神经病变，被称为糖尿病三大血管并发症。大血管病变包括以动脉粥样硬化为基础的脑血管病变（脑卒中）、缺血性心脏病（心绞痛、心肌梗死），以及末梢循环障碍（血栓性动脉硬化）。

　　若糖尿病加重，作为机体能源的葡萄糖不能被机体利用，迫使中性脂肪分解。在脂肪分解过程中会产生酸性物质——酮体，进而可引起代谢性酸中毒（由于体内有机酸产生过剩，并且排泄障碍）。此时的高血糖导致出现高渗透压，发生严重脱水和酸中毒，引起意识障碍。一般将此组症状称为糖尿病酮症酸中毒。另外，经常见到注射胰岛素和口服降糖药的患者会出现低血糖症状和意识障碍。如果发现糖尿病患者出现意识障碍，一定要检测血糖。

治　疗

治疗原则

　　治疗的目标是使血糖值维持正常，这对老年人来说往往很难，而且在进行药物治疗中的老年糖尿病患者易发生严重的低血糖。这也是导致认知功能降低和心脑血管事件的高危因素。基于老年糖尿病患者的特殊性，日本糖尿病学会与老年医学会联合委员会，就老年糖尿病患者的血糖控制目标，达成以下共识和基本原则：①血糖控制达标，依据患者个体特征和身体健康状况制定个体化目标。个体特征包括该患者的年龄、认知功能、日常生活活动能力、并发症和重度低血糖等。②怀疑有发生重度低血糖风险时，设定血糖达标下限，进行安全治疗。③注重以患者为中心的治疗，可以柔性参考图 2-10-2 的血糖达标值。

治疗包括饮食疗法、运动疗法和药物疗法。

饮食疗法

饮食疗法的原则是摄入适当的能量。如果肥胖，应努力减肥。在进行饮食治疗时，要考虑到老年人的运动量和肌肉减少等特殊情况。饮食治疗对纠正高血糖、血脂异常、肥胖症等有效。摄入的总能量以 1 千克标准体重摄取 30 千卡以内为准，碳水化合物、蛋白质和脂肪的热量之比为 60：（15～20）：（20～25）。另外，重要的是减肥要彻底，餐后要锻炼，选取那些不易使血糖值上升的食物，要摄取高膳食纤维食物（薏米比大米好，黑面包比白面包好），煮的食物比烧烤的好，避免吃油炸食品。

运动疗法

要在饮食疗法的基础上进行运动疗法。运动可以促进 2 型糖尿病患者的肌细胞摄取葡萄糖，在改善血糖的基础上，维持和提高日常生活活动能力及生活质量。但也有因出现并发症（糖尿病视网膜病变、糖尿病肾病、心血管损伤等）而限制运动的情况。要鼓励患者进行有氧运动，以自身感觉轻松或稍感费力的步行运动为主，最好每日行走 5000～10000 步。

药物疗法

若 2 型糖尿病患者实施饮食、运动疗法 2～3 个月后，血糖和糖化血红蛋白尚未见改善，可适当口服降糖药（可参考表 2-10-2 以及 "2 型糖尿病的疾病分期、病理生理、重症度分类、治疗等流程图"）。但是，如果为 1 型糖尿病、妊娠糖尿病、高血糖性嗜睡（糖尿病酮症酸中毒、糖尿病非酮症高渗性昏迷），则是胰岛素治疗的适应证。

		第Ⅰ类	第Ⅱ类	第Ⅲ类
患者的特征 健康状态①		1. 认知功能正常 且 2. 日常生活活动可自理	1. 轻度认知障碍至轻度痴呆 或 2. 工具性日常生活活动能力降低，日常生活活动可自理	1. 中等以上痴呆 或 2. 日常生活活动能力降低 或 3. 多种并存疾病及功能障碍

		第Ⅰ类		第Ⅱ类	第Ⅲ类
使用具有重度低血糖危险的药物（胰岛素、磺酰脲类降糖药、格列奈类降糖药等）	无②	7.0% 以内		7.0% 以内	8.0% 以内
	有③	65 岁及以上，75 岁以下 7.5% 以内 （下限 6.5%）	75 岁及以上 8.0% 以内 （下限 7.0%）	8.0% 以内 （下限 7.0%）	8.5% 以内 （下限 7.5%）

结合以下特点设定个性化血糖达标值：要考虑老年患者的认知功能、日常生活活动能力、工具性日常生活活动能力以及并存其他疾病。与此同时，还要考虑患者的年龄、患病时间、低血糖风险、介护体制等。在此应特别注意的是，伴随年龄的增长，发生重度低血糖的风险也在增加。

注：①请参照日本老年医学会的网页（http://www.jpn-geriat-soc.or.jp/）进行以下评估，即认知功能、日常生活活动能力（穿衣、移动、洗澡、如厕等）、工具性日常生活活动能力（购物、做饭、服药管理和财务管理）的评估。在生命末期，治疗应优先考虑预防出现血糖异常升高以及脱水等急性并发症。
②老年糖尿病患者，从预防并发症的角度，血糖达标值应设定为糖化血红蛋白＜7.0%。但是如果只通过正确的饮食、运动疗法就能达标，或者服药期间未出现药物副作用且能够达标时，可将达标值设定在 6.0% 以内。如果是强化治疗困难的老年患者，其达标值可设定在 8.0% 以内，不设下限，相当于第Ⅲ类的情况。以下情况的糖尿病患者，即多种药物联合使用时存在发生药物副作用的风险，并发其他重症疾病和缺乏社会支持的患者，允许将达标值限制在 8.5% 以内。
③患病治疗期间，主要是防止并发症的发生和进展，同时也要制订预防重度低血糖的策略。根据老年患者的个体情况设定适合该患者的达标目标。65 岁以下使用药物治疗的糖尿病患者，虽然血糖控制的达标值维持在血糖下限以内，但也要充分注意重度低血糖的发生。使用格列奈类药物时，要了解药物的类型、用药量和血糖值适用范围等，也有按温和药物（无风险的治疗重度低血糖的药物）的情况进行分类。
重要注意事项：要遵照日本老年医学会制定的《老年人安全用药指南》用药治疗糖尿病，即避免多种药物混合使用、充分注意药物的副作用等。

图 2-10-2 老年糖尿病患者血糖控制目标（糖化血红蛋白值）

（高齢者糖尿病の治療向上のための日本糖尿病学会と日本老年医学会の合同委員会）
（日本糖尿病学会編・著：糖尿病治療ガイド 2016‑2017，p.98，図 16，文光堂，2016）

表 2-10-2　糖尿病的主要口服治疗药

分类		通用名	药效和作用机制	主要副作用及应对方式
改善胰岛素抵抗类药物	双胍类药物	盐酸二甲双胍	抑制肝糖原再生，单独服用此药引起低血糖的可能性较低	要注意乳酸升高，高龄者慎用
	噻唑烷二酮类药物	盐酸吡格列酮	可改善骨骼肌及肝脏中的胰岛素抵抗，单独服用引起低血糖的可能性较低	心力衰竭、水肿、肝功能障碍、体重增加
促进胰岛素分泌类药物	磺酰脲类药物	格列齐特	直接作用于胰岛细胞，促进胰岛素分泌	高血糖改善后易出现低血糖
		格列美脲		
	速效型胰岛素分泌促进剂	那格列奈	在促进胰岛素分泌上比磺酰脲类更快，可改善餐后高血糖	出现低血糖（餐前服用）
	二肽基肽酶 4 抑制剂	磷酸西格列汀	以血糖依赖方式促进胰岛素的分泌，抑制胰高血糖素的分泌，单独服用引起低血糖的可能性较低	与磺酰脲类药物共用有引起重度低血糖的可能，有便秘及恶心等消化道症状
		维格列汀		
		苯甲酸阿格列汀		
糖吸收调节类药物	α–葡萄糖苷酶抑制剂	伏格列波糖	通过阻滞糖原分解延迟其吸收来改善餐后高血糖，单独服用引起低血糖的可能性较低	腹胀、排气增多、有肠梗阻症状，发生低血糖时可口服葡萄糖
	钠–葡萄糖协同转运蛋白 2 抑制剂	伊格列净	通过阻滞肾脏中的糖再吸收，促进尿中的葡萄糖排泄	脱水、尿频、尿路感染、生殖器官感染，高龄者慎用

　　口服降糖药的选择和调整要考虑药物的作用机制和副作用，以及要考虑患者的状态。老年人用药，开始时使用成人用药量的 1/2，然后逐渐增量。

　　使用口服降糖药时，要关注低血糖的发生情况。空腹或夜间醒来时如果经常出现盗汗、震颤、心慌，或者感觉疲倦以及口唇、手指尖、脚趾尖麻木，应考虑是否发生了低血糖。老年患者由于老龄化导致肝脏和肾脏的药物代谢功能降低，易引起药物在血中的浓度过高，发生低血糖的概率较高。再者，口服磺酰脲类降糖药物以及促进胰岛素分泌的药物，容易发生低血糖，因此，应该在早饭前血糖值可保持在 7.8 mmol/L 的稍高状态下服药。

　　2 型糖尿病患者口服降糖药效果不显著时，可注射胰岛素。胰岛素制剂（人胰岛素以及胰岛素类似物）（表 2-10-3）可分为超短效型、短效型、中效型、长效型以及速效和中效混合型等。使用时要依据血糖值在一天内的变化规律选择最适合的剂型。

表 2-10-3　胰岛素制剂的种类

分类	通用名	商品名	K	C	V	显效时间	最长作用时间	持续时间	特征
超短效型	门冬胰岛素注射液	诺和锐	○	○	○	10~20分钟	1~3小时	3~5小时	都是通过基因重组制成的人胰岛素类制剂；能快速进入血液中，且短时间内有明显的降糖作用；建议用于胰岛素强化疗法
	赖脯胰岛素注射液	优泌乐	○	○		不满15分钟	0.5~1.5小时	3~5小时	
	重组赖脯胰岛素注射液	速秀霖			○	不满15分钟	0.5~1.5小时	3~5小时	
短效型	生物合成人胰岛素注射液	诺和灵 R	○		○	约30分钟	1~3小时	约8小时	能够快速抑制餐后血糖上升，用于胰岛素强化疗法；若为瓶装制剂，可静脉注射；对糖尿病酮症酸中毒患者可进行少量持续注射；可在手术中或手术后输液时添加使用
	重组人胰岛素注射液	优泌林 R	○	○	○	30~60分钟	1~3小时	5~7小时	
中效型	精蛋白生物合成人胰岛素注射液	诺和灵 N	○			约1.5小时	4~12小时	约24小时	皮下注射1~3小时起作用，5~7小时达到峰值；初期在早饭前皮下注射，偶尔可增加次数，也可与其他胰岛素并用
	精蛋白锌重组人胰岛素混合注射液	优泌林 N	○	○	○	1~3小时	8~10小时	18~24小时	
混合型	精蛋白生物合成人胰岛素注射液（预混30R）	诺和灵 30R	○			约30分钟	2~8小时	约24小时	速效型胰岛素和中效型胰岛素的混合制剂，可配合患者的血糖规律进行选择；可视检查值适当增减；一日2次，早晚饭前使用
	30/70 混合重组人胰岛素注射液	甘舒霖 30R	○						
	精蛋白锌重组人胰岛素混合注射液	优泌林 30/70	○	○	○	30~60分钟	2~12小时	18~24小时	
	门冬胰岛素30注射液	诺和锐 30	○		○	10~20分钟	1~4小时	约24小时	30% 的门冬胰岛素与70% 的中效型胰岛素混合制剂
	精蛋白锌重组赖脯胰岛素混合注射液	优泌乐25、优泌乐50	○			5~15分钟	优泌乐25 0.5~6小时；优泌乐50 0.5~4小时	18~24小时	优泌乐与中效型胰岛素的混合比例为25% 或50% 的制剂

续表

分类	通用名	商品名	K	C	V	显效时间	最长作用时间	持续时间	特征
长效性	甘精胰岛素注射液	来得时	○	○	○	1～2 小时	无高峰	约 24 小时	皮下注射后，缓慢地进入血液中，可在 24 小时内显示一定的血液中浓度，能够长时间保持效果；没有明显的血糖下降峰值，接近人的基础分泌，可达到补充基础分泌的目的，每日使用 1 次
	德谷胰岛素注射液	诺和达	○	○		—	无高峰	>42 小时	
	地特胰岛素注射液	诺和平	○	○		约 1 小时	3～14 小时	约 24 小时	

注：①K：预填充型制剂；C：填充型制剂；V：瓶装制剂。

②商品名末尾的 R 和 N 分别代表预混型和中效型。

③胰岛素强化疗法：主要用于 1 型糖尿病患者的治疗，既可用于胰岛素的多次注射也可用于血糖的自我测定，患者可以在医嘱范围内调节胰岛素的注射量，以达到良好的血糖控制目标。

    预填充型胰岛素制剂是药物和注射器为一体的一次性使用型制剂。填充型胰岛素制剂是将胰岛素装填进相匹配的注射器内使用的制剂。不管使用哪种类型的胰岛素，注入量的设定以及注射操作都非常简便，这为老年人自行注射提供了便利。

    在家自行注射胰岛素，要使用血糖仪严密监测血糖指标。

    老年患者使用胰岛素治疗的注意事项：由于老年人理解能力较低，可以预测老年患者经常发生对事物的理解模糊不清的现象。因此，让患者充分理解注射胰岛素的意义显得非常重要。此外，还要让老年患者牢记胰岛素的名称，掌握胰岛素的注射准备、操作过程、使用后的处理等技巧以及发生低血糖的应对方法和处理方法。在家自行注射胰岛素时，需要家属协助，因此在使用前向患者家属指导和讲解也是非常重要的。

    以下列举的是糖尿病的治疗处方。

空腹时的血糖及糖化血红蛋白轻度异常，若餐后血糖未见升高，使用以下处方药治疗

    伏格列波糖片，为 α-葡萄糖苷酶抑制剂，每片 0.2 毫克，1 次 1 片，1 日 3 次，早午晚饭前服用。

    那格列奈片，为速效型胰岛素分泌促进剂，每片 30 毫克，1 次 1 片，1 日 3 次，早午晚饭前服用。

主要为胰岛素基础分泌低下，空腹血糖高时，使用下列药物治疗

格列美脲片，为磺酰脲类药，每片 1 毫克，1 次 1 片，1 日 1 次，早饭前或早饭后服用。

磷酸西格列汀片，为二肽基肽酶 4 抑制剂，每片 50 毫克，1 次 1 片，1 日 1 次，早饭前或早饭后服用。

肥胖和空腹高血糖，呈现高胰岛素血症，有胰岛素抵抗时使用下列药物

盐酸二甲双胍片，为改善胰岛素抵抗的药物，每片 250 毫克，1 次 1 片，1 日 2 次，早晚饭后开始服用。老年患者要慎重使用盐酸二甲双胍，定期测定肝肾功能，慎重调整药量，尤其是 75 岁以上的老年患者，需要特别慎重判断。原则上，对于初患糖尿病的老年患者，不使用该药物。

口服降糖药不能控制血糖升高时，使用下列药物

门冬胰岛素注射液（诺和锐）300 单位，为超短效型胰岛素，1 次 4 单位，饭前使用。

患者及其家属的用药指导

对那些单独使用易引起低血糖的药物（如胰岛素、磺酰脲类药及短效型胰岛素分泌促进药等）的患者、并用其他药物的患者，以及患者家属，反复说明发生低血糖时的处理方法。老年患者低血糖时难以呈现心率加快、寒战、冷汗等交感神经刺激症状，但有时可见行为异常等低血糖症状。所以，有必要指导患者家属参与合作，一旦发现低血糖，指导患者立刻进餐或者摄入葡萄糖。告诫患者及其家属特别是在使用 α- 葡萄糖苷酶抑制剂出现低血糖时，必须服用葡萄糖。

2 型糖尿病的疾病分期、病理生理、重症度分类、治疗等流程图

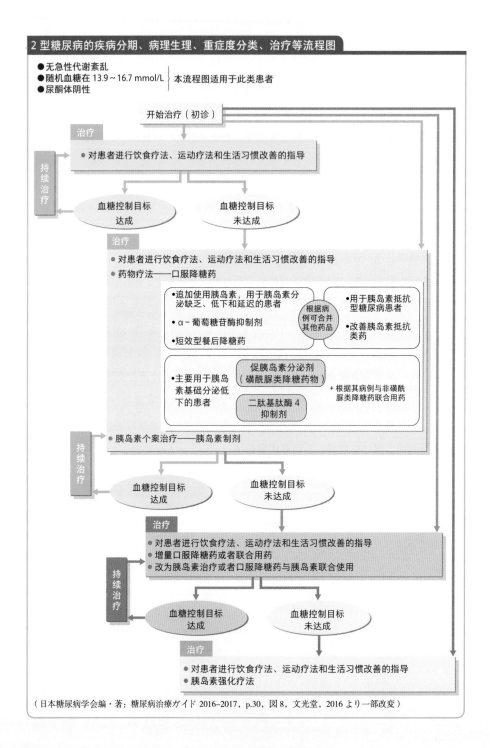

- ●无急性代谢紊乱
- ●随机血糖在 13.9 ~ 16.7 mmol/L
- ●尿酮体阴性

本流程图适用于此类患者

开始治疗（初诊）

治疗

持续治疗

- ●对患者进行饮食疗法、运动疗法和生活习惯改善的指导

血糖控制目标达成

血糖控制目标未达成

治疗

- ●对患者进行饮食疗法、运动疗法和生活习惯改善的指导
- ●药物疗法——口服降糖药

- •追加使用胰岛素，用于胰岛素分泌缺乏、低下和延迟的患者
- •α－葡萄糖苷酶抑制剂
- •短效型餐后降糖药

根据病例可合并其他药品

- •用于胰岛素抵抗型糖尿病患者
- •改善胰岛素抵抗类药

- •主要用于胰岛素基础分泌低下的患者

促胰岛素分泌剂（磺酰脲类降糖药物）

二肽基肽酶 4 抑制剂

+ 根据其病例与非磺酰脲类降糖药联合用药

持续治疗

- ●胰岛素个案治疗——胰岛素制剂

血糖控制目标达成

血糖控制目标未达成

治疗

持续治疗

- ●对患者进行饮食疗法、运动疗法和生活习惯改善的指导
- ●增量口服降糖药或者联合用药
- ●改为胰岛素治疗或者口服降糖药与胰岛素联合使用

血糖控制目标达成

血糖控制目标未达成

治疗

- ●对患者进行饮食疗法、运动疗法和生活习惯改善的指导
- ●胰岛素强化疗法

（日本糖尿病学会编·著：糖尿病治療ガイド 2016–2017，p.30，图 8，文光堂，2016 より一部改变）

糖尿病老年患者的护理程序

木村公美

护理要点

糖尿病是由有降低血糖功能的胰岛素作用低下或分泌不足所引起的糖代谢障碍性疾病。

糖尿病老年患者的特征是口渴、多饮、多尿等典型症状不明显，常见的是餐后血糖升高、身体功能和认知功能低下以及呈现抑郁症状。

老年人日常生活活动、既往史、精神和生理以及社会等背景各不相同。为此，评估时要注意充分挖掘个体的动力，以使患者即使患有糖尿病也不至于降低生活质量，建立起符合个人生活习惯的护理目标，护理时应侧重注意以下几个方面。

1. 可以轻松地控制血糖。

2. 维持患者个人的日常生活。

3. 预防并发症的发生，早期发现，早期治疗。

Step1 护理评估	Step2 明确护理焦点	Step3 护理计划	Step4 护理实践

收集与分析资料		
主要资料		**分析要点**
疾病相关资料	现病史 ·糖尿病患病史 ·自觉症状 ·糖尿病并发症 ·生命体征 ·饮食疗法 ·运动疗法 ·药物疗法（降糖药和胰岛素的种类、注射次数与量） ·自我血糖监测（SMBG）	□病史，发病经过 □糖尿病症状以及血糖控制情况 □血糖变化的规律与特征：是否有在特定的时间段内频繁发生低血糖的情况 □有无并发症，风险程度如何 □低血糖发生的次数和症状的严重程度 □进行各种治疗的情况 □身体状况不良时有无明确的应对方法
	既往史 ·既往疾病史、正在治疗中的疾病和治疗情况	□有无常见并发症（高血压、血脂异常等） □是否有糖尿病以外的可能改变健康状况和身体功能的疾病
	检查 ·血糖、糖化血红蛋白、血常规、尿常规	□疾病状态和血糖控制状况如何 □有无并发症和先兆症状 □有无感染的征兆

续表

主要资料		分析要点
生理因素	运动功能 ·姿势保持 ·步行状态 ·手指的灵巧性 ·握力	□与血糖控制有关的活动和运动及动作，可以做到什么程度 □有无因并发症和既往疾病所致的活动困难 □为了患者能够轻松且安全地坚持运动和做喜爱的活动，在哪些支持上下功夫
	认知功能 ·记忆力、理解力和判断力	□对糖尿病和并发症的治疗（饮食、运动、药物疗法），患者能够理解到什么程度 □患者能否正确服药，能否自己注射胰岛素 □患者能否注意到自己身体的变化，并用什么方式表达出来 □患者的自我护理能力如何 □患者的糖尿病自我管理技巧（自己注射胰岛素、自我血糖监测等）到达何种程度
	感觉和知觉 ·有无五感障碍，是否使用辅助用具（助听器、眼镜等） ·有无神经和知觉损伤（手足麻木、疼痛、知觉异常等）	□有无糖尿病视网膜病变所致的视力障碍 □是否出现了糖尿病性神经损害所致的知觉障碍 □能否接受使用视觉、听觉资料（说明书和 DVD 等）进行与疾病和治疗相关的解释
心理和精神因素	情绪与意向 ·对疾病和治疗的承受程度 ·疾病和治疗带来的不安与想法 ·有无情绪变化、低落	□如何看待糖尿病和目前的症状 □是否因为并发症而担心 □有无持续性情绪低落 □是否经常有不安和焦虑的主诉以及悲观的言行
	抗压力 ·有无因糖尿病和治疗产生的压力 ·应对压力的方法	□是否因治疗限制（饮食、服药、测血糖）而产生压力和负担 □有无应对压力的方法和改善心情的办法 □是否通过大量进食或饮酒来缓解压力
	价值观与信念 ·很看重的东西 ·信念以及意志 ·饮食价值观	□很看重的东西以及坚守的意志是什么 □是否罹患糖尿病导致价值观以及想法发生改变 □对饮食有着什么样的价值观

续表

	主要资料	分析要点
社会文化因素	角色与关系 ·家庭结构 ·和家庭成员的关系 ·有无家庭成员 ·有无同居家属和给予支持的家庭成员 ·有无家庭以外提供帮助的人	□和家人的关系如何 □有无家庭以外的人提供帮助 □在家庭或养老机构是否获得适当的帮助 □是否因为有饮食限制，觉得给同室者或家人添了麻烦 □对他人的帮助是否敬而远之
	社会活动 ·和友人及邻居的关系 ·限制饮食对社会活动的影响	□是否因为限制饮食以及药物治疗，常常回避与人交往以及参加聚餐、集会
活动	兴趣与娱乐 ·兴趣、喜好、学习沙龙 ·有无娱乐活动及其具体内容	□有什么兴趣（活动的频率、时间和内容） □有无因患糖尿病而放弃或中断的喜好及活动 □活动量是否影响血糖控制 □为了能够顺畅地继续进行某些活动，需要下哪些功夫
	个人生活史 ·住院前的活动内容、活动时间、活动强度、活动量以及步行状态	
	活动欲望 ·是否活动欲望降低 ·是否身体经常疲倦	□年龄增长和糖代谢障碍导致的疲倦是否影响到日常生活活动 □是否担心有发生低血糖的危险，而将活动控制在最低范围内
休息	休息 ·一天的生活安排（活动和休息等）	□活动和休息是否能够取得平衡 □生活是否规律
	睡眠 ·睡眠时间和熟睡感 ·有无影响睡眠的因素（药物使用、夜间排泄等）	□对睡眠状况是否满意 □是否存在影响睡眠的因素
饮食	食欲 ·有无习惯食用的食品、能够吃得很香的食品、很喜欢吃或者是很讨厌吃的食品 ·饮食习惯、饮食嗜好、是否吸烟饮酒等	□（在医院或老年公寓的患者）能否吃提供的饭菜 □与以往的饮食习惯的差距 □饮食习惯、嗜好是否发生改变 □有无影响食欲的因素 □为控制好血糖，在饮食上下了哪些功夫 □在坚守限食原则上遇到了什么困难 □是否感到吃饭以及准备饭菜比较麻烦

续表

主要资料		分析要点
饮食	**营养状况** ·饮食内容（医嘱要求的一日热量）、加餐情况、满足感 ·饮食摄取量 ·体重、BMI ·血液检查资料（尤其是白蛋白和血清总蛋白量）	□是否能够坚持遵守必要的饮食限制，是否能够按规定适量进餐 □进餐次数和进餐内容有无改变 □如何理解热量和单位（90 千卡为 1 份食物交换份） □是否能够取得营养平衡 □体重和 BMI 是否标准 □体重增减变化如何，是否有体重急剧减少或增加的情况
	进餐行为与动作功能 ·进餐行为 ·进餐速度 ·消化系统症状	□进餐行为是否有问题（是否影响进餐量） □是否吃得很快 □是否出现了消化系统并发症
	咀嚼和吞咽功能 ·义齿、牙龈和吞咽状况	□口腔以及义齿的状况是否良好 □有无吞咽功能障碍
	水分摄取 ·水分的摄入量、有无口渴、水的出入量	□水分的摄入量是否适宜 □有无伴有口渴、多饮等高血糖的自觉症状
排泄	**排泄动作** ·排泄的自理程度如何 ·是否使用纸尿裤和接尿器 ·有无携带留置导尿管	□是否有增加发生尿路感染和压疮风险的因素
	尿和便的性状 ·尿：量、性状、味、次数、排尿时间、有无排尿困难和残尿感 ·是否使用利尿剂 ·便：性状、量和次数 ·有无腹部膨满和胀气、肠鸣音和排气的情况 ·是否使用泻药或灌肠	□血糖升高是否伴随多尿 □夜间是否尿频 □是否有自主神经（植物神经）损伤导致的神经性尿失禁 □有无尿路感染的先兆症状 □有无自主神经损伤导致的腹泻和便秘
清洁	**清洁** ·清洁自理能力如何（洗澡、洗发、口腔护理、更衣、洗脚等） ·清洁的习惯和频度	□要保持清洁，需要什么帮助 □有无变得易于感染疾病的部位 □头发、指甲、胡须是否长得很长 □皮肤有无异常或损伤
	修饰（穿衣打扮时尚）	□修饰能否自理，是否需要帮助

续表

	主要资料	分析要点
人际沟通	方式	□能否向他人表达自己的心情
	对象、内容和目的	□是否由于糖尿病以及伴随的一些限制影响到与周围人的交流和沟通

评估要点（病理生理与生活功能思维导图指南）

　　关于糖尿病，老年患者也和其他年龄的患者一样，重要的是要预防并发症的发生和恶化。在此过程中，不仅仅要关注自我护理方法的改变以及严格控制血糖，更重要的是考虑如何制订一套适合患者本人生活的治疗管理方法。尊重患者自我管理糖尿病的方法和经验，将焦点放在与糖尿病（阻止病情恶化与避免发生并发症）的共处上来进行护理。

糖尿病老年患者的病理生理与生活功能思维导图

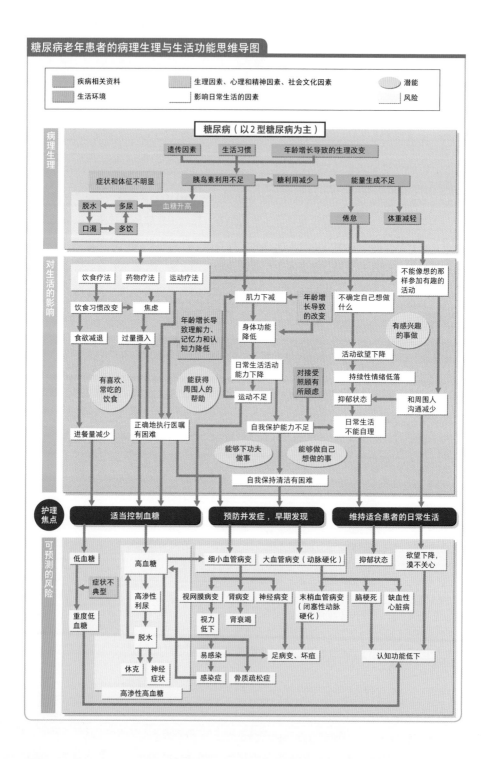

| Step1 护理评估 | Step2 明确护理焦点 | Step3 护理计划 | Step4 护理实践 |

明确护理焦点
#1　能够轻松控制血糖
#2　患者能够维持符合个性化的生活
#3　能够预防病情恶化，防止并发症的发生

| Step1 护理评估 | Step2 明确护理焦点 | Step3 护理计划 | Step4 护理实践 |

1　护理焦点	护理目标
能够轻松控制血糖	血糖值能够维持在一定的范围内 能够愉快地接受适量糖尿病饮食 能以适当的运动方法和运动项目控制血糖上升 能够获得所需要的援助，恰当地进行药物治疗

实施	依据
1. 血糖管理 ・掌握化验值：血液检查（糖化血红蛋白、血糖值、一日血糖变化）、尿常规检查等 ・护士要掌握患者自我监测的血糖值	●将病情发展和血糖值的变化规律以及在特定时间段内发生低血糖等情况联系起来，推测关联性，考虑如何进行护理
2. 全身性的管理 ・观察患者身体状况，测量生命体征、身高和体重，计算 BMI，阅读体格检查和血液检查的数据 ・患者有无主诉症状（自觉症状）及其程度 ・在治疗和观察病情的过程中，弄清楚患者的既往疾病	● 早期发现并发症，预防既往疾病恶化 ● 感染和其他疾病会成为血糖恶化的诱因
3. 低血糖的预防与处理 （1）掌握低血糖症状 ・典型症状：心悸、手足震颤、冷汗、面色苍白 ・非典型症状：疲倦、心慌、淡漠、眩晕、视觉模糊、谵妄 （2）低血糖的处理 ・要提醒患者如果出现低血糖症状或者身体感到不适时，马上告知护士 ・如果出现低血糖症状或发现体征与以往大不相同时，立即测量血糖 ・患者在出现低血糖时，如果事先有医嘱，按医嘱进行处置，如果没有医嘱或有特殊变化，向医生汇报，获得医嘱	●老年患者有时呈现非典型的低血糖症状，要注意在低血糖症状以外有无异样改变 ●老年患者常见无自觉症状性低血糖，重度低血糖还有导致心脏病等并发症的危险，平时应充分地观察病情，做到早期发现

实施	依据
4. 饮食护理 （1）确认目前进餐内容、进餐量及营养平衡状况 （2）有无摄入能量的限制（如果有，要掌握具体内容） （3）饮食摄入量少的患者的护理 ·进行评估，判断是否因身体状况不佳影响进食 ·观察和确认患者是否有吞咽功能障碍、义齿不适或是口腔出现问题等 ·从患者及其家属那里获取患者的饮食喜好和饮食习惯等信息，在可能的范围内，将患者喜欢的食物加入食谱中 ·环境整理（进餐场所、朝向、换气、照明） ·联络营养师，希望给予营养指导等 ·营养剂和辅助食品的使用 ·在患者自己配餐时，根据其烹饪能力以及饮食嗜好，向患者提供一些有关市面上的半成品菜、熟菜和外卖方面的信息 （4）饮食摄入量过多的患者的护理 ·找出摄食过多的原因（进餐速度、进餐特定的时间段以及最佳时间） ·减少每种菜的量，改变烹饪方法（将油炸食物替换为炖菜等） ·在调味料上下功夫（利用柠檬汁等控制盐和酱油用量） （5）加餐的指导 ·按医嘱变更加餐量、次数和食谱，在医疗范围内和患者商讨如何调节进餐次数、进餐量和食谱等 ·对患者在外用餐时的点菜方法给予指导 ·灵活使用低热量的甜味调料——木糖醇（用来代替咖啡和红茶中的砂糖，还可选择用木糖醇代替果酱和点心中的蔗糖等）	●有时由于饮食嗜好的改变以及准备饮食很麻烦等，造成患者以水果和点心来代替正餐、肉类等蛋白质的摄入量减少等情况，对此加以确认，要使患者不仅是在摄入量上，而且在营养平衡上避免偏颇 ●有时候即便有食欲，也会因为义齿不合适等只能吃软食，进而造成摄入量减少 ●糖尿病患者因高血糖而易于发生感染，患牙周病，进而重症化 ●如果出现食材准备困难、不能维持营养平衡或者出现饮食量增减不当等问题，可以灵活利用外卖服务来改善现状，但是，这样做会增加经济负担，因此要和患者及其家属商量 ●如果吃饭太快，往往尚未感到饱就已经吃过量了 ●菜肴调味重是促使主食摄入过量的原因之一 ●从维持和提高生活质量的角度考虑，吃零食的愉悦、创造和亲人朋友聚在一起边吃边交流的机会非常重要 ●并不是因为治疗而什么都不能吃，探讨在限制中如何让患者吃得快乐
5. 运动指导 （1）适合患者自身状况的运动 ·根据需要，在运动前和运动后测量患者的生命体征，观察全身状况 ·对运动强度不要过于勉强	●很多老年人有循环系统疾病、膝关节疼痛和正常活动区域改变等，如果为了达到运动目标而过度运动，则有促进疾病恶化的危险

实施	依据
· 当膝盖和膝关节出现疼痛时，在椅子上或者床上坐稳，进行安全舒适的体操锻炼或踏步运动 （2）运动的注意事项 · 避开空腹和饭前的时间段（最好在餐后 1～3 小时进行运动） · 注意低血糖症状的出现 · 注意充分补水 · 运动时，穿安全且方便活动的服装 · 准备一个安全的运动环境（地面是否湿滑、是否凌乱不堪、是否凹凸不平或有台阶，是否有足够的活动空间）	●结合患者的身体状况，和患者商量，寻找坐着就能进行的运动，寻找不给患者增加过度负担的运动 ●老年人运动易出现低血糖，注意观察非典型的低血糖症状 ●年龄增长使渴中枢的敏感性降低，老年患者很难感觉口渴，易引起摄水不足，导致休克 ● 随着年龄增长，身体机能低下的糖尿病患者平衡功能变差，有较高的跌倒风险
6. 药物治疗 （1）口服药 · 进行自我服药管理指导时，确认患者是否坚持正确的服药量和服药方法 · 如果患者有漏服药以及错服药的情况，帮助患者将所服药物包好，探讨服药的内容、次数及时间，并配好药、提醒患者服药等 （2）胰岛素 · 自己注射胰岛素的管理，确认用药种类、用药方法和用药量是否遵循医嘱 · 避免出现忘记注射或弄错注射单位（药量）的情况，提醒和告知患者遵守正确的使用方法 · 选择和调整与视力、握力和指尖灵巧性相适应的胰岛素注射器 · 使用胰岛素注射辅助器具（防滑垫、专用支架等） · 和患者共同商讨使用什么方法才能容易操作 （3）进餐不规律时以及因病厌食时（因高热、呕吐、腹泻、感冒、外伤等造成不能进食）的应对措施 · 核对医嘱，确认患者身体在何种状况下需要停止或减少口服药的服用和胰岛素的注射 · 向患者（或家属、照顾者）讲解医嘱，最好使用说明书，用书面文字解释医嘱 · 告知患者当身体状况不良或进餐不规律时应及时向医生报告，不要自我判断，更不要擅自调整药物	●常年与糖尿病打交道的一部分患者，已经养成重视服药和注射胰岛素的习惯，对这一点的重视有时胜过重视吃饭时间。在此需要注意的是，患者很可能出现即使在没进餐的情况下，也习惯性地服药、注射胰岛素等，应事先向患者通俗地讲解饮食与药物之间的关系 ●高龄和并发症等会造成患者感到已经使用习惯的胰岛素注射器变得难以使用，这时，需要将注射器变更为适合患者使用的种类，使患者能够继续坚持自我注射 ●身体状况不佳时，内分泌失调、电解质紊乱、进餐量减少等可能导致高血糖或者低血糖，有时会出现并发症恶化 ●通过自我判断来调整口服降糖药或胰岛素注射，可能进一步加重身体状况恶化，风险较大，患者要加深理解遵循医嘱对症状处理的意义

2 护理焦点	护理目标
患者能够维持符合个性化的生活	患者能够结合身体状况进行有趣味的活动或能够做自己想做的事情以及能坚持以往的活动

实施	依据
1. 患者个性化生活护理 · 了解患者一日的生活计划和生活方式（包括康复锻炼、检查、治疗、放松等计划） · 询问患者有无向往和爱好的活动以及一直坚持下来的活动，每天想怎样度过 · 询问患者想要怎样度过一日的生活，并询问今后想过什么生活	●对严格控制饮食生活的患者来说，个性化生活的时间和兴趣在患者的生活张弛、压力缓解和自我肯定等方面都非常重要 ●即便是住院或在养老院，护理时要尽可能考虑患者的习惯 ●对日子该怎么过，患者的想法会因人而异；另外，患者会随着身体变化和心情变化而改变生活习惯，护士要了解患者的意愿，不要将自己认可的生活方式强加给患者
2. 活动的护理 · 确认身体状况和精神状况 · 调整活动时间 · 整理服装，进行修饰 · 安全活动的护理：环境整理（确认地板是否湿滑、房间是否凌乱、是否有充分的活动空间、照明以及桌椅的高度和配置如何等） · 考虑技巧和方法	●为了预防低血糖，避免在空腹时或饭前进行能量消耗较大的活动 ●即便在同一病房或养老院内进行活动和娱乐，也要注意梳妆打扮，刻意梳妆打扮后再去活动场地，这件事本身也是表现患者愉悦与品位的途径之一 ●为了预防跌倒和摔落，安全地进行活动 ●在不给患者身体造成过度负担的范围内，想办法让患者自得其乐

3 护理焦点	护理目标
患者能够预防病情恶化，防止并发症的发生	阻止症状恶化（依据患者的状态和医嘱设定具体的数值目标） 不发生并发症 早期发现和治疗并发症

实施	依据
1. 控制血糖，健康管理（参照"护理焦点"）	●如果患病时间较长，即便血糖控制得良好，也可能出现并发症
2. 保持清洁与预防感染的护理 · 监测体格检查和血液检查的数据 · 对患者不能自理的部分给予帮助，如洗澡、洗发、更衣和剪指甲等	●由于高龄和并发症等，患者有时自己无法清洗肢体末端或细致的部位

续表

实施	依据
·在帮助时，尤其要注意观察患者手指和脚趾间以及会阴部皮肤的状况 ·确认水温是否过热 ·不要太使劲挠痒	●高血糖造成易感染状态；另外，嵌甲也易成为皮肤受伤和感染的原因 ●脚部发生神经末梢损伤时，如果把脚伸进热水里试水温，会有烫伤的危险 ●高龄糖尿病患者的皮肤很脆弱，若使劲挠痒很容易受伤
3. 早期预防和发现末梢血管病变 （1）对末梢血管损伤的症状和体征的观察 ·视网膜病变：视力下降，眼前黑影 ·神经病变：手脚麻木、疼痛、肌力下降、疲劳、味觉异常、直立性低血压、腹泻与便秘、出汗异常、痛性肌痉挛、感觉迟钝和异常。多表现在四肢末梢等出现手套样改变等 ·肾病：水肿、蛋白尿 （2）定期就诊和检查	●可能发生多种神经功能病变，包括感觉神经障碍、运动神经障碍、感觉器官损伤和自主神经功能障碍等 ●为早期发现并发症，即便无自觉症状，也应定期检查
4. 早期发现和预防大血管损伤 （1）监测生命体征，观察身体一般状况 （2）确认是否有引起血管损伤的高血压和高脂血症等高危疾患 （3）观察大血管受损的症状和体征 ·脑梗死：常见症状有头痛、恶心、麻木、行动迟缓、舌头打弯困难、无力、视物重影等 ·心肌梗死、心绞痛：胸部有压迫感、胸痛、恶心、胃灼热和呼吸困难等 ·体征：如果出现相应的体征，应在监测生命体征的同时报告医生 （4）监测水分摄入量，预防脱水	●糖尿病患者可见的意识障碍，多是由代谢异常和电解质紊乱所致，也有由大血管损伤和肾衰竭引起的，重要的是了解症状出现前后的情况和患者的全身状态 ●由于糖尿病患者的心肌梗死可能是无痛的，所以不仅要观察有无胸痛症状，还要进行综合观察 ●脱水会增高血液黏稠度，导致发生血栓
5. 足病变的预防与足部护理 ·洗澡、洗脚、擦拭身体等，保持足部清洁 ·剪趾甲 ·进行足部按摩 ·确认下肢和肢体末梢有无发凉症状 ·足背动脉是否可触及，观察有无跛行和足部皮肤颜色改变	●在保持清洁的同时，还能够得到促进末梢血液循环的效果 ●确认有无闭塞性动脉硬化、神经损伤

续表

实施	依据
·有无疼痛和发麻，程度如何	●足部神经损伤往往是鞋不合适所致
·选取合适的鞋袜	
·涂抹软膏或保湿护肤霜，防止干燥	●干燥造成的皮肤皲裂和爆皮是产生足感染和坏疽的原因

相关项目

想进一步了解，可参考以下内容。

糖尿病患者的护理

"活动"（P2）、"饮食"（P21）：在饮食和运动护理上下功夫。

"跌倒与摔落"（P520）：当出现视力减退或并发症时，进行安全的生活护理。

与糖尿病相关的风险

"脱水"（P439）：高血糖导致细胞外液处于高渗状态，易引起脱水，应观察先兆症状，并进行预防。

"脑卒中"（P133）：大血管损伤是并发症之一。

"痴呆"（P70）：糖尿病患者比非糖尿病患者易于发生阿尔茨海默病，其发生率大约是非糖尿病患者的1.5~4倍。另外高血糖往往易引起注意力和学习记忆力的下降。

"白癣"（P353）、"念珠菌感染"（P321）、"尿路感染"（P396）：高血糖易引起机体感染。

"抑郁"（P578）：糖尿病患者中有约30%的患者患有抑郁症。

第 6 章

泌尿系统疾病

11 前列腺增生

三上洋

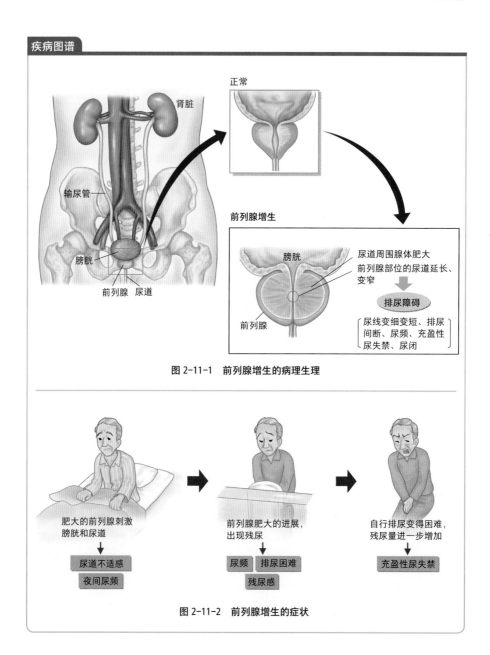

疾病图谱

正常

肾脏

输尿管

膀胱

前列腺　尿道

前列腺增生

膀胱

前列腺

尿道周围腺体肥大

前列腺部位的尿道延长、变窄

排尿障碍

尿线变细变短、排尿间断、尿频、充盈性尿失禁、尿闭

图 2-11-1　前列腺增生的病理生理

肥大的前列腺刺激膀胱和尿道

尿道不适感

夜间尿频

前列腺肥大的进展，出现残尿

尿频　排尿困难

残尿感

自行排尿变得困难，残尿量进一步增加

充盈性尿失禁

图 2-11-2　前列腺增生的症状

288

病理生理

《日本泌尿外科学会前列腺增生症诊疗指南（2011）》将前列腺增生定义为前列腺良性增生导致的下尿路功能发生障碍的疾病，常见前列腺肿大以及下尿路受压导致尿道梗阻而引起的下尿路症状。

前列腺是位于男性膀胱前下部、直肠膨大部前面，包围着尿道的一个形似板栗的实质性器官。前列腺增生是伴随着年龄增长，雄性激素水平下降而雌性激素水平增加，出现激素分泌失调，从而引发的一种疾病（图 2-11-1）。

前列腺增生的发病机制是，前列腺的重量和体积增大导致前列腺所包围部位的尿道出现梗阻并导致膀胱和尿道的阻力增加。

病因和影响因素

目前，前列腺增生的病因并不明确。一般认为前列腺增生发生可能与高龄以及雄性激素改变有关。

流行病学及预后

前列腺增生的发病率伴随年龄增长而增加。在 30~40 岁可发病，70 岁以上的男性发病率显著升高。在东亚，前列腺增生的患病率较低。白种人的发病率高于黑种人。

本病虽然是良性疾病，但白天的活动受到限制以及在夜间不能保证获得充足的睡眠等，导致患者的生活质量显著降低。

症　状

患者主诉为排尿困难、尿频、尿急。

肥大的前列腺，小者有鸡蛋大小，大者可增生至苹果大小。前列腺增生可使膀胱颈部梗阻，是引起下泌尿道（膀胱、尿道）症状的原因。

前列腺增生患者有排尿困难和膀胱刺激征。排尿困难是尿道前列腺部梗阻和膀胱尿道部阻力增大所致。膀胱刺激征的症状为尿频、尿急和尿痛，这是由尿路梗阻叠加膀胱功能改变储尿引起的炎症症状。

前列腺增生患病初期常见的主诉是夜间尿频。由于排尿力量减弱以及尿流细小和尿线中断等导致排尿时间延长。如果一次排尿时间在 30 秒以上，可怀疑罹患本病。疾病进展可使膀胱内的残尿量增加，易发生尿路感染等并发症，并伴有膀胱炎等疾病。严重时，可见梗阻性肾病导致的肾衰竭。当膀胱充满残尿，超过膀胱容量时，呈现尿液从尿道溢出的充盈性尿失禁现象。

诊断与检查

主诉症状：排尿困难、尿频、尿急等储尿和排尿异常等（图 2-11-2）。除此之外，还应注意收集既往史资料，询问患者有无血尿、尿路感染、糖尿病和神经系统疾病等。可依据国际前列腺症状评分表（International Prostate Symptom Score，IPSS）与生活质量量表对症状进行定量评估。国际前列腺症状评分表（表 2-11-1）有 7 项指标：①尿不净；②尿频程度；③尿流中断；④尿急；⑤尿势减弱（尿线变细）；⑥排尿费力；⑦夜间尿频。以此指标按照 5 级评分（0～35 分）进行综合评估。量表的项目 1、2、4、7 评估尿潴留症状，项目 3、5、6 评估排尿困难症状。排尿障碍分为 3 个等级，总分为 35 分，0～7 分为轻度排尿障碍，8～19 分为中度排尿障碍，20分以上为重度排尿障碍。有时即使得分相同，也会因个人满意度而有差异。因此有必要同时评价生活质量，重要的是明确哪个项目是患者感到最麻烦的项目。

表 2-11-1　国际前列腺症状评分表与生活质量量表

下述症状出现的比例程度	完全没有	5 次中出现 1 次或更少	2 次中出现 1 次或更少	2 次中有 1 次	2 次中出现 1 次或更多	经常这样
最近 1 个月，有无排尿后还想再排尿的感觉	0	1	2	3	4	5
最近 1 个月，有无在排尿 2 小时后还想再排尿的感觉	0	1	2	3	4	5
最近 1 个月，有无排尿多次中断的现象	0	1	2	3	4	5
最近 1 个月，有无排尿不能等待的情况	0	1	2	3	4	5
最近 1 个月，有无尿势减弱的情况	0	1	2	3	4	5
最近 1 个月，有无腹部加压排尿的情况	0	1	2	3	4	5

续表

最近1个月，有无夜间多次起夜的情况	0次	1次	2次	3次	4次	5次
	0	1	2	3	4	5

IPSS＿＿＿＿＿＿＿＿＿＿＿＿＿＿＿分

	很满意	满意	接近满意	不好说	不甚满意	讨厌	非常讨厌
如果维持目前的排尿状况，你是	0	1	2	3	4	5	6

生活质量（QOL）＿＿＿＿＿＿＿＿＿＿＿＿＿分

注：① IPSS 重症度：轻度（0～7分），中度（8～19分），重度（20～35分）。

　　② QOL 重症度：轻度（0、1分），中度（2～4分），重度（5、6分）。

（日本泌尿器学会编：前立腺肥大症診療ガイドライン．p.33，リッチヒルメディカル，2011 より転載）

　　尿常规检查（包括尿沉渣检查）、血清肌酐（S-Cr）检测：前列腺增生造成下尿路梗阻，所以需要检测是否出现了尿路感染和肾衰竭。

　　前列腺特异性抗原（prostate specific antigen，PSA）检测：诊断前列腺癌的高敏感指标。由于前列腺癌与前列腺增生一样，都会出现排尿障碍的症状，有时也会出现两者并发的情况，所以有必要进行前列腺特异性抗原检测。

　　直肠指检：前列腺增生表现为前列腺整体增大，弹性变差，表面平滑，边际清晰。前列腺癌则呈石样坚硬，表面凹凸不平。

　　前列腺超声检查：在腹部表面或经直肠进行非侵入性探测，可确认前列腺大小、形状，有无上泌尿道扩张，膀胱内膜和膀胱壁状态等。在憋尿导致膀胱充盈状态下进行检查，先确认有无膀胱结石、膀胱肿瘤和膀胱憩室，然后观察前列腺状况，测定其体积。另外，可在排尿后测定残余尿量。结直肠检测法需特殊设备。

　　残尿测定：目的是评价膀胱排尿功能。在排尿后使用超声检查或者导尿法测定残余尿量。虽然使用尿管导尿测定残余尿量的准确度较高，但这是一种侵入性的方法。使用超声法测定残余尿量在一定程度上会存在误差，属于低侵入性的方法。现在还有专门用来测定残尿的超声仪器。

　　尿流测定：测定尿流量是侵入性较低的一种测量方法，可以客观和定量评价排尿障碍患者的排尿状况。方法是请患者向测定仪器中排尿，尿流计算器可以测定出患者每秒排出几毫升尿。最大尿流速率和平均尿流速率与前列腺的大小有关，前列腺越大，排尿曲线越平坦。

常见并发症

常见的并发症有反复发作的尿路梗阻，以及尿路梗阻导致的肾衰竭、膀胱结石和尿路感染等。另外，前列腺增生有时也会并发前列腺癌，对此要加以注意。

治　疗

治疗原则

在考虑患者主诉症状和生活质量情况的基础上制订治疗计划。治疗方法很宽泛，从无需治疗的观察到外科治疗。对轻症患者建议选择药物治疗，如果出现尿路梗阻导致的肾功能衰竭和膀胱结石或者尿路感染等情况，建议在进一步检查的基础上考虑实施手术。

药物治疗

α_1 受体阻滞剂的作用是阻断位于膀胱颈部和尿道前列腺部的交感神经 α_1 受体，降低尿道内压，从而使排尿障碍得到改善。这类药物见效较快，而且有中长期效果，是治疗前列腺增生的一线药物。这类药物的副作用有直立性低血压、一过性意识障碍等。老年人要慎重用药，从少量开始，注意避免急速的体位变换。

抗雄激素药具有缩小增生的前列腺，减轻尿道机械性闭锁的作用。但这类药物能够降低血清前列腺特异性抗原，对并发潜在性前列腺癌的患者而言，会影响其早期诊断，因此不建议将此药作为初期用药。

度他雄胺是用来抑制能够将雄性激素睾酮向活性更高的双氢睾酮转换的 I 型与 II 型 5α 还原酶的药剂。因此本药剂按作用被分类为 5α 还原酶抑制剂。该药通过抑制 5α 还原酶缩小肥大的前列腺，还可以减轻下泌尿道症状，进而改善排尿困难等症状。

前列腺增生的主要治疗药物见表 2-11-2。

α_1 受体阻滞剂常用的有以下几种

盐酸坦索罗辛片，为 α_1 受体阻滞剂，每片 0.2 毫克，1 次 1 片，1 日 1 次，早饭后服用。

赛洛多辛片，为 α_1 受体阻滞剂，每片 4 毫克，1 次 1 片，1 日 2 次，早晚饭后服用。

萘哌地尔片，为 α_1 受体阻滞剂，规格有 25 毫克、50 毫克和 75 毫克三种，1 次 1 片，每日 1 次，早饭后服用。从 25 毫克小剂量开始，效果不显著时可增量，最大剂量为 75 毫克。

盐酸特拉唑嗪片，为 α_1 受体阻滞剂，每片 0.5 毫克，1 次 1 片，每日 2 次，早晚餐后服。

乌拉地尔胶囊，为 α_1 受体阻滞剂，每粒 15 毫克，1 次 2 粒，每日 2 次，早晚餐后服用。

常用的抗雄激素药有以下几种

度他雄胺胶囊，为抗雄激素药（5α 还原酶抑制剂），每粒 0.5 毫克，1 次 1 粒，每日 1 次，早饭后服用。

醋酸氯地孕酮片，为抗雄激素药，每片 50 毫克，1 次 1 片，每日 1 次，早饭后服用。

烯丙雌醇片，为抗雄激素药，每片 25 毫克，1 次 1 片，每日 2 次，早晚饭后服用。

表 2-11-2　前列腺增生的主要治疗药物

分类	通用名	药效和作用机制	主要副作用
α₁ 受体阻滞剂	盐酸坦索罗辛	药物阻断了位于膀胱颈部和尿道前列腺部的交感神经 α₁ 受体，降低尿道内压，从而使排尿障碍得到改善	一过性意识障碍、意识丧失、肝功能障碍、黄疸等
	赛洛多辛		
	萘哌地尔		肝功能障碍、黄疸、过敏等
	盐酸特拉唑嗪		意识丧失、肝功能障碍、黄疸等
	乌拉地尔		神经症状、循环系统症状和消化系统症状等
抗雄激素药	醋酸氯地孕酮	具有抗雄性激素的作用（直接的抗前列腺作用）	充血性心力衰竭、血栓形成、重症肝炎等
	烯丙雌醇	证实有抑制前列腺肥大以及缩小肥大结节等效果	过敏、肝部症状、电解质紊乱
	度他雄胺	通过抑制 Ⅰ 型与 Ⅱ 型 5α 还原酶来抑制睾酮向双氢睾酮转化	勃起障碍、性欲减退、乳房病变（乳房女性化、乳房疼痛）

外科治疗

通过药物治疗症状没有改善的患者，若出现尿闭、肾衰竭、尿路感染、膀胱结石、反复性血尿等，则适合手术治疗。目前，按标准方案实行经尿道前列腺切除术（TUR-P）。TUR-P 从尿道插入显微镜，在内窥镜下，给电切镜前端通上高频电流，将增生的前列腺肿块切除并作为组织碎片排出体外。目前这种手术方法的技术已经非常成熟。但因为手术出血较多以及为确保手术视野而灌注大量不含电解质的灌注液，由此而造成以低钠血症为主的被称为 TUR 综合征的并发症，是目前存在的问题点。

对于这点，最近有了一种新的微创术式，即使用钬激光的前列腺摘除术。此手术在经尿道插入的内窥镜下进行钬激光照射，将前列腺肿块与被膜剥离后摘出，是一种出血和侵入都较小的术式。故而，以往不能使用抗凝疗法的患者，做这种手术就能摘除增生肿物。

低侵入性治疗

此类手术因为侵入性较低，所以可以进行门诊手术治疗，即使有并发症也可以进行治疗。低侵入性治疗方法有高温治疗、针剂消融术和手术治疗。高温治疗，即使用具有微波等功能的经尿道加热装置使前列腺内温度升高导致组织凝固坏死，达到使前列腺缩小的目的。针剂消融术，即在内窥镜下经尿道将针头刺入前列腺，向前列腺内注入药物，引起其组织损伤，达到使前列腺缩小的目的。对具有高风险的高龄患者，通过手术植入尿道支架可以机械性地解除尿道闭锁。

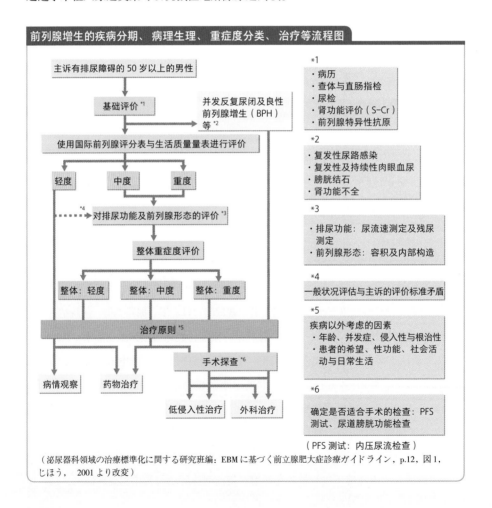

前列腺增生的疾病分期、病理生理、重症度分类、治疗等流程图

（泌尿器科領域の治療標準化に関する研究班編：EBM に基づく前立腺肥大症診療ガイドライン，p.12，図1，じほう，2001 より改変）

前列腺增生老年患者的护理程序

内岛伸也

护理要点

前列腺增生导致的排尿障碍不仅仅是单纯的前列腺肥大。即便有前列腺增生，只要不出现尿路梗阻等排尿困难症状，无须治疗。但是，如果前列腺增生出现了症状，需要鉴别是单纯的由高龄前列腺增生导致的尿路梗阻还是由其他疾病或病变导致的梗阻。

由于前列腺增生的主诉症状是患者的主观感觉，排尿障碍程度的判定面临着困难。护理时，要根据问诊症状评估法（国际前列腺症状评分表与生活质量量表）（表 2-11-1）和各种检查结果，再通过护理时的观察，掌握患者排尿困难的症状和程度并进行相应的护理。

前列腺增生不同阶段的护理要点

第 1 期：症状刺激期

增大的前列腺刺激膀胱颈部和后尿道部，出现尿频、尿急、下腹部不适等症状。此期几乎没有残尿，但还是可见轻度的排尿困难（排尿踌躇以及排尿中断）。患者对尿失禁的担心，妨碍了活动和睡眠，改变了以往的生活方式。所以，护理时需要考虑是否因此给患者的日常生活带来影响，并给患者造成不安。

第 2 期：残尿出现期

前列腺增生压迫尿道会加重排尿困难，出现尿频。膀胱出现残尿易导致尿路感染，护理时要注意观察是否因出现用力排尿、排尿时间延长、残尿增加而给患者带来痛苦和不安以及增加精神负担。此时，要考虑包括手术治疗在内的治疗方案。

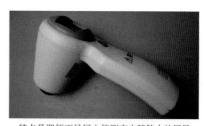

特点是即便不导尿也能测定出膀胱内的尿量

图 2-11-3 膀胱诊断用超声波诊断仪
BladderScan® BVI6100

第 3 期：慢性尿闭期

此期处于经常性的尿闭状态，出现大量残尿滞留膀胱导致的尿路感染。残尿使膀胱扩张的结果是出现充盈性尿失禁、肾积水和输尿管疾病，从而导致肾功能降低，需采取导尿和外科治疗等处理方法。护理时需要将治疗带来的身心痛苦结合起来进行护理。

※ 本书重点介绍处于第 1 期和第 2 期的接受服药等内科治疗的老年患者的护理。

Step1 护理评估 Step2 明确护理焦点 Step3 护理计划 Step4 护理实践

收集与分析资料	
主要资料	分析要点

	主要资料	分析要点
疾病相关资料	**现病史、症状** · 排尿次数与间隔（白天、夜间） · 尿量（每次的量、每日的量） · 排尿踌躇及排尿中断的程度 · 尿流状态 · 有无残尿感、残余尿量、充盈性尿失禁的情况 · 下腹部不适、沉重感 · 感染症的发生、肾功能的影响 · 药效与副作用	□ 从患者主诉、排尿观察以及检查结果判定有无前列腺增生引起的膀胱刺激征和尿路梗阻等症状 □ 测定尿量和残余尿量，从患者主诉中获知是否有排尿困难带来的不适和痛苦 □ 掌握排尿次数、排尿时间、尿量、残余尿量的变化，定期评价药物治疗的效果 □ 观察时不要漏掉尿路感染、膀胱结石、肾积水、尿潴留等 □ 评估药物副作用和对生活的影响，评估 α_1 受体阻滞剂导致的直立性低血压和倦怠、抗雄性激素药导致的性功能减退和勃起障碍
生理因素	**运动功能** · 移动能力 · 保持坐姿能力 · 手指灵巧性	□ 如厕时的移动方法（步行和轮椅）与可移动距离是否受到限制 □ 如厕能否保持排尿姿势 □ 对衣服的穿脱以及排泄的收尾善后动作有无影响
	认知功能、感知和知觉 · 尿意和症状的感知程度 · 厕所地点的认知	□ 能否正确感知和认知尿意及症状的严重程度 □ 有无给排泄动作带来影响的感知障碍和视觉障碍
	语言功能 · 语言、声音、笔谈等的交流能力 · 能否告知照顾者尿意，寻求帮助 · 能否诉说有关排泄的烦恼	□ 能否告知护士尿意和症状，寻求帮助
心理和精神因素	**健康观、意向、自知力** · 对疾病和症状的认识如何	□ 患者是如何认识疾病和症状的，目前有什么问题
	价值与信念 · 对治疗和疗养生活的展望	□ 患者希望使用何种治疗方法和生活方式
	心情、情感、抗压力 · 症状和治疗带来的不安和烦恼 · 不安和烦恼的程度及应对措施	□ 有因尿频、尿急等症状而担心尿失禁，出现焦虑和烦恼 □ 有无治疗导致的情绪低落 □ 有无因症状表现出烦躁和不安 □ 如何应对疾病和症状产生的不安

续表

	主要资料	分析要点
社会文化因素	角色与关系、社会活动参与 ·发生改变 ·接受改变和未来的希望	□对家庭角色和社会角色以及人际关系有何影响 □如何应对自身角色的改变以及人际关系的变化 □对自身角色和社会活动参与及人际关系的变化，有什么寄托
	工作、家务、学习、娱乐 ·有无改变 ·想持续下去的事情，新的愿望	□对毕生追求的事业及作为乐趣的活动产生了哪些影响 □患者是如何接受伴随着症状和治疗出现的活动的改变 □对保持以往的习惯和发现新的乐趣，有什么打算
活动	觉醒 ·白天有很强的睡意，注意力改变	□是否因夜间尿频而睡眠不足 □是否因与尿频相伴的紧张和疲劳而注意力发生改变
	活动欲望、个人活动史、活动的意义 ·是否还坚持以往的活动	□是否因尿频和尿急而影响活动欲望 □是否由尿频、尿急和尿失禁等症状导致活动范围缩小 □是否因药物副作用而影响了活动欲望与活动内容
	活动展望 ·患者的活动欲望是否受到年龄变化和其他疾病的影响	□对今后的活动有什么期待
休息	睡眠 ·夜间排尿次数、熟睡程度、白天困意等情况	□是否因夜间尿频影响到睡眠（中途觉醒等） □有无白天因困意较强而影响日常生活的情况
	休息 ·动作缓慢、疲劳感	□尿频和排尿时间延长是否引起了疲劳
	心理、社会和精神的休息 ·表情僵化、坐卧不宁	□是否因为担心尿失禁而经常处于紧张状态，是否因为每天排尿时间延长而处于精神上得不到休息的状态
饮食	备餐与食欲 ·嗜好饮食和摄取量的变化	□是否因担心尿频和尿失禁而限制饮食种类和限制水的摄入等 □是否因睡眠不足和活动量减少而引起食欲低下等 □是否因尿频、尿急而妨碍患者集中注意力进餐
	进餐行为、咀嚼与吞咽功能、营养状况 ·进餐花费的时间、进餐环境、血液检查结果和体重改变、脱水症状	□是否因吞咽功能障碍而影响摄取水量和摄取时间 □食欲减退和因排尿而中断进餐等是否影响了饮食摄入量和患者的营养状况
排泄	蓄便和蓄尿、尿意和便意 ·尿急、尿频等情况 ·有无尿失禁及失禁程度如何 ·尿意感知及向护士传达的方式	□尿意频率以及间隔的时间是多久，有无规律 □能否感知尿意，能憋尿多长时间 □尿失禁时，在时间段与特点上有无固定的模式 □有无感知到尿意后难以开口向护士寻求帮助的情况

续表

	主要资料	分析要点
排泄	如厕 · 如何上厕所、排泄姿势、厕所环境	□是否在移动去厕所方面受到限制 □从房间到厕所的位置与距离是否适当 □能否做可诱发排尿的排尿姿势，能否进行刺激皮肤以及腹部加压来诱发排尿 □药物的副作用是否影响到排泄 □是否营造了厕所环境，使患者可以放松排尿
	尿和便的排泄、尿和便的性状 · 排尿所需时间、尿流、尿浓度、排便状况（有无便秘）	□是否有排尿时间延长和不能充分排尿、产生残尿的情况 □是否有便秘影响到蓄尿以及排尿
清洁	清洁 · 排尿导致的会阴部、臀部和衣服被尿液污染 · 对清洁的关心和欲望	□有无排尿后的滴尿和尿失禁导致的会阴部、臀部和衣服的污染 □有无尿频导致的疲劳和白天犯困；是否影响到清洁行为、兴趣和欲望
	修饰 · 可选择衣服的限制 · 对修饰的关心和欲望	□是否因为使用尿垫和纸尿裤而使患者在内衣和衣服的选择上受到了制约 □对尿频和尿失禁的担忧是否影响到患者的修饰行为、兴趣和欲望
人际沟通	方式、对象、内容、目的 · 语言功能和认知功能 · 介护体制 · 与其他老年人的交流与沟通	□是否形成了可以轻松告知想要排泄的氛围 □是否有能够理解疾病和症状，且能说得来的友人 □是否有伴随尿频和尿急等症状的焦虑和痛苦、对尿失禁的担忧以及交流圈的缩小

评估要点（病理生理与生活功能思维导图指南）

与排泄相关的症状很容易让人联想到与害羞和自尊心受损等相关的问题。前列腺增生患者的护理，应在充分考虑上述问题的基础上，尽量给予患者帮助，并进行环境调整，以使患者能够在无思想负担的情况下进行排泄。与此同时，要以患者的"活动"和"休息"为中心，从社会生活整体发生的变化来考虑，了解患者对疾病导致的生活改变有何种烦恼或要求，要一并综合处理。让患者意识到前列腺增生容易并发重度肾功能障碍以及前列腺癌，以促使其接受恰当的治疗和护理。

前列腺增生老年患者的病理生理与生活功能思维导图

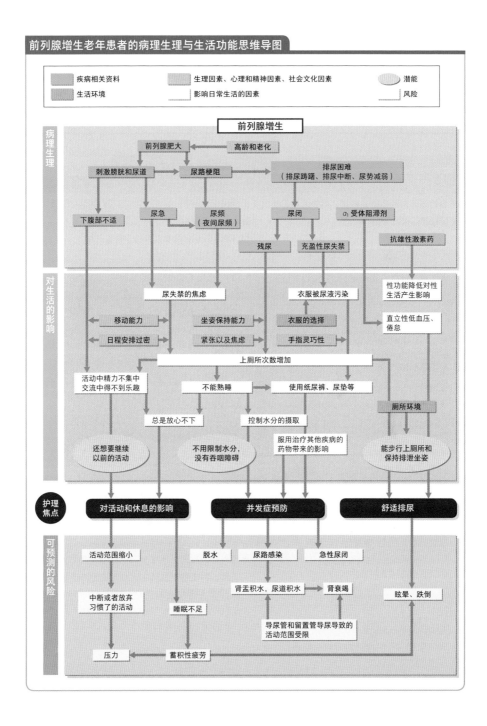

Step1 护理评估 ▷ Step2 明确护理焦点 ▷ Step3 护理计划 ▷ Step4 护理实践 ▷

明确护理焦点
#1 　患者的痛苦和紧张得到缓解，能够采取正确的排尿姿势，彻底排尿
#2 　患者不因尿频和排尿困难而担忧和烦恼，能够保持以往的活动和充分的休息
#3 　患者能准确地掌握尿闭和残尿等症状，能适当处理，预防尿路感染和肾衰竭

Step1 护理评估 ▷ Step2 明确护理焦点 ▷ Step3 护理计划 ▷ Step4 护理实践 ▷

1　护理焦点	护理目标
患者的痛苦和紧张得到缓解，能够采取正确的排尿姿势，彻底排尿	由排尿行为带来的身体以及心理痛苦能够得到缓解 患者能够采取易于排尿的姿势进行排尿 患者能够在确保隐私的环境中轻松排尿
实施	**依据**
1.顺利排尿的身心准备 ·缓和其他疾病产生的身体症状（疼痛、瘙痒等） ·缓和身体症状和疗养生活产生的紧张和焦虑情绪	●缓解伴随痛苦和焦虑等出现的身体和心理的紧张，如果增强副交感神经兴奋性，会使排尿顺利进行 ●缓解身体和心理痛苦，有利于上厕所的移动和排泄坐姿的保持，并能缓解紧张情绪
2.采取易于排尿的姿势 ·帮助患者进行必要的移动，使之能在厕所排尿或在室内坐便排尿 ·在考虑以往排尿习惯的基础上，根据需要帮助患者保持排尿姿势 ·如果排尿花费时间长，要注意预防患者出现眩晕、排尿后疲劳、乏力导致的跌倒等情况的发生	●患者往往是在厕所能够顺利排尿，而卧床或在床旁坐便上排尿却做不到 ●站姿或坐姿易于增加腹压，仅从膀胱和尿道口的解剖位置关系上来看，对排除残尿有效 ●保持长时间站姿施加腹压排尿，易发生因疲劳和血压改变导致的眩晕
3.通过按摩等皮肤刺激诱发排尿 ·若不能开始排尿或排尿后有残尿感，可以尝试使用以下方法诱发排尿 　①骶骨部按摩法、热敷疗法 　②腹部按摩法和热敷疗法 　③在腰椎到腹股沟附近实施按摩法和冷敷疗法 　④按压下腹部（耻骨上部）以及脐两侧连线上部 5～6 厘米处	●按摩法和热敷疗法也可起到放松的作用，但要根据患者具体情况来判断使用何种方法最为有效 ●骶骨部的皮肤受骶椎 S_2～S_5 和膀胱副交感神经的支配，腰椎到腹股沟之间的皮肤受腰椎 L_1、L_2 和膀胱副交感神经的支配，刺激皮肤可诱发膀胱反射 ●按压腹部可以增加腹压

续表

实施	依据
4. 营造放心排尿的环境	
·在确保患者隐私的基础上，调整屏风或拉帘，注意排泄的声音和气味可能会给患者带来羞耻感	●排尿行为和排泄物带来的羞耻感，以及时间仓促带来的不必要的紧张和不安，会使排尿变得更加困难，从如厕场所以及排泄时间两方面保证患者拥有良好的如厕环境
·对于排尿时间延长的患者，在制订日常活动计划时进行调整，留出排尿的时间	
·创造容易如厕的条件，调整厕所到卧室的距离、床的位置和高度、鞋子的摆放等	●患者因尿频、尿急和残尿感而需要多次上厕所，调整如厕环境，使之能迅速而安全地移动；另外，调整患者的用具

2　护理焦点	护理目标
患者不因尿频和排尿困难而担忧和烦恼，能够保持以往的活动和充分的休息	患者能够向家属及医务人员讲述排泄等症状导致的排泄改变以及如厕烦恼 患者能够继续工作和做有趣的活动 能够保证夜间睡眠时间

实施	依据
1. 营造易于表述症状变化和烦恼的环境	
·确保与患者单独交谈的时间和场所	●要充分考虑患者的隐私和羞耻心，营造出能详细交流的宽松环境以求与其建立信赖关系，这一点非常重要
·为了掌握患者的微妙变化，将患者的主诉记录下来和患者共享记录资料	●从记录中有细微差异的描述来判断症状的改变
·做家属的工作，使家属也能理解患者的症状，与患者共同渡过难关	●家属注意饮水方法以及外出时给予患者照护，这对缓解患者的痛苦和减轻患者的焦虑非常有用
2. 帮助患者白天参加活动	
·指导患者多次少量饮水	●尿频、尿急和残尿感导致的尿失禁带来的不安会成为减少活动内容和缩小活动半径的因素，要掌握患者的水分出入规律与应对方式，适当给予患者日常生活援助
·掌握患者的饮食和排尿时间，预测排尿所花费的时间，尽量提前排尿	
·外出时，事先确认厕所的位置	●为了使患者能安心地参加活动，要先确认厕所的位置，并将介护者的联络方式告知患者
·如果担心尿失禁，可以准备纸尿裤或尿垫	●有时候需要使用纸尿裤和尿垫以使患者能够放心活动

实施	依据
3. 安心入睡的护理	
·晚饭要控制盐的摄入，睡前不要大量饮水及喝咖啡	●患者往往因担心夜间尿频而控制水的摄入，但要注意的是晚间的饮水量和不要喝有利尿效果的饮品，而不是减少一日的饮水量
·就寝前，要留有充裕的空闲时间来充分排尿	
·如果担心尿失禁，考虑使用纸尿裤或尿垫	●使用纸尿裤或尿垫使患者能够安心入睡

3　护理焦点	护理目标
准确地掌握尿闭和残尿等症状，能适当处理，预防尿路感染和肾衰竭	患者能够从主诉症状和检查结果掌握疾病状况 患者能根据状态调整日常生活安排和活动内容，接受相应的治疗和处置，预防并发症的发生

实施	依据
1. 知道前列腺增生的典型症状，掌握病情现况	
·要给患者讲解和指导，使患者能够充分理解前列腺增生的典型症状、发病过程和治疗方法	●由于前列腺增生伴随着病程进展呈现的症状也在发生变化，为了掌握病情需要，应针对症状学习相应的知识
·为了掌握患者症状的变化，记录排尿的时间和次数以及排尿量等（记录排尿日记）	●重要的是，客观掌握患者自身状态变化的同时尽可能地做好记录，保存资料
·营造易于沟通交流的环境，使患者能说出对检查和结果的担忧	●为了打消伴随着病程、检查和治疗出现的不安和烦恼，获取家属的配合，而构建信息交换的环境
·使患者在需要时能够获得家属的理解和支持	
2. 并发症预防	
·鼓励患者饮水，要指导患者将每日的排尿量维持在1000～1500毫升	●因为担心尿频和尿失禁，患者往往通过限制饮水来抑制尿量，这样容易发生尿路感染和尿路结石等并发症，对这一点需要加以注意
·避免大量饮酒，要充分休息	●必须要注意，有时候会由于大量饮酒或服用部分药物引起急性尿闭
·掌握正在服用的用于治疗其他疾病的药物	
·和患者共同探讨需要加以改善的排尿方法和排尿环境	●症状会随着病程的进展而发生变化，因此排尿方法和环境调整应随着症状变化而改变
·在尿闭症状严重且残余尿量增加时，要重新审视药物疗法，探讨是否适合使用导尿术或插入留置导尿管或进行外科治疗	●在充分考虑症状、痛苦程度、患者意愿和生活状况的基础上制定治疗、护理的内容和方法

相关项目

更多的详细事情，请参照以下事项。

由于前列腺增生而影响到机体出现的障碍和状态

"跌倒与摔落"（P520）：确认是否有因移动和保持排尿姿势等存在障碍而影响排尿动作的情况。

与前列腺增生相关的风险

"尿路感染"（P396）：确认是否有残余尿量增加导致的尿路感染风险。

"脱水"（P439）：确认是否有因担心尿频和尿失禁而限制水分摄入导致脱水的风险。

"睡眠障碍"（P506）：确认有无因夜间尿频而影响睡眠质量的情况。

"血压异常"（P609）：确认有无因服药而出现直立性低血压的情况。

前列腺增生患者的护理

"活动"（P2）：有排尿障碍，但是为了不使患者活动范围缩小，护理时应考虑患者的活动欲望、活动内容和活动方法。

"休息"（P12）：护理时不仅仅要关注睡眠，还应关注排尿障碍带来的担心和紧张，应要求患者采取必要的适当的休息。

"排泄"（P34）：确认如何观察、记录和援助患者生活活动，以给予有效的护理。

"清洁"（P47）：保持清洁很重要，但是修饰也会带来很大效果。

第 7 章

皮肤病

礒山正玄

疾病图谱

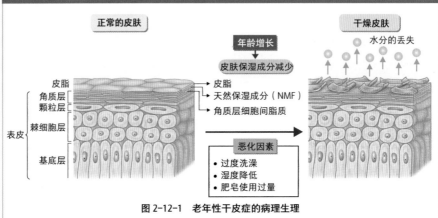

正常的皮肤 　　　　　　　　　　　　　　　　　干燥皮肤

年龄增长　　　　　　　　　　　水分的丢失

皮肤保湿成分减少

皮脂　　　　　　　　　　→ 皮脂
角质层　　　　　　　　　　→ 天然保湿成分（NMF）
颗粒层　　　　　　　　　　→ 角质层细胞间脂质
表皮 { 棘细胞层
基底层

恶化因素

• 过度洗澡
• 湿度降低
• 肥皂使用过量

图 2-12-1　老年性干皮症的病理生理

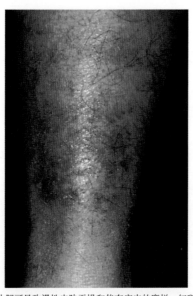

小腿可见弥漫性皮肤干燥和伴有痂皮的糜烂、红斑

图 2-12-2　老年性干皮症之皮脂缺乏性湿疹

（相場節也：湿疹および皮膚炎，標準皮膚科学　第 10 版，p.117，医学書院，2013）

病理生理

老年性干皮症，是指随着年龄的增长，角质层水分含量减少而使皮肤处于干燥状态。将起因于干皮症的瘙痒称为老年性皮肤瘙痒症。

角质层的水分存在于表皮脂质以及角质层细胞间脂质里，以此保持角质层的湿润。但是，随着年龄的增长，老年人的皮肤因皮脂分泌降低而表现为干燥。因角质层水分减少和皮脂分泌降低而造成的皮肤干燥状态称之为干皮症（图2-12-1）。起因于老年干皮症的瘙痒也称为老年性皮肤瘙痒症。

一般来说，老年性皮肤瘙痒症患者的皮肤呈持续瘙痒状态，无论有无引起瘙痒的湿疹，皮肤都表现为瘙痒。

病因和影响因素

引发老年性皮肤瘙痒症的疾病有多种，包括糖尿病、甲状腺疾病等内分泌系统疾病，也包括胆汁淤积、肝硬化等消化系统疾病，还包括慢性肾炎等肾脏疾病、白血病和恶性淋巴肿瘤等血液系统疾病，以及内脏恶性肿瘤等全身性疾病。但是，老年性皮肤瘙痒症的病因多为皮脂缺乏症。其特点是年龄增长带来的生理老化造成皮脂分泌减少以及角质层细胞间脂质减少，使角质层间产生空隙，皮肤表层（表皮）水分难以保持，出现皮肤干燥，由此引起皮肤瘙痒。

生活中的一些因素可加重皮肤瘙痒，如过度洗澡、肥皂使用过量、使用网眼粗大的尼龙澡巾等，特别是冬季在密闭的环境中使用取暖装置（空调以及电炕桌），可加快角质层水分的蒸发。

流行病学与预后

老年性皮肤瘙痒症是一种随年龄增长呈现的生理老化性疾病，进入50岁后，尤其是男性，有大约半数主诉有过皮肤瘙痒症，且随着年龄增长发病率逐渐增加。

夏季瘙痒好转，冬季严重，反复发作。角质层水分受发汗量和湿度的影响，瘙痒在冬季更为严重。

症　状

好发部位为皮脂分泌少的小腿、大腿、腰腿部以及手臂前端等。

角质层水分缺乏以及皮脂分泌减少，导致皮肤干燥，失去光泽。本病好发于小腿、大腿、腰腿部以及手臂前端等部位。随着病情进展，可见皮肤呈鳞屑、毛孔角化、龟裂、网眼状的红斑等症状，并出现瘙痒与疼痛等主诉。当瘙痒部位被挠破后，会加重皮肤炎症，使其发展为皮脂缺乏性湿疹，如图2-12-2所示。干燥可促使皮疹进一步恶化。

当进入干皮症状态后，患者感知瘙痒的阈值会降低，稍微有一点点刺激就感到瘙痒。

诊 断

干皮症：可以观察到皮肤干燥以后变得粗糙，且失去光泽，并可观察到鳞屑、毛孔角化、龟裂、网眼状的红斑等皮肤症状。

老年性皮肤瘙痒症：除了可观察到挠破造成的紫斑和伤痕以外，先决条件是见不到皮疹以及荨麻疹等皮肤病症状。老年性皮肤瘙痒症的诊断见图2-12-3。

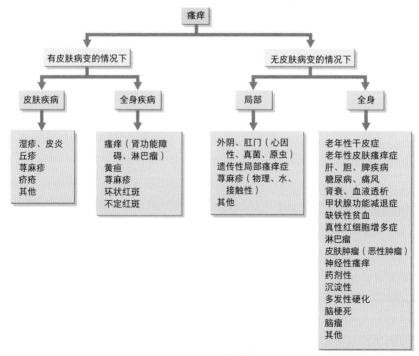

图2-12-3 老年性皮肤瘙痒症的诊断

治 疗

治疗原则

因为主要是皮脂腺分泌减少所致的皮肤瘙痒，所以治疗主要以洗浴方法等生活指导为中心，再辅以辅助性药物治疗。为了修复皮肤干燥所致的屏蔽障碍，在洗浴后立刻外敷保湿药。

药物疗法

洗浴后立刻外敷保湿药，因为刚刚洗过澡的皮肤温度高，角质层水分含量也高，此时使用药物会很好地发挥作用。使用具有保湿效果的洗浴剂（米糠提取物等）也很有效，但是需要注意这些洗浴剂会使浴室地面容易打滑，注意预防老年患者摔倒。另外，含有硫磺成分的洗浴剂会使病情恶化，必须禁用。当干皮症患者出现明显湿疹以及瘙痒和挠破等情况时，还应使用适合症状的类固醇等外用药。这些药可以在保湿药上叠加涂抹，也可以与保湿药联合使用。伴随有瘙痒时可使用口服药物进行治疗。

可使用以下药物之一进行保湿

白凡士林，1 日数次，涂抹。

多磺酸粘多糖乳膏，为经皮复合消炎药，1 日数次，涂抹。

尿素软膏，为皮肤外用药，1 日数次，涂抹。

可使用以下一种类固醇外用药

丁酸氢化可的松软膏，为肾上腺皮质激素制剂，1 日 2 次，涂抹。

醋酸泼尼松龙软膏，为肾上腺皮质激素制剂，1 日 2 次，涂抹。

戊酸二氟可龙软膏，为肾上腺皮质激素制剂，1 日 2 次，涂抹。

口服以下一种药物进行治疗

盐酸非索非那定片，为组胺 H_1 受体拮抗剂，每片 60 毫克，1 次 1 片，1 日 2 次，早晚饭后服用。

盐酸奥洛他定片，为组胺 H_1 受体拮抗剂，每片 5 毫克，1 次 1 片，1 日 2 次，早饭后、睡前服用。

盐酸依匹斯汀片，为组胺 H_1 受体拮抗剂，每片 20 毫克，1 次 1 片，1 日 1 次，睡前服用。

生活指导

疲劳以及失眠等状况会促使湿疹进一步恶化。室内暖气过热、晚上睡觉时使用过热的电热毯等都会加重皮肤干燥。对这些物品的使用要多加注意，保持室内的湿度。

avoid长时间在浴缸里泡热水澡，避免水温过热，要用温水洗澡。洗澡时，禁止过量使用肥皂，不要用尼龙澡巾使劲搓皮肤。洗澡后要涂抹保湿药，加强皮肤护理。

表 2-12-1　老年性皮肤瘙痒症的主要治疗药

分类	通用名	药效和作用机制	主要副作用
经皮复合消炎药	多磺酸粘多糖乳膏	对外伤及血流障碍造成的疼痛及炎症等有抗炎镇痛效果	皮肤过敏
皮肤外用药	尿素软膏	具有溶解、剥离角质的作用，滋润干性皮肤以及角化皮肤	皮肤症状、刺激症状、过敏等
肾上腺皮质激素制剂	丁酸氢化可的松软膏	具有局部抗炎作用，对湿疹、皮炎综合征、瘙痒综合征有效	眼压增高、青光眼、白内障等
	醋酸泼尼松龙乳膏		
	戊酸二氟可龙软膏		眼压增高、青光眼、后囊性白内障等
组胺 H_1 受体拮抗剂	盐酸非索非那定	具有选择性的组胺 H_1 受体拮抗作用，具有抑制炎性细胞因子产生的作用	休克、肝功能障碍、神经精神症状等
	盐酸奥洛他定		肝功能障碍、黄疸、神经精神症状等
	盐酸依匹斯汀	对 H_1 受体显示出强烈的拮抗作用	肝功能障碍、黄疸、血小板减少等

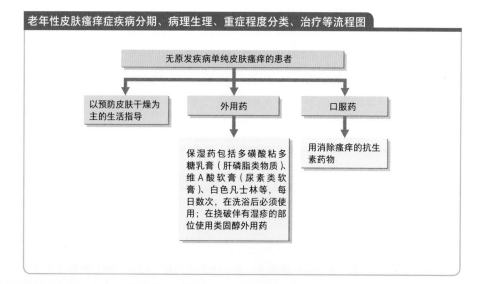

老年性皮肤瘙痒症疾病分期、病理生理、重症程度分类、治疗等流程图

无原发疾病单纯皮肤瘙痒的患者

以预防皮肤干燥为主的生活指导

外用药

口服药

保湿药包括多磺酸粘多糖乳膏（肝磷脂类物质）、维A酸软膏（尿素类软膏）、白色凡士林等，每日数次，在洗浴后必须使用；在挠破伴有湿疹的部位使用类固醇外用药

用消除瘙痒的抗生素药物

老年性皮肤瘙痒症患者的护理程序

三浦直子

护理要点

主诉皮肤瘙痒。

对于瘙痒程度，患者主诉"瘙痒得厉害，有想要挠破皮肤以及黏膜的感觉"。

当瘙痒严重妨碍到日常生活行为和睡眠时，就可以将其认定为重症瘙痒。

瘙痒不仅出现于皮肤疾病，而且还可以由全身性疾病引起，另外若有挠破瘙痒部位的行为，会促使皮肤病复发。

老年性皮肤瘙痒症患者皮肤瘙痒的常见原因有皮肤干燥（干性皮肤）、全身性疾病和药物副作用等。其中最常见的是皮肤干燥。最重要的对策是做好皮肤保湿。

干性皮肤的皮肤屏障功能低下，即使是受到来自外部的轻微刺激，也会发生过敏反应，容易诱发瘙痒。因此，需要重点考虑如何避免外部刺激。

基于上述情况，需要在日常生活护理中注意以下要点，还要帮助患者及其家人理解日常生活中的注意要点，进而进行自我护理。

1. 预防皮肤干燥，做好皮肤保湿。

2. 消除加重瘙痒的因素。

3. 保护皮肤免受外部刺激。

Step1 护理评估	Step2 明确护理焦点	Step3 护理计划	Step4 护理实践

收集与分析资料		
	主要资料	分析要点
疾病相关资料	现病史与症状 ·引起皮肤瘙痒症的原因 ·有无瘙痒 ·皮肤的状态（干燥、脱屑） ·挠破行为，挠痕，挠破性出血 ·能否自己抑制挠破行为	□有无引发瘙痒的疾病（全身性疾病等） □是否并发锥体外系疾病，是否因用药导致皮肤瘙痒 □瘙痒的部位以及范围 □常在什么时候、什么场合感到瘙痒 □瘙痒难忍的时间和程度 □皮肤的状态（干燥、脱屑）如何
	检查与治疗 ·检查：皮肤划痕试验、皮肤接触试验、血液化验检查 ·治疗：药物疗法、皮肤护理法、自我护理	□是否使用了导致皮肤干燥的药物 □是否使用了可能出现瘙痒副作用的药物 □是否适当地涂抹了外用药，涂药时是否太过用力

续表

	主要资料	分析要点
生理因素	运动功能 ·身体的可动范围 ·卧床患者能否自行翻身 ·上下肢的可动区域与柔软性、手指灵巧性	□是否以同一姿势同一部位紧贴在床上，姿势维持时间的长短 □生活自理功能如何；能否进行皮肤护理
生理因素	认知功能、感觉与知觉 ·对预防与坚持治疗的重要性的理解程度 ·皮肤干燥和皮肤屏障功能 ·白内障、老花眼	□是否了解用药的重要性；是否了解皮肤护理的方法和意义 □是否理解挠破会导致病情恶化 □角质层有无水分；皮肤屏障功能如何 □能否抑制住挠破皮肤的行为 □视觉功能如何；能否确认皮肤屏障功能
心理和精神因素	健康观、意向、自知力 ·清洁习惯、清洁意识 ·室内温度 ·皮肤与床的接触	□瘙痒是否在洗澡中或者洗澡后出现 □症状是否因室内干燥表现出来（特别是在冬季） □是否因寝具不适导致皮肤过敏
心理和精神因素	心情、情绪、抗压力 ·瘙痒带来的苦恼 ·难以忍受瘙痒的痛苦而影响情绪 ·压力状况 ·放松状况	□是否有从瘙痒中转移注意力的方法 □是否因瘙痒而焦虑不安 □是否通过挠痒使焦虑不安的情绪得到缓解 □焦虑不安时，是否有挠痒行为 □在心情舒畅时，是否无意识地挠痒
社会文化因素	工作、家务、学习、娱乐、社会参与 ·瘙痒对活动的影响	□是否有因瘙痒而阻碍或影响活动等情况
活动	觉醒 ·白天瞌睡	□是否因口服组胺 H_1 受体拮抗剂影响白天觉醒 □是否因为瘙痒导致夜间睡眠不足影响白天觉醒
活动	活动欲望、个人史、意义、展望 ·精神集中于活动 ·趣味、活动	□是否有时因瘙痒影响活动，导致注意力不集中 □有无能够忘掉瘙痒的活动 □是否因为活动导致身体发热，并加重瘙痒

续表

主要资料		分析要点
饮食	进餐行为、咀嚼与吞咽功能 ·倦怠感的影响 ·睡眠带来的影响	□口服组胺 H_1 受体拮抗剂诱发了白天的瞌睡，导致进餐行为变得迟钝 □倦怠感的诱因是什么 □是否因夜间睡眠障碍而影响进餐
	营养状态 ·血液检查结果（血清总蛋白、白蛋白值） ·嗜好品带来的影响 ·食品中是否含有直接的、间接的神经末梢致痒物质或者组胺以及胆碱等游离物质 ·香辣调料、酒精的摄入量 ·水分摄入量	□是否过多摄取了易于诱发瘙痒的食品 □饮用水分是否适量
排泄	排泄动作 ·内衣的脱穿动作、内衣的材质、排泄收尾善后、洗手与否、洗手动作	□是否因为口服组胺 H_1 受体拮抗剂诱发白天瞌睡，使排泄动作变得迟钝
	尿和便的排泄、性状 ·尿量 ·排便状况	□是否因为水分摄入量少而导致尿量减少 □是否因为水分摄入量少而出现便秘
清洁	清洁活动 ·洗澡习惯及对于洗澡的抵触情绪 ·洗澡方法、洗浴用品 ·是否使用沐浴露	□洗澡的周期与洗澡的时间分别多长 □洗澡时，水温是多少 □正在使用哪种沐浴露 □洗澡和洗发用的肥皂以及洗发水分别含什么成分 □是否有肥皂使用过量的情况 □洗澡时有无搓污垢的习惯 □洗澡时来搓污垢的澡巾是什么材质的 □是否有用毛巾干擦的习惯
	修饰 ·是否做皮肤护理及使用护肤品 ·服装的材质 ·指甲的长度	□洗澡后是否做保湿护理 □直接接触皮肤的内衣是纯棉的还是丝绸的，材质是否透气性好且柔软 □内衣是否为刺激皮肤的化纤材质 □内衣是否宽松，而不是紧贴身体 □内衣上的装饰品是否刺激皮肤 □指甲过长以及指甲的修剪方法，是否有伤害皮肤的可能 □能否自己剪指甲

续表

主要资料		分析要点
人际沟通	方式、对象、内容、目的 ·语言功能 ·有无告知瘙痒的手势和主诉 ·表情（表情痛苦、面色潮红） ·触诊察觉到的皮肤湿润程度	□能否告知瘙痒 □告知瘙痒使用的是语言还是手势 □有无认为可能诱发瘙痒的因素

评估要点（病理生理与生活功能思维导图指南）

随着年龄增长，老年患者因皮脂和汗液的分泌减少、角质层的水分保持功能低下等导致皮肤干燥症状，容易罹患老年性皮肤瘙痒症。产生皮肤瘙痒的原因中，除年龄增长、皮肤功能低下以外，有时还有环境带来的影响。促使瘙痒恶化的生活习惯要引起注意，护士应当根据引起瘙痒的原因以及瘙痒带来的痛苦对患者进行有针对性的护理。

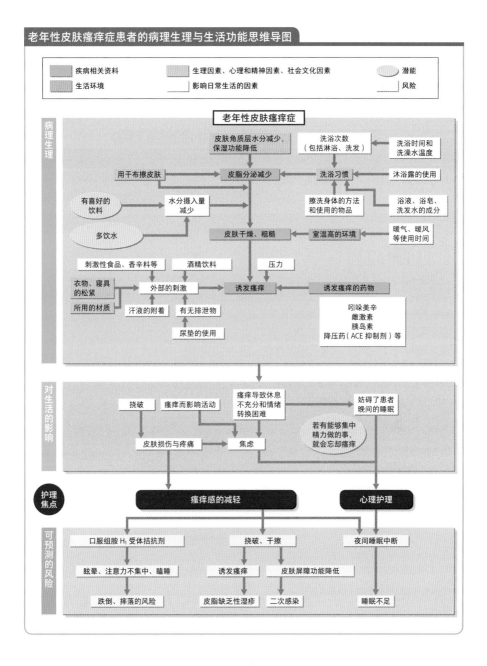

老年性皮肤瘙痒症患者的病理生理与生活功能思维导图

| Step1 护理评估 | Step2 明确护理焦点 | Step3 护理计划 | Step4 护理实践 |

明确护理焦点
#1 消除瘙痒的诱发因素，改善皮肤的保湿功能
#2 预防成为瘙痒诱因的二次感染

| Step1 护理评估 | Step2 明确护理焦点 | Step3 护理计划 | Step4 护理实践 |

1 护理焦点	护理目标
消除瘙痒的诱发因素，改善皮肤的保湿功能	保持皮肤湿润，皮肤干燥得以改善 患者能够在不诱发瘙痒的环境下生活
实施	**依据**
1. 皮肤干燥的预防 **（1）洗澡时的注意事项** ·指导患者避免过量使用肥皂以及洗发水等 ·按照洗发、清洗身体和泡澡的顺序进行洗浴，冲洗干净皮肤上残留的浴液等以保护皮脂膜 ·避免重复使用洗发水 ·肥皂泡具有缓冲作用，可以避免与皮肤的摩擦，不要使用尼龙制的搓澡巾，待肥皂充分起泡后用手轻轻地清洗皮肤，再用水冲洗干净 ·大量使用浴液后，如果冲洗得不干净会产生接触性皮炎，因此需要指导患者彻底冲洗浴液 ·对不方便每天洗澡的患者，护士要劝告患者每天清洗腋窝、颈部、阴部、下肢和耳郭周围等易于出汗以及污染较多的部位 ·向患者说明皮脂分泌较少的部位，即上肢、腰部、小腿等，没有必要每天都使用肥皂清洗 ·将洗浴的温度设定在 38 ℃左右 ·应给患者推荐未添加硫磺成分的浴液以及具有保湿效果的产品 **（2）洗澡后的皮肤护理（保湿方法）** ·洗澡后，皮肤会处于浸软状态，含有保湿成分的化妆水容易渗透进去，向患者说明软膏等是油膜，可以覆盖皮肤，提高保湿效果 ·向患者说明保湿剂在洗澡后 15 分钟以内、皮肤还处于比较湿润的状态下涂抹效果好	●过度清洗会破坏皮脂膜 ●洗发水以及肥皂的成分残留在皮肤上会刺激皮肤 ●尼龙制品容易与皮肤产生摩擦，有过度消除皮脂的风险 ●在高温下长时间洗澡会导致皮脂膜以及角质层细胞间脂质溶解 ●不使用添加硫磺成分的浴液，硫磺有破坏角质层的作用，容易使皮肤变干燥 ●使用保湿剂来预防皮肤干燥 ●保湿剂可在皮肤表面形成一层人工膜，可以防止来自外部的异物入侵 ●持续使用保湿剂护理可以恢复角质层的屏障功能，防止皮肤干燥 ●洗澡后，皮肤得到清洁且含有水分，角质层处于浸软状态，这是保湿成分浸透到皮肤深处的最好时段

续表

实施	依据
·洗澡后，将保湿剂拿在干净的手上，不要直接涂抹，而是要分散数处均匀地摊在整个手掌上，然后大范围涂抹 ·尽可能沿着皮沟涂抹，将用量调整到使皮肤稍微潮潮的滋润状态 **（3）水分摄入量** ·水分的摄入量以 1500 毫升／日为标准 **（4）空调的使用以及注意事项** ·避免过度使用空调 ·空气干燥时，考虑使用加湿器（湿度应保持在 40%～60%） ·尽可能地避免长时间使用电热毯以及红外线电暖炉，使用时温度不要过高 ·不要让空调的风直接吹向皮肤	 ●防止脱水造成的皮肤干燥 ●感到舒适的温度是 24～26 ℃ ●使用空调导致空气干燥
2.调整以消除瘙痒诱发因素 **（1）饮食的调整** ·香辣调料、酒精、咖啡会提高体温，加重瘙痒，要控制其摄入 ·尽可能控制摄入有可能导致瘙痒的食品 ·尽可能避免摄入含有组胺的食品 **（2）皮肤的清洁与保护** ·避免频繁洗浴，避免洗澡水温过高，避免长时间泡澡，避免使用含硫磺的浴液，避免进行盐浴 ·流汗时，冲个澡清洗一下，擦干净就行 ·擦拭时不要使用尼龙制品，要使用柔软材质的物品 **（3）室温及湿度的调整** ·理想的室温为夏季维持在 23～26 ℃，冬季在 20～24 ℃；使用空调时，空气容易干燥；在使用暖气时也会出现空气干燥，可根据情况使用加湿器 **（4）服装与寝具的调整** ·应避免穿羊毛、化纤（人造丝、尼龙、聚酯纤维）等材质的服装；使用的床单、床罩也是如此	 ●若体温上升，副交感神经兴奋性增加，末梢血管扩张使皮肤血流供应充足，皮肤温度上升，进而诱发瘙痒 ●汗液盐分浓度高，可能诱发瘙痒；若汗液被细菌分解为氨，则皮肤的 pH 偏碱性，皮肤的生理防护功能低下，很容易导致各种刺激物侵入皮肤；皮肤受刺激变得敏感，易诱发瘙痒，引起皮肤感染，出现炎症 ●由于冬季气温低和使用暖气等，空气易干燥，容易诱发瘙痒，使用加湿器时的湿度应保持在 50%～60%，特别需要注意的是湿度不能低于 40% ●使用透气性、吸湿性好的服装和寝具

续表

实施	依据
·要留心纱布、毛巾等物品的材质，推荐使用纯棉或丝绸材质 ·浆洗过的衣物接触皮肤也会诱发瘙痒 ·若衣服上残留洗涤剂可能会引发瘙痒，应漂洗干净 ·不要穿起毛的衣服以及容易引发静电的内衣；也不要穿面料扎人的内衣 **（5）所服用药物的调整** ·在口服诱发瘙痒的药物时，尽可能提供帮助，如让患者停药或者与医生商讨改用其他药物等 ·若可以认定，为减轻瘙痒而开的口服药与外用药却诱发了瘙痒，也应采取上述措施	●选择对皮肤刺激性小的材质做的内衣
3. 休息的帮助 **（1）心情转换的帮助** ·焦虑使人产生不安、紧张等情绪，患者可能会通过挠破皮肤来平复心情，尽可能通过转换心情来求得情绪的安宁 ·冷却局部，使心情得到调整 ·可采用有放松效果的芳香疗法或者音乐鉴赏等方法 **（2）药物的调整** ·抑制瘙痒的对症治疗，可以考虑外用有抗组胺成分的合成药，或者口服组胺 H_1 受体拮抗剂以及抗过敏药 ·当挠破产生炎症以及发生湿疹病变时，可以考虑使用外用类固醇制剂 ·在瘙痒厉害得像针扎一样时，可考虑口服组胺 H_1 受体拮抗剂 ·口服组胺 H_1 受体拮抗剂，因副作用有引起瞌睡的风险，应该帮助患者与医生探讨能否将药量调整到不影响日常生活的剂量 ·应该帮助患者与医生探讨能否调整药物剂量使之不会因瘙痒而产生入睡困难以及中途醒来等情况	●尽量不要过分将注意力集中于瘙痒 ●副交感神经兴奋占优势，则身心能够得到休息；交感神经与副交感神经的平衡失调则可引起焦虑 ●对呈现钱币状湿疹或者自体敏感性湿疹者，有必要口服类固醇制剂 ●老年患者往往同时服用多种药物，需要确认瘙痒是否由药物副作用引起，这一点非常重要 ●病情顽固，患者任何季节都主诉瘙痒时，有必要考虑彻查口服药是否有副作用以及是否存在其他疾病 ●白天诱发的瞌睡会妨碍生活

续表

实施	依据
·在口服组胺 H_1 受体拮抗剂的过程中，要注意有无瞌睡所致的眩晕，有无跌倒和摔落的危险 **（3）睡眠的帮助** ·在出汗引起瘙痒加重造成入睡困难以及中途觉醒时，要轻轻擦去皮肤上的汗水，并涂抹保湿剂、乳液等外用药，以减轻瘙痒	●不要让副作用造成的瞌睡以及步态不稳引发摔倒、摔落等事故 ●瘙痒容易在洗澡后、身体热烘烘时以及入睡时加重

2　护理焦点	护理目标
预防成为瘙痒诱因的二次感染	患者无瘙痒引起的挠破划痕 患者可以继续自我护理以求不再瘙痒 患者能够在无皮肤瘙痒情况下平静地生活

实施	依据
1. 预防挠破造成皮肤损伤 ·观察到挠破瘢痕以及紫斑时，确认皮疹或皮疹苔藓化是不是挠破引发的复发症状，确认是否产生了色素沉着 ·如果发现有皮疹或皮疹苔藓化，督促患者去就医 ·剪短指甲以防挠破造成皮肤损伤 ·在发生瘙痒时，轻轻拍打皮肤能缓解瘙痒 ·如果有睡梦中触碰瘙痒处或有可能挠破皮肤等情况，推荐睡前戴上薄棉线手套	●这是细菌感染皮肤损伤部位的表现 ●感染会刺激皮肤而引起瘙痒，抓挠行为会进一步损伤皮肤，给细菌繁殖创造良好条件，并出现恶性循环 ●皮肤表面感染，常见的是葡萄球菌等细菌感染
2. 帮助患者自我护理及减轻瘙痒 ·帮助患者进行调整和护理，以此消除瘙痒诱因；当患者自我护理有困难时，可以通过对其家属进行指导，以求得到合作（对于诱发因素的调整与护理，可参照"1　护理焦点"） ·创造机会使患者能够集中注意力参加活动以及提高活动兴趣，以达到忘记瘙痒的程度 ·指导患者在外出时要使用遮阳伞，戴上帽子和手套等，避免阳光直接照射到皮肤	 ●避免将注意力集中于瘙痒 ●阳光直射会引起紫外线炎症，引发瘙痒，而且易造成皮肤免疫力低下，诱发皮肤感染，也要注意积雪对紫外线的反射

相关项目

若想了解更详细的情况，可以参照下述项目。

老年性皮肤瘙痒症的原因及诱因

"清洁"（P47）：确认洗澡的习惯是否影响到皮肤保湿，是否影响到衣服的洗涤以及瘙痒的加重。

"脱水"（P439）：确认是否因摄水量减少而影响到皮肤保湿。

老年性皮肤瘙痒症的相关风险

"跌倒与摔落"（P520）：确认使用组胺 H_1 受体拮抗剂造成的瞌睡及眩晕是否给患者带来跌倒或摔落等危险。

"睡眠障碍"（P506）：确认瘙痒的加重是否造成睡眠中断。

念珠菌感染

铃木真理子

重要的是，通过皮肤护理以及口腔护理预防念珠菌感染。

定义与诊断

念珠菌感染是由念珠菌引起的一种获得性感染性疾病，大致可以分为侵犯皮肤以及黏膜的浅表念珠菌感染与侵犯消化器官、肺部、肾脏等深部脏器的深部念珠菌感染两种。糖尿病、癌症治疗等所致的免疫力低下，以及长期服用肾上腺皮质激素制剂（类固醇药物）等都容易引发该病。浅表念珠菌感染多可从症状上作出判断。可通过直接镜检法与皮肤、黏膜和血液等的菌培养检查来确诊念珠菌感染。

表 2-12-2　念珠菌感染的类型

浅表念珠菌感染	深部念珠菌感染
皮肤念珠菌感染	血液念珠菌感染
黏膜念珠菌感染	眼结膜念珠菌感染
・口腔念珠菌感染	肝脏念珠菌感染
・喉头念珠菌感染	脾念珠菌感染
・生殖器念珠菌感染	肺念珠菌感染
・消化道念珠菌感染	肾脏念珠菌感染
・支气管念珠菌感染	中枢神经念珠菌感染
・泌尿道念珠菌感染	念珠菌性心内膜炎
慢性皮肤黏膜念珠菌病	传染性念珠菌病

症状、检查与治疗

皮肤念珠菌感染时，红斑以及皮疹出现在腋窝、阴部、腿部、指（趾）间、乳房下、腹部褶皱等部位。口腔念珠菌感染，在口腔黏膜上可见白苔附着或糜烂，往往是引起肺炎的原因。

深部念珠菌感染时，根据感染部位的不同，可见咳嗽、瘙痒、出疹、口腔炎、疼痛、头疼、膀胱炎、腹泻、腹痛等各种各样的症状。消化道念珠菌感染常见的病因是在进行中心静脉营养等的患者预留导管而发生血液念珠菌感染；消化道念珠菌感染由于误咽或吸引而又引发肺念珠菌感染。

念珠菌感染的检查有两种方法，即直接镜检法与真菌培养法。深部念珠菌感染除了血清学检查外，还可进行病理组织诊断或者遗传因子诊断。

浅表念珠菌感染基本外用抗真菌药治疗，不过念珠菌性甲沟炎、口腔念珠菌病、顽固性以及大范围皮肤念珠菌病则服用口服药；深部念珠菌感染则静脉给予抗真菌药。

护理要点

关于念珠菌感染，免疫力低下的老年患者的预防尤为重要。进行皮肤护理时，需要将受压部位的皮肤轻轻洗干净，使之干燥，避免湿润环境，以保持皮肤清洁。还需注意内衣以及尿垫的更换频度。另外，老年人的唾液腺萎缩造成唾液分泌量减少，容易发生口腔干燥，进而引发感染。防治口腔念珠菌感染，除了保持清洁，即抗真菌药含漱以及口腔清洁和义齿净洗等口腔护理以

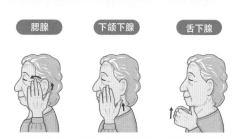

唾液由腮腺、下颌下腺和舌下腺分泌，腮腺从上颌第 2 磨牙萌出部位开口，而下颌下腺和舌下腺的开口部位在舌的内侧，用指头轻轻地压一下这些开口部位，可感觉到唾液的分泌

图 2-12-4　唾液腺按摩

外，还需要灵活运用保湿药以及按摩来促进唾液分泌（图 2-12-4）。因为念珠菌感染易于复发，所以需要向患者说明，开始药物治疗后，要遵医嘱用药，不能自行判断随便停药。由于瘫痪老年患者以及危重老年患者容易发生败血症，所以在护理时，重要的是要彻底地洗手。

疥　疮

斋藤志麻

重要的是通过观察皮肤以达到早发现、早治疗的目的，将患者的痛苦降低到最低限度。

定义与诊断

疥疮因感染寄生于人类皮肤角质层的疥螨而发病，是机体对疥螨的虫体、粪便和蜕皮过敏所致的皮肤病变，是以瘙痒为主要症状的感染性疾病。

疥疮的诊断依据包括临床症状，根据显微镜检查和皮肤镜检查检出疥螨，有与疥螨患者接触等流行病学史。疥螨通过显微镜检查、皮肤镜检查等可以确诊。

症状、检查与治疗

疥疮分为普通疥疮和角化型疥疮两种类型。

普通疥疮：一般是指寄生人体皮肤的疥螨有几个乃至近千个，分布在除了头部以外的全身，出现丘疹症状。丘疹是机体对疥螨的粪便以及蜕皮产生的过敏反应，有时伴有剧烈的瘙痒和严重的失眠。因为疥螨的雌虫在皮肤内移动，一边产卵一边挖掘隧道，可见被称为疥螨隧道的疤痕。疥螨的虫卵和虫体多从疥螨隧道中检出，而不是在丘疹中检出。普通疥疮的感染力不强，不是密切接触的话，很难发生感染。该病的潜伏期很长，有时可达数月之久。

角化型疥疮：一般是指寄生人体皮肤的疥螨有 100 万个乃至 200 万个，最多时可达 500 万个，以手、足、臀部、肘部和膝盖等容易摩擦的部位为中心，在全身可见牡蛎壳般厚薄的角质增生。角化型疥疮不确定是否伴有瘙痒，有时无瘙痒。感染力非常强，短时间接触患者、患者的服装或寝具以及患者剥落的皮屑等都可能被感染。角化型疥疮的潜伏期较短，人际传播感染 4～5 天可发病，但被角化型疥疮传染而发病的患者往往罹患的是普通疥疮。

最基础的治疗是口服药与外用药的联合用药。由于抗疥疮药物无杀死虫卵的功效，所以应该考虑疥螨的生命周期给予投药。虫卵在 3～5 天内孵化，故而第一个疗程的服药时间为 1 周，为达到驱除孵化后幼虫的目的，再进行 1 周第二个疗程的服药。为了消除皮疹以及止痒可使用外用药。治疗效果因人而异，所以治疗时间有时候会长达数月，甚至一年以上。

治疗角化型疥疮时，需要除去过剩的角质，根据皮肤的状况，患者需要单独隔离1～2周。

护理要点

无论是普通疥疮还是角化型疥疮，基本的对策还是以预防和隔离为主，避免与患者接触。

一般来说，普通疥疮可以使用口服药迅速杀虫，无须单独隔离。但也有必要根据医疗设施情况考虑在第二次服药之前进行隔离。隔离时，要尊重人权，对患者进行心理护理，将隔离时间设为最短时间，尽可能地避免患者因隔离而产生的疏离感。

若发生群体性疥疮，就很严重了。但是由于背景不同所以情况各种各样，所采取的对策也没有一定的标准。可在收集以下资料的基础上探讨对策：①感染源患者的感染强度；②未采取预防措施而接触感染源的时间；③群体特点（年龄、基础疾病等）。接触者为多个时，认真观察患者的皮肤，进行适当的诊断。

疥疮的治疗需要长时间维持并根据病情采取相应的对策，若在医疗场所内发生，重要的是需要共享患者的症状以及治疗措施指南等信息，由团队人员相互配合、共同努力进行治疗。

13 压 疮

礒山正玄

疾病图谱

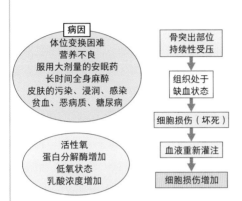

病因

体位变换困难
营养不良
服用大剂量的安眠药
长时间全身麻醉
皮肤的污染、浸润、感染
贫血、恶病质、糖尿病

活性氧
蛋白分解酶增加
低氧状态
乳酸浓度增加

骨突出部位
持续性受压

组织处于
缺血状态

细胞损伤（坏死）

血液重新灌注

细胞损伤增加

图 2-13-1　压疮的发生机制

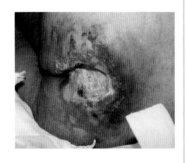

图 2-13-2　第IV阶段的压疮（骶骨部）

（德永惠子ほか：褥瘡患者の看護，系统看護学講座　専門分野Ⅱ　皮膚　第 14 版，p.251，医学書院，2016）

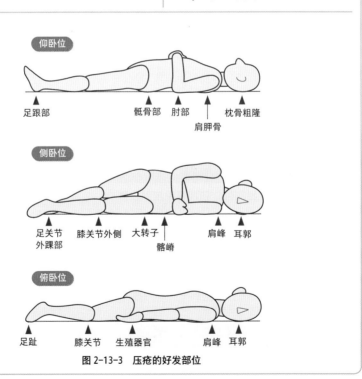

仰卧位

足跟部　　　　骶骨部　肘部　　　枕骨粗隆
　　　　　　　　　　肩胛骨

侧卧位

足关节　膝关节外侧　大转子　　肩峰　耳郭
外踝部　　　　　　　髂嵴

俯卧位

足趾　　膝关节　生殖器官　　肩峰　耳郭

图 2-13-3　压疮的好发部位

病理生理

压疮是指同一部位长时间受压而引起缺血性坏死的皮肤病变。

我们将处于同一部位，由长时间受压而引起的缺血性坏死所致的皮肤病变称为压疮。

骨突出部位的皮肤以及软组织容易受到压迫，由于皮肤受到持续性压迫而呈现缺血状态，进而引起皮肤组织坏死。活性氧、蛋白质分解酶的增加、低氧状态和乳酸浓度增加等变化都与压疮发生有关（图 2-13-1）。

病因和影响因素

压疮产生的直接原因是局部血流障碍，间接原因是患者由原发病导致的体位变换困难，在低营养（低白蛋白血症、贫血等）状态下容易发生压疮。

老年患者皮肤的保护机制降低，抵抗不住摩擦、蹭伤和刺激等外因导致压疮发生。

出汗、尿失禁等造成的局部性湿润也容易诱发压疮。

流行病学和预后

卧床不起的老年患者、脑血管疾病患者、脊椎损伤者和轮椅使用者等，不能按照自己的意志自由变换体位，容易发生压疮。

若压疮位于脂肪组织下，且为坏死性压疮，表现为深度溃疡时，治疗过程漫长，但若能进行适当的治疗，压疮是可以治愈的。

症　状

压疮发生在骨突出部位，初期可见皮肤发红。

症状早期可见皮肤呈现紫红色斑块，逐渐出现皮肤水肿、结节和凸起，接着形成水疱，发生坏死，形成溃疡。溃疡逐渐加大、加深，甚至有时能见到骨骼（图 2-13-2）。

身体易受压迫的骨突出部位有骶骨部、髂嵴、大转子、足跟部、外踝部和肩峰部等（图 2-12-3）。压疮的发病部位最常见的是骶骨部。

诊　断

通过观察患者日常生活活动障碍（是否自行能翻身等）及其严重程度，观察是否有病态骨突出、关节挛缩、水肿等来判断有无压疮的发生。进一步收集患者资料，即患者的年龄、营养状态、有无原发疾病，创伤的深度和广度以及肤色等对压疮进行综合性诊断。

判断发生压疮危险因素的 OH 压疮评估表被广泛地应用于临床。该方法将以下四点作为引发压疮的危险因素，即自行变换体位的能力降低、病态骨突出、水肿和关节挛缩，以合计得分来判断压疮水平。OH 压疮评估表不仅可用于评估一般患者的压疮，也可用于预测老年患者的压疮发生概率。

日本压疮学会开发的 DESIGN 压疮评估量表包括重症度分类和过程评价量表两部分。使用 DESIGN 压疮评估量表评价压疮需要收集以下资料，即压疮深度（depth）、渗出液（exudate）、大小（size）、炎症 / 感染（inflammation/infection）、肉芽组织（granulation tissue）、坏死组织（necrotic tissue）以及压疮窦道等。在重症度分类项目里，轻度使用小写字母表示，重度使用大写字母表示。在过程评价量表中，需要给各项目进行打分，分数越高表示压疮症状越严重。

压疮的分类

压疮有多种分类方法。按照组织障碍的深度进行分类，常见的有 NPUAP（美国国家压疮咨询委员会）–EPUAP（欧洲压疮咨询委员会）–PPPIA（泛太平洋压力性损伤联盟）分类法（表 2–13–1）和 Shea 分类法（表 2–13–2）。

从创面治愈过程的角度进行分类：按照压疮创面色调，大体上将治愈过程划分为四个阶段，即黑色期（黑色的坏死组织处于固着状态）、黄色期（黑色的坏死组织脱落，黄色的坏死组织显露，能够看到渗出液的状态）、红色期（黄色的坏死组织脱落，溃疡表面处于被红色的肉芽覆盖的状态）、白色期（从溃疡边缘开始上皮化，出现白色瘢痕，处于治愈状态）。

从压疮发生可能性大小的角度进行评估：Braden 评分表是一种依靠观察皮肤以及全身状态，掌握日常生活规律来预测压疮的评估方法，包括知觉认知、湿润、活动性、可动区域、营养状态、摩擦以及剪切力六个项目。评价得分越低，发生压疮的危险性越高，在压疮护理时也可以预测复发的危险性。

表 2-13-1　NPUAP-EPUAP-PPPIA 的压疮分类

病期	症状与体征
Ⅰ期压疮 皮肤发红且不消退	一般仅局限于骨突出部位，受压部位发红，且不消退；皮肤表面无损伤，有时与周边相比，病变部位会出现疼痛、发硬或发软、发热或发冷等症状
Ⅱ期压疮 皮肤组织部分缺损	创面底部真皮有部分损伤，呈浅红色的浅表性溃疡，此期并不伴随黄色坏死组织以及皮下出血
Ⅲ期压疮 皮肤组织全层缺损	压疮创面涉及皮下组织和皮下脂肪缺损，但没有露出骨骼、肌腱和肌肉；虽然还未到弄不清组织缺损深度的程度，但可确认有溃疡膜附着
Ⅳ期压疮 皮下组织全层缺损	有皮下组织和皮下脂肪缺损，且伴有骨骼、肌腱和肌肉等露出，有时可在创面底部见到溃疡膜以及黑色的坏死组织
无法判定型压疮 侵犯深度不明	溃疡底部完全被坏死组织覆盖；皮肤出现完整的组织缺损，若不充分清除坏死组织，很难判断压疮的深度
怀疑深部组织损伤（deep tissue injury, DTI）型压疮 侵犯深度不明	由压力以及剪切力造成的皮下软组织损伤；局部皮肤出现变色（紫色或者栗色）或者出现血疱

表 2-13-2　压疮的 Shea 分类

病期	症状与体征
Ⅰ度压疮	虽然伴有急性炎症，但压疮只出现在表皮，且呈浅表性
Ⅱ度压疮	压疮达到真皮，甚至皮下脂肪
Ⅲ度压疮	典型性压疮已经深达肌肉层
Ⅳ度压疮	压疮已经深达骨组织，骨以及关节遭到破坏

常见并发症

有因溃疡部位受到细菌感染而引发感染症（败血症）的危险。

治　疗

治疗原则

为了预防创面污染，要在创面及其周围进行清创。在无法诊断为感染时，使用生理盐水消毒；在诊断为感染时，使用消毒液消毒。

如有全身性疾病，优先治疗全身性疾病。重要的是通过进行身体管理来改善营养状况，比如活用垫子来分散体压、变换体位以避免压伤或蹭破，还应进行局部治疗。由于多数是老年患者，且患有全身性疾病，要在考虑生活质量的同时，为患者做个性化治疗。

压疮的主要治疗药物见表 2-13-3。

从黑色期到黄色期创面的治疗

有条件的话，对坏死组织以及不良肉芽进行外科清创。清创前后要使用外用药预防感染，另外要控制创面水分。

从黑色期到黄色期的创面，使用下列药品之一

聚维酮碘乳膏，为压疮及皮肤溃疡治疗药，每日 1～2 次，涂抹。

磺胺嘧啶银乳膏（坏死组织难以干燥时使用），为磺胺药，每日 1～2 次，涂抹。

黄色期坏死组织较少的创面，使用化学性的消炎抗菌药

菠萝蛋白酶软膏，为压疮及皮肤溃疡治疗药，每日 1 次，涂抹。

从红色期到白色期创面的治疗

肉芽形成后，降低了感染的风险。此时要改变湿润环境，当创面的 80% 被肉芽组织覆盖时，将药品更换为促进肉芽形成的外敷药。这时除去妨碍创伤痊愈的不良肉芽，使创面维持在既不太干燥又不太潮湿的适宜环境里，在弄清楚适应或不适应的基础上，有效使用外用药与创口敷料。

从红色期到白色期的创面，使用下列药品之一

曲弗明（Trafermin）喷雾剂，为压疮及皮肤溃疡治疗药，每日 1 次，喷雾。

前列地尔 α-环糊精包含物（Alprostadil alfadex），为压疮及皮肤溃疡治疗药，每日 1～2 次，涂抹。

从红色期到白色期过于干燥的创面，使用下列药品之一

托可维 A 酸，为压疮及皮肤溃疡治疗药，每日 1～2 次，涂抹。

从红色期到白色期过于湿润的创面，使用下列药品之一

布拉地新钠（Bucladesine Sodium）软膏，为压疮及皮肤溃疡治疗药，每日 1～2 次，涂抹。

上皮化过程中的创面，使用下列药品之一

创面敷料，双活性敷材，日本医疗保险规定最多可以使用 3 周。

预　防

可以使用 Braden 评分表以及 OH 压疮评估表等来评估压疮复发的风险。

对于卧床不起的老人，要定时变换其体位，结合压疮的重症度与危险度选择使用垫子等分散体压；对于关节挛缩很严重的患者，护理时要使用抱枕以及枕头等减压工具来预防患者身体受压迫。

为防止湿润与污染，要频繁更换尿垫并进行排泄介护，此时不使用留置导尿管。

表 2-13-3　压疮的主要治疗药物

分类	通用名	药效和作用机制	主要副作用
压疮及皮肤溃疡治疗药	复方聚维碘酮	促进良性肉芽形成及表皮形成，促进创口愈合	休克、过敏等
	碘制剂	具有杀菌作用以及创面净化功能	皮肤症状
	菠萝蛋白酶	可以促进渗出物的吸收，具有抗炎作用	过敏性休克、给药部位症状
	曲弗明（Trafermin）	具有促进血管新生、肉芽组织形成的作用	给药部位症状、皮肤症状、肝脏症状
	前列地尔 α–环糊精包含物（Alprostadil alfadex）	有促进血管新生、表皮角化细胞增生以及肉芽及表皮形成的作用	使用部位症状
	托可维 A 酸	可以促进肉芽伴随着血管新生而形成	皮肤症状、给药部位症状
	布拉地新钠（Bucladesine sodium）	直接激活成纤维细胞增殖及血管新生，促进肉芽及表皮形成	皮肤症状
磺胺药	磺胺嘧啶银	对葡萄球菌及大肠埃希菌等具有很强的抗菌能力	血细胞减少、皮肤坏死、间质性肾炎

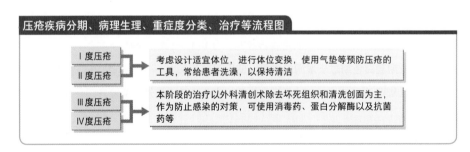

压疮疾病分期、病理生理、重症度分类、治疗等流程图

- Ⅰ度压疮 / Ⅱ度压疮 → 考虑设计适宜体位，进行体位变换，使用气垫等预防压疮的工具，常给患者洗澡，以保持清洁
- Ⅲ度压疮 / Ⅳ度压疮 → 本阶段的治疗以外科清创术除去坏死组织和清洗创面为主，作为防止感染的对策，可使用消毒药、蛋白分解酶以及抗菌药等

压疮老年患者的护理程序

上野澄惠

护理要点

老年患者由于新陈代谢降低、角质层变薄、皮脂分泌减少、细胞间脂质减少等引起水分保持功能降低，导致皮肤屏障功能被破坏。因此，其皮肤出现硬化，皮下组织弹力降低，这也是老年人出现皮肤干燥的原因。

老年患者随着皮下脂肪减少，毛细血管也变得脆弱。另外，可见散在于表皮内的朗格汉斯细胞减少，致使皮肤免疫功能降低。

皮肤的屏障功能降低导致其耐受性降低。此时如果患者的皮肤受到压迫、摩擦等物理性刺激，容易出现压疮。为此，护理时需要留意以下日常生活要点。

1. 尽力维持或者改善皮肤耐受性。

2. 要理解原发疾病以及生理性皮肤改变，进而减轻或者消除易对患者脆弱皮肤造成影响的外力作用，以预防压疮的发生。

3. 对原发疾病的治疗，采取以患者为中心的方法，实施全身管理，局部治疗，促进创面痊愈。

4. 在排除产生压疮原因的同时也要预防压疮复发。

与压疮发生时间对应的长期护理要点

我们沿着日本压疮学会编著的《压疮手册（第二版）》（2015）的思路，将护理要点整理如下。

急性期

压疮发生后 1～3 周为急性期。这一时期压疮刚发生，局部病变尚不稳定，压疮会在短时间内呈现发红、紫斑、水肿、水疱、糜烂和浅表性溃疡等多种病理表现（图 2-13-4）。急性期护理的重点在于

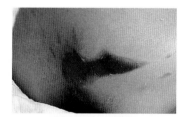

图 2-13-4　急性期

寻找压疮发生的原因。重要的是，在解除压疮发生原因以后，保持适宜的环境，同时保护好创面，密切观察创面变化。

慢性期

在压疮急性期过后，感染、炎症和循环障碍等急性期的炎性反应逐渐消退，组织

病变的程度也处于稳定状态。创面深度停留在真皮的压疮，称为浅表性压疮，创面深度超越真皮到达深部组织的压疮，称为深度压疮，可以根据压疮深度实施创面床准备（wound bed preparation，WBP），见图 2-13-5。皮肤构造与压疮深度见图 2-13-6。

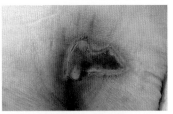

图 2-13-5　慢性期

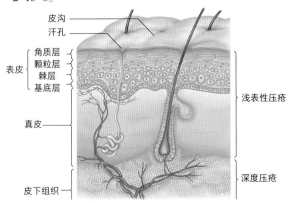

图 2-13-6　皮肤构造与压疮深度

| Step1 护理评估 | Step2 明确护理焦点 | Step3 护理计划 | Step4 护理实践 |

收集与分析资料		
	主要资料	分析要点
疾病相关资料	既往史 ·引起压疮的疾病	□有无成为压疮诱因的疾病，如患者是否有以下疾病和症状：脑卒中、糖尿病、动脉硬化性闭塞症（ASO）、脊髓损伤、意识障碍、全身衰弱、恶性肿瘤、慢性心力衰竭、风湿性关节炎、慢性阻塞性肺疾病、骨折、帕金森病、痴呆、废用综合征、炎症、感染症、水肿等
	症状 ·压疮的部位 ·压疮的状态	□压疮是否发生在骨突出部位 □压疮的形状是圆形还是不规则的，大小如何 □压疮的深度（有无持续性发红、紫斑、水疱、糜烂，有无延伸到皮下组织的损伤，是否有超越皮下组织的损伤，有无深至关节腔乃至体腔的损伤）（图 2-13-7 至图 2-13-12） □渗出液的量、色和气味如何 □有无炎症、感染，如局部的炎症体征，发热，白细胞、CRP升高等 □肉芽组织情况（良性肉芽所占比例如何）

Figure 2-13-6 内部标签：
皮沟
汗孔
表皮 { 角质层 颗粒层 棘层 基底层 }
真皮
皮下组织
浅表性压疮
深度压疮

	主要资料	分析要点
疾病相关资料		□有无坏死组织及其质地，如柔软的坏死组织、坚硬而致密的坏死组织 □有无窦道及其大小
	治疗 ·是否有因治疗导致的压疮以及压疮延迟愈合	□是否有过以下情况：手术，牵引，石膏钢钉固定，弹力袜、引流管以及皮筋的压迫，镇静药，康复锻炼，药物疗法和放射性疗法等
生理因素	运动功能 ·日常生活自理能力 ·活动能力 ·可动区域	□在日常生活中，经常活动的场所（是否离开过床，有无在轮椅上生活的可能，生活的场所是否局限在床上） □活动的范围有多大（靠自己的力量步行，在帮助下步行，步行困难但能移动到轮椅上，上轮椅需要帮助等） □有无变换并整理体位的能力（可以自由地活动身体，经常活动躯干及四肢，能活动躯干或四肢但是不能自行解除受压部位，完全动不了） □有无保持坐姿的可能
	认知功能、语言功能、感觉、知觉 ·意识水平、瘫痪 ·身体改变	□能否传递疼痛的知觉以及身体不适的信息 □能否理解预防及治疗压疮的重要性 □能否筹划人际交流活动 □是否在使用镇静药 □关节是否已经挛缩 □骨突出部位是否有病理改变
	皮肤脆弱性 ·组织耐受性下降 ·四肢末梢皮肤温度下降	□皮肤是否有水肿、浸润、脆薄化、屏障功能低下、老年性皮肤瘙痒症、皮肤弹力以及张力降低
心理和精神因素	健康观、意向、自知力 ·对疾病及治疗的看法	□是否不想做那些伴随着疼痛和痛苦的事
	价值观、信念与信仰、心情与情绪、抗压力 ·对治疗的焦虑	□是否认为患有压疮，应该静养 □是否因为有压疮，认为最好不要洗澡和擦身体 □是否考虑过创面应该消毒 □想要过什么样的生活 □是否对治疗有负担
社会文化因素	社会参与 ·与他人的交流 ·有无家人给予支援	□与他人的人际交往是否在减少 □生活的区域是否局限于床上

主要资料		分析要点
活动	觉醒 ·觉醒的时间	□是否还在使用影响日常生活活动的药物
	活动欲望、个人史 ·活动性、可动性降低	□有无参加集体活动的欲望 □是否有卧床不起的情况 □是否有过长时间采取同一个体位的情况
休息	睡眠 ·睡眠障碍	□是否在夜间因为变换体位或更换尿垫出现多次起夜 □是否有昼夜颠倒的情况 □是否因为疼痛影响睡眠
	身体性休息	□是否感觉床垫不舒服 □体压调节是否适当（体压分散、抱枕以及体位的角度） □有无自己喜欢的体位
饮食	进餐准备、食欲 ·进餐的场所 ·食欲与嗜好	□周围环境是否降低了食欲 □是否服用了导致食欲下降的药物 □对米粥以及糊糊等营养辅助品有无好恶 □有无味觉异常现象
	进餐行为、咀嚼与吞咽功能 ·进餐所需的时间 ·进餐行为 ·进餐状态	□进餐是否受到进餐姿势与进餐时间的影响 □进餐时的姿势是否舒适 □有无自主进餐的可能 □咀嚼与吞咽能否正常进行 □是否安装义齿，义齿是否合适 □水分的摄入是否充足 □水分摄入时是否出现过误吸
	营养状态 ·体重减轻比率 ·饮食摄取量 ·消化道症状 ·血液检查数据 ·BMI ·三头肌皮褶厚度（TSF）	□与平时比较，饮食摄取量是否降低 □营养状态如何（表 2-13-4），是否出现低营养状态（表 2-13-5） □白蛋白数量是否正常，需要注意的是白蛋白数值异常可能由以下因素导致：炎症、脱水、肝病和肾病等，因此有必要排除这些因素的影响 □有无恶心、呕吐、腹泻和食欲减退等症状 □有无水肿或脱水等体征 □有无压疮，压疮渗出液的量和状态如何
排泄	尿和便的排泄、性状 ·大小便失禁 ·尿量 ·大便的性状	□能否主动表达尿意和便意 □有无因失禁导致的身体皮肤部位发红或糜烂 □正在使用的尿垫是否与排泄物的性状以及排泄量相适应 □是否因为使用泻药导致大便性状呈现软便及水样便 □是否因为口服药副作用导致软便与水样便

续表

主要资料		分析要点
排泄	排泄动作 ·排泄场所 ·排泄方法	□能否在厕所排泄 □是否能移动到便携式坐便器 □是否在使用尿垫 □能否改善因为使用尿垫引起的皮肤破损
	发汗量	□是否因为发汗导致皮肤潮湿
清洁	清洁 ·洗澡、保洁 ·口腔护理	□皮肤能否保持清洁 □洗澡后是否使用保湿乳 □正在使用的保湿乳是否适当 □皮肤的屏障功能是否因清洗方法及擦拭方法错误而受损 □皮肤有无瘙痒及疼痛感 □口腔是否清洁不够 □能否自行进行口腔护理
	修饰 ·穿着的服装	□是否穿着透气性能较好的服装 □是否因叠穿衣服导致皮肤闷热 □是否因叠用尿垫而使皮肤感觉闷热、不爽
人际沟通	方式、对象、内容、目的 ·发音清晰 ·与他人的交流	□能主动表达有无疼痛及瘙痒等 □活动范围是否缩小，与他人的交流是否减少

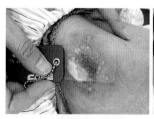
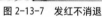

图 2-13-7　发红不消退

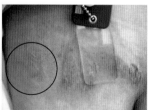

图 2-13-8　水疱

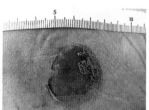

图 2-13-9　糜烂

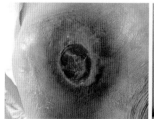

图 2-13-10　溃疡

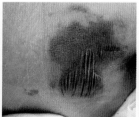

图 2-13-11　血疱

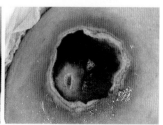

图 2-13-12　深度无法判定

表 2-13-4　营养状态的目标

项目	参考值	项目	参考值
白蛋白（Alb）	3.5g/dL 以上	体重减轻	每周 3% 以上 1 个月在 5% 以上 6 个月在 10% 以上
转铁蛋白（Tf） （半衰期 1～2 周）	男：190～300 mg/dL 女：200～340 mg/dL		
前白蛋白（PA） （半衰期 3～4 天）	男：23～42 mg/dL 女：22～34 mg/dL	TSF（%TSF）	轻度低营养 80%～90% 中度低营养 60%～80% 重度低营养 60% 以下
视黄醇结合蛋白 （半衰期半天）	男：3.6～7.2 mg/dL 女：2.2～5.3 mg/dL		
血红蛋白（Hb）	10 g/dL 以上		
淋巴细胞总数（TLC）	2000/μL 以上		
总胆固醇	130～220 mg/dL		
C 反应蛋白（CRP）	0.5 mg/dL 以下		
肌酐（Cr）	男：0.6～1.1 mg/dL 女：0.4～0.8 mg/dL		
血尿素氮（BUN）	7～18 mg/dL		

表 2-13-5　低营养状态的指标

指标	低营养状态参考值
体重减少	一个月内在 5% 以上
血清白蛋白	3.0 g/dL 以下
BMI	19.8 以下
血红蛋白	11.0 g/dL 以下
血细胞比容	男性：40% 以下；女性：34% 以下
总胆固醇	160 mg/dL 以下
末梢淋巴细胞总数	1.2/mm³ 以下

评估要点（病理生理与生活功能思维导图指南）

产生压疮的原因有外力作用（压力、摩擦力）以及皮肤耐受性的降低。这些因素主要包括年龄变化以及疾病等个体因素，还有不恰当的护理方法以及环境因素等。所以，本书将所提供的护理方法是否成为患者产生压疮的原因也纳入分析，用思维导图将压疮原因加以整理。

压疮老年患者的病理生理与生活功能思维导图

图例：
- 疾病相关资料
- 生理因素、心理和精神因素、社会文化因素
- 潜能
- 生活环境
- 影响日常生活的因素
- 风险

病理生理

压疮

静养过度 / 活动欲望降低

废用综合征、抑郁、痴呆、神经系统疾病、脑卒中、伴有血流障碍的疾病等

治疗以及药物（手术、牵引、石膏固定、引流管以及软管等的压迫、长时间受凉、使用镇静药等）

活动量减少　可动性减少　麻痹　挛缩肌肉萎缩　不随意运动　尿、便失禁　出汗

接触人的机会减少

知觉认知障碍

摩擦，蹭擦

体位变换以及坐姿保持不良，下床时间晚于计划

有尿意和便意想去厕所排泄

浸润

意识障碍

外力（压迫、摩擦）

组织耐受性降低

皮肤修复能力降低

在心情好的时候想着要活动一下身体

瘦弱，病态骨突出

低营养　水肿

干性皮肤

皮肤弹性降低

对所喜欢的东西多少还能吃一点

皮肤干燥

不恰当的皮肤护理

衣服和寝具的皱褶以及接缝等造成的压迫

皮下脂肪减少

缺血

组织坏死导致发生压疮

发红　水疱　糜烂　溃疡

对生活的影响

疼痛　←→　治疗的痛苦

睡眠障碍　←→　焦虑

护理焦点

减轻痛苦　　改善压疮症状　　预防压疮

可预测的风险

压疮的持续

低白蛋白血症

感染

发生压疮

延迟治愈　←　免疫力低下

败血症

337

Step1 护理评估 〉 Step2 明确护理焦点 〉 Step3 护理计划 〉 Step4 护理实践 〉

明确护理焦点
#1　不发生压疮
#2　压疮痊愈

Step1 护理评估 〉 Step2 明确护理焦点 〉 Step3 护理计划 〉 Step4 护理实践 〉

1　护理焦点	护理目标
不发生压疮	体压和摩擦力得到解除 皮肤潮湿状况得到改善 皮肤干燥得到改善 营养状态得到改善 活动范围扩大

实施	依据
1.分散体压 （1）使用体压分散寝具 ①体压分散寝具的选择 ·根据患者自行变换体位的能力、病态骨突出程度、床头上抬的角度来选择寝具 ·探讨正在使用的床垫、床单的使用方法及其材质是否得当 ②体压管理的评价 ·使用简易体压测定仪（图2-13-13），测定附加于骨突出部位的体压，若处于40 mmHg以上，使用体压分散寝具 ·确认有无反应性充血	●若按照 Braden 评分表，患者可动性在3分以下，或按 OH 压疮评估表，自行体位变换能力为"怎样都不行""就是不行"时，可使用体压分散寝具 ●在患者出现皮肤松懈、病态骨突出、驼背以及关节挛缩时，可使用多层式气垫 ●若使用的床垫以及床单没有伸缩性，会产生吊床式压痕现象，不利于发挥体压分散寝具的功能 ●在铺床时，为了不产生褶子，把床单绷得过紧，会使沉降距离减少而不利于分散体压 ●在仰卧位时测量骶骨处的体压，在侧卧位时测量股骨大转子处的体压 ●在使用体压分散寝具以后，重新评价压力，掌握压力减少到什么程度 ●若用手指按发红部位，在手指松开后，发红部位可见先发白后再发红的现象（图2-13-14），这是压力管理不充分的缘故，这时需要重新探讨所使用的体压分散寝具是否合适

续表

实施	依据
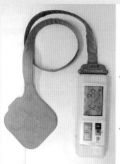 ·测定时，将探测头贴附在骶骨以及踝骨等压疮好发部位 ·通过测定数值，可以确认体压是否集中于压疮好发部位	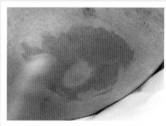

图 2-13-13　携带式接触型体压测定器

图 2-13-14　发红开始消退

（2）体位变换
·体位变换的时间基本上是 2 小时一次
·使用体压分散寝具时，体位变换的时间间隔为 4 小时
·评价上半身与下半身的相对位置，调整体位以使脊椎能够将上半身与下半身垂直衔接起来
·调整体位，使左右肩连线与骨盆左右髂前上棘连线处于平行状态
·使用抱枕或枕头时，会形成一个平面，与身体之间不留间隙，以确保患者舒适
·在体位变换后，可以达到局部减压和解除摩擦力的效果

● 观察压疮好发部位以及习惯性体位部位的皮肤，如果确认有发红等病理表现，应重新探讨体位变换的方法与时间

● 当身体处于扭曲状态时，身体的某一点成为支点支撑身体，体压与摩擦力会同时作用于该处，而且，扭曲会增加肌肉紧张度，这也是肌肉萎缩的重要因素之一
● 扩大接触面积，在避免增加压力的同时可以缓解肌肉紧张
● 考虑是否存在骨突出部位、关节挛缩、水肿和压疮，根据每位患者的具体情况进行体位变换

（3）卧位
①仰卧位
·抬起下肢，塞入抱枕或枕头，以使足跟部不接触床垫（图 2-13-15）

● 将下肢垫起来以分散体压

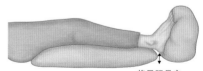
将足跟悬空

图 2-13-15　仰卧位时抬起下肢塞入枕头的方法

②侧卧位
·30°侧卧位（图 2-13-16）与 90°侧卧位（图 2-13-17），确认左右肩连线与骨盆左右髂前上棘连线处于平行状态，确认脊椎能够将上半身与下半身垂直地衔接起来而不出现扭曲，即上下身体位摆直

● 即使是采取 30°侧卧位，如果臀肌薄弱时，对骶骨与骨盆部位的压力也会升高
● 不一定非得是 30°或者 90°，可以根据患者的体态选择适当的体位

实施	依据
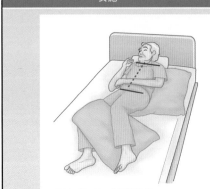 图 2-13-16　30°侧卧位	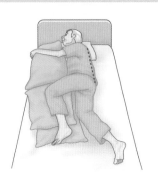 图 2-13-17　90°侧卧位

实施	依据
（4）坐位 ①床上坐起的方法 ·让患者的髋关节与床的可动支点相互贴合 ·下肢抬起后（床下半部摇起），再抬起头部（床上半部摇起） ·扶起上身坐直（图 2-13-18） ·将下肢伸直（图 2-13-18） ·腰挺直（图 2-13-19） ·躺下时，按照头部→下肢的顺序依次放下 ②轮椅 ·当患者无法自行变换体位时，将坐姿持续时间限制在 2 小时以内 ·对能够自行变换体位的患者，督促患者每隔 15 分钟变换一次体位 ·抱枕选用可以包裹整个骨盆的抱枕 ·将髋关节、膝关节以及足关节呈 90°摆放（图 2-13-20） ·老年患者由于身体老化，骨盆后倾，腰椎由后弯状态变为前倾状态，背部以及臀部产生摩擦，需要使用抱枕以及背枕来固定体位，坐位需要用背垫和坐垫等支撑（图 2-13-21） ·因为硬木凳会压迫周围的皮肤软组织，所以请不要使用硬木凳	●采取靠背位时，可将附加于身体的摩擦力限制到最低程度 ●解除附加于背部皮肤的摩擦 ●将后倾的骨盆恢复到中立的位置 ●适当进行观察以评估姿势是否变形走样 ●躺下时采取侧卧位可解除皮肤的摩擦 ●由于这些方法关系到患者坐得是否舒适，关系到患者的日常生活、生理功能和姿容等，所以要对此进行评价，以便患者能采取适合的姿势 ●在考虑到体位调整以及体位平衡的同时，探讨是否需要使用抱枕与枕头

续表

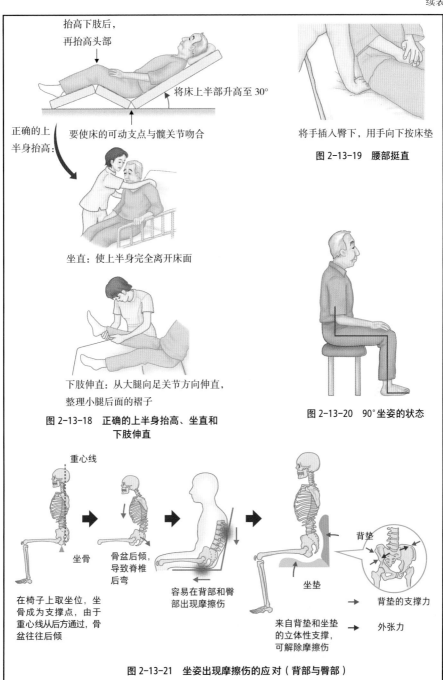

抬高下肢后，再抬高头部

将床上半部升高至 30°

要使床的可动支点与髋关节吻合

正确的上半身抬高：

坐直：使上半身完全离开床面

下肢伸直：从大腿向足关节方向伸直，整理小腿后面的褥子

图 2-13-18　正确的上半身抬高、坐直和下肢伸直

将手插入臀下，用手向下按床垫

图 2-13-19　腰部挺直

图 2-13-20　90°坐姿的状态

重心线

坐骨

骨盆后倾，导致脊椎后弯

容易在背部和臀部出现摩擦伤

背垫

坐垫

背垫的支撑力

外张力

在椅子上取坐位，坐骨成为支撑点，由于重心线从后方通过，骨盆往往后倾

来自背垫和坐垫的立体性支撑，可解除摩擦伤

图 2-13-21　坐姿出现摩擦伤的应对（背部与臀部）

实施	依据
（5）皮肤的保护 · 可将皮肤护理贴膜用于骨突出部位来预防摩擦伤；可以贴附降低摩擦性的预防压疮用贴膜和硅胶柔性贴膜 · 避免按摩骨突出部位	● 贴附后，每天都要进行观察
2. 组织耐受性的维持与改善 **（1）皮肤的保护和清洁** · 评估患者全身状态，如果没有问题，提醒患者定期洗澡 · 使用弱酸性浴液，让浴液完全发泡，打出很厚的泡沫，慢慢展开平铺于皮肤上，不加压 · 切不可使劲搓蹭皮肤，清洗时让泡沫包裹全身 · 泡沫停在身体皮肤上 10～20 秒后，用清水轻轻冲洗掉 · 使用淋浴器等进行冲洗，浴液不要残留在身体上 · 使用毛巾擦拭，轻轻蘸掉皮肤上的水珠 · 擦拭时，不要使劲蹭 · 要涂抹保湿剂	● 洗澡可促进血液循环，使血流得到改善 ● 这样做，皮肤上的污垢只要冲洗一下就能去除 ● 皮肤失去柔软度与光滑度，如果受到外部刺激容易引起损伤 ● 长时间泡热水澡会加重皮肤干燥，需要控制
（2）潮湿的预防与改善 · 明确潮湿的原因 ① 失禁的护理 · 明确排尿障碍以及排便障碍的原因 · 大小便失禁：选择排泄护理用品 · 小便失禁：使用留置导尿、阴茎固定型集尿器 · 大便失禁：使用贴附式集便袋 · 涂抹防水性软膏（防水性软膏、防水性油脂、非酒精性护肤剂） · 当皮肤发红或出现糜烂时，每次排尿后涂抹防水性软膏或者喷护肤剂 · 如果确认有大范围发红、糜烂，并且尚未感染，建议贴附薄型防水护膜材料，也可以使用粉末状的皮肤保护材料搽造口部位 ② 发汗时的护理 · 使用具有透气性和吸水性的床单 **（3）皮肤干燥的预防与改善** · 清洁皮肤后涂抹保湿乳	● 若皮肤潮湿，角质层会因为水分而湿润膨胀处于浸软状态 ● 若皮肤浸软，摩擦力可增加到正常的 5 倍，容易发生皮肤破损 ● 使用的尿垫是否与排泄物和排泄量相适应 ● 使用的尿垫是否与体型相适应 ● 能否正确使用尿垫 ● 是否将尿垫重叠着使用 ● 反复清洗是出现皮肤问题的原因之一 ● 尽管浴巾具有吸湿性，但也会使患者体温上升，且更容易出汗，这也是其皮肤潮湿的原因 ● 不要用手指涂抹保湿乳，用整个手掌轻轻地涂抹

实施	依据
·在室内，不仅要考虑温度，而且要考虑湿度 ·使用电热毯易导致皮肤干燥，脚部的皮肤护理要考虑这个因素 **（4）观察脚部皮肤** ·每日 1 次，做足部皮肤护理时要脱下袜子 ·促进血液循环（足浴时使用人造碳酸洗浴剂，医用振动器） ·穿不用皮筋的袜子，这样不会产生勒痕	●皮肤潮湿与皮肤干燥都会增加摩擦系数 ●衰弱的老年人、糖尿病末梢循环障碍患者等，脚趾容易产生冷感，发生压疮的危险性随之增高 ●若脚趾已经出现关节挛缩，此时关节屈伸会导致皮肤绷紧，血流受阻 ●维持改善后的血液循环，预防外伤
3. 营养状态的改善 **（1）饮食内容的改善** ·评价营养状态，参照（表 2-13-6 至表 2-13-8）进行营养补充 ·在营养不良时，补给高能量和高蛋白质的营养补充剂 ·评价是否能够经口摄入饮食 **（2）咀嚼吞咽以及进餐动作的改善** ·给食物浇上汤汁，这样利于下咽 ·将食品的形态做成果冻或酸奶状 ·将饮食做成糊状 ·更换餐具：将筷子更换成勺子；给器皿加点坡度；把器皿的大小做得适合把持；给器皿的底部做好防滑处理 ·调整坐姿 ·为患者创造可以安稳、快乐进餐的环境	 ●不能经口摄食时，依靠经肠营养、静脉营养的方式来补充营养 ●对味道以及口感等进行调整，以符合患者的胃口
4. 活动性的扩大 **（1）康复训练的介入** ·被动运动 ·根据需要采取刺激疗法 **（2）疼痛的减轻** ·在患者变换体位或移动时，给予帮助以避免患者皮肤以及皮下组织出现擦伤 **（3）下床以及与他人交流**	●通过预防关节挛缩、肌肉萎缩及其发展，降低压疮发生的风险 ●通过重新构筑与患者相适应的生活，预防患者身体功能低下，同时扩大其日常生活活动范围 ●设法让患者下床，促使患者与他人交流

表 2-13-6　70 岁以上老人的饮食摄入推荐量

营养物质	推荐量
铁	6.0～7.0 毫克 / 日
锌	7～9 毫克 / 日
铜	0.7～0.9 毫克 / 日
钙	650～700 毫克 / 日
维生素 A	650～800 μgRAE/ 日
维生素 C	100 毫克 / 日
水分	25～40 毫升 /（千克·日）

表 2-13-7　所需热量的计算方法

	状态	系数	适应证
活动系数（AF）	卧床不起	1.0～1.1	
	床上静养	1.2	
	床下活动	1.3	每天步行 1 小时左右
	活动系数较低（身体活动水平Ⅰ）	1.5	每天步行 2 小时左右或站立活动
	活动系数一般（身体活动水平Ⅱ）	1.75	每天步行 2 小时左右及肌肉活动
	活动系数较高（身体活动水平Ⅲ）	2.0	每天步行 2 小时左右及剧烈肌肉活动
应激系数（SF）	压疮	1.2～1.6	
	感染症		
	轻度	1.2～1.5	流行性感冒等
	重度	1.5～1.6	败血症等
	发热	1.0	体温 36 ℃为 1.0，每升高 1 ℃增加 0.2

注：①所需热量 = 基础能量消耗量（BEE）× 活动系数（AF）× 应激系数（SF）。

　　②使用 Harris-Benedict 公式，算出 BEE。

　　男性：66.47+13.75 × 体重 (kg)+5.0 × 身高 (cm) - 6.76 × 年龄（岁）。

　　女性：655.1+9.56 × 体重 (kg)+1.85 × 身高 (cm) - 4.68 × 年龄（岁）。

　　③AF 和 SF 可参照上表。

表 2-13-8　压疮患者的能量补给与蛋白质补给

	压疮预防管理手册	NPUAP/EPUAP 指南
能量	BEE 的 1.5 倍以上	30～35 克 /（千卡·日）
蛋白质	1.0～1.2 克 /（千卡·日）	1.25～1.5 克 /（千卡·日）
精氨酸	9 克 / 日	9 克 / 日

[National Pressure Ulcer Advisory Panel, European Pressure Ulcer Advisory Panel, Pan Pacific Pressure Injury Alliance: Prevention and treatment of pressure ulcers: clinical practice guideline. National Pressure Ulcer Advisory Panel, 2014 と日本褥瘡学会教育委員会ガイドライン改訂委員会：褥瘡予防・管理ガイドライン（第 4 版），褥瘡会誌 17（4）：487‐557，2015 をもとに作成]

2　护理焦点	护理目标
压疮痊愈	皮肤发红消退 不出现二次擦伤，压疮痊愈 不出现并发症，压疮痊愈

实施	依据
1. 急性期压疮护理 **（1）全身护理** ①再次评估摩擦伤发生的原因 ·体位变换以后，确认躯干是否舒适 ·乘坐轮椅时，确认躯干是否左右倾斜 ·在不能自行变换体位而且难以保持坐姿时，重新审视扶起背部的方法以消除摩擦伤 ·患者处于侧卧位，坐时给予帮助；在患者的侧卧位姿势处于安稳的情况下，轻轻将患者上半身扶起；在以股骨大转子为支点将重心转移向大腿以及小腿的同时，使患者上半身转向正面；调整姿势以使上半身的重量能够均匀地分布于左右坐骨之上（图 2-13-22） ·再次评估皮肤潮湿以及干燥状态下的护理效果	●即使进行了局部治疗，若不能排除发生压疮的原因，压疮不仅得不到改善，还有进一步恶化的危险 ●想办法在患者肘下放抱枕等，以便患者调整上半身的动作 ●若躯干有扭曲和倾斜，体压就不能充分分散，同时会产生擦伤

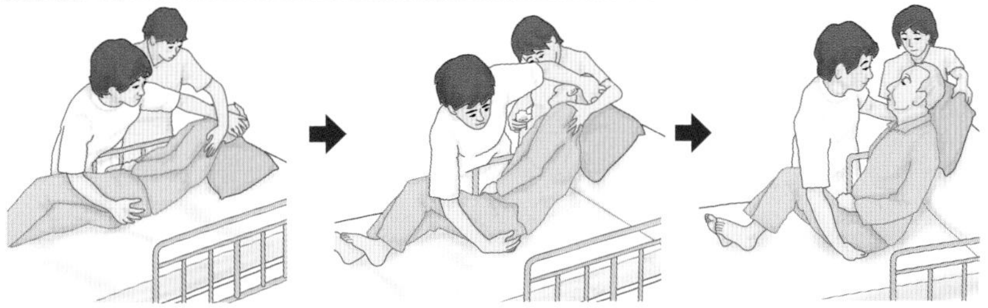

将患者身体变换至侧卧位　　　　将重心移向下肢，扶起上半身　　　　回转上半身，身体转向正面，使重量均匀地分布于左右坐骨

图 2-13-22　辅助患者从侧卧位坐起来的步骤

实施	依据
·对营养状态进行再评估（表 2-13-9） ②洗澡 ·在全身状态处于稳定时，患者可以洗淋浴或盆浴	●计算出需要的能量 ●计算 NPC/N（非蛋白质热量 / 氮量），评价蛋白质是否足够 $$NPC/N = \frac{摄取总热量（kcal）-摄取蛋白质质量（g）\times 4}{摄取蛋白质质量（g）\div 6.25}$$ 氮（N）1 g 相当于蛋白质（氨基酸）6.25 g 在通常（非侵袭）情况下，NPC/N 为 150～200，压疮患者为 80～150（肾功能不全的情况下为 300 以上）

实施	依据
	表 2-13-9 压疮治疗所需的营养素

营养素	所需的量
铁	15 毫克 / 日
锌	15 毫克 / 日
铜	1.3～2.5 毫克 / 日
钙	650～700 毫克 / 日
维生素 A	650～800 μgRAE/ 日
维生素 C	150～500 毫克 / 日
水分	30～35 毫升 /（千克·日）

实施	依据
（2）局部护理 ①创面保护与其湿润环境的保持 ·每天观察创面	●压疮刚发生时，急性炎症反应强烈，依次出现红斑（持续发红）、紫斑、硬结（浸润）、水疱、糜烂和浅表性溃疡等多种症状，易发生变化
·出现皮肤发红以及紫斑时，涂抹油脂性软膏（如氧化锌软膏、凡士林等）进行保护 ·出现水疱、糜烂和溃疡时，贴附护膜等材料	●皮肤再次发红（复发），出现紫斑，有时会发展到深层组织，需要注意观察 ●压疮发生在骨突出部位的擦伤时，有时会形成窦道，需要注意观察
·观察贴附护膜等材料处的皮肤部位是否有感染或者擦伤	●有黏性的贴膜材料，在剥离时有撕伤表皮的危险 ●可以选择剥离时刺激少，黏着力低的护膜材料或者不固定于创面的材质 ●护膜材质的扭曲以及擦蹭也是造成皮肤摩擦和皮肤受压的原因（图 2-13-23）
②创面及其周围皮肤的护理 ·按照以下顺序进行清洗：清洗创伤周围的皮肤→使用创部清洗液清洗伤口→把附着于周围皮肤上的清洗液轻轻地冲洗掉 ·清洗的要点参照"皮肤的保护和清洁"（P342） ·要使用轻轻蘸掉皮肤水分的方式擦去皮肤上的水珠 ·擦身体时不要用力 ·涂抹保湿乳膏	●创部的清洗，有助于控制细菌的数量，应该用大量水进行清洗
（3）缓解疼痛 ·评估疼痛的原因 ·清洗时用温水 ·保护创面，小心翼翼地剥离敷材 ·避免碰触损伤部位周围的皮肤 ·疼痛剧烈时，和医生探讨是否使用镇痛药	●压疮治愈过程中出现的发红，是来自毛细血管的充血反应，不是压疮，但这是压疮前期出现的高风险状态，应认真观察并合理护理（图 2-13-24） ●为患者缓解痛苦 ●由于压疮及其周围的皮肤非常脆弱，容易受损，应该小心翼翼地进行护理

续表

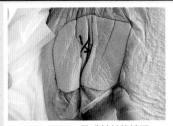

图 2-13-23　护膜材料的皱褶

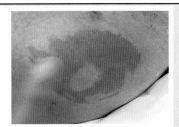

图 2-13-24　压疮治愈过程中的发红部位

2. 慢性期压疮护理

（1）全身性护理

· 选择床垫和抱枕时，要考虑如何减轻压力和摩擦力

· 重新审视体位变换以及位置变换和床单铺设是否会导致患者皮肤擦伤

· 重新审视皮肤护理方法（皮肤干燥、潮湿状态下的护理以及保洁方法）

· 全身处于稳定状态时，患者可以洗澡

· 对营养状况进行再评估（表 2-13-9，表 2-13-10）

● 应根据患者的体型以及压疮部位等，选择与其相适应的体位

● 不必拘泥于 30° 侧卧位还是 30° 半卧位

● 根据患者全身状况、压疮深度以及治愈过程等，设法让患者补充必需的能量和营养素

● 发热、压疮渗出液过多时，容易出现脱水和低营养状况

表 2-13-10　压疮的状况与营养管理

	营养素	营养缺乏的症状
炎症期（黑色期、黄色期）	碳水化合物	白细胞功能降低、炎症期延长
增生期（红色期）	蛋白质、锌、铜、维生素 A 与维生素 C	成纤维细胞功能降低、胶原蛋白合成降低
成熟期（白色期）	钙、锌、维生素 A 与维生素 C	胶原蛋白结构不良、胶原蛋白重建不良、上皮形成不全

（2）浅表性压疮的护理

①皮肤护理

· 清洗创面及其周围的皮肤，在减少附着于创面的细菌数的同时，保持周围皮肤清洁

· 如果看不到明显的感染，没有必要进行消毒

· 清洗的方法与急性期的"创面及其周围皮肤的护理"（P346）相同

● 附着于创面的生物膜（是一种由细菌、糖和蛋白质所合成的物质）不利于创面愈合

● 消毒药会延迟创面痊愈

实施	依据
②创面护理 ·以保护创面为目的，在发红部位、水疱上敷保护膜 ·要选择油脂性材质的外用药 ·水疱破溃后，需要按皮肤糜烂或浅表性压疮来处理和护理创面 ·将防水性胶质膜材质的护膜贴敷于糜烂处或浅表性压疮上 ·对皮肤糜烂或浅表性压疮，使用油脂性材质或能够促进上皮形成的外用药	●这样使创面周围的皮肤不浸润，可以保护创面以及保持适当的湿润环境，促进上皮愈合 ●敷药后，使用可以观察创面的透明敷材 ●原则上不刺破水疱 ●糜烂或浅表性压疮，首选透明敷材 ●使用压疮愈合过程评估量表（DESIGN-R）对深度压疮进行局部治疗时的优先顺序评估（治疗以及护理，用大写字母以及小写字母来表示改善的程度）要按照清除坏死组织（N），促进肉芽形成（G），缩小压疮面积（S）的顺序制订计划。在压疮治愈过程中，是否能很好地控制炎症/感染（I）、控制渗出液（E）和消除窦道等都与压疮是否延期愈合有关，因此要将这些治疗放在优先的位置
·在怀疑为前期压疮状态时，使用磺胺嘧啶银乳膏以及聚维酮碘等 （3）深度压疮的护理 ①皮肤护理 ·按照浅表性压疮护理措施进行处理 ②创面护理 ·有坏死组织（N）的创面：使用药物疗法进行化学性或者自我溶解性的清创 ·有炎症/感染（I）的创面：进行外科清创 ·有肉芽组织（G）的创面：使用有促进肉芽组织形成作用的外用药进行治疗 ·怀疑有细菌增殖的创面：使用有抗菌作用的药物以及敷材进行治疗 ·根据渗出液的渗出量，选用相应的敷材	●所谓前期压疮状态是指尽管没有感染的征兆，但由于细菌数增多而拖延创面愈合的一种状态 ●在伴有脓汁及恶臭的感染灶或坏死组织上，创面与其周围健康皮肤之间有清楚的边界时，需要实施外科清创术（图2-13-25） ●即使感染已经处于稳定状态，也要清除妨碍创面痊愈的坏死组织 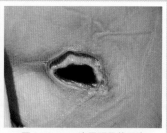 图2-13-25　边界明显的压疮

实施	依据
·大小（S）：使用可保持湿润环境且可提供密闭环境的敷材，以便上皮生成	●将湿润环境调整到适当程度，有利于肉芽组织的形成 ●随着肉芽组织的形成，创面逐渐缩小
（4）减轻疼痛 ·按照"急性期压疮护理"中的"缓解疼痛"（P346）来处理	
3. 指导患者并给予其生活质量援助 ·向患者及其家属讲解压疮发生的原因、创面预期、创面管理以及需要的介护、体压分散寝具等知识，并提供相应的信息，帮助他们采取可以提高生活质量的措施 ·进行康复训练 ·推进患者下床活动以及与他人交流	

相关项目

若想了解更详细的情况，可以参照下述项目。

压疮的原因以及诱因

"痴呆"（P70）、"帕金森病"（P95）、"脊髓小脑变性症"（P116）、"脑卒中（脑梗死、脑出血、蛛网膜下腔出血）"（P133）、"跌倒与摔落"（P520）、"抑郁"（P578）、"废用综合征"（P625）：是否患者的活动范围减小了。

"脊髓小脑变性症"（P116）、"脑卒中（脑梗死、脑出血、蛛网膜下腔出血）"（P133）、"跌倒与摔落"（P520）、"废用综合征"（P625）：是否降低了患者身体的活动性。

"痴呆"（P70）、"脊髓小脑变性症"（P116）、"脑卒中（脑梗死、脑出血、蛛网膜下腔出血）"（P133）、"进食吞咽障碍"（P412）：是否降低了患者的营养状态，是否引发了骨突出部位的压疮。

"排尿障碍"（P468）、"排便障碍"（P487）：是否导致皮肤潮湿。

"老年性皮肤瘙痒症"（P306）、"脱水"（P439）、"水肿"（P454）、"废用综合征"（P625）：皮肤组织耐受性是否降低。

皮肤擦伤

上野澄惠

由于缺少对老年患者皮肤擦伤的认识，所以需要进行预防。

定义与病因

皮肤擦伤是指由摩擦以及擦蹭导致皮肤破损产生的到达真皮深层的皮肤损伤（部分皮层损伤）。临床常见的皮肤擦伤是患者四肢在床栏杆上磨蹭以及剥离胶布时皮肤撕裂所造成的擦伤。

老年人的皮肤，因各层接合处扁平化而变得脆弱，胶原纤维以及弹性纤维变性和萎缩使得皮肤失去弹性，皮下脂肪组织减少而使皮肤变薄，因此摩擦和擦蹭很容易造成老年人皮肤划裂而出现损伤。

特别需要引起注意的是，那些长期使用类固醇药以及抗凝药的老年人，易于发生皮肤擦伤。若长期使用类固醇药，其副作用易使皮肤变薄；抗凝药容易引起皮下出血。不管是哪种原因，都易导致皮肤擦伤。以下为风险评估表（表 2-13-11，表 2-13-12）。

表 2-13-11　基于个体因素的风险评估表

全身状态	皮肤状态
高龄：75 岁以上	干燥、有鳞屑
治疗：长期使用类固醇药、抗凝药	有紫癜
活动量：小	水肿
过度的日晒：曾从事室外作业、旅游观光业	水疱
抗癌药和分子靶向治疗药治疗史	皮肤呈纸巾样（皮肤发白、粗糙、很薄）
放射线治疗史	
透析治疗史	
低营养状态（包含脱水）	
认知功能降低	

注：全身状态中，共有 14 项，有 1 项符合，就可以判定为有个体因素所致皮肤擦伤的风险。
［日本創傷・オストミー・失禁管理学会編：ベストプラクティス　スキン－テア（皮膚裂傷）の予防と管理，p.19，日本創傷・オストミー・失禁管理学会，2015］

表 2-13-12　　患者个人因素和护理因素的风险评价表

患者行为 （患者个人行为造成摩擦和擦蹭）	管理状况 （护理所造成的摩擦和擦蹭）
痉挛与不自主运动 行动不稳 碰撞到物体（床栏杆、轮椅等）	进行体位变换，如向轮椅或平车的移动 洗浴及擦拭等清洁援助 更衣 使用医用胶带 使用器具（约束带、医疗腕带等） 实施康复训练

注：上表 9 项中有 1 项，即为外部风险因素。

［日本創傷・オストミー・失禁管理学会編：ベストプラクティス　スキン－テア（皮膚裂傷）の予防と管理，p.19，日本創傷・オストミー・失禁管理学会，2015］

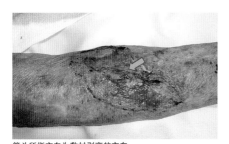

箭头所指方向为敷材剥离的方向

图 2-13-26　胶带剥离造成的皮肤擦伤

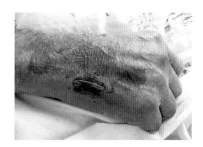

图 2-13-27　碰在床栏杆上造成的皮肤擦伤

治　疗

进行医疗处置时，要与医生或者是有资质的伤口护理专科护士进行商量。创口管理的顺序与注意事项：①止血并清洗创面。②将皮瓣恢复原位。③选择创伤敷材，使用非固定性的敷材，外用药则选择创面保护效果好的油脂材质的软膏。使用绷带固定，避免使用胶带固定。如果需要使用医用胶带时，要选择硅胶系列的胶黏剂。④镇痛处置，确认患者在何时出现什么样的疼痛（使用剥离剂、更换洗涤剂、更换药物等）。⑤创面敷材的更换，使用创面敷材要保证数日之内不动，以便促进皮瓣生成。在更换敷材之际，要沿着图 2-13-26 中的箭头方向慢慢地剥离创面上的敷材，以免产生新的皮肤擦伤。

护理要点

　　皮肤擦伤的护理与压疮护理相同，需要营养管理，需要营造安全的环境（如床铺环境、轮椅环境、医疗腕带），使用安全的护理技术（如体位变换、移乘介护），使用安全的医疗器械等（如拘束器、护腿、医用胶带），实施皮肤护理（如皮肤的保湿、皮肤的清洗），更换睡衣等。以上内容的评估以及护理十分重要，通过使用绷带以及护臂、腿部加热器等对患者皮肤进行保护和预防擦伤十分有用。

礒山正玄

疾病图谱

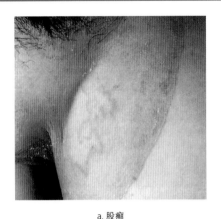

a. 股癣
边缘有防波堤状隆起的环状红斑，中心部可见有治愈倾向

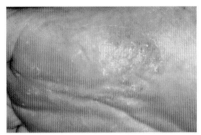

b. 小水疱型足癣
足底可见多发小水疱，水疱溃破后，在边缘附着有鳞屑

图 2-14-1　白癣

（渡辺晋一ほか：白癬，系统看護学講座　専門分野Ⅱ　皮膚　第 14 版，pp.139‑140，医学書院，2016）

病理生理

白癣是指皮肤癣菌造成的角质、指甲和毛发类感染。

皮肤癣菌是由数十种真菌组成的嗜角蛋白性真菌群，可以将其划分为发癣菌（*trichophyton*）、小孢子癣菌（*microsporum*）和表皮癣菌（*epidermophyton*）三种菌群。

白癣可以按发癣菌寄生的部位划分为局限于表皮的浅表白癣和增生于真皮及皮下组织的深层白癣。

浅表白癣，包括真菌寄生于角质和指甲以及毛发的头癣、面癣、体癣、股癣、手癣、足癣、甲癣等。足癣也称为脚气，可以划分为小水疱型脚气、趾间型脚气、角化型（角质增生型）脚气等。发癣菌一般只停留在营养丰富的角蛋白鳞屑里以及角质层和毛发上，而不侵入真皮内（图 2-14-1）。

深层白癣可分为在真皮上产生强烈炎症症状的白秃疮、非典型白癣（面部）和生发部急性深在性白癣等。

病因与影响因素

在日本，能够分离出来的皮肤癣菌几乎都是发癣菌属 *T.rubrum* 和 *T.mentagrophytes*。所以，白癣与皮肤癣菌病在日本几乎是作为同义词使用的。

皮肤癣菌的传染一般有两种情况：一种是病菌寄生于人体，在人与人之间传播；另一种是病菌寄生于动物，由动物向人传播。

流行病学与预后

在日本，足癣的发病率很高。一般来说，小水疱型足癣与趾间型足癣均在夏季出现症状，到冬季症状减轻。

症　状

体癣：出现环状红色小丘斑，可见红斑、浆液性丘疹、小水疱、鳞屑、痂皮等。

股癣：红斑多出现于腹股沟以及大腿上部，并逐渐扩大，位于中心部的炎症比较容易消失，但会残留明显的色素沉淀。

足癣：小水疱型足癣可见含有透明且稍黏稠内容物的小水疱，好发部位为脚趾根、足边缘等；趾间型足癣在趾间可见鳞屑并被浸软，主诉瘙痒，发红程度强烈，有时伴随有糜烂；角化型足癣从脚趾根到脚趾均可见糜烂性角质增生和落屑性红斑，病程缓慢。

手癣：生于手背时，可产生与体癣相同的环状皮疹，若生于手掌，整个手掌出现角化，变硬，呈现干燥性角化型病理表现。

甲癣：以指甲肥厚和发灰变色为主要病理改变，伴随指甲变形。由于其缺乏自觉症状而容易被患者忽略，比较难治。甲癣是足癣的常见并发症，好发于中年人。

诊断与检查

若使用真菌培养法检出皮肤癣菌，即可确诊。

使用真菌镜检法（KOH 直接涂片镜检法）以及真菌培养法等，若能够从病灶边缘的鳞屑、指甲发灰部分和容易脱去的毛发等检出真菌的话，则本病就可以确诊。

常见并发症

趾间型足癣，由于细菌从趾间伤口侵入，有时候会引起蜂窝织炎和淋巴管炎等。

治　疗

治疗原则

本病应施行药物治疗。探讨患者是否适用外用药和口服药。对于小水疱型足癣以及趾间型足癣，应使用肥皂清洗，并保持清洁。在注意避免高温潮湿环境和不穿袜子的同时，坚持治疗。和白癣患者同室居住者需要一起进行治疗。由于鳞屑内的细菌会长时间生存，所以，避免共用浴室的擦脚垫、浴巾、拖鞋等物品。

药物治疗

浅表性白癣的主要治疗方案是外用药（抗真菌药），但药物的成分很难到达角质层深部，也无法进入免疫细胞内。因此，治疗大多需要很长时间。头癣和甲癣等仅使用外用药治疗，治愈相当困难。若小水疱型足癣、趾间型足癣并发甲癣等，且发展到深层白癣时应使用口服药物进行治疗（表 2-14-1）。

外用药治疗的适应证为足癣（角化型除外）、体癣和股癣。外用药一般有乳膏、霜膏和水剂等。

足癣使用下述任一种药物

盐酸布替萘芬乳膏，为苄胺类抗真菌药，每日 1 次，适量涂抹。

利拉萘酯乳膏，为硫代氨基甲酸酯类抗真菌药，每日 1 次，适量涂抹。

拉诺康唑乳膏，为咪唑类抗真菌药，每日 1 次，适量涂抹。

酮康唑乳膏，为咪唑类抗真菌药，每日 1 次，适量涂抹。

口服药治疗的适应证为甲癣、角化型的手足白癣和头癣等。口服盐酸特比萘芬和伊曲康唑时，要定期采血检查肝脏功能以及血常规。另外，盐酸特比萘芬或伊曲康唑与其他药物联合用药时，有许多禁忌证，应加以注意。

足癣使用下述任意一种药物

盐酸特比萘芬片，为丙烯胺类抗真菌药，每片 125 毫克，1 次 1 片，1 日 1 次，饭后服用。

伊曲康唑胶囊，为三唑类抗真菌药，每粒 50 毫克，1 次 2~4 粒，每日 2 次，早晚饭后服用。

连续服药 1 周、停药 3 周为 1 个疗程，一共 3 个疗程，可以根据需要适当调整。

表 2-14-1　白癣的主要治疗药

分类	通用名	药效和作用机制	主要副作用
苄胺类抗真菌药	盐酸布替萘芬	对皮肤丝状菌有很强的杀菌作用	皮肤症状
硫代氨基甲酸酯类抗真菌药	利拉萘酯	依靠抑制真菌细胞膜麦角固醇的合成来发挥抗真菌的作用	
咪唑类抗真菌药	拉诺康唑	通过抑制真菌细胞膜麦角固醇的合成来发挥抗真菌的作用	
	酮康唑		
丙烯胺类抗真菌药	盐酸特比萘芬	对皮肤丝状菌有很强的杀菌作用	重度肝损伤、全血细胞减少、中性粒细胞减少症等
三唑类抗真菌药	伊曲康唑	抑制真菌细胞膜的主要成分麦角固醇的合成	慢性心功能不全、肺水肿、肝损伤等

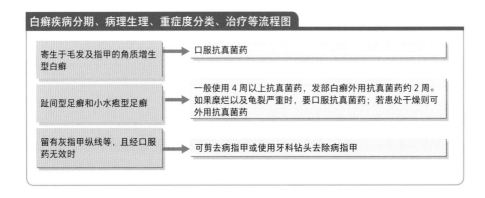

白癣疾病分期、病理生理、重症度分类、治疗等流程图

- 寄生于毛发及指甲的角质增生型白癣 → 口服抗真菌药
- 趾间型足癣和小水疱型足癣 → 一般使用 4 周以上抗真菌药，发部白癣外用抗真菌药约 2 周。如果糜烂以及龟裂严重时，要口服抗真菌药；若患处干燥则可外用抗真菌药
- 留有灰指甲纵线等，且经口服药无效时 → 可剪去病指甲或使用牙科钻头去除病指甲

白癣老年患者的护理程序

三浦直子

护理要点

白癣是由皮肤癣菌真菌感染引起的一种传染性疾病。因为该真菌生存的营养源为角蛋白，所以病变存在于含丰富角蛋白的皮肤表面的角质层。容易感染的部位是发生角质变化的毛发以及指甲。根据病变部位，白癣可以划分为足癣、手癣、头癣、甲癣和股癣等，其中以足癣多见。

白癣的发病与患白癣者同住一室或者过集体生活等有关。由于白癣病症状不明显，且人们对白癣不太介意，导致其在很多情况下被忽略。因此，重要的是避免真菌扩散并防止感染的传播。

预防感染的方法：注意保持清洁与干燥，避免高温潮湿的环境。按照处方使用外用药，遵医嘱涂抹。

多数老年患者的肌肉骨骼系统以及神经系统都处于功能低下的状态，若出现柔韧性及可动性降低、视力及手指的灵敏性降低、认知障碍等情况，进行自我预防的行为（保持清洁、整理环境）变得困难，罹患疾病后继续治疗也变得艰难，病情容易呈现慢性化。

鉴于以上因素，有必要结合下述日常生活中的护理要点进行护理。

1. 与一般的皮肤护理不同，需要足底以及趾间保持干燥。

2. 保持皮肤以及指甲的清洁。

3. 防止皮肤癣菌感染其他部位，以及其他人。

4. 给予患者帮助，以继续进行药物治疗。

Step1 护理评估 〉 Step2 明确护理焦点 〉 Step3 护理计划 〉 Step4 护理实践

收集与分析资料		
	主要资料	分析要点
疾病相关资料	**现病史与既往史** · 伴随脑血管障碍等疾病呈现肌肉萎缩和痉挛、关节拘缩（障碍） · 伴随糖尿病和动脉硬化性闭塞症等疾病呈现交感神经及运动神经障碍 · 全身性原因：伴有免疫功能低下的疾病 · 局部性原因：出汗过多、肥胖、使用尿垫等导致的潮湿及浸软、外用类固醇药物引起的局部免疫功能低下等 · 是否进行皮炎治疗等 · 身体后弯、肥胖伴脊椎后弯造成的摩擦等	□肢体活动是否受到限制；有无使皮肤受压的疾病 □是否患有皮肤易受损伤的血流障碍性疾病 □是否患有使免疫功能低下的相关疾病（胶原病、恶性肿瘤等原发病，使用类固醇以及免疫抑制类药物，患有中性粒细胞减少症等） □在皮炎治疗过程中，是否有引发二次感染的可能性 □在皮肤相互摩擦的地方，是否形成了高温潮湿的环境
	症状 · 趾间及足底：有无发红、肿胀、剥落、渗出液和小水疱；瘙痒的程度 · 指甲：指甲变色（发灰色及发黄色）、肥厚、变形和发脆等 · 腹股沟部：疼痛、红斑、水疱、瘙痒感	□白癣的位置；浸软的程度；皮肤是否发生肥厚 □是否感到有剧烈的瘙痒和疼痛 □足底或趾间等处是否出现小水疱 □足底的角质是否增厚，是否感觉粗糙 □出现水疱时是否与症状恶化有关联，是否在夏季恶化，是否在闷热时感到瘙痒 □瘙痒是否与水疱发展进程相关 □有无因为皮肤干燥但是身体不痒而忽略白癣的情况
	检查与治疗 · 是否进行药物疗法及使用的剂型	□使用外用药期间，患部症状得到改善的比例有多大 □白癣达到深层时，可能外用抗真菌药很难达到患处，有此种情况时，是否就继续使用药物同医生进行了商讨 □在病灶较大的时候，使用外用药是否花了很多的时间与努力
生理因素	**运动功能** · 上下肢可动区域和身体柔韧性、手指灵巧性、躯干稳定性	□护理皮肤与指甲以及涂抹药物时，患者自行完成是否有困难 □因为关节拘缩以及肌肉紧张，在患处周围是否经常出现潮湿现象

主要资料		分析要点
生理因素	认知功能、感觉与知觉 ·预防发病与复发，对治疗持续性的理解 ·白内障、老花眼 ·嗅觉	□是否理解白癣治愈所需的预防策略以及继续治疗的重要性 □是否理解保持清洁以及观察皮肤的重要性 □是否理解治疗的意义 □是否患有阻碍预防以及治疗的视觉功能障碍、嗅觉功能障碍
	皮肤屏障功能 ·皮肤的干燥、出疹、发红以及瘙痒造成的挠痕 ·皮肤摩擦部分的状态	□皮肤是否处于容易感染的状态；创可贴以及胶带覆盖下的皮肤以及留置导管插入部位是否形成了潮湿环境
心理和精神因素	健康观、意向、自知力 ·对治疗的欲望	□是否关注自己的身体清洁 □是否有对呈现长期化的白癣进行治疗和预防的愿望
	心情与情绪、抗压力 ·对瘙痒的厌恶 ·家人的理解	□是否因疼痛和瘙痒而郁郁寡欢 □对患者的治疗、清洁以及预防等，家人是否合作
社会文化因素	工作、家务、学习、娱乐、社会参与 ·瘙痒是否影响爱好的活动及职业 ·瘙痒给活动带来的影响 ·与宠物接触	□有无长时间戴闷热的五指手套以及长时间穿鞋袜的生活习惯 □是否因瘙痒阻碍了一些活动 □是否经常爱抚并触摸宠物
活动	活动欲望、个人史、意义、展望 ·对活动的注意力与持续性	□是否因瘙痒的影响无法集中注意力进行活动
休息	睡眠 ·对入睡的影响 ·是否起夜	□是否因为瘙痒妨碍睡眠
	身体、心理、社会和精神的休息 ·对心情转换的影响	□瘙痒是否影响了心情转换
饮食	营养状态 ·饮食摄取量 ·评估营养状态的检查数据（血清总蛋白、白蛋白、白细胞分类计数、血糖、免疫球蛋白）	□低营养是否成为免疫功能低下的原因

续表

	主要资料	分析要点
排泄	尿和便的排泄、性状 ·有无大小便失禁，失禁时的情况 ·是否使用尿垫 ·排泄行为	□会阴部和臀部受穿戴尿垫影响，是否形成高温高湿环境 □是否因为排泄物附着引起皮肤炎症，导致皮肤屏障功能低下 □视力以及手指灵巧性降低是否给排泄行为带来困难
清洁	清洁 ·有无视力障碍（老花眼、白内障、青光眼等） ·上下肢的可动区域，躯干的支持力与柔韧性 ·鞋袜是否污染	□洗脚时，手是否能够到脚趾和脚底 □是否洗澡、洗手、洗脚，频率是多少 □能否清洗受压部位和摩擦部位的皮肤 □鞋袜是否清洁 □是否穿着易闷热的鞋袜 □是否穿着易闷热的服装 □在穿着鞋袜时，脚趾上的肥厚指甲是否出现压迫感与疼痛
	修饰 ·头发污垢程度，指甲清洁程度 ·清洁习惯，清洁意愿	□能否理解对肥厚性指甲进行清理的方法 □手指是否具有整理指甲与头发的灵巧性 □是否与患白癣的人共用浴室的擦脚垫、拖鞋和浴巾等
人际沟通	方式、对象、内容、目的 ·语言表述清晰度 ·表情、行动	□是否能使用语言表述瘙痒相关信息 □是否能使用手势诉说瘙痒等

评估要点（病理生理与生活功能思维导图指南）

老年患者由于视觉功能、认知功能低下，躯干、四肢的可动区域缩小且灵巧性降低，如果再患有糖尿病、动脉粥样硬化、神经性疑难杂症等慢性疾病，不仅容易给日常生活中的自我护理带来困难，也会因末梢神经障碍等使患者意识不到疼痛，导致病情发展到难治地步。因此，护理人员需要帮助患者持续治疗白癣，从预防白癣的角度开展护理工作。

白癣老年患者的病理生理与生活功能思维导图

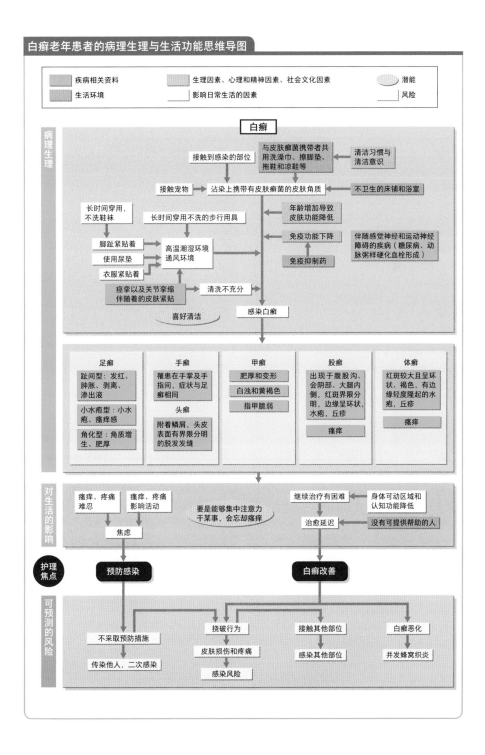

疾病相关资料　　生理因素、心理和精神因素、社会文化因素　　潜能
生活环境　　影响日常生活的因素　　风险

白癣

病理生理

接触到感染的部位　与皮肤癣菌携带者共用洗澡巾、擦脚垫、拖鞋和凉鞋等　清洁习惯与清洁意识

接触宠物　沾染上携带有皮肤癣菌的皮肤角质　不卫生的床铺和浴室

长时间穿用，不洗鞋袜　长时间穿用不洗的步行用具　年龄增加导致皮肤功能降低

脚趾紧贴着　高温潮湿环境通风环境　免疫功能下降　伴随感觉神经和运动神经障碍的疾病（糖尿病、动脉粥样硬化血栓形成）

使用尿垫　免疫抑制药

衣服紧贴着

痉挛以及关节挛缩伴随着的皮肤紧贴　清洗不充分

喜好清洁　感染白癣

足癣	手癣	甲癣	股癣	体癣
趾间型：发红、肿胀、剥离、渗出液	罹患在手掌及手指间，症状与足癣相同	肥厚和变形	出现于腹股沟、会阴部、大腿内侧，红斑界限分明，边缘呈环状，水疱，丘疹	红斑较大且呈环状、褐色，有边缘轻度隆起的水疱，丘疹
小水疱型：小水疱、瘙痒感	头癣	白浊和黄褐色		
角化型：角质增生、肥厚	附着鳞屑，头皮表面有界限分明的脱发发缝	指甲脆弱	瘙痒	瘙痒

对生活的影响

瘙痒、疼痛难忍　瘙痒、疼痛影响活动　要是能够集中注意力干某事，会忘却瘙痒　继续治疗有困难　身体可动区域和认知功能降低

焦虑　治愈延迟　没有可提供帮助的人

护理焦点

预防感染　　**白癣改善**

可预测的风险

不采取预防措施　挠破行为　接触其他部位　白癣恶化

皮肤损伤和疼痛　感染其他部位　并发蜂窝织炎

传染他人，二次感染　感染风险

| Step1 护理评估 | Step2 明确护理焦点 | Step3 护理计划 | Step4 护理实践 |

明确护理焦点
#1　白癣症状得到改善
#2　采取预防感染的措施

| Step1 护理评估 | Step2 明确护理焦点 | Step3 护理计划 | Step4 护理实践 |

1　护理焦点	护理目标
白癣症状得到改善	能够保持患处清洁 能坚持实施有效的药物治疗

实施	依据
1.通过保持皮肤清洁而促使症状早期改善 （1）足部 ·为了保持足部清洁，需要每天洗浴或洗脚 ·洗脚要洗干净，洗到脚趾 ·使用刺激小的肥皂，洗后彻底将肥皂沫冲掉 ·清洗后，充分擦拭脚趾间的水分，使其干燥 ·确认脚趾间干燥之后再穿上鞋袜 ·留出脱掉鞋袜的时间，袜子要选用具有吸湿性且通气好的材质（棉袜等），每天换袜子 ·把穿过的鞋放在通风的地方 ·选择不闷热且不给趾甲造成负担的鞋 ·在趾甲肥厚时，可以在确认游离面的同时，使用指甲刀和指甲锉，把肥厚的地方一点点地去除掉 （2）手部 ·为了保持手部的清洁，需要经常洗手 ·手指因为拘挛而伸展不开时，使用透气性好的五指手套，防止手指间的温度、湿度升高 ·在清洗拘挛的手指时，要用热水暖手，一边按摩一边将手指伸开，认真清洗受压皮肤 ·洗净后，充分擦去手指间与手掌上的水分，并使其干燥 （3）腹股沟部、躯干以及头部 ·每天洗澡或者清洗相应部位，以保持清洁 ·在擦去相应部位皮肤水珠并确认干燥后再使用尿垫 ·劝告患者出汗以后进行淋浴等	●白癣的治疗，最适当的治疗方法是在医生诊断的基础上使用最适宜的治疗药物 ●即使是皮肤癣菌附着于皮肤表面，若是在 24 小时之内冲洗掉也可以防止感染 ●使用轻石或小锉蹭擦脚后跟、穿保健凉鞋等会伤及角质层，容易导致皮肤癣菌的入侵 ●老年患者由于视力下降，手的灵巧性以及身体柔韧性降低等不能充分观察患处，容易使保持清洁的行为变得困难 ●当出现趾甲白癣导致的趾甲肥厚时，穿挤脚的鞋子会导致脚趾受压迫，引起血液循环恶化 ●老年患者由于视力下降，手的灵巧性以及身体柔韧性降低等不能充分观察患处，容易使保持清洁的行为变得困难 ●若手指出现拘挛，白癣容易出现在指甲和指间以及手掌上 ●在手指有拘挛时，考虑到骨和关节的疼痛，慢慢伸展手指 ●使用尿垫容易使相应部位皮肤处于高温潮湿状态，容易滋生皮肤癣菌

续表

实施	依据
2. 坚持药物治疗 ·外用药在洗浴之后擦干再涂抹	●洗浴后皮肤含有水分，角质层被浸软，药物成分能很容易浸透到皮肤深处，这是涂抹药物的最佳时机
·外用药涂抹的范围要大于患处，从外侧向内侧薄薄地涂抹 ·不要认为症状已改善就自行停用外用药，要在医生判断的基础上完成治疗 ·外用药后若出现疼痛或溃疡，应咨询医生 ·当遇到水疱破裂、角质出现龟裂、皮肤状态极端恶化等情况时，与医生商量，不要自行涂抹外用药	●涂抹外用药时，为了使皮肤癣菌不向外扩散，应该从外侧向内侧涂抹 ●即使觉得症状已经改善了，很多时候白癣菌还潜藏在角质层的深处，一旦护理中止，就会复发。重要的是，按照皮肤新陈代谢的规律，坚持治疗与护理

2 护理焦点	护理目标
采取预防感染的措施	了解白癣的感染路径，能够采取预防措施 瘙痒减轻，预防并发症复发

实施	依据
1. 预防感染的扩散 （1）创建卫生的环境 ·在接触白癣患处后或者在接触到可能已潜藏有皮肤癣菌的物品时要认真洗手 ·罹患白癣的患者，易脱落皮屑，为了预防感染，使用吸尘器认真仔细扫除脱落的皮屑 ·擦脚垫、毛巾、指甲刀和拖鞋等容易成为皮肤癣菌的温床，因此要准备个人专用的 ·在更换床单、睡衣和床垫时，从外侧向内侧轻轻团起来，以免出现剥落皮屑的抛洒 ·指甲刀应该个人专用，使用后要尽快用中性洗涤剂进行冲洗 ·使用完浴室以后认真冲洗，并晾干 ·调整室温 （2）预防皮肤挠破造成的感染 ·手指处于拘挛状态时，剪指甲要在洗浴后进行 ·重要的是，指甲不要剪得太秃，记住将边缘剪圆点	●即使是皮肤癣菌附着于皮肤表面，若在 24 小时之内冲洗掉也可以防止感染 ●避免接触皮肤癣菌 ●避免皮肤癣菌扩散 ●皮肤癣菌在湿度 70% 以上和温度 15 ℃以上时，处于繁殖活跃期，因此从梅雨季节到湿热的夏季期间需要特别注意；若皮肤的屏障功能低下，会使皮肤对汗液的刺激过敏，容易诱发瘙痒引起炎症 ●为了防止感染他人，不要共用指甲刀；为了防止皮肤癣菌扩散，用中性洗涤剂冲洗指甲刀 ●当手指处于拘挛伸展不开的状态时，指甲容易抠入手掌造成皮肤损伤；对于关节拘挛的手指，可先在热水中进行按摩以使其展开，然后修剪指甲

实施	依据
·告诉患者，把指甲剪短后，即使再痒也不能把皮肤挠破了 ·若在睡着时手也可以够得到瘙痒的部位的话，戴上透气性好的薄手套再睡觉 **（3）预防患处闷热造成的瘙痒** ·鞋袜闷热时，利用休息时间在非公共场所脱掉鞋袜，透透气 ·休息时，要小心地脱下袜子，或者换一双 ·如果穿戴支具步行外出，休息时要卸下，好好透透气，在出汗后要仔细擦拭	●挠破皮肤、损伤皮肤会使皮肤处于病菌容易侵入的状态 ●袜子最好是有五个脚趾的棉线袜，这样，趾间就不会积累湿气
2. 心情转换 ·避免将注意力集中于瘙痒，想办法转换心情 ·可以想办法获得清凉感以缓解瘙痒	●剧烈的瘙痒造成的焦虑会使患者出现"挠破了才舒服"这样的想法和行为，防止因为挠破出现感染扩散 ●远离那些能够加重瘙痒的刺激物

相关项目

若想了解更详细的情况，可以参照下述项目。

与罹患白癣有关的疾病与功能障碍

"脑卒中（脑梗死、脑出血、蛛网膜下腔出血）"（P133）：有因痉挛以及关节挛缩导致难以保持皮肤清洁的状况时，加以确认。

"痴呆"（P70）、"帕金森病"（P95）、"脊髓小脑变性症"（P116）：确认是否影响到自行清洁。

"糖尿病"（P264）、"水肿"（P454）：确认是否引起血流障碍，是否处在易于感染的状态。

第 8 章

眼科疾病

盐谷隆信

疾病图谱

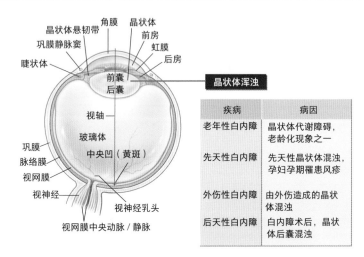

晶状体悬韧带　角膜　晶状体
巩膜静脉窦　　　　前房
睫状体　　　　　　虹膜
　　　　　　　　　后房
　　　　前囊
　　　　后囊
视轴
玻璃体
巩膜
脉络膜
视网膜
视神经
中央凹（黄斑）
视神经乳头
视网膜中央动脉/静脉

晶状体浑浊

疾病	病因
老年性白内障	晶状体代谢障碍，老龄化现象之一
先天性白内障	先天性晶状体混浊，孕妇孕期罹患风疹
外伤性白内障	由外伤造成的晶状体混浊
后天性白内障	白内障术后，晶状体后囊混浊

图 2-15-1　眼球的构造（右眼俯视图）与白内障的病因

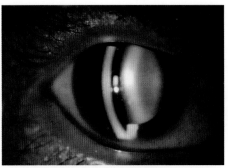

可见晶状体混浊（使用裂隙灯显微镜检查）

图 2-15-2　白内障

病理生理

白内障是指晶状体处于混浊状态。

白内障是指晶状体处于混浊状态，混浊是由蛋白质变性和纤维化等引起的。

白内障可分为先天性白内障和后天性白内障。先天性白内障是指出生前晶状体就处于混浊状态，后天性白内障是指出生后由某种原因导致晶状体处于混浊状态。

先天性白内障的病因有遗传性疾病，包括母体在妊娠初期感染风疹等。后天性白内障有老年性白内障、并发性白内障、外伤性白内障、放射性白内障、药物及中毒性白内障、伴随糖尿病以及先天性过敏性皮炎等全身性疾病的白内障等。

根据晶状体混浊的部位不同分为皮质性白内障、核性白内障、前囊白内障和后囊白内障等。

老年性白内障

无明确病因，随年龄增长，晶状体老化变性而出现混浊，称为老年性白内障。早期白内障多从 40 多岁可见，也是老年性白内障高发阶段。

病因和影响因素

老年性白内障，是随着年龄增长，晶状体发生变性混浊所致。但是，晶状体变性的发生机制至今尚不清楚。

流行病学与预后

在日本，以前将本病列为导致失明的原因之一，目前由于科学技术的进步，白内障导致失明的状况已经得到了很大改善。但是，在发展中国家，白内障仍然是失明原因之一。

老年性白内障多发于女性，随着年龄的增长而患病率增加。到了 70～80 岁，尽管程度有差异，但几乎在所有老年人群都可见老年性白内障。

症　状

散光和视力低下为主要症状。

老年性白内障的早期常见症状是散光。其主要症状有视力障碍、眼前雾蒙（就像在大雾里面看东西一样）、视觉疲劳、对青紫色等冷色系识别困难等。

根据晶状体混浊所在部位的不同，有时候在阳光充足的场所以及对着汽车灯时，患者会有强烈的眩晕感。该病视力障碍进展缓慢，远视视力以及近视视力同时下降。

核性白内障的核带有褐色，在硬化早期会导致近视，加剧视力下降。后囊白内障患者在患病早期怕光，可出现近视，视力降低。皮质性白内障在老年性白内障中也很常见。

诊断和检查

散瞳后，使用裂隙灯显微镜检查晶状体。

用散瞳药散瞳后，使用裂隙灯显微镜确认晶状体混浊程度（图 2-15-2）。根据眼压的测定以及眼底的检查来排除白内障以外的其他眼部疾病，判断晶状体混浊程度是否与视力程度相符。仅靠观察晶状体难以判断是否为因白内障导致的视力下降。

检测眼压以及检查眼底，排除白内障以外的疾病。

常见并发症

有时候，糖尿病等代谢异常、内分泌异常、先天性过敏性皮炎、肌强直性营养不良等疾病也会诱发白内障。

治 疗

治疗原则

目前，尚无根治白内障的药物。视力障碍严重到影响日常生活时，可以进行手术治疗。当矫正视力在 0.1 以下时，是手术适应证。术后患者视力会处于重度远视状态，以前是使用眼镜或者隐形眼镜来矫正视力，最近，采取植入人工晶状体的方法来矫正视力。

药物治疗

点眼药的目的是预防白内障进展。眼药仅能起到防止和延缓白内障进展的效果，不要期待能够改善视力功能。

使用下述任一药物（表 2-15-1）

吡诺克辛滴眼液，为白内障治疗药，浓度为 0.005%，5 毫升／瓶，每日 4 次，滴眼。

吡诺克辛滴眼液（片），为白内障治疗药，15 毫升／瓶（0.75 毫克／片），每日 4 次，滴眼。

　　还原型谷胱甘肽滴眼液，为白内障治疗药，浓度为 2%，5 毫升 / 瓶，每日 4 次，滴眼。

表 2-15-1　白内障的主要治疗药物

分类	通用名	药效和作用机制	主要副作用
白内障治疗药	吡诺克辛滴眼液	通过维持晶状体的透明度来抑制白内障的进展	过敏、眼部症状
	还原型谷胱甘肽滴眼液	通过改善眼组织的代谢迎来治愈转机	眼部症状

外科治疗

　　考虑到出现的症状和日常生活的实际需求等，若患者有要求，可以行手术治疗。术后视力比手术前更低的案例非常罕见。在术前要向患者说明，也有因引起眼部炎症而发生失明的风险，让患者在知情的基础上决定是否进行手术。

　　白内障手术可在短时间内完成，创伤小，比较安全。轻症时对老年人自身并不构成风险，当因白内障导致视力障碍发展到影响日常生活时，绝大多数老年患者都会选择接受手术治疗。但是，根据既往史的严重程度，患有高血压、糖尿病、痴呆和哮喘等疾病的老年患者，不适合手术治疗。

　　当下，标准的手术方式是晶状体超声乳化术。手术是在局部麻醉下避开面部神经，使用超声波将晶状体内容物乳化粉碎并抽出。为了确保晶状体囊的空间，需要植入人工晶体。人工晶体使用丙烯酸酯或者硅类材质的可折叠型晶体，因为切口很小（约 2

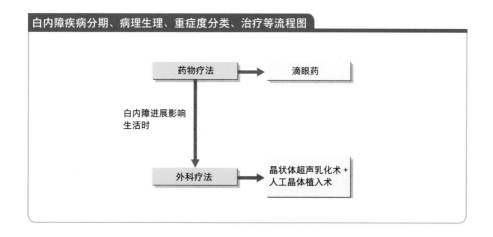

白内障疾病分期、病理生理、重症度分类、治疗等流程图

药物疗法 → 滴眼药

白内障进展影响
生活时

外科疗法 → 晶状体超声乳化术 +
人工晶体植入术

毫米），所以术后恢复得快。

尽管在麻醉失效后即可步行上厕所，但要避免晃动头部导致眼压升高。术后患眼没有必要压迫固定。依靠手术使视力恢复，犹如重见光明。

人工晶体技术发展快速，现在增加了非球面人工晶体、多焦点人工晶体和着色人工晶体等高附加值的人工晶体。

白内障老年患者的护理程序

高岗哲子

护理要点

白内障是由晶状体混浊引起的视觉障碍。对老年患者来说，这种视觉障碍降低了回避危险的能力，容易使老年患者遭遇事故，因此患者对活动经常抱有恐惧心理。另外，视觉障碍给患者继续承担角色与坚持娱乐带来困难，给日常生活的自理带来麻烦，这些都会降低患者的自尊心，使患者产生心理上的失落感。

上述因素易导致老年患者的活动范围缩小。重要的是，要创建老年患者能够安全且安心生活的环境。

创建能够给老年患者安全感的环境，不仅可以避免视觉障碍带来的危险，还可以使患者继续承担原有角色功能、坚持娱乐和扩大活动场所，从而使患者的自信得以恢复。

为此，日常生活护理需要留意以下要点。

1. 整理环境，扩大活动场地，避免视觉障碍所致的跌倒以及碰撞等危险的发生。

2. 帮助患者拥有自信，可以继续承担以往的角色和参与以往的娱乐活动。

与生活功能障碍程度相适应的长期护理要点

视觉障碍的应对

减弱因视觉障碍对活动产生的恐惧心理，使患者能够安心生活，就是在发挥老年患者的潜在能力。因此，需要帮助患者，使其能够在无危险的已经习惯了的生活环境中接受帮助，过上方便自在的日常生活。

情绪低落的预防

可以帮助患者增强由于视觉障碍而一度降低的自尊感，重新扩大被迫缩小的生活圈子，拥有自信并继续承担以往的角色，坚持以往的娱乐活动。

| Step1 护理评估 | Step2 明确护理焦点 | Step3 护理计划 | Step4 护理实践 |

收集与分析资料	
主要资料	**分析要点**
疾病相关资料 症状 · 视力下降，看东西雾蒙蒙，眩光，视觉疲劳 · 症状相关的主诉 · 颜色的感知	□分析症状给日常生活带来的不便和危险 □掌握伴随出现的症状以及活动量、活动范围的改变情况 □活动范围扩大的可能性 □掌握症状带来的痛苦 □看颜色的方法与特征（哪些颜色容易分辨，哪些颜色分辨起来费劲）
治疗 · 药物	□用药是否准确对症，用药类型和用药次数是不是遵医嘱进行的
生理因素 运动功能 · 步行状态 · 移动使用的工具 · 肌力低下	□是否有绊倒以及碰撞的危险（因为有视觉障碍，看周围很费劲） □所使用的辅助移动工具是否适当 □体力是否够躲避绊倒以及碰撞等危险
认知功能 · 智能与认知	□是否因为视觉刺激不足而有认知功能低下的危险 □掌握对指导的理解程度 □掌握危险认知能力状况
感觉与知觉 · 视觉障碍的有无及程度 · 听觉障碍的有无及程度 · 嗅觉障碍的有无及程度 · 味觉障碍的有无及程度 · 触觉的感受性是否降低及程度如何（用手一摸就知道）	*可参照疾病相关资料 □发挥听觉能力来获取日常生活相关资料，弥补视觉障碍的可能性 □发挥嗅觉能力来获取日常生活相关资料，弥补视觉障碍的可能性 □发挥味觉能力来获取日常生活相关资料，弥补视觉障碍的可能性 □发挥触觉能力来获取日常生活相关资料，弥补视觉障碍的可能性 □用什么好方法收集与患者相对应的视觉障碍资料
心理和精神因素 健康观与意向 · 对视觉障碍的看法	□有无因视觉障碍导致情绪低落，妨碍日常生活等情况 □对视力的恢复有何期待
自知力 · 环境的变化	□能否适应环境变化
价值观及信念 · 想求助他人	□是否因向他人求助感到自尊心受挫

主要资料		分析要点
心理和精神因素	情绪 ·是否情绪低落及其程度 ·危险是否给患者带来恐惧及其程度 ·调整情绪的方法	□情绪低落对日常生活的影响 □是否改善环境以使患者的恐惧心理降到最低程度 □是否因恐惧心理缩窄了活动范围 □是否因恐惧心理丧失了自信 □能否有效地进行情绪调整 □是否需要改变调整情绪的方法
	抗压力 ·常用的减压方法	□出现了视觉障碍以后，以往的减压方法是否有效 □是否需要改变减压方法
社会文化因素	角色与关系 ·何种角色 ·对角色的想法，继续承担以往角色的意愿	□出现视觉障碍后，能否继续承担以往的角色；目前需要哪些条件才可以继续承担以往的角色
	工作、家务与学习 ·工作内容 ·所承担的家务内容 ·学习内容 ·对工作、家务和学习的想法及继续承担的意愿	□出现视觉障碍后，可否继续以往的工作、家务和学习；需要哪些条件才能使活动持续下去
	娱乐 ·娱乐的种类 ·娱乐的想法及继续进行的意愿	□出现视觉障碍后，可继续以往的娱乐活动；需要哪些条件才能使活动继续下去
	社会参与 ·社会参与的内容 ·对社会参与的想法与继续的意愿	□出现视觉障碍后，是否能参与社会活动；需要哪些条件才能使活动持续下去
活动	觉醒 ·觉醒状态	□是否处于可以接受指导的觉醒状态
	活动欲望 ·对现在活动的想法	□视觉障碍是否降低了活动欲望
	个人活动史 ·兴趣与爱好的内容以及继续保持的意愿 ·感兴趣的事情	□出现视觉障碍后，能否继续以往的兴趣爱好；需要哪些条件才能使兴趣爱好继续下去 □除目前的兴趣和爱好以外，是否还有其他兴趣；有无产生出新的兴趣与爱好的可能性

主要资料		分析要点
活动	展开活动 ·有无肌力和心肺功能低下及其程度 ·对活动的看法 ·参与社会活动的内容和想法 ·对活动的期望 ·活动内容 ·活动的空间（家具的配置、有无台阶、通路是否狭窄、有无妨碍通行的物品） ·有无固定的路线 ·规避危险的方法	□身体能否参加活动 □活动量是否因为恐惧心理发生变化 □是否已经厌倦参与社会活动 □是否希望扩大活动范围 □是否每天有固定的活动内容 □家具的配置是否有利于患者活动，是否已经为患者调整了活动环境 □固定的活动路线与活动环境是否有危险
休息	睡眠 ·睡眠时间	□睡眠时间是否恰当 □是否白天睡眠过多
	身体的休息 ·有无疲劳及其程度 ·白天休息的方法 ·休息场所	□生活中是否潜藏着易导致疲劳的因素 □患者是否充分休息 □消除疲劳的方法是否恰当 □能否确保有充分休息的场所
	心理的休息 ·与他人的关系	□是否有负面感情影响休息 □是否在请求他人帮助时因为顾虑过多而疲劳
饮食	进餐准备 ·进餐工具 ·剩餐 ·餐具的配置 ·去食堂的移动方法	□餐具和调料等的摆放是否适合视力低下者使用 □餐具是否适合视力低下者使用 □是否将食物制作成容易进餐的形态（如采纳患者的建议，将主食做成饭团等） □患者能否安全移动
	食欲 ·有无食欲及其程度 ·有无进餐疲劳及其程度 ·对餐饮内容的理解	□是否因为饭菜的种类少导致食欲低下 □是否因为视力低下而出现进餐疲劳 □是否需要向患者讲解饭菜内容（因为不知道饭菜的内容会影响食欲以及饮食摄入量）
	营养状态 ·饮食摄入量	□食物摄入量及饮水量是否恰当 □视力低下是否影响营养状态
排泄	尿意和便意 ·有无便意和尿意，从有尿意和便意到排泄所需的时间 ·紧张 ·诱导排泄的方法	□是否有足够的时间去厕所 □是否因为移动到厕所需要花很长时间，而过于介意尿意和便意 □在移动去厕所的路上，是否能预测到可能遇到的危险 □诱导排泄的方法是否与视觉障碍程度相适应

续表

	主要资料	分析要点
排泄	排泄动作 ·收尾善后	□能否确认冲水手柄的位置及厕纸等物品的摆放位置 □能否确认会阴部以及臀部擦拭后的清洁状态 □是否因上厕所感到疲劳
清洁	清洁 ·洗浴的方法 ·浴室的状况 ·是否因洗浴导致疲劳及其程度 ·口腔护理的方法 ·评估清洁的方法	□有无栏杆及木架摆放的位置等妨碍安全的危险因素 □能否确认洗发液、护发素和肥皂等物品的摆放位置 □是否因洗浴感到疲劳 □确认口腔或面部污垢的方法是否恰当 □能否确认牙膏和牙刷的位置 □如何评价是否洗干净了
清洁	修饰 ·衣服有无污秽 ·更衣的方法 ·穿着的衣服 ·洗脸及理容	□确认衣服污垢的方法是否恰当 □脱衣穿衣是否自如（特别注意不要将前后穿反了） □能否选择适合特定场合的衣服；能否在需要时换衣服 □把握更衣的次数、时间、方法 □使用的剃须刀、镜子和刷子是否恰当（特别要注意使用剃须刀以及刀片有无危险）
	打扮 ·对时尚的兴趣 ·洗脸和理容是否伴随疲劳及其程度 ·是否愿意坚持患病前的时尚习惯 ·平时喜欢做的事	□是否能选择自己的打扮 □是否因为洗脸以及理容感到疲劳 □是否因为视力障碍放弃了打扮 □是否对打扮乐此不疲
人际沟通	方式 ·肢体语言的交流 ·人际沟通的方法 ·对象 ·内容 ·环境	□能否注意到有人在向自己打招呼（如果看对方眼神很费劲，可能会忽略别人向自己打招呼） □是否在有人出其不意打招呼时没有反应 □是否能够正确地与他人进行沟通 □是否能加入群体会话中 □不能加入周围人的会话时，是否有孤独感 □是否有可以弥补视力障碍的沟通方法 □是否因为照明过亮看东西更加费劲 □是否因为看东西费劲，觉得与人谈话很麻烦 □了解因顾虑太多而尽量不求助他人的危险

评估要点（病理生理与生活功能思维导图指南）

　　这里的护理对象主要是排除手术治疗、采取保守疗法的患者。重要的是，使患者即使有视觉障碍也能够在尽可能安心的环境里，继续承担以往的角色，并开心地进行娱乐活动。护理人员要尽可能实现患者的意愿，使其维持正常生活。

老年白内障患者的病理生理与生活功能思维导图

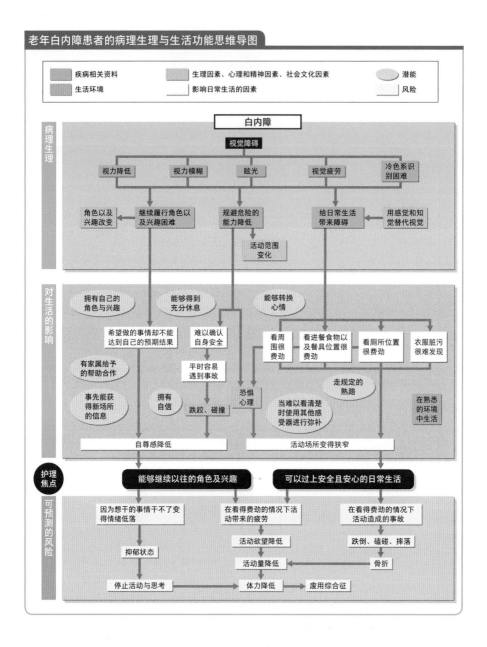

Step1 护理评估 〉Step2 明确护理焦点 〉Step3 护理计划 〉Step4 护理实践 〉

明确护理焦点
#1　最大限度地降低因视觉障碍导致的活动恐惧心理，患者可以安心地过日常生活
#2　患者能够承担以往的角色，继续以往的兴趣爱好，保持活动欲望

Step1 护理评估 〉Step2 明确护理焦点 〉Step3 护理计划 〉Step4 护理实践 〉

1　护理焦点	护理目标
最大限度地降低因视觉障碍导致的活动恐惧心理，患者可以安心地过日常生活	患者能够掌握病房（养老院）以及室内的情况 患者能够接受指导而不产生混乱 患者能够独立进行日常生活活动
实施	依据
1. 帮助患者掌握病房（养老院）以及室内的情况 **（1）向患者讲解移动路线和移动方法** ·病房与食堂之间的移动 ·病房与厕所之间的移动 ·床铺与洗漱间之间的移动 ·病房与茶室之间的移动 ·病房与护士站之间的移动 ·病房与其他活动场所之间的移动	●由视力低下导致移动不便，增加了安全风险，从避免事故的角度考虑，有必要让患者掌握移动路线和移动方法
（2）确认东西的位置 ·在床铺之上 ·在呼叫器旁 ·在床头柜上与抽屉中 ·在洗漱台周围	●通过指导患者掌握日常用品所处的位置，使患者获得安全感
（3）想办法使患者易于看到 ·病房入口处等使用大号字标识 ·在符号上加装饰	●这样可以不迷路走到目的地，促进患者自理能力提高 ●避免使用青紫色等难以识别的冷色系
2. 帮助患者接受指导，避免混乱 **（1）患者移动的指导** ①步行时 ·走熟悉的规定路线	●经常走的过道多走几次就容易记住了，走起来就有了安全感
·在步行介护时，指导患者抓着介护者的肘部或者肩部，走在介护者身后	●抓着介护者的肘部或者肩部走路，就容易判断遇到的台阶等情况；另外，空出一只手以备特殊情况时使用；要注意的是，若是拉着两只手进行步行，介护者一拉手，患者就会感到害怕
·在步行介护时，对台阶、右转和左转以及周围的其他情况，要大声向患者提醒说明	●向患者讲解已经发生了什么和将要发生什么，患者就会感到安心

实施	依据
·站立时，指导患者用手扶着墙壁或抓着栏杆	●有可以依靠的人就会感到安心，另外，还可以预防与他人碰撞等事故的发生
②使用轮椅时	
·指导内容与"①步行时"相同，但排除介护步行的指导	
·在出发时和停止时，大声加以说明	●突然启动、突然停止都会让患者感到害怕
（2）患者确认物品位置的指导	
·在征得患者同意后，可抓着患者的手让其摸摸目标物	●因为来自视觉的信息少，所以可让患者用手感觉一下，但是要注意，不打招呼就突然抓着患者的手会把患者吓着
·让患者触摸时，要一边大声地说明场所、位置、标志物等以便患者弄清楚物品放置的位置，一边让患者用手去摸	●具体的说明容易让患者想象出物品的位置
·不要随意改变物品的摆放位置，尽可能放置在固定位置	●物品的位置固定以后，患者可以自己拿取；随意改变物品的位置会使患者产生混乱
3. 帮助患者使其能够独立进餐	
·必要时，对饭菜内容进行说明	●让患者想象一下饭菜内容可以弥补患者无法看到饭菜的缺憾
·根据患者的视力情况摆放饭菜	●准备好勺子以及不打滑的餐垫等，这些细小的事情与患者独立进餐密切相关
·要将饭菜的形态做得与患者的视力情况相适应	●若无吞咽困难，试着把主食做成饭团，这样患者就可以自己拿取，但要确认患者的喜好
4. 帮助患者使其能够独立排泄	
·尽可能使用患者用惯了的厕所	●在习惯的场所生活，可以预防碰撞等事故的发生
·需要向患者说明厕所的环境（要让患者摸摸坐便器的方向，确认空间的大小）	●特别是在单间里，患者身体碰撞墙壁的危险性很高，为防止事故，有必要让患者对空间有所认识
5. 帮助患者使其能够独立清洁和修饰	
·确认适合该患者清洁身体的方法	●自己能做就会有自信，不太介意求助于人
·在使用刮胡刀等刀具时，根据患者的自理能力进行介护或者监护	●刀片类物品的危险性很高，必须慎重使用
·患者的内衣与外衣要放在固定的位置	●这样可避免混乱，必要时能自己取出来
·肥皂等必须放置在固定的位置	●遵守与患者的约定可以提高患者的自理程度
6. 人际沟通	
·一定要在呼叫患者名字后再打招呼	●当患者不知道对方是在跟谁沟通时，会感到不安
·在参与群体会话时，向患者传达相关参与者的信息	●事前掌握必要的信息就容易参与会话，知道有谁参加，就能够保持好与周围人的关系
·找一个可以坐下来慢慢交流的场所	●站着说话时，有与人碰撞的危险，或被其他事情分散注意力，而无法集中精神交谈

续表

实施	依据
7. 帮助患者维持和提高活动欲望 ·告诉患者已经万事俱备，拥有自信的话，可以自己试试做 ·患者做成功的事要给予赞扬，患者做的事要给予肯定 ·把握患者在一天之内的生活节律，设法在事前加以关照 ·确认患者的疲劳程度	●过度帮助患者，不仅会降低其自尊心，而且有削弱其潜在能力的危险 ●让患者对活动抱有自信 ●老年人出于顾虑，有时不愿意主动搭话 ●人在视力障碍的状态下生活会产生焦虑，身心都容易疲劳

2　护理焦点	护理目标
患者能够承担以往的角色，继续以往的兴趣爱好，保持活动欲望	患者可根据自己的时间承担以往的角色和继续以往的兴趣爱好 患者保持自尊心 患者不降低活动量，不缩小生活空间 患者可以保持活动欲望

实施	依据
1. 帮助患者承担以往的角色和继续以往的兴趣爱好 ·在分析资料后向患者提供帮助，使其可以承担以往的角色和继续以往的兴趣爱好 ·掌握患者的个人活动史 ·知道患者外出时的路线 ·了解患者渴望参加的活动	 ●有时候人情来往等也是扩大活动的契机（如音乐会、生日聚会、婚礼和葬礼等） ●在事前尽量全面了解信息，规避危险 ●做不愿意做的事情，就有可能使患者逃避下一次活动
2. 营造环境以保持患者在病房（养老院）内活动的欲望 ·整理病房和室内环境 ·尽可能将物品放在固定位置 ·如果必须改变物品的摆放位置，必须向患者说明 ·不在走廊或狭小的地方放东西 ·告诉患者，记不住或者担心时，不要勉强，及时求助 ·确认呼叫器在公共空间中所处的位置	 ●在保证患者无危险的前提下扩大活动范围 ●让患者知道物品的位置，让患者有安全感 ●如果不顾忌他人，自己能做的事情会多起来 ●防止患者被绊倒和碰撞等事故发生 ●让患者有一种任何时候护士都会陪伴他一起行动的安全感 ●在需要人帮助的任何时间，随时呼叫

续表

实施	依据
3. 营造环境以扩大在院外的生活空间	
·出门前明确陪伴的人是谁，事前与陪伴人进行沟通	●可以防止事故，让患者有安全感
·对患者初次去的地方进行说明，以使患者能有一个印象	●如果有印象，可以给患者带来参加活动的欲望与安心感
4. 帮助营造一个能够在病房（养老院）内外保持相同活动欲望的环境	
·让患者通过实地走一走、实际摸一摸来确认所处的位置	●来自视觉的信息少，可以用身体的其他感觉来弥补
·必要时陪伴在患者身旁，有台阶时要事先提醒	●防止绊倒以及碰撞等事故的发生
·天气好时，在室内注意拉上窗帘，外出时要戴上墨镜	●太亮了，反而看东西会感到费劲
5. 帮助患者维持并提高活动欲望	
·事先做好活动准备，将疲劳降到最小限度	●疲劳易导致患者无意愿参加下次活动
·根据患者的意愿，制定活动方案	●做一些患者愿意做的事情，会引起患者参加下一次活动的兴趣

相关项目

若想了解更详细的情况，可以参照下述项目。

对日常生活的影响及护理要点

"活动"（P2）：为了能够帮助视觉障碍的老年患者扩大活动范围，需要掌握的护理基础知识。

"饮食"（P21）：需要特殊确认的与食欲相关的知识。

"排泄"（P34）：有视觉障碍，排泄动作就会变得困难。为了进行适当的帮助，需要确认的相关知识。

"清洁"（P47）：需要确认的与穿衣打扮相关的基本知识。

可预测到的危险

"跌倒与摔落"（P520）：必须确认如何避免因看得费劲而可能发生的危险。

"抑郁"（P578）：必须详细地看一看如何帮助患者预防抑郁。

"废用综合征"（P625）：必须详细地看一看如何帮助患者预防废用综合征。

第 9 章

感　染

16 诺如病毒感染

进藤千代彦

疾病图谱

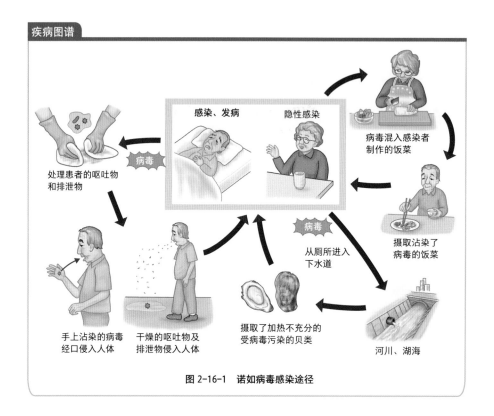

感染、发病　隐性感染

病毒混入感染者
制作的饭菜

处理患者的呕吐物
和排泄物

病毒

摄取沾染了
病毒的饭菜

从厕所进入
下水道

病毒

手上沾染的病毒
经口侵入人体

干燥的呕吐物及
排泄物侵入人体

摄取了加热不充分的
受病毒污染的贝类

河川、湖海

图 2-16-1　诺如病毒感染途径

病理生理

诺如病毒感染性腹泻是指在冬季流行的一种感染性胃肠炎。

诺如病毒（norovirus），以前按形态学上的分类称为小圆结构病毒（SRSV），也称为诺瓦克病毒。2002 年由国际病毒命名委员会命名为诺如病毒，开始在世界上统一使用。诺如病毒是一种直径大小约为 38 纳米、表面由蛋白质包围的 RNA 病毒。

众所周知，诺如病毒是引发冬季感染性胃肠炎的主要原因之一，是容易引起群体性传播的病毒。

感染性胃肠炎是因细菌、病毒和寄生虫等传染而产生的胃肠炎的统称。大家所熟悉的细菌包括病原性大肠埃希菌、副溶血弧菌、沙门菌和葡萄球菌等；病毒包括诺如病毒、轮状病毒、腺病毒和肠道病毒等。

诺如病毒在分类上属于杯状病毒科的诺如病毒属，是单股正链 RNA 病毒。诺如病毒的特征是对氯气消毒有很强的抵抗性，对热处理有相对强的抵抗性。

诺如病毒的传播途径几乎都是经口感染（粪口感染等），也有报告说有家庭内以及共同使用生活设施而引起人际飞沫感染的案例。潜伏期（从感染到发病的时间）一般为 24～48 小时。

根据传染病法的规定，诺如病毒感染性腹泻被分类为"感染性胃肠炎"。在日本，诺如病毒感染是五类重点监控的传染性疾病之一，被规定有向行政机关报告的义务。

病因和影响因素

主要的感染源为感染者的粪便、呕吐物和被直接或者间接污染了的物品以及被病毒污染的食物（生吃污染的牡蛎等贝类，吃加热不充分的饭菜等），见图 2-16-1。

流行病学与预后

在日本，诺如病毒从秋季到春季一直流行，在 12 月至次年 3 月达到高峰，是冬季胃肠炎的主要原因之一。

2009 年度日本厚生劳动省统计报告中的食物中毒数据显示，由诺如病毒引起的食物中毒事件占食物中毒总事件的 27.5%。诺如病毒感染者数量也占到整个患者数量的 53.7%。从病因分类来看，诺如病毒引起的胃肠炎发病率高，仅次于沙门菌和大肠埃希菌，患者的数量则为第一位。

很多患者会在发病数日后自然恢复，但老年人以及体力低下的人可能出现严重的脱水、呕吐，甚至由呕吐物堵塞气道导致死亡。

症　状

主要症状为恶心、呕吐和腹泻。

本病的主要症状为恶心、呕吐、腹泻（有时为血便）和腹痛等，有时还伴随有头痛、发热、寒战、肌肉痛、咽喉痛和倦怠感等症状。通常，症状持续 1～2 天后会痊愈。有时候也可能会有被病毒感染但不发作、因症状轻被当作感冒的情况。

诊断与检查

使用电子显微镜，从粪便和呕吐物中可检出诺如病毒。

一般通过电子显微镜法、RT-PCR 法和快速 PCR 法等方法检查患者的粪便以及呕吐物（快速 PCR 法也可进行病毒定量检测）。

治 疗

治疗原则

目前，尚且没有有效的抗病毒药物对付诺如病毒，一般采取对症治疗，特别是婴幼儿以及老年患者，要充分摄入水分，加强营养管理，以避免脱水和体力消耗。对危重的有脱水症状的患者，应当进行补液以缓解症状。

对症疗法

症状较轻者，多数可在短期内自愈。督促患者经口摄取含有盐分以及糖分的水。症状较重、出现脱水时，可经静脉补充水和电解质，纠正代谢性酸中毒，从 1 号补液开始输液。通过血液检测评估电解质以及肾功能之后，可变更输液处方。婴幼儿以及老年患者，可能出现危重病情，所以初期的治疗非常重要。原则上不给予止泻药。

可使用下述药品之一

乳酸钠林格注射液，为电解质制剂，每瓶 500 毫升，1 日 500～3000 毫升，静脉点滴。

输液用电解质液，为电解质制剂，每瓶 500 毫升，1 日 500～3000 毫升，静脉点滴。

预 防

为了防止诺如病毒传播，对必须加热的食品，一定要热好热透。婴幼儿和老年患者，要加倍注意。

重要的是，要防止来自食物制作烹饪者以及烹调用具的二次感染。若食物制作烹饪者感染了诺如病毒，可能发生大面积食物中毒。所以，在烹饪前、进餐前、上厕所后和接触患者污染物以后，一定要洗手。尽管肥皂没有灭活诺如病毒的效果，但可以洗掉手指上的污垢，以便有效地将诺如病毒从手指上去除。

为了防止诺如病毒传播，在家庭内及共用生活设施里，需要预防来自感染者的粪便及呕吐物导致的二次感染，预防人际飞沫感染。处理患者的粪便及呕吐物时，一定要戴手套、口罩及穿长外衣，将粪便及呕吐物收集起来装入袋里加以密封，以避免病毒飞散，对于尿垫的操作也要充分注意，见图 2-16-2。

①处理前，要打开窗户，充分通风透气
②要戴上手套、口罩，并穿长外衣
③擦拭时，要从外向内进行擦拭

⑤被污染的地板及周围，要使用浸满 0.1% 次氯酸钠溶液的纸巾或者布块覆盖 10 分钟左右再湿擦

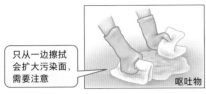

只从一边擦拭会扩大污染面，需要注意

呕吐物

0.1% 次氯酸钠溶液 →

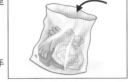

④擦拭完毕的纸巾以及布块要放入塑料袋里密封

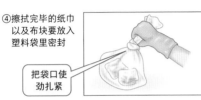

把袋口使劲扎紧

⑥把手套放进塑料袋里扔掉

⑦打上肥皂，认真洗手

图 2-16-2　诺如病毒感染者的呕吐物的处理方法

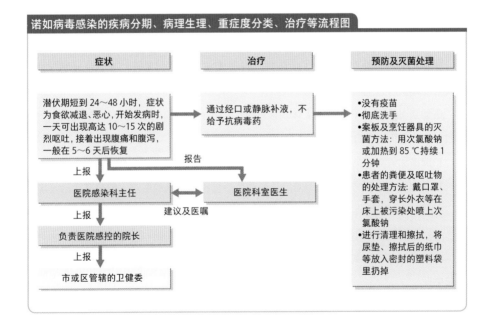

诺如病毒感染的疾病分期、病理生理、重症度分类、治疗等流程图

症状	治疗	预防及灭菌处理
潜伏期短到 24～48 小时，症状为食欲减退、恶心，开始发病时，一天可出现高达 10～15 次的剧烈呕吐，接着出现腹痛和腹泻，一般在 5～6 天后恢复	通过经口或静脉补液，不给予抗病毒药	•没有疫苗 •彻底洗手 •案板及烹饪器具的灭菌方法：用次氯酸钠或加热到 85 ℃持续 1 分钟 •患者的粪便及呕吐物的处理方法：戴口罩、手套，穿长外衣等在床上被污染处喷上次氯酸钠 •进行清理和擦拭，将尿垫、擦拭后的纸巾等放入密封的塑料袋里扔掉

报告

上报 → 医院感染科主任 ↔ 医院科室医生

建议及医嘱

上报 → 负责医院感控的院长

上报 → 市或区管辖的卫健委

诺如病毒感染老年患者的护理程序

斋藤志麻

护理要点

诺如病毒的传播力很强，容易引起群体性感染。

为了预防感染他人，不得不限制被感染者参加各种有可能接触他人的活动。为此，许多患者日常习惯以及乐趣会被剥夺，不仅对其身体有很大影响，而且对精神方面的影响也很大。

诺如病毒感染包括有症状期和无症状但有传播力期。有症状期，患者会感到不安。无症状期是因隔离而感到痛苦和有疏远感的时期。

那些认知功能低下的患者，由于感染后的症状不明显，很难遵守隔离要求。有必要根据患者的特点整顿其生活环境。

当感染扩大导致群体传播时，以房间为单位，有时候甚至要以整个机构为单位进行隔离。更进一步讲，若感染治愈期延迟，隔离时间也会随之延长。这对老年患者来说，其精神负担也会相应地增大。所以，有必要通过实施切实可行的感染预防策略，最大限度地预防感染的扩大。

诺如病毒本身并不能引起人体功能降低，但是由于老年患者的身体储备力低，容易因呕吐和腹泻而导致脱水，需要进行相应的护理。

护理诺如病毒感染患者时，需要关注以下日常生活护理要点。

1. 从患者身心两方面掌握因隔离导致的生活圈缩小带来的影响，整顿其生活环境。

· 找出需要隔离的活动和可以继续进行的活动。

· 探讨群聚活动的替代方案，建议以在室内做个别活动来代替群聚活动。

2. 消除感染带来的不安，尽可能继续履行以往的日常生活习惯，并与兴趣爱好联系起来做。

· 迅速清理呕吐物与排泄物。

· 解除呕吐和腹泻给患者带来的不安。

· 想办法尽可能地避免患者产生孤独感及疏远感。

3. 彻底预防感染的扩散。

· 实施防止接触性感染的预防对策。

·清扫环境，及时消毒。

根据生活功能障碍程度实施长期护理的要点

出现症状期（发病至 3 天左右）

呕吐和腹泻会给患者带来不适，此期的护理重点是预防脱水。如果有明显的症状和体征，患者容易接受隔离的限制。但往往会因为身体不适加上突然要求隔离，给患者带来不安，甚至是精神错乱。需要在整顿环境的同时解除患者的不安，这一点很重要。另外，要严格实施感染预防对策。

从症状消失到传染力消失期（3~7 天左右）

此期尽管呕吐和腹泻的症状已经消失，但排泄的粪便里依然会检出诺如病毒，所以还应该继续隔离，限制患者的活动，并继续实施感染预防对策。症状消失还要被隔离，会给患者造成很大的精神负担。这时候，有必要帮助患者慢慢地恢复以往的生活习惯或者为预防身体功能低下而在隔离生活中寻找一些乐趣。另外，此期若在实施感染预防对策时松懈，可能导致感染期延长，也会使患者负担变重，因此需要继续严格执行感染预防对策。

Step1 护理评估	Step2 明确护理焦点	Step3 护理计划	Step4 护理实践

收集与分析资料			
主要资料		分析要点	
		出现症状期	从症状消失到传染力消失期
疾病相关资料	症状观察 ·腹泻、呕吐（两者都有或其中之一）的状况 ·是否能摄入食物及水分	□有无出现脱水症状的倾向 □认真执行医嘱，使用口服药，并进行静脉补液 □观察症状的变化	□观察粪便性状 □有无恶心等症状
	感染对策的实施	□是否有接触者出现了相同的症状（同寝者、邻居、工作人员） □是否遵守了隔离的要求	□感染是否已经扩散 □是否能够理解即使没有症状也必须要遵守隔离要求
	强化手卫生	□排泄后，能否自己保持手卫生，是否需要介护	□排泄后，能否自己保持手卫生，是否需要介护

主要资料		分析要点	
		出现症状期	从症状消失到传染力消失期
生理因素	运动功能 ·能继续做自己能做的事情	□对必须隔离限制的活动与可以继续进行的活动进行分区 □因隔离以及出现的症状导致体力消耗，是否对由此而产生的身体功能降低感到恐慌；在隔离生活中是否也有可以参加的活动	□是否因为隔离降低了身体功能；探讨在隔离范围可以进行哪些活动（如康复训练、洗浴等）
	认知功能 ·对疾病的理解 ·沟通交流能力	□是否了解自己感染了诸如病毒 □是否能够理解自己已经被隔离 □在考虑患者认知能力基础上探讨切实可行的对策	□是否降低了沟通交流能力 □患者能否理解继续执行感染对策及继续隔离的意义 □隔离对认知力有无影响
	感觉、知觉和语言功能 ·平日表述想法的方式 ·有症状时的表达方式	□患者能否描述症状 □表现出什么样的心情；不能表达心情的患者，应该怎样理解其心情	□症状复发时能否主动表达 □评估患者心情的方法是否适当
心理和精神因素	健康观、自知力、价值观、信念与信仰、心情与情绪、抗压力 ·感染带来的不安 ·隔离的苦痛、孤独感和疏远感	□呕吐和腹泻导致的焦虑及其程度 □感染诸如病毒后表现出怎样的不安 □是否抱有"给别人添麻烦"的想法；是否情绪低落 □有无对隔离产生的不满与被疏远感	□能否理解并接受继续隔离 □掌握患者想要进行的活动 □探讨哪些活动可以继续
社会文化因素	角色与关系 ·隔离之前的角色，与他人的关系	□患者能否把握日常活动以及与他人的交流；能理解隔离的意义 □掌握哪里是必须与他人共享的空间，探讨替代方案，把握患者对此的理解状况 □能否理解限制家人会面	□是否能够理解隔离范围的变化（扩大） □探讨在隔离的情况下哪些活动可以进行，探讨如何与他人进行交往
	工作、家务、学习、娱乐、社会参与 ·更少参加隔离前参加的活动		□探讨参加康复训练、消遣等活动的可能性

续表

主要资料		分析要点	
		出现症状期	从症状消失到传染力消失期
活动	觉醒、活动欲望、个人史、活动的意义和扩展 ·隔离范围 ·康复训练 ·趣味与消遣	□掌握患者可能的活动范围 □掌握哪些是可行的活动，哪些是不可行的活动 □隔离的替代方案 □参加活动的欲望，是否有期盼着的活动 □掌握患者对隔离的态度	□探讨扩大隔离范围的可能性 □隔离是否影响觉醒与睡眠规律 □活动量降低是否带来了患者身体功能的下降
休息	休息 ·生活规律因症状和隔离而发生改变	□频繁腹泻、呕吐是否影响休息与睡眠 □静脉补液是否影响休息 □睡眠状况如何	□活动量降低是否造成了睡眠规律的改变；是的话，探讨恢复睡眠的方法（如适当的活动）
饮食	食欲、进餐行为、营养状态	□胃肠道症状和呕吐导致口腔不适，是否因此引起食欲低下 □有无脱水症状 □进餐时有无孤独感	□隔离带来的压力骤升，是否导致食欲减退 □有无扩大进餐场所的可能性 □进餐的能力是否下降
清洁	清洁、理容、更衣、修饰 ·口腔护理 ·洗浴	□在呕吐和腹泻之后，能否保持清洁（口腔、衣服） □能否洗浴；可以的话在腹泻减轻时最后一个去洗澡间洗浴 □是否因为洗浴方式的改变而抱有消极情绪	□只要不出现腹泻（大便成形）就可以洗浴 □是否因为害怕污染导致洗浴过程中的不安（对大小便失禁的不安） □是否对洗浴很消极
人际沟通	方式、对象、目的、内容	□拥有什么样的沟通交流方式 □是否因为呕吐、腹泻带来疲劳，出现话语减少 □能否主动表达痛苦和不安；如何表达痛苦	□能否将蓄积的压力表达出来 □在隔离条件下，与他人的交流方式有无改变；是否可以快乐地享受生活
生活环境	接触性感染的预防对策 手卫生 环境清扫与消毒	*整顿护理环境，使之具备条件实施以下预防感染的措施 □处理污物时，穿围裙或者带袖围裙，戴手套和口罩等 □使用污物处理袋装废弃物，将污染物按感染性废弃物处理（参照图 2-16-2） □当呕吐物或者粪便附着在地板或者墙壁上时，要使用 0.1%～0.5% 次氯酸钠溶液擦拭清除，衣服与床上用品要使用同样浓度的次氯酸钠溶液浸泡 30 分钟以上，进行消毒 □在其他环境下的消毒，可以使用 0.01%～0.05% 次氯酸钠溶液擦拭清除；对人经常接触的地方（如门把手、扶手、床铺栏杆、开关、呼叫器等）需要特别认真地擦拭；另外，金属类物品有被腐蚀的可能性，在消毒后最好进行湿擦	

续表

主要资料	分析要点
生活环境	□在床上排泄的患者，使用过的小便器及大便器要在洗净后使用 0.1% 的次氯酸钠溶液浸泡 30 钟以上进行消毒 □消毒时，次氯酸钠的刺激性气味会充满整个房间，观察是否使患者产生不良情绪 □在实施感染对策期间，每天要对环境进行消毒

评估要点（病理生理与生活功能思维导图指南）

对于诺如病毒感染的治疗，最重要的是预防感染的传播。因为是接触传播，从患者与他人接触开始，其活动范围就要被强制性地缩小，且共用设备的使用要受到限制。患者身体活动量降低的同时，其精神负担也会加重。整顿环境并开展护理，尽可能在隔离的条件下确保患者过上正常的日常生活。

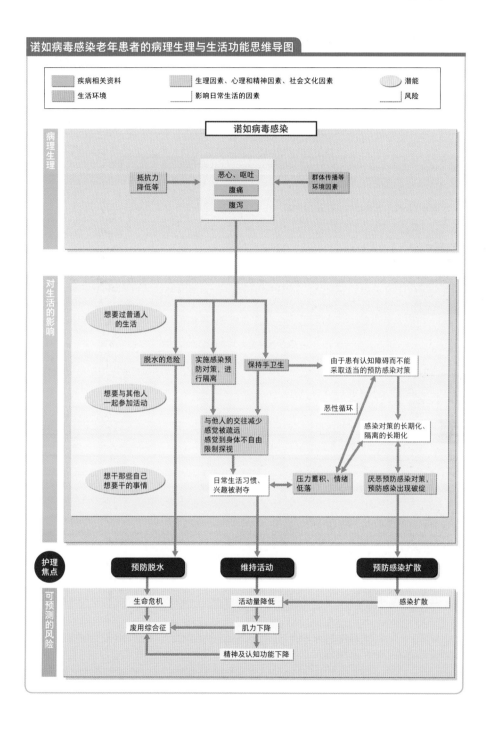

诺如病毒感染老年患者的病理生理与生活功能思维导图

| 疾病相关资料 | 生理因素、心理和精神因素、社会文化因素 | 潜能 |
| 生活环境 | 影响日常生活的因素 | 风险 |

病理生理

诺如病毒感染

抵抗力降低等 → 恶心、呕吐　腹痛　腹泻 ← 群体传播等环境因素

对生活的影响

想要过普通人的生活

脱水的危险　实施感染预防对策，进行隔离　保持手卫生 → 由于患有认知障碍而不能采取适当的预防感染对策

想要与其他人一起参加活动

恶性循环

与他人的交往减少　感觉被疏远　感觉到身体不自由　限制探视

感染对策的长期化、隔离的长期化

想干那些自己想要干的事情

日常生活习惯、兴趣被剥夺 ←→ 压力蓄积、情绪低落　厌恶预防感染对策，预防感染出现破绽

护理焦点

预防脱水　　维持活动　　预防感染扩散

可预测的风险

生命危机　　活动量降低 ← 感染扩散

废用综合征　　肌力下降

精神及认知功能下降

Step1 护理评估 ⟩ Step2 明确护理焦点 ⟩ Step3 护理计划 ⟩ Step4 护理实践 ⟩

明确护理焦点
#1　即使在隔离环境中患者也能进行多种活动
#2　患者能够充分摄取食物与水分
#3　预防感染扩散

Step1 护理评估 ⟩ Step2 明确护理焦点 ⟩ Step3 护理计划 ⟩ Step4 护理实践 ⟩

1　护理焦点	护理目标
即使在隔离环境中患者也能进行多种活动	即使在隔离环境中患者也能愉快地活动
实施	依据
（1）探讨在日常生活活动中是否有可以替代康复训练的活动，帮助患者使该行动变得可行 ·有无步行的机会 ·有无食欲 ·洗浴时的洗发和清洗身体的动作等 （2）如果减少了与他人接触的机会，与医务人员间的交流会比平时增多 （3）观察患者的活动减少是否导致心情低落 （4）与患者商讨在隔离环境中有哪些可进行的活动（如看电视、读书等）	●患病的一段时间内，单间隔离使得患者与他人的接触受到限制、康复训练中止、活动场所变更（训练室→隔离间）、步行的机会减少等也是无奈的事情 ●掌握患者以前的活动状况以及与他人的交流情况；为了防止患者有失落感与疏远感，营造以与医护人员交流为主的环境

2　护理焦点	护理目标
患者能够充分摄取食物与水分	不发生脱水 患者无情绪低落感，可以正常进餐
实施	依据
1. 脱水的预防 ·观察食物以及水分的摄取量 ·食欲是否有变化 ·是否需要补液，向医生报告患者的状态 2. 调整进餐环境 ·进餐场所变更时，与患者商讨如何吃才能吃得愉悦和舒服，然后设定环境 ·如果是痴呆患者，要对患者进行耐心解释，必要时进行监护，要成为他们的谈话伙伴	●老年患者会因呕吐和腹泻发生脱水，认真监测水分的出入量 ●过去在食堂吃饭，现在要在自己房间里吃，会导致患者对吃饭本身变得没兴趣，从而出现食欲低下 ●若患者能够理解，向其说明在一周左右就会解除隔离，以得到患者的理解 ●患者理解力低下时，会连隔离的概念都弄不明白，对环境的变化感到不安。若不能使其安心，患者可能会因环境变化而出现兴奋行为等 BPSD（参照 P74）

3 护理焦点	护理目标
预防感染扩散	了解病毒传播路径，能够妥善理呕吐物以及排泄物 患者理解洗手的重要性，注意手部卫生

实施	依据
1. 污物的处理 ·收拾污物时，佩戴口罩及手套，穿围裙以及大外衣等 ·为使污物不向周围扩散，用布块或报纸完全包裹后清除 ·对污物附着的地方，要用 0.1% 次氯酸钠溶液擦拭 ·处理污物后，将手套以及围裙卸下，在脱卸时将污染面朝里，注意不要接触污染面 ·脱手套后必须用流水洗手 ·每次处理时都要换手套，换手套前必须洗手 ·呕吐物有时会沾到窗帘上或者墙壁上，确认是否污染了周围的环境 ·有时候，患者的身体也会沾上呕吐物，进行全身清洗以除去污物	●诺如病毒存在于患者的呕吐物以及粪便中，避免诺如病毒向周围扩散，避免医护人员因处理带病毒的污物而被感染 ●地面和墙面是患者和医护人员等很多人接触的地方，要彻底消毒 ●对于诺如病毒，使用酒精杀灭病毒无效，需要使用物理性的方法，如用流水与肥皂冲洗
2. 排泄时的介护 （1）使用厕所的护理 ·若患者自己能上厕所，提醒患者在排便后告知护士 ·在便意不确定或者时常有大小便失禁的情况下，根据状况使用便盆，直到症状消失，要避免患者与他人共用厕所 ·在将患者隔离在一个没有厕所的单间时，可使用便盆，但要避免与他人共用 ·指导患者在排泄后洗手，患者能够自己洗手时，可指导患者具体的洗手方法，适当地搭话加以确认；需要介护时，一定要帮助患者使用流水与肥皂洗手 ·观察患者排便情况（大便的性状、次数等），根据状况探讨如何提供帮助，努力减轻患者身体和心理上的负担	●使用后的坐便器需要消毒，使用浸满 0.1% 次氯酸钠溶液的布块等擦拭坐便器 ●大小便失禁时，床上用品以及床周围有时会被污染，有污染扩散的可能性 ●通过避免与非感染者一起共用物品来预防感染扩散 ●确认患者是否有使用肥皂的习惯，确认患者能否正确洗手，注意要从手指尖洗到手腕部

续表

实施	依据
（2）使用尿垫的护理 · 在换尿垫时，一定要戴上口罩、手套、穿上围裙或者长外衣 · 在将口罩、手套、围裙或者长外衣脱下后，一定要用流水与肥皂洗手 · 附着大便的尿垫，应作为感染性废弃物处理 · 仔细观察患者身体上是否附着有粪便，如果有，好好清洗；根据污染状况，劝说患者进行洗浴 · 观察患者排便状况（如大便的性状、次数等），努力减轻患者身体和心理上的负担	● 实施标准的预防对策（若污染物向周围飞扬，要戴口罩）
3. 床上用品的处理	● 对附着有粪便的床上用品，在除去粪便后使用 0.1%～0.5% 次氯酸钠溶液浸泡 30 分钟，照常洗涤即可
4. 环境消毒 · 早期有什么症状（如呕吐、腹泻等）；症状出现在哪里，是否出现在与他人共用的环境；感染出现扩散的可能性有多大 · 对患者及医护人员经常接触的环境设施表面，使用 0.01%～0.05% 次氯酸钠溶液消毒，一日 2～3 次 · 若进行数小时的消毒，整个环境里面都会充满异味，要进行充分的通风换气，并观察患者情绪有无变化	● 在与他人共处于有污物的环境时，很可能发生聚集性感染，认真仔细地观察，除有症状的患者以外，是否还有出现同样症状的患者 ● 诸如病毒可以通过手接触感染，即使少量也会感染，认真地进行环境消毒是很有用的 ● 次氯酸钠溶液具有很强的刺激性气味，大量吸入会引起呼吸系统障碍；另外，要避免弄到眼睛里

相关项目

若想了解更详细的情况，可以参照下述项目。

诺如病毒感染与其他疾病间的关系

"痴呆"（P70）：确认失用和失认是否影响因预防感染而进行的生活隔离。

诺如病毒感染对生活的影响

"睡眠障碍"（P506）：确认隔离是否影响到睡眠。

"排尿障碍"（P468）、"排便障碍"（P487）：确认因隔离导致排泄环境改变是否影响到排泄行为。

与诺如病毒感染相关联的风险

"脱水"（P439）：确认诺如病毒感染性腹泻是否引起了脱水。

"谵妄"（P595）：确认隔离是否在一段时间内引起患者发生混乱。

"废用综合征"（P625）：确认隔离是否过多地妨碍了活动。

17 尿路感染

进藤千代彦

疾病图谱

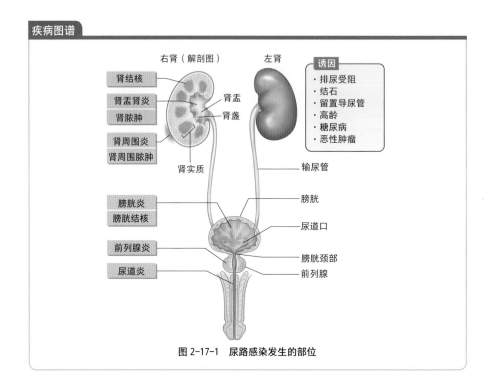

图 2-17-1　尿路感染发生的部位

右肾（解剖图）　　左肾

诱因
- 排尿受阻
- 结石
- 留置导尿管
- 高龄
- 糖尿病
- 恶性肿瘤

肾结核
肾盂肾炎
肾脓肿
肾周围炎
肾周围脓肿

肾盂
肾盏
肾实质

膀胱炎
膀胱结核
前列腺炎
尿道炎

输尿管
膀胱
尿道口
膀胱颈部
前列腺

病理生理

尿路感染是指发生于肾脏、输尿管、膀胱和尿道等部位的非特异性炎症（图 2-17-1）。

健康人群即使细菌从尿道侵入了膀胱，由于具有排尿这一强大的防御功能，可以排出尿液（即细菌培养液）而不使之发生感染。另外，在膀胱黏膜表面存在黏蛋白层，它可以防止细菌附着。即使附着了细菌，上皮也会与细菌一起剥落而不易发生感染。但是，当身体抵抗力下降时，就易于发生感染了。

尿路感染，绝大多数是由细菌上行侵入尿道引起的上行性感染，其中肠内细菌感染占绝大多数。尿路感染大体上可分为没有原发疾病的单纯性尿路感染和有原发疾病的复杂性尿路感染。

根据感染路径不同，尿路感染又可以分为上尿路感染和下尿路感染。上尿路（肾

396

脏和输尿管）感染最常见的是肾盂肾炎，下尿路（膀胱和尿道）感染最常见的是膀胱炎和尿道炎。

病因与影响因素

单纯性尿路感染的致病菌绝大多数是大肠埃希菌。

单纯性尿路感染的致病菌多是大肠埃希菌（*Escherichia coli*）。此外，还有不少的肺炎克雷伯菌（*Klebsiella pneumoniae*）、奇异变形杆菌（*Proteus mirabilis*）等革兰氏阴性杆菌。

复杂性尿路感染的致病菌多是腐生葡萄球菌（*Staphylococcus saprophyticus*）、链球菌（*Streptococcus spp*）等革兰氏阳性菌。此外，还可见大肠埃希菌、肺炎克雷伯菌、奇异变形杆菌、铜绿假单胞菌（*Pseudomonas aeruginosa*）和产气肠杆菌（*Enterobacter aerogenes*）等。

若有留置导尿、尿道结石、尿道异常（尿道压迫、尿道狭窄）等情况，会有肺炎克雷伯菌、变形杆菌和铜绿假单胞菌的侵入。

与男性相比，女性的尿道短，细菌容易侵入，更容易感染。另外，外生殖器的细菌增殖也是泌尿系统感染的重要因素，同时受阴道 pH 值及细菌附着力的影响。

诱发尿道感染的全身性疾病有恶性肿瘤、白血病、糖尿病等，也有年龄增长、用药等因素；诱发尿道感染的局部因素有尿潴留、肿瘤、结石和膀胱 - 输尿管反流现象等。

流行病学及预后

尿路感染是发病频率很高的感染性疾病，且女性占绝大多数。单纯性膀胱炎在年轻女性中多见，老年人群则多有尿路异常，且以此为原发病并发复杂性尿路感染。

症　状

单纯性尿路感染，起病急；复杂性尿路感染，发病过程缓慢。

急性肾盂肾炎，是指肾盂发生感染，高烧到 39～40 ℃，且伴有发冷和寒战，患侧出现腰疼以及腰部叩击痛，有时伴随恶心和呕吐等消化系统症状。急性肾盂肾炎患者有尿液浑浊和脓尿的症状。

慢性肾盂肾炎，主要特征是排尿异常，除了膀胱 - 输尿管反流之外，肾盂内逆流也有可能。肾小管以及肾间质受到影响，但多无特殊症状。慢性肾盂肾炎的症状为全身性倦怠、低烧、贫血和消化系统症状等，是泌尿系统的非特异性症状，这些症状反复发作，导致肾功能逐渐减退。

膀胱炎，主要症状为尿频、尿痛、尿不尽以及尿液浑浊，有时可见肉眼血尿。

前列腺炎，主要症状为尿不尽、尿痛、尿频、下腹和会阴以及腹股沟等部位出现疼痛和不快等。有时是在急性前列腺炎、尿道炎等尿路感染之后开始发病，有时也出现经血行感染或者经淋巴感染。

诊断与检查

若能检测出脓尿以及菌尿即可诊断为尿路感染。

尿路感染的检查项目有超声波，肾、输尿管及膀胱平片（KUB），静脉肾盂造影（IVP）和逆行肾盂造影等 X 线检查。

慢性肾盂肾炎进展期可见肾脏表面呈凹凸不平状，与肾小球肾炎引起的肾萎缩难以区别。

检　查

尿沉渣镜检，若在一个视野内能确认 5 个以上的白细胞，即可确定为脓尿。利用尿液培养可以确认细菌的种类，根据细菌数可以判定是不是菌尿。

CRP、末梢血液检查（上尿路感染会出现白细胞增加的情况）可通过炎症指标来判定治疗效果。

前列腺炎可通过前列腺按摩后的尿液经细菌培养或者前列腺压出液中的白细胞数来进行诊断。

治　疗

治疗原则

尿路感染症状轻微时不需要治疗，在急性恶化期需要使用抗菌药治疗。

治疗药物

在给予抗菌药以后，若症状无明显改善时，建议更换药物。肾盂肾炎需要至少给药两周。在发热以及炎症得到改善以前应该非口服给药（如静脉给药）。

单纯性膀胱炎

致病菌为大肠埃希菌、葡萄球菌、肺炎克雷伯菌和奇异变形杆菌等肠内细菌时，首选给予第 1～2 代头孢类抗菌药 3～5 日（表 2-17-1）。另外，要摄取充足的水分，通过多排尿来冲洗细菌。

可以使用下列药物之一治疗单纯性膀胱炎

头孢氨苄胶囊，为头孢类抗菌药，每粒 250 毫克，1 次 2 粒，每日 4 次（每次间隔 6 小时）。

头孢呋辛酯片，头孢类抗菌药，每片 250 毫克，1 次 1～2 片，每日 3 次，饭后服用。

单纯性急性肾盂肾炎

致病菌几乎都是大肠埃希菌（革兰氏阴性杆菌），必须进行尿液培养，根据检出的细菌敏感性选择经口给药（表 2-17-2）。

单纯性急性肾盂肾炎患者多数需要住院治疗。

轻度症状单纯性急性肾盂肾炎使用下列药物治疗

左氧氟沙星片，为喹诺酮类抗菌药，每片 500 毫克，1 次 1 片，每日 1 次，早饭后服用。

中度症状单纯性急性肾盂肾炎使用下列药物治疗

注射用头孢曲松钠，为头孢类抗菌药，1 日 2 克，1 日 1 次，静脉注射（若不得已进行门诊治疗时）。

表 2-17-1　单纯性膀胱炎的主要治疗药物

分类	通用名	药效和作用机制	主要副作用
头孢类抗菌药	头孢氨苄	通过阻碍细菌细胞壁的合成来发挥抗菌作用，作用为杀菌	休克、过敏性反应、急性肾衰竭
	头孢呋辛酯		

表 2-17-2　单纯性急性肾盂肾炎的主要治疗药物

分类	通用名	药效和作用机制	主要副作用
喹诺酮类抗菌药	左氧氟沙星	抗菌性强，对铜绿假单胞菌以及支原体有效	休克、过敏性反应、中毒性表皮坏死松解症等
头孢类抗菌药	注射用头孢曲松钠	通过阻碍细菌细胞壁的结构形成而起到杀菌作用	休克、过敏性反应、溶血性贫血等

尿路感染疾病分期、病理生理、重症度分类、治疗等流程图

症状

共有的非特异性症状除全身倦怠感、低热、贫血、消化道症状等外，还有以下症状

| 急性肾盂肾炎 | 寒战、高热 39～40 ℃、患侧腰痛、尿液浑浊、脓尿 |

| 膀胱炎 | 尿频、尿痛、尿不尽、尿液浑浊，有时可见肉眼血尿 |

| 前列腺炎 | 尿不尽、尿痛、尿频、下腹和会阴以及腹股沟等部位疼痛，有时也会并发其他部位的尿路感染 |

诊断

若能检测出脓尿及菌尿，可诊断为尿路感染

- 尿沉渣镜检：1 个视野中有 5 个白细胞，为脓尿
- 尿液培养：确定细菌的种类，细菌数在 10^4 / 毫升 以上，为菌尿
- CRP 值上升：末梢血液检查（上尿路感染，白细胞数增加）可见炎症
- 前列腺炎：通过前列腺按摩后的尿液经细菌培养或者前列腺压出液中的白细胞数做出诊断
- 其他：超声波检查，肾、输尿管及膀胱平片，静脉肾盂造影，逆行肾盂造影

治疗

症状轻微不需治疗，急性恶化期使用抗菌药治疗

| 药物疗法 | 在给予抗菌药以后，若症状无明显改善时，建议更换药物。肾盂肾炎需要至少给药两周。在发热以及炎症未得到改善以前应非口服给药（如静脉给药） |

- 单纯性膀胱炎：致病菌为大肠埃希菌、葡萄球菌、克雷伯菌和变形杆菌等肠内细菌，首选药物是给予第 1～2 代头孢类抗菌药 3～5 日
- 单纯性肾盂肾炎：致病菌几乎都是大肠埃希菌（革兰氏阴性杆菌），必须进行尿液培养，根据检测出的细菌敏感性而选择经口给药，首选是给予喹诺酮类抗菌药 3～5 日

预防

| 在使用留置导尿管，或有尿路结石、尿路异常（尿路压迫、尿路狭窄）等情况时，容易感染肺炎克雷伯菌、变形杆菌、铜绿假单胞菌 | 女性的尿道比男性的短，细菌容易侵入，更容易感染，外生殖器的细菌增殖也是感染的重要因素，同时受阴道 pH 值及细菌附着力的影响 | 全身性诱发因素有恶性肿瘤、白血病、糖尿病、高龄、药物等，局部诱发因素有尿潴留、肿瘤、结石和膀胱 - 输尿管反流现象等 |

尿路感染老年患者的护理程序

内岛伸也

护理要点

青年患者的尿路感染呈现的典型症状为膀胱刺激征和发热，但老年患者的尿路感染多呈现的是非典型症状，即全身倦怠感以及轻度的精神症状。另外，插入留置导尿管的患者，有时观察不到除尿液浑浊以外的症状。所以，医护人员护理时要认真观察，以免延误诊断。

老年患者的尿路感染，多数为肠内细菌从尿道口上行所致的单纯性尿路感染。由于女性的尿道短，尿道口与肛门接近，感染的风险较高。男性患者的尿路感染多由前列腺增生相伴的尿潴留等原因引起。如果不治疗基础疾病，尿路感染就会反复发作。为了预防复发及避免感染风险，重要的是找到病因，如检查会阴部、臀部的清洁状况及清洁行为的实践情况，有无基础疾病等。

尿路感染被定位为废用综合征之一。患尿路感染的老年人由于运动功能及活动性低下、保持清洁变得困难、水分摄入量降低、残尿量增加、带有留置导尿管等因素增加了感染的风险。为此，不要单纯地从清洁卫生的角度进行护理，有必要将目光转向患者的整体生活，进而提高其活动性以及把握水分的进出量等，发挥护理的最大作用。

和尿路感染的治疗与预防相关的护理要点

治疗护理

尿路感染的治疗重点是给予患者抗菌药、确保足够的水分补给和休息以恢复体力。在支援疗养生活、确保这些需求的同时，明确成为感染诱因的基础疾病以及生活行为方面的问题，寻求预防感染复发的对策。

预防护理

预防的关键就是维持并提高患者的自身清洁和加强活动。从根本上讲，感染产生并扩大的路径为上行性（尿路逆行性）感染，因此保持会阴部及臀部的清洁非常重要。需要结合排泄行为准确判断清洁行为做到什么程度。当患者处于活动性显著降低接近卧床的状态时，使用尿垫及留置导尿和卧床排尿成为常态，残尿就是发病的导火索。为了尽最大努力提高患者活动以消除残尿，此时应帮助患者以坐姿排尿。只要尿道还留置有导尿管，就随时有被感染的风险。所以，导尿管的使用必须在最低限度内。

　　排尿具有冲洗尿道和防止细菌附着及繁殖的效果。充分地确保尿量可以降低尿的渗透压，降低尿中繁殖细菌的营养成分。为了能确保尿量，重要的是在平时护理时帮助患者摄取足够的水分。

Step1 护理评估 ▶	Step2 明确护理焦点 ▶	Step3 护理计划 ▶	Step4 护理实践 ▶

收集与分析资料		
主要资料		分析要点
疾病相关资料	症状 ・有无尿痛及膀胱刺激征（尿频、尿不尽等）、残尿（残余尿量如何）、尿液浑浊、血尿、异味等 ・有无发热、全身倦怠感和精神症状 ・有无泌尿系统疾病、运动功能障碍、呼吸循环系统障碍	□评估有无与排尿相关联的自觉症状，观察尿液的性状，了解感染症状和体征以及感染经过 □老年患者未必呈现典型症状，有部分老年人以无精打采、心神不定等不同的形式表现出来；观察患者与以往的不同（要深入观察患者生活的各个方面） □考虑是因泌尿系统疾病出现的排尿困难，还是由运动障碍及呼吸循环系统障碍和疼痛等造成的活动性降低和尿潴留；判断是否因此而呈现高风险感染
生理因素	运动功能 ・移动能力 ・坐姿保持能力 ・手指灵巧性	□移动方式（步行或轮椅）与可移动距离是否有限制 □能否保持排尿姿势以将残尿彻底排完 □上下肢活动是否受限，这与会阴部和臀部的清洁密切相关；坐姿以及立姿的保持是否存在障碍
	认知功能、感觉与知觉 ・尿意的感知 ・认知厕所的位置 ・与运动功能相适应的危险回避、判断能力	□在何种程度上能够正确感知尿意以及症状 □有无给排泄活动带来困难的认知障碍或视觉障碍
	语言功能 ・词汇、声音和声调、笔谈等方面的传达能力 ・能否传递尿意寻求帮助 ・能否传递有关排泄的烦恼	□能否将尿意或自觉症状传递给护理者以得到必要的帮助 □在一天的时间里或者某一天内，自理能力是否有变化
心理和精神因素	健康观、意向、自知力 ・如何认知疾病和症状	□怎样理解疾病以及症状，患者认为主要的问题是什么
	健康观与信念 ・对治疗以及疗养生活所抱的希望	□患者对治疗方法和生活方式有什么希望

续表

	主要资料	分析要点
心理和精神因素	心情与情绪、抗压力 ·伴随症状及治疗的不安与烦恼 ·不安与烦恼的程度及应对方法	□是否因尿痛和尿频等膀胱刺激征而烦恼，出现不安和不快 □有无因预防行为产生的烦恼以及因住院治疗伴随生活改变而产生的情绪低落 □有无因在他人介护下清洁会阴部或臀部而产生羞耻心及嫌恶感 □如何应对疾病和症状相伴的不安与烦恼
社会文化因素	角色、社会参与 ·发生的变化 ·对变化的接受与希望	□疾病对在家庭和社会中承担的角色以及人际关系有什么影响 □如何面对角色、社会参与以及人际关系的改变 □对角色、社会参与以及人际关系的改变抱有什么希望
	工作、家务、学习、娱乐 ·发生的变化 ·想继续干的事情，新的希望	□尿路感染是否影响到日常生活和继续进行趣味活动 □如何接受因症状和治疗导致的活动改变 □对保持以往的人际交往和寻找新的乐趣，抱有什么期待
活动	觉醒 ·白天困得很厉害，注意力无法集中	□夜间尿频造成的睡眠不足是否影响白天的觉醒 □膀胱刺激征和发热以及倦怠感是否导致活动欲望降低
	活动欲望、个人活动史、活动中发现的意义 ·以往的活动能否继续	□膀胱刺激征、发热以及倦怠感是否缩小了活动范围和改变了活动内容
	活动的展开 ·患者的意愿、年龄变化及其他疾病的影响	□倦怠感及疲劳是否给移动与姿势保持带来危险 □沉闷的生活是否增加了尿路感染的风险 □对于今后的生活，抱有什么希望
休息	睡眠 ·夜间排尿次数、熟睡度、白天瞌睡	□夜间尿频是否对睡眠有影响（如半夜醒来等） □白天产生的浓浓睡意是否给白天的活动带来不良影响
	身体性休息 ·动作缓慢，疲劳感	□能否确保治疗及体力恢复所需要的休息
	心理休息、社会休息、精神休息 ·表情僵化，郁郁寡欢	□是否因排尿疼痛带来的不安和膀胱刺激征，导致无法得到适当的心理休息
饮食	备餐与食欲 ·饮食的嗜好变化、摄入量变化	□感染所致的发热以及倦怠感是否影响食欲以及水分的摄入 □睡眠不足及活动量的降低是否影响食欲 □食物以及水分的摄入量降低，是否增加了感染的风险

续表

	主要资料	分析要点
饮食	进餐行为、咀嚼与吞咽功能、营养状态 ·进餐所需时间、进餐环境、血液检查数据、体重改变、脱水症状	□是否因吞咽困难影响水分摄入量以及水分摄入时间 □食欲减退和排尿造成进餐中断，是否影响饮食摄入量及营养状态
排泄	尿和便的蓄积，尿意和便意 ·膀胱刺激征的程度 ·尿失禁的有无及程度 ·尿意的感知及告知护理人员的方法	□有无因膀胱刺激征和残尿感带来的痛苦 □尿失禁，是否在时间和状况上有固定模式 □有无想排尿而难以启齿告知护理者的情况
	排泄动作 ·向厕所的移动、排泄姿势、厕所环境	□怎样排泄（厕所、尿垫、导尿） □去厕所的移动动作是否不自由 □房间与厕所之间的位置关系与距离是否适当 □是否能使用排尿姿势、皮肤刺激和腹部加压等方法诱导排尿 □是否有因排尿困难导致排尿行为的不安 □能否充分保持排泄后的会阴部以及臀部的清洁 □厕所环境能否做到让患者放松排尿
	尿和便的排泄、性状 ·尿痛、尿不尽、尿液浑浊、血尿、尿异味和尿臭味 ·排便状况（有无便秘）	□从排尿量及尿液的性状上判断尿路感染的症状和体征是改善了还是恶化了 □是否有便秘的情况，是否易造成腹部膨胀或出现尿潴留
清洁	清洁 ·排尿污染会阴部、臀部及衣物 ·注意服装整洁	□是否因为尿垫的使用以及排泄后的清洁行为不充分使会阴部和臀部出现污染 □能否独立进行保持会阴部和臀部清洁所需要的擦拭及洗浴 □是否因内衣和外衣以及擦拭和清洗工具准备不完善，使保持清洁变得更加困难 □是否因厕所和浴室、居室以及床铺周围的环境导致清洁行为变得困难，是否有隐私难以保护等情况
	修饰 ·可选择衣服的限制 ·对打扮的关心及欲望	□膀胱刺激征和全身倦怠感是否影响对修饰的关心、希望和践行

	主要资料	分析要点
人际沟通	方式、对象、内容、目的 ·语言功能及认知功能 ·介护体制 ·与其他老年患者的关系以及交流情况	□是否形成了容易告知尿意及想要排泄的氛围 □是否因为尿痛和膀胱刺激征的痛苦及全身疲劳感影响与他人交流 □是否因为可交流的朋友、熟人少导致生活沉闷

评估要点（病理生理与生活功能思维导图指南）

　　尿路感染老年患者的最大风险是卧床导致的活动能力降低。换句话说，如果无法解决活动能力降低这一危险因素，就意味着随时都有患上尿路感染或尿路感染复发的危险。为此，必须努力保持感染路径的会阴部和臀部清洁，重视探索尽可能提高患者活动能力的方法；常将患者扶坐起来，以此提高其觉醒水平；充分地摄入营养和水分；彻底排尿，不留残尿等。不管是尿路感染的治疗还是预防，都要求患者将这一连串的生活动作安全反复地进行。同时，希望能够帮助患者扩展与自身相适应的活动。

尿路感染老年患者的病理生理与生活功能思维导图

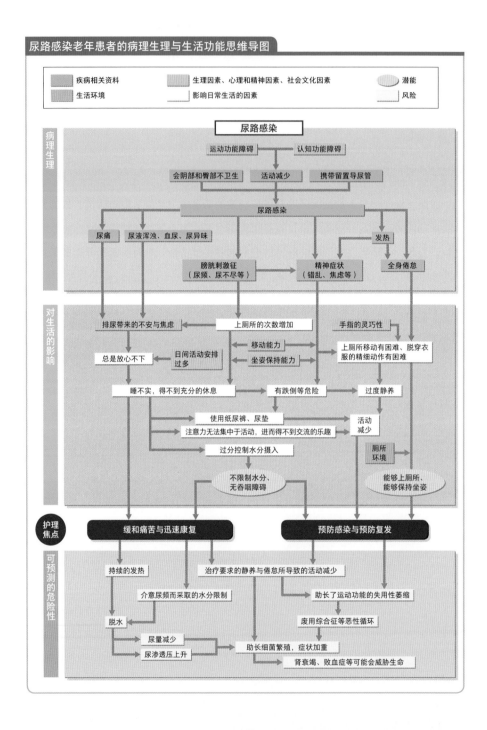

| Step1 护理评估 | Step2 明确护理焦点 | Step3 护理计划 | Step4 护理实践 |

明确护理焦点
#1　患者不出现重症，痛苦得到缓解，快速治愈和康复
#2　实施预防尿路感染的对策，降低感染风险

| Step1 护理评估 | Step2 明确护理焦点 | Step3 护理计划 | Step4 护理实践 |

1　护理焦点	护理目标
患者不出现重症，痛苦得到缓解，快速治愈和康复	能够早期发现感染的症状和体征 能够确保必要的水分补给和休息，能够坚持安全治疗 能够确定感染的原因，采取预防复发的对策
实施	**依据**
1. 注意观察显性和隐性的所有症状 · 是否存在尿痛、尿频和尿不尽等症状以及从尿液的性状和生命体征等主观和客观的资料中掌握疾病症状与体征出现的时间和经过 · 和以往相比，是否有打不起精神、食欲减退和烦躁等改变 · 从食物和水分的摄入量、排尿的量及次数、排便状况等资料中确认是否有水分摄入不足	●确认尿路感染的典型症状，主要是为了早期发现和早期处理感染，也是为了掌握治疗过程 ●老年患者未必呈现典型症状，有不少老年患者的表现只是与平常的言行和状态不一样，故而观察日常生活的各个方面显得十分重要 ●发热及倦怠感妨碍了水分的摄取，发热使水分丧失，容易出现症状恶化和脱水
2. 协助患者补充所需水分 · 不要一次喝很多水，一点点地慢慢喝 · 准备好患者喜好的饮品，包括热饮和冷饮，想办法使患者能够无阻力、愉快地饮水 · 根据需要，协助患者采取易于饮水的姿势	●患者因发热以及倦怠感导致水分摄入困难，也有的患者因介意尿频而刻意控制饮水，护士要向患者说明饮水的重要性，考虑患者的嗜好并在减轻患者排泄不安的同时营造良好环境，协助患者补充所需水分
3. 考虑安全援助患者使之得到适度休息 · 准备随时能休息、安静温馨的就寝环境 · 避免过度静养，为了将残尿彻底排出，尽可能帮助患者移动并帮助其保持排泄姿势以使患者能够在厕所排泄 · 如果判断患者有眩晕或有摔倒风险，留看护人在患者身边，努力创造一个可以安静休息的场所 · 要缓和因尿痛、膀胱刺激征、发热和倦怠等引起的紧张与不安	●因为尿痛、尿频及残尿感等反复去厕所时，患者就很难得到充分的睡眠和休息，应尽可能地创造一个可以抑制体力消耗的休息环境 ●立姿以及坐姿易于增加腹压，从膀胱以及尿道口的解剖学位置关系来看，这能够有效地解决残尿问题 ●不仅伴有发热、倦怠感和眩晕，还伴有思维错乱及步行不稳等症状，患者的一个无意识动作都可能导致摔倒 ●紧张与焦虑也是妨碍休息的原因，需要从心理方面给予支持并解决问题

实施	依据
4.确定病因、预防复发 ·在确认会阴部和臀部的清洁程度以及收尾善后等基础上，根据需求进行护理 ·确认病因是否与留置导尿管或者泌尿系统疾病有关，探讨改善的可能性有多大	●多数尿路感染易反复发作，若以治愈为目标，则有必要明确感染的病因，以便改善生活或者治疗原发疾病

2　护理焦点	护理目标
实施预防尿路感染的对策，降低感染风险	患者知道成为感染风险的因素 能够保持会阴部和臀部的清洁 能够确保所需的水分摄入量 能够维持活动性，不出现失用性功能低下

实施	依据
1.提供与感染风险有关的信息 （1）当判断患者有感染风险时，在提供以下信息的同时考虑预防应对措施和付诸实践的方法 ·女性在排泄后，从前向后、从会阴向肛门的方向擦拭 ·每天清洗会阴部和臀部，保持清洁 ·充分补水 ·有意识地摄入维生素 C 和使尿液酸化的食品（如肉、豆类、奶油和草莓等） ·不憋尿，采取坐姿或者站姿将尿液排彻底、排干净 ·预防便秘 ·适当运动，避免常卧床的生活 ·如果存在引起排尿困难的疾病，如前列腺增生、尿路结石或者神经性膀胱炎等，需要彻底治疗 ·若有排尿不适感、倦怠感及食欲减退，且持续时间较长，需要求助医生 （2）根据需要与家属共享信息，进行调整，以使患者能够获得实践上和心理上的支持	●至今虽然未出现尿路感染的症状，但也存在感染的潜在风险，有时，这些风险会随年龄的增长以及身体障碍和疾病治疗等原因而呈现出来；但多数患者及其家属对风险一无所知 ●女性的感染原因多为肠内细菌由尿道口进入引起的上行感染，重要的是注意排泄后的清洁方法以及通过洗浴或冲洗来保持清洁 ●充分摄入水分并保持尿量可以降低尿液中的营养成分，加之尿液的排出能够提高尿道冲洗能力，防止细菌的附着与繁殖；酸性环境可以有效地预防细菌繁殖 ●残尿是培养细菌的温床，通过调整排尿姿势以及通便可以使尿液不储存在膀胱内，为了达到这一需要，帮助患者维持并加强身体活动 ●患有导致排尿困难以及排尿动作障碍的疾病时，尿路感染有复发的风险，需要治疗和控制症状 ●如果不治疗尿路感染，可能危及生命 ●随着年龄的增长和各种身体障碍的出现，自我护理会变得困难重重，家人的护理就显得很重要

续表

实施	依据
2. 会阴和臀部的清洁 ·观察和评估排泄后的清洁行为以及洗浴时的清洗行为，以保持会阴部和臀部的清洁 ·根据需求直接观察会阴部和臀部的状况 ·患者自己无法完成清洁时，支撑患者身体，帮助患者清洗和擦拭 ·护理插入留置导尿管的患者时，寻找拔管的可能性；必须保留时要彻底贯彻无菌操作	●女性患者，尿道口接近肛门，会阴部和臀部的清洁状况的好坏直接与感染风险的高低有关 ●患者本人要确认会阴部和臀部的清洁情况十分困难，有运动功能障碍的患者，自己充分地擦拭和清洗都很困难，给予确认和必要的帮助显得十分重要 ●除插入导尿管时的细菌侵入之外，导尿管与储尿袋的结合部位以及导尿管的开口处都是细菌侵入的路径，尽可能限制在最低限度内使用，同时充分注意卫生管理
3. 确保摄入足够水分 ·评估妨碍水分摄入的吞咽障碍、运动障碍和认知障碍的有无及程度 ·结合功能障碍的程度及患者的嗜好，探讨摄入水分的方法	●为了预防感染，要充分补充水分，感染风险高的患者，往往是脑神经疾病所致吞咽障碍与运动功能障碍的患者，要探讨直接的具体的水分摄入方法
4. 维持患者的活动 ·确认白天的活动状况及活动量 ·评估妨碍患者活动的生理、心理和社会因素 ·若因觉醒问题导致活动性降低，帮助患者调整时间，以使患者获得所需睡眠与休息 ·倾听患者的意愿后为活动做准备，以使患者能够集中注意力享受活动的乐趣	●活动性降低不仅导致尿潴留以及残尿量增多，而且会使失用性功能低下进一步恶化，进一步减少活动 ●疼痛和瘙痒、不安和焦虑、人际关系和生活环境等问题，都与活动欲望降低密切相关，分析有无需要帮助的事情

相关项目

若想了解更详细的情况，可以参照下述项目。

尿路感染的病因与诱因

"痴呆"（P70）：了解失用和失认及注意力障碍等是否给治疗和预防尿路感染带来影响。

"帕金森病"（P95）、"脊髓小脑变性症"（P116）、"脑卒中（脑梗死、脑出血、蛛网膜下腔出血）"（P133）、"吸入性肺炎"（P204）、"心力衰竭"（P240）、"跌倒与摔落"

（P520）、"抑郁"（P578）、"废用综合征"（P625）：运动功能障碍及活动性降低、伴随治疗的活动限制等是增加感染风险的因素，要密切观察。

"前列腺增生"（P288）、"排尿障碍"（P468）：确认是否有引起残尿量增加和留置导尿管的插入等感染风险。

影响尿路感染的疾病和表现

"进食吞咽障碍"（P412）：确认与脑血管障碍及神经系统疾病相伴的吞咽困难是否对水分摄入造成影响。

"排尿障碍"（P468）：调查尿失禁和残尿以及排泄困难等问题是否增加了感染风险。

"排便障碍"（P487）：确认便秘和排尿障碍及腹泻所造成的会阴部和臀部的污染是否增加了感染风险。

"跌倒与摔落"（P520）：确认移动障碍以及姿势保持障碍是否影响排尿动作。

"废用综合征"（P625）：确认水分摄入量的降低及残尿量的增加是否与运动功能降低及活动减少有关。

尿路感染相关风险

"脱水"（P439）：确认发热造成的水分丧失及倦怠感引起水分摄入困难后，是否有发生脱水的危险。

"睡眠障碍"（P506）：确认因炎症伴随的疼痛和尿频及残尿等因素是否影响到熟睡。

"跌倒与摔落"（P520）：确认疼痛及倦怠感和轻度精神症状（错乱、不安等）是否有造成跌倒与摔落的危险。

"谵妄"（P595）：确认是否因发热和脱水以及睡眠障碍等，有发生谵妄的危险。

尿路感染患者的护理

"活动"（P2）：提高活动性与预防尿路感染有关。对患者日常喜好的活动应给予大力支持。

"休息"（P12）：在提醒患者不要过度静养的同时，为了恢复患者体力和促使其处于清醒状态，支持患者做适当的休息。

"排泄"（P34）：确认排泄功能和排泄动作以及生活环境等，以确保作为感染路径的会阴部及臀部的清洁。

"清洁"（P47）：在帮助保持清洁的同时，也要从修饰方面帮助患者增加活动。

第3篇

功能障碍护理

1 进食吞咽障碍

山田律子

病理生理

进食吞咽障碍，是指从认知食物到送入胃内这一过程中出现的障碍。这一过程包括：认知食物、送入口中、将咀嚼形成的食团按照"口腔→咽喉→食道→胃"的顺序送入（吞咽）胃部。

※ 参考：进食障碍，原本是指图 3-1-1 这样的包括吞咽障碍在内的整个进食过程中的所有障碍。为了与精神科领域的神经性食欲缺乏及厌食症所代表的心因性进食障碍（狭义）相区别而使用"进食吞咽障碍"一词来表示。

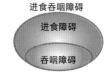

图 3-1-1　进食吞咽障碍的概念

病因与症状

为理解老年患者的进食吞咽障碍，首先要了解正常情况下的进食吞咽的机制（图 3-1-2）。在此基础上，还要知道随着年龄增长以及疾病进展导致进食吞咽过程的哪个环节出现了障碍，呈现什么样的症状和体征。以此为依据，将科学评估与有效护理实践相结合。

吞咽障碍的原因

延髓麻痹

由延髓（吞咽中枢）的运动神经核或来自延髓的脑神经病变导致的麻痹。病因有肌萎缩侧索硬化和重症肌无力等。症状为构音障碍、吞咽障碍、舌萎缩（固体食物吞咽困难）和声音嘶哑（声带麻痹）等。由于延髓看起来像一个球的性状，因此也称为真性球麻痹。

假性延髓麻痹

由延髓向上的脑干部及大脑皮质病变导致的舌、软腭、咽喉和喉头等部位的运动神经麻痹。病因为多发性脑血管障碍（血管性痴呆）以及进行性核上性麻痹等。症状为构音障碍、吞咽障碍（液体吞咽困难）和情感失禁等。

图示	进食吞咽的五期	高龄所致生理改变	病因和障碍	症状和体征
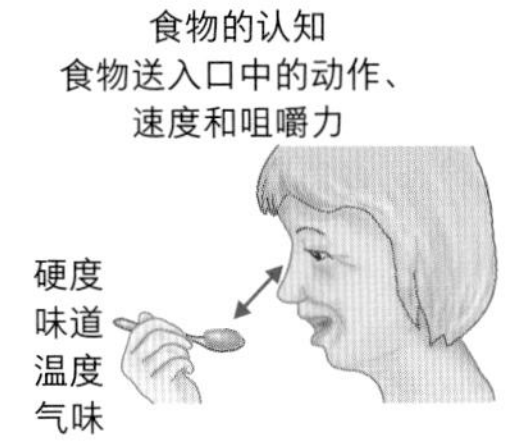 食物的认知 食物送入口中的动作、速度和咀嚼力 硬度 味道 温度 气味	1. 先行期（认知期）：认知食物，将食物送到口中	手指的灵巧性降低，视觉和听觉等下降	痴呆、脑血管疾病、帕金森病、白内障等	不认识食物、开始进食困难、进食中断和撒饭等
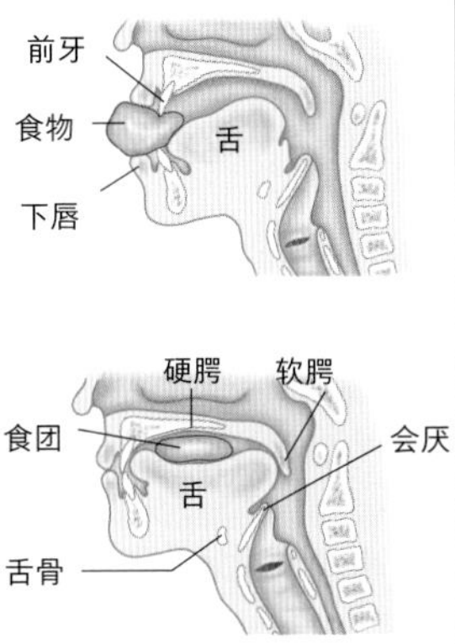 前牙 食物 下唇 舌 硬腭　软腭 食团 会厌 舌 舌骨	2. 准备期：将食物放入口中，咬断、嚼碎，与唾液混合形成食团，为吞咽做好准备（随意运动）	牙齿缺损（义齿不合适）、舌运动功能低下、咀嚼功能低下、唾液分泌减少、面肌功能下降、嗅觉和味觉减弱	口腔及咽喉炎（口腔炎、扁桃体炎）、脱水、帕金森病、脑血管疾病⇒假性延髓麻痹、延髓麻痹、口腔周围肌肉麻痹和舌萎缩等	食物从口中撒落，流涎，食团不能充分形成，口中食物残留，难以感觉到味道
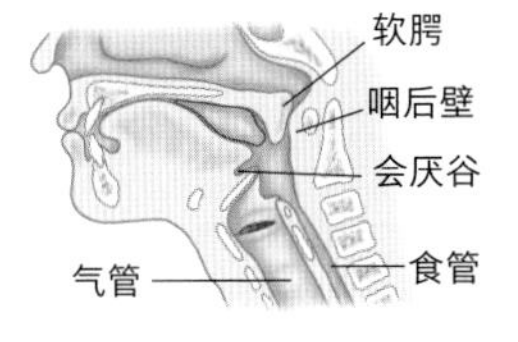 软腭 咽后壁 会厌谷 气管 食管	3. 口腔期：用舌将食团送入咽喉（随意运动）	舌和软腭下垂、舌运动功能低下	口腔周围肌肉麻痹、舌萎缩、延髓麻痹和帕金森病等	食物咽不下去，吞咽后食物残渣留在口内（舌、硬腭、软腭）
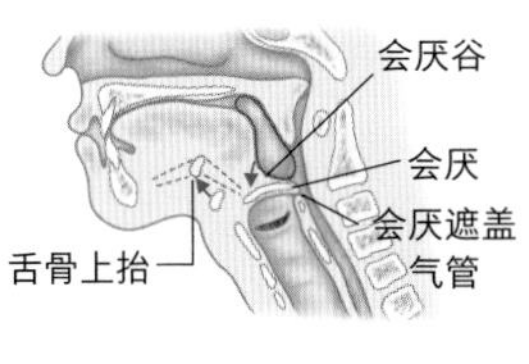 会厌谷 会厌 会厌遮盖气管 舌骨上抬	4. 咽喉期：喉头上抬，会厌将气管关闭，食团从喉头送入食管（不随意运动）	喉下垂，舌骨及喉头上抬减少，喉头闭合不全，吞咽反射低下	假性延髓麻痹（吞咽反射延迟、喉头闭合不全）、帕金森病等	喉咙有堵塞感，食团逆流进入鼻腔或口腔，误咽水分，进餐中或进餐后噎食，声音嘶哑
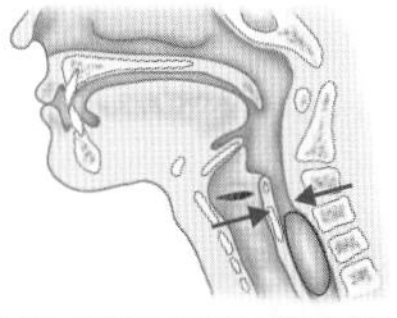	5. 食管期：将食团从食道送入胃（不随意运动）	蠕动能力低下（食物运送延迟），食道扩张	食管炎、食管溃疡、食管癌、食管失弛缓症和食管狭窄	食物逆流、残留在食道

图 3-1-2　进食吞咽的机制

影响因素

生活环境

· 食物的选择：食物形态、温度、味道、一口量（表 3-1-1）。

· 炊具及餐具（包括自助餐具）的选择。

· 姿势的调整：椅子的形状，餐桌的高度等（图 3-1-3）。

· 餐厅的调整：视、听觉刺激的调整，共同进餐的人员。

· 进食介护方法：介护者落座的位置，节奏，将食物送进口中的时机。

药物因素

· 引起口腔干燥和降低吞咽反射等的药物。经常用于老年患者的药物及其对吞咽功能的副作用见图 3-1-4。

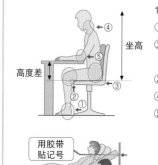

1. 进餐的基本姿势
① 脚底紧贴地面。
② 腿的进深：完全坐稳时大腿与椅面之间的高度差，以插入手掌为宜。
③ 为了防止姿势走样，应将身体重心前置，使骨盆呈直立型。
④ 颈部稍稍前倾。
⑤ 桌子的高度：将肘部弯曲 90° 后，可稍稍向前方伸出，这时手臂下的桌子所处的高度（椅面和桌面高度差 / 坐高 ≤ 1/3）是肘部最舒服的高度。

2. 30° 仰卧位
适应情形：适用于食物运送障碍和吞咽反射延迟等咽喉期障碍患者的进餐体位。
依据：食管位于气管之后，通过重力的作用将食物送入，可以防止误吸。

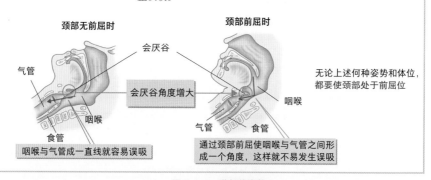

颈部无前屈时　　　　　颈部前屈时

会厌谷

气管

会厌谷角度增大

咽喉

食管

咽喉与气管成一直线就容易误吸

无论上述何种姿势和体位，都要使颈部处于前屈位

咽喉

气管　食管

通过颈部前屈使咽喉与气管之间形成一个角度，这样就不易发生误吸

图 3-1-3　进餐的姿势

表 3-1-1　易于吞咽食物的特征

特性	变形性	变形性高的食品	举例
	均匀性	水与固形物不混合的食物，密度、性状等均匀的食物	
	非黏着性	黏着性低的食物，顺利通过喉咙而不附着的食物	
	湿润性	不蓬松、不干燥的食物	布丁
	凝固性	在口中不会松散的食物	果冻
温度		凉食物容易诱发吞咽反射（如果食物的温度与体温相同，引起的刺激少，也不易诱发吞咽反射）	豆腐
嗜好		考虑患者的嗜好，有时会因患者不喜欢的食物引起误吸	酸奶
味道		有酸味的食物和过辣的食物容易导致误吸	
一口量		2～10 毫升（若是过多容易误吸，相反若是过少则不易引起吞咽反射，先从少量开始，逐渐寻找适合该患者进餐的一口量）	

并发症

误吸的症状与体征

◎肺炎（发热）反复发作。

◎饭后嗓子有蓄痰声。

◎痰量增加。

◎血常规检查可见 C- 反应蛋白升高。

进餐中或进餐后多有噎呛或咳嗽。

脱水症状（口腔干燥、尿量减少）。

低营养（体重逐渐减轻）。

食欲减退，不想饮水。

夜间咳嗽不止。

进餐时间在 1 小时以上。

◎怀疑有隐性误吸（silent aspiration）的症状或体征，所谓隐性误吸是指无噎呛症状的误吸。

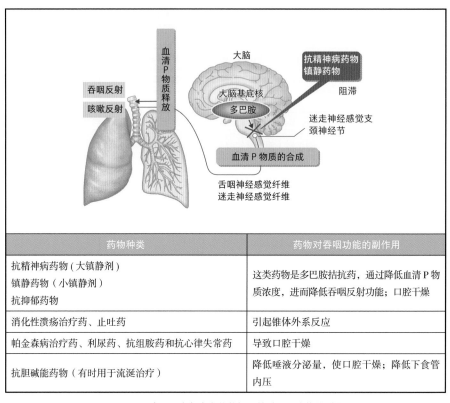

药物种类	药物对吞咽功能的副作用
抗精神病药物（大镇静剂） 镇静药物（小镇静剂） 抗抑郁药物	这类药物是多巴胺拮抗药，通过降低血清 P 物质浓度，进而降低吞咽反射功能；口腔干燥
消化性溃疡治疗药、止吐药	引起锥体外系反应
帕金森病治疗药、利尿药、抗组胺药和抗心律失常药	导致口腔干燥
抗胆碱能药物（有时用于流涎治疗）	降低唾液分泌量，使口腔干燥；降低下食管内压

图 3-1-4　经常用于老年患者的药物及其对吞咽功能的副作用

诊断与检查

问 诊

·自觉症状（咽不下去等）及伴随症状（噎呛等）。

·现病史、既往史与治疗（成为吞咽障碍的原因和诱因的疾病与药物）。

·日常生活活动能力。

体 征

·客观症状（构音障碍、声音嘶哑）。

·全身症状（口腔状态、姿势、上肢运动功能、体力与体格、理解力）。

吞咽障碍的检查项目

功能测试

常见的吞咽功能测试主要有以下四种，详见表 3-1-2。

· 反复唾液吞咽测试（repetitive saliva swallowing test，RSST）。

· 改良饮水试验（modified water swallowing test，MWST）。

· 食物测试（food test，FT）。

· 颈部听诊法。

表 3-1-2　吞咽功能测试

测试方法	判定标准
反复唾液吞咽测试	在 30 秒内能有 3 次及以上空吞咽（吞咽唾液）属正常，2 次以下为疑似吞咽困难
改良饮水试验	可以连续 2 次吞咽 3 毫升及以上为正常，同时评价有无吞咽困难、呼吸和噎呛等症状
食物测试	让患者摄取一茶匙（约 4 克）的布丁，评价有无吞咽困难、噎呛、呼吸变化、湿性嘶哑发音和口腔内残留物等
颈部听诊法	利用吞咽前后的呼吸声变化和吞咽声进行判定

影像学检查

· 吞咽造影检查（video fluorography，VF）。

· 吞咽内镜检查（video endoscopic examination of swallowing，VE）。

· CT 检查和 MRI 检查。

进食环境的观察

包括进食吞咽能力（表 3-1-3）、重症度（表 3-1-4）、姿势（躯干稳定性、颈部角度）和食物形态等在内的观察。

表 3-1-3　进食吞咽能力的等级（修订版）

重症度	等级	判定基准
I 重度 （不能经口进食）	1	吞咽困难或者不能吞咽，不适合做吞咽训练
	2	适合做吞咽基础训练
	3	如果做好准备可以减少误吸，可以进行进食训练

重症度	等级	判定基准
Ⅱ中度 （经口进食配合补充营养）	4 5 6	为乐趣而进食是可能的 一般 1～2 顿餐可以经口摄取营养 三餐的营养均可经口摄取，但得配合补充营养
Ⅲ轻度 （完全经口进食）	7 8 9	如果是能够吞咽的食物，三餐均可经口进食 除了少数的难以吞咽的食物外，三餐均可经口进食 可以吞咽普通食物，但是需要临床的观察与指导
Ⅳ正常	10	进食和吞咽功能正常
在需要介护的项目上打 A（如 7A）		

（藤島一郎編著：新版 ナースのための摂食・嚥下障害ガイドブック，p.13，中央法規出版，2013 より一部改変）

表 3-1-4　进食吞咽障碍的临床重症度分类（dysphagia severity scale，DSS）

分类		定义
无误吸	7 正常范围	临床上没有问题
	6 轻度问题	包含有主观问题在内的某些轻度问题
	5 口腔问题	没有误吸，主要是有些口腔期吞咽障碍造成的进食问题
有误吸	4 随机误吸	屡屡误吸或者喉头残留明显，临床上怀疑为误吸
	3 水分误吸	喝水有误吸，但是精心处理的食物没有误吸
	2 食物误吸	对所有的食物都有误吸，咽不下去，但呼吸状态稳定
	1 唾液误吸	对包括唾液在内的一切食物都有误吸，呼吸状态不佳，或者完全不能引起咽下反射，呼吸状态不良

（日本摂食・嚥下リハビリテーション学会編：日本摂食・嚥下リハビリテーション学会 e ラーニング対応　第 3 分野 摂食・嚥下障害の評価. p.98，表 1，医歯薬出版，2011）

营养状况测试

PEM 是指人类生存所需的重要营养素——蛋白质低下以及活动所需能量缺乏的状态。PEM 以患有进食吞咽障碍的老年患者居多，在护理时需要注意，PEM 与疾病延迟恢复有关。表 3-1-5 显示的是 PEM 状态测试指标。

表 3-1-5　PEM 状态测试指标

指标	高风险	中等风险	低风险
体重减少率	6 个月在 10% 以上	6 个月在 3%～10% 之间	3% 以内
血清白蛋白值	2.9 g/dL 以下	3.0～3.5 g/dL	3.6 g/dL 以上

注：①体重减少率（%LBW）=（平常的体重−现在的体重）÷平常体重 ×100%。
　　②所谓平常体重是指在 6～12 个月内一直保持稳定的体重。

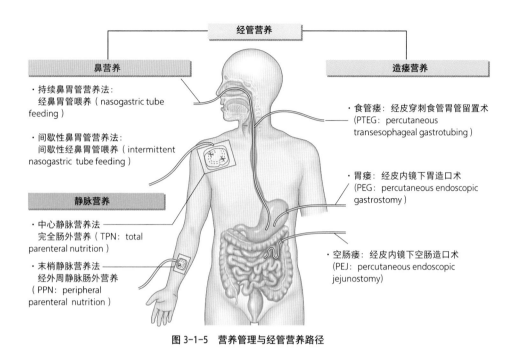

图 3-1-5　营养管理与经管营养路径

经管营养

鼻营养

·持续鼻胃管营养法：
经鼻胃管喂养（nasogastric tube feeding）

·间歇性鼻胃管营养法：
间歇性经鼻胃管喂养（intermittent nasogastric tube feeding）

静脉营养

·中心静脉营养法
完全肠外营养（TPN: total parenteral nutrition）

·末梢静脉营养法
经外周静脉肠外营养（PPN: peripheral parenteral nutrition）

造瘘营养

·食管瘘：经皮穿刺食管胃管留置术（PTEG: percutaneous transesophageal gastrotubing）

·胃瘘：经皮内镜下胃造口术（PEG: percutaneous endoscopic gastrostomy）

·空肠瘘：经皮内镜下空肠造口术（PEJ: percutaneous endoscopic jejunostomy）

治　疗

营养管理

经口进食是最好的营养方法。不能经口进食时，若消化器官功能良好，第一选择是经胃管营养法。理由是经胃管营养与经静脉营养相比，前者使用肠道，可以防止胃肠功能下降，在生理上、营养学上和免疫学上都占优势（图 3-1-5）。

经胃管营养路径之一的胃造瘘营养，是一种在内镜下的直视手术，称为经皮内镜下胃造口术（percutaneous endoscopic gastrostomy，PEG）。该手术经皮（非开腹）从腹壁向胃内开设瘘孔，将胃管留置于胃内并使用此瘘管进行营养补给。

康复训练

进食吞咽训练

口周围的肌肉（腭、颊、唇和舌等肌肉）可自我控制（随意运动）。进食吞咽训练的目的是增强口腔的运动能力，以便顺利地将食团送入咽喉，从而防止误吸。

间接训练（基础训练）：不使用食物的训练，包括吞咽体操、冰刺激等。

直接训练（进食训练）：使用食物的训练，包括阶段性进食、姿势、体位、侧方吞咽和交互吞咽训练等。

生活重建

在激发患者姿势保持能力等潜能的同时，调整患者的活动、休息和排泄等生活节律。

药物核对

当患者出现进食吞咽障碍时，认真核对和确认患者是否服用了有降低吞咽反射和导致口腔干燥等副作用的药物。

进食吞咽障碍老年患者的护理程序

护理要点

进行康复训练并营造环境，提高患者的进食和咀嚼吞咽等潜在能力。

与其他专业的医务工作者合作，明确患者在进食吞咽过程中的哪个阶段出现了障碍，然后展开康复训练并调整生活环境，提高患者的进食能力和咀嚼吞咽能力。

确保经口进食的乐趣和安全性。

使患者在经口进食时获得愉悦和幸福感，过上丰富多彩的饮食生活，这样患者的心情也会变得越来越愉快。为了避免进食吞咽障碍的潜在风险（如吸入性肺炎、窒息、脱水、低营养等）威胁到进食的快乐，需要精心护理。

与疾病所处时期相符的长期护理要点

急性期

在脑血管疾病等急性期治疗的某一时段内需使用非经口营养法。此时要根据患者进食吞咽障碍的程度，阶段性地引入进食吞咽训练。在充分考虑患者安全，不出现吸入性肺炎、窒息、脱水和低营养等情况下，以经口进食为目标有计划地展开护理（图3-1-6）。

恢复期

即使到了可以经口进食的时期，也要继续进行进食风险管理，同时根据进食吞咽障碍程度选择适宜的食物形态，帮助患者从保持正确的进餐姿势开始，调整与进食吞咽障碍互补的生活环境，重新构建起患者所渴望的饮食生活。

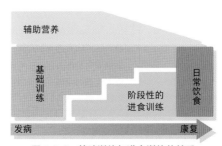

图 3-1-6　基础训练与进食训练的关系

Step1 护理评估 ▶ Step2 明确护理焦点 ▶ Step3 护理计划 ▶ Step4 护理实践

收集与分析资料		
	主要资料	分析要点
疾病相关资料	现病史与既往史 ·成为吞咽障碍病因的疾病（脑血管疾病、痴呆、帕金森病等）和高龄生理改变带来的影响等 ·进食吞咽过程（先行期、准备期、口腔期、咽喉期、食管期）中的障碍部位及障碍程度	□明确引起进食吞咽障碍的现病史和既往史，并确认处于哪一个病期 □是否患有扁桃体炎、口腔炎、抑郁症等，并由此影响到进食吞咽过程 □病因和高龄，影响进食吞咽过程中的哪个阶段
	症状 ·进食吞咽障碍的症状（不能经口进食液体，出现噎呛、湿性嘶哑发音等） ·有无影响进食吞咽过程的健康问题（睡眠障碍、幻觉和抑郁等）	□什么时候出现什么样的进食吞咽障碍症状 □进食吞咽障碍与生活环境（食物形态、进餐姿势等）之间的关系 □有无影响进食吞咽过程的健康问题
	检查与治疗 ·使用吞咽障碍测试来评估吞咽功能（吞咽造影检查、吞咽内镜检查等），进食吞咽障碍的重症度 ·口服药名与服药时间 ·营养管理法 ·包含进食吞咽训练（直接训练、间接训练）在内的康复训练	□有无进食吞咽障碍；进食吞咽障碍所处的部位；进食吞咽障碍的严重程度和临床重症度分类如何 □是否服用能够引起血清 P 物质浓度降低或引起口腔干燥的药物，药物的起效时间、作用时间与进食吞咽障碍之间的关系如何 □使用哪些营养管理方法 □康复训练对维持和提高进食吞咽功能的作用有多大；参与康复训练的各专业人员是如何配合的
生理因素	运动功能 ·手指的灵巧性、上肢运动障碍、姿势（如驼背等）与保持力、舌及喉下垂、吞咽反射	□患者上肢及口腔和咽喉的运动功能障碍以及姿势等是如何影响进食吞咽功能的
	认知功能 ·记忆障碍、失认、失用、执行功能障碍、定向感觉障碍、注意力障碍	□是否由于执行功能障碍影响到备餐（建立菜单、制作饭菜） □是否知道进餐的场所和时间 □能否认识所有的食物；能否自行就餐；是否因为认知影响餐具的使用方法 □由于注意力障碍，是否因进餐环境繁杂的视听觉刺激中断进餐

续表

主要资料		分析要点
生理因素	语言功能、感觉与知觉 ·牙齿和义齿的状态，构音障碍及失语状况如何 ·味觉、嗅觉、视觉、听觉、触觉	□能否表达"想吃""不想吃"这类的意愿；难以使用语言表达时，可否使用表情或者姿势手势等非语言的形式来告知意愿 □有语言障碍（失语或构音障碍）的患者，有无将食物送入舌深处等舌运动障碍的情况 □牙齿和牙龈的状态以及伴随着年龄增长的感觉和知觉变化等是否影响饮食的可口性，以及进食、咀嚼和吞咽等进餐过程
心理和精神因素	健康观、意向、自知力 ·对当下和今后的饮食生活的意向以及希望	□能否接受疾病以及症状等，打算怎样处理 □想过什么样的生活
	价值观、信念与信仰 ·钟爱的食物以及留在记忆中的美食	□对于食物有什么样的讲究及价值观与信念 □什么样的进餐能够勾起患者幸福美好的回忆
	心情与情绪、抗压力 ·为没有如愿以偿的进餐而感到焦虑	□是否将餐前的准备看得非常重要 □是否有因信仰而忌讳的食物以及斋戒期 □焦虑或者悲伤是否影响进食吞咽过程 □是否有进食吞咽障碍带来的焦虑
社会文化因素	角色与关系 ·备餐经验、角色 ·进餐方式、饮食文化	□是否有喜爱的食物（讨厌的饭菜能引起嘻呛）、能诱发食欲的食物、能勾起回忆的和使内心充满幸福的家常菜和乡土菜 □进餐时的礼仪、能唤醒记忆的餐具等，作为以往构建起来的饮食文化，有着什么样的特征
	工作、家务、学习、娱乐、社会参与 ·工作、家务及娱乐机会的减少，社会参与机会的减少，经济方面的影响	□进食吞咽障碍是否减少了参加文化娱乐活动（如赏樱花、庙会、节日、宴会等）的机会 □是否因为经济问题影响进餐
活动	觉醒 ·活动时是否瞌睡	□作为吃东西的前提，患者是否处于清醒的状态
	活动欲望、个人史、意义、发展 ·活动欲望降低 ·对当下的娱乐以及白天的生活方式抱有哪些希望	□通过进餐的社会文化交流能否恢复患者的活动欲望 □是否经胃管营养或经静脉营养使患者活动受到限制，是否制约患者愉快地活动 □患者能获得的愉快活动是什么；低营养造成的体力降低是否会缩小活动范围

续表

主要资料		分析要点
休息	睡眠 ·卧床及睡眠的时间（熟睡感），白天的疲劳感及睡意，药物副作用	□夜间睡眠不足是否导致白天打瞌睡；是否有药物副作用导致的白天打瞌睡 □休息不充分造成的疲劳是否使进食吞咽障碍恶化
	身体、心理、社会、精神的休息 ·休息与活动的平衡、焦虑	□是否因心理和社会的焦虑而影响食欲 □进餐是否得到满足并在餐后获得精神上的休息
饮食	备餐、食欲 ·等待进餐的时间 ·空腹感、食欲、食物嗜好、进餐方式的偏好	□疼痛及便秘等体内环境不协调以及疾病和治疗药物等是否影响食欲 □是否准备了可以提高食欲（喜好、温度、数量、摆放、口味等）的食物
	进餐行为、咀嚼与吞咽功能 ·进餐时间、进餐行为、就餐姿势、食物形态、流涎	□是否由不适的进餐环境导致进食吞咽障碍 □进餐量以及膳食平衡是否得当
	营养状态 ·进餐量和水分的摄入量、营养状态、营养管理方法	□进食吞咽障碍是否导致了水分摄入量不足以及低营养状态 □营养管理方法是否适合患者的意向以及身体功能状况
排泄	尿和便的蓄积 ·自主神经功能紊乱及尿路感染、食物及水分的摄入量和摄入时间、排尿及排便的规律	□便秘以及尿路感染等体内环境不协调是否影响食欲 □在进餐前完成排泄，是否感到轻松 □便秘等排泄规律紊乱是否影响进餐 □是否因进食吞咽障碍导致难以摄入所需水分和足量食物等，并影响到轻松排泄
	尿意与便意 ·尿意和便意的有无（时间段、告知方法）	□是否因为不能正确传达尿意和便意导致在进餐时强忍大小便
	排泄动作 ·洗手动作	□如果赶在进餐前或进餐中排泄，是否能做到认真洗手
	尿与便的排泄、性状 ·残尿感、腹部胀满、腹泻	□尿和便不能彻底排泄是否影响食欲
清洁	清洁 ·瘙痒感、口腔护理	□是否因为瘙痒等不能专心进餐 □在出现进食吞咽障碍时，是否考虑到进餐前通过口腔护理来促进唾液分泌并预防误吸；能否在餐后或就寝前通过进行口腔护理来预防吸入性肺炎
	修饰 ·更衣、理容 ·打扮的愿望	□是否能够处理撒饭造成的仪容、服饰的污染；撒饭是否影响自尊 □是否有打扮好了出去吃饭的愿望，是否有这种机会

续表

	主要资料	分析要点
人际沟通	方式、对象、内容、目的 ·进餐想法的表述	□ 为了传递对饮食的愿望，如何交流沟通 □ 经鼻营养法是否妨碍人际交流 □ 有无可一起享受美食的伙伴；是否通过进餐进行了交流

评估要点（病理生理与生活功能思维导图指南）

　　即使患有进食吞咽障碍，多数患者也都抱有想重新愉快而安全地经口进食的愿望。由于有进食吞咽障碍，患者只能依靠经管营养以及经静脉营养进行营养管理，医疗团队有必要探讨是否有可能在避免吸入性肺炎的情况下分阶段引导患者经口进餐。下面展开的是针对尽管有进食吞咽障碍，但渴望由经管营养向经口进餐转变的患者的护理。分阶段整理出符合患者的进餐环境，帮助患者能够自主安全地进餐的同时，将重点放在随着营养状况的恢复，扩大活动范围以及将进餐与生存喜悦相联系起来上。

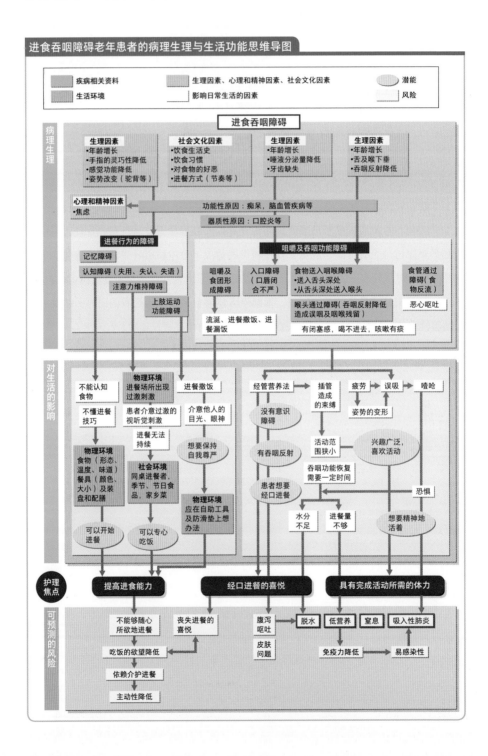

进食吞咽障碍老年患者的病理生理与生活功能思维导图

| Step1 护理评估 | Step2 明确护理焦点 | Step3 护理计划 | Step4 护理实践 |

明确护理焦点
#1　患者咀嚼和吞咽功能得到提高，获得再次经口进餐的愉悦
#2　维持并提高患者体力，避免吸入性肺炎和低营养等并发症的发生，患者能进行快乐的活动
#3　调整患者的进餐环境，促进其进餐能力的提高

| Step1 护理评估 | Step2 明确护理焦点 | Step3 护理计划 | Step4 护理实践 |

1　护理焦点	护理目标
患者咀嚼和吞咽功能得到提高，获得再次经口进餐的愉悦	患者能够经口进餐 患者表现出进餐的愉悦，例如，在进餐中说"真好吃"，在吃饭中流露出喜悦的笑容等

实施	依据
1.提高进食吞咽功能的进食吞咽训练 **（1）在饭前进行间接训练（基础训练）** ①吞咽体操 ·制作插图或者小册子，以便患者能够愉快地连续实施训练 ·项目 深呼吸、颈部运动、肩部运动、双手上举伸展背肌运动、面颊运动、舌运动、呼气保持、发音器官运动 ②口腔内冰冻棉棒按摩（图 3-1-7）	●进食吞咽训练就是通过刺激与进食吞咽相关的器官，以求提高患者进食吞咽功能的一种康复训练方法 ●进食吞咽训练的内容根据患者的具体情况而定 ●间接训练因为不使用食物而比较安全，可以从急性期开始引入 ●这些训练可以使口腔周围的肌肉（腭、颊、唇、舌）根据自己的意愿随意运动，目的是通过吞咽体操提高口腔的运动功能，从而顺利地将食团送入，防止误吸

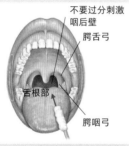

不要过分刺激咽后壁
腭舌弓
舌根部
腭咽弓

图 3-1-7　冰冻棉棒按摩的部位

实施	依据
·先用冰冻棉棒接触患者的嘴唇及舌，然后慢慢插入口中，反复摩擦舌至舌根部 ·从口腔取出冰冻棉棒，嘱咐患者做吞咽动作并用手指确认喉头是否上抬 ③舔食冰块 ·嘱咐患者舔食小冰块	●口腔内冰冻棉棒按摩，目的是诱发吞咽反射。在进餐前，使用冰冻棉棒接触软腭以及舌根部。若冰冻棉棒突然接触腭舌弓和舌根部，会诱发恶心、呕吐 ●让空吞咽困难的痴呆患者舔食冰块，即使只用一点点水和冰冷的刺激也可以诱发吞咽运动

实施	依据
（2）直接训练（进食训练） ①阶段性进食训练 ·根据进食吞咽训练的恢复状况，按照以下阶段进行进食训练（日本进食吞咽康复训练学会分类 2013） 　　吞咽训练食品 0 j（果冻） 　　吞咽训练食品 0 t（比较浓的鲜榨果汁等） 　　吞咽调整饮食 1 j（果冻、布丁状的食品） 　　吞咽调整饮食 2-1（匀质的榨汁餐、糊状餐、粉碎搅拌品构成的食品） 　　吞咽调整饮食 2-2（非匀质的榨汁餐、糊状餐、粉碎搅拌品构成的食品） 　　吞咽调整饮食 3（沥水后的粥） 　　吞咽调整饮食 4（软饭、全粥等） ②根据状况可以实施侧方吞咽训练、点头样吞咽训练、交互吞咽训练等	●直接训练就是实际食用食物的训练 ●在推进从经管营养向经口营养转换的过程中，要根据患者进食吞咽功能的恢复情况阶段性地改变食物形态以及食物量，慎重地向前推进（阶段性的进食训练） ●粉碎搅拌品构成的食品，是浓稠的流体，其中也包含使用了增稠剂增加了黏性的液体。糊状食品是指像蛋黄酱那样在外力下变形，没有外力时可保持形状的半固体食品
2. 帮助患者拥有经口进食的愉悦 **（1）喜好食品的选用以及装盘** ·将患者喜好的食品纳入饮食中 ·考虑饭菜的外观是否能引发食欲（食物颜色的搭配是否与餐具相配） **（2）调整食物的温度** ·热食要温热，甜点和凉菜等要凉，根据食物的性质确定适宜的温度 ·要调整到患者喜好的温度	●重要的是探讨无论在进食吞咽功能恢复的哪个阶段，都能提供使患者感到愉悦的进餐护理 ●吃讨厌的食物容易诱发噎呛，了解患者喜好的食物，纳入进食计划，会给患者带来快乐与进餐欲望 ●食物除口感与气味之外，还要注意视觉上的观感 ●食物的温度与体温之间的温度差可能诱发吞咽反射，使吞咽更加容易 ●患者的喜好温度因人而异，在考虑到吞咽反射的同时，也要根据患者的喜好调整食物的温度
3. 帮助建立生活节律 ·确认患者在进餐时间段处于觉醒状态 ·睡眠觉醒节律处于混乱状态时，进行调整（参考 506 页"睡眠障碍"内容）	●处于觉醒状态是吃东西的前提，在患者因睡意造成吞咽反射降低时，要等到充分觉醒以后再提供食物 ●平衡好睡眠觉醒节律与进食节律

续表

实施	依据
4. 创造与吞咽障碍互补的生活环境	
（1）保持正确的姿势（参考 414 页图 3-1-3）	●正确的姿势能够帮助患者充分发挥进食吞咽功能
①使颈部处于前屈位	●颈部前屈可以使咽喉与气管形成夹角，以免患者发生误吸
②根据进食吞咽障碍的恢复过程选择不同的姿势	
·通常的进食姿势：坐姿	
·吞咽障碍的恢复过程：30°→45°～60°→90°（坐姿）	●30°的半卧位可以利用食管处于比气管更靠后的位置这一特点，在重力的作用下将食物送入，并防止误吸，这是患重度进食吞咽障碍患者的有效进餐体位
·患有重度吞咽障碍时：30°半卧位	
（2）选择容易吞咽的食物（参考 415 页表 3-1-1）	●有些食物容易吞咽，有些则难以吞咽，要掌握食物特性，根据患者的状况选择适当的食物形态
·选择易于吞咽的食物	
·在水中加入增稠剂，增稠剂的浓度定为 1%～3%，注意增稠剂的黏性会随着时间延长而增加	●与固形物相比，水通过咽喉的速度更快，若在会厌关闭前水流入气管就会发生噎呛 ●增稠剂有减慢水分通过速度的作用，但用量过多会使食物黏稠残留在咽部，而导致误吸
·果冻若长时间在室温下放置会融化，吃之前将它在冰箱里放一会儿	
·避免进食那些将固形物与水相混合的食物	●若将固形食物与水分混合，在咽喉中降落时就会出现速度差，导致会厌在关闭的时间上出现空当，进而造成误吸
·避免太酸的食物以及患者不喜欢的食物	
（3）防止进餐误吸的护理方法	
·用餐时介护者的位置：坐在旁边进行介护	●若介护者站着喂餐，坐着的患者视线会转向上方，导致颈部后屈
·用餐一口量：探讨并帮助患者决定容易吞咽的量是多少（标准为 2～10 毫升）	●用餐一口量过多容易出现误吸，而一口量过少则很难引发吞咽反射
·将勺子送到嘴边的方法：将勺子从下唇的稍稍斜下方进入送到口中	●若介护者将勺子从患者口唇的上方或者正面送入口中，容易使患者颈部后屈
·将食物送入口中的方法：把食物放在舌的中央部位，嘱咐患者闭上嘴唇	●要使食物顺利地送入咽喉，应将食物放在可以形成食团的位置（舌中央）；若不闭上嘴唇，容易引起误吸
·进食的速度：在确认口中的食物没有残留，完全咽下（喉头上抬及听到吞咽声）之后，再送下一口	●要是没有完全咽下，食物就会残留在患者口中或咽喉内，在这种状态下再送下一口或与其搭话，则会诱发误吸
·在患者吞咽食物时，不要随便与其搭话	
（4）协助患者安全服药	
·服药时，可以在水里加增稠剂，也可以使用胶冻辅助吞咽药物	

实施	依据
·对重度进食吞咽障碍患者，可将药片竖着埋进片状果冻内，以帮助患者服药（图 3-1-8） 图 3-1-8 利用片状果冻服药	●服药后，若药物还滞留在口腔或者咽喉部，会形成误吸，也会影响到药效，因此必须确认药片已咽下，并补充水分 ●在使用果冻帮助服药时，要是把果冻弄碎了或者仅仅把药片放在果冻表面的话，药物和果冻就会在口内分离，这就失去了利用果冻服药的价值
·经管营养的患者服药，可先将药物溶解在 55 ℃热水中，待水温调整到 39 ℃以后再从胃管注入，为了防止胃管堵塞，在灌注药物后一定用水冲灌 ·下新处方时，要注意药物与进食吞咽障碍之间的关联	●经管营养法注入药物时，把药物在热水中溶解要比把药物弄碎更简便，且可有效地防止胃管堵塞 ●根据需要与医生或药剂师探讨服药对进食吞咽障碍的影响，探讨哪种形状的药物易于应对吞咽等问题，并进行调整

2 护理焦点	护理目标
维持并提高患者体力，避免吸入性肺炎和低营养等并发症的发生，患者能进行快乐的活动	患者能够进行愉快的活动 患者不发生低营养、吸入性肺炎、窒息和脱水

实施	依据
1.摄取维持体力所需要的营养素（预防低营养状态） **（1）营养状态的评价** ·身体测量：体重减少率、BMI、皮下脂肪厚度 ·血液检查：血清白蛋白值等 **（2）经管营养的管理（直到转向经口进食）** ①胃管管理：胃管插入法（颈部回旋法）、胃管固定法 ②流食管理：注入量、速度、浓度、温度	●进食吞咽障碍的高龄患者容易陷入 PEM 状态 ●体重减少率是 PEM 状态的指标之一。要评价的不是一个时段，而是 1 个月乃至 6 个月中的体重变化 ●经管营养只是临时营养管理的一种方法，要将目标放在转向经口进食上。关于经鼻营养插管的方法，使用颈部回旋法可以防止插管斜着通过咽喉而妨碍会厌活动

续表

实施	依据
③体位：注入中以及注入后，保持坐姿（或者30°半卧位）1小时以上	●胃或者食管反流会出现呕吐和误吸，甚至导致危及生命，因此在餐后一小时内要保持坐姿，防止反流，同时要注意观察有无恶心等症状
④胃管营养的并发症或常见问题的预防与早期发现和对应 ⑤使用胃瘘出现问题的观察要点 呼吸系统（沙哑声等）及消化系统（呕吐与腹泻）并发症如下： ·自觉症状：疼痛、发热、腹胀、牵扯痛 ·胃造瘘的状态：胃造瘘导管的位置、长度、扣带的脱落，瘘孔渗漏等	●若经鼻营养法管理不当，会出现并发症。重要的是，正确实施营养法并依靠观察来早期发现异常
·瘘孔周围的皮肤状态：发红、糜烂、水疱、肿胀、溃疡、坏死 ·制动装置的松紧：松紧是否适当	●在观察瘘孔周围皮肤的同时，留意观察隐藏在制动装置以及腹壁固定器下的皮肤
⑥胃瘘常见问题的预防策略 ·为了防止胃壁和皮肤因压迫和摩擦导致溃疡，要将造瘘管帽及制动螺栓调整到松紧适宜的程度 ·为了防止胃造瘘管头被没入胃壁，每天确认胃管旋转的可能性（图3-1-9） ·为了防止胃管脱落，需要每周一次确认胃管气囊中的蒸馏水（固定水）是否蒸发了	●在胃瘘造口后一周左右，管头埋没于腹壁的危险性较高，旋转制动螺栓以防止胃管与肌肉粘连 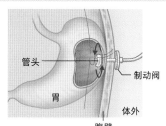 图3-1-9　经皮内镜下胃造口术
2. 预防进食吞咽障碍所带来的风险 **（1）吸入性肺炎的预防（参考207页"吸入性肺炎"内容）** ·口腔的护理（隐性误吸的预防） ·预防进食误咽（显性误吸的预防） ·防止经管营养造成的胃食管反流 ·检查药物的副作用	●误吸不只出现在进餐中，在餐前餐后也会出现 ●有研究表明，实施口腔护理可使隐性误吸导致的肺炎降低一半左右，特别是对经管营养的患者。这类患者往往因不从口中进餐而忽略了口腔护理，但是此时唾液分泌降低，容易导致口腔内的自净作用降低，所以必须进行口腔护理
（2）窒息的预防 ·预防进餐时出现窒息：调整食物，将痰咳出或吸出	●通过调整食物的形态及大小来预防窒息 ●进餐前，如果有痰液滞留在咽喉及口内时，一定要咳出或者吸出

续表

实施	依据
·预防餐后因胃食管反流造成的窒息：饭后采取坐位 30～60 分钟 （3）脱水的预防（参考 449 页"实施"项目中的内容）	●有进食吞咽障碍的老年患者容易在进餐后发生胃食管反流，一定要注意反流物引起的窒息与误吸
3. 帮助患者继续参加愉悦的活动 ·与患者探讨能够融入生活的活动 ·体力保持期：进行一些诸如观看喜欢的电视节目、与他人交流、读书等静态活动 ·体力恢复期：做一些患者喜爱的动态活动，如散步、陶艺和吟诗等	●根据患者的状态安排活动，如需要保持体力时，选择看电视及读书这类的静态活动；在体力恢复时期，选择兼顾锻炼身体的动态活动

3　护理焦点	护理目标
调整患者的进餐环境，促进其进餐能力的提高	患者能独立进餐 患者不会因为撒饭而情绪低落

实施	依据
1. 针对认知障碍患者进食环境的调整 （1）营造有助于认知进餐的环境（进餐的时间、场所等） ·探讨进餐场所、进餐的伙伴、患者所坐的位置等，建立起友谊后固定下来 ·避免在餐桌上摆放与进餐无关的东西 ·食品种类过多容易造成混乱，采取法式上菜法，每次只上一盘，或者使用餐盘、饭盒、碗等，总之要在餐具上下功夫 ·让饭菜的香味扑鼻而来，排除掉那些妨碍食欲的气味 ·调整那些对患者来说过剩的视听觉刺激，创造可以专心进餐的环境 （2）创造有助于认知食物的进餐环境 ·准备好患者用惯了的餐具与喜好的食物 ·患者坐着时，能否看见餐具中的食物，调整餐桌与椅子的高度和距离 ·患者有半侧空间失认症时，将饭菜摆在患者可认知的空间	●即使患者有记忆障碍和认知障碍，若每天都去同一个舒心的场所，该场所就会成为患者熟悉的空间，有助于加强患者对进餐的认知 ●患者很难一次性处理大量信息，将环境内的信息加以调整，使患者准确地接收到需要的信息 ●在重视影响五官感觉刺激的同时，调整那些不需要及过剩的刺激 ●重新审视环境是否能提高患者进餐的选择性以及继续保持对进餐的注意力 ●熟悉的食品是能够唤醒记忆的线索 ●个子矮的老年患者可能会因为餐桌太高而看不见餐具里的食物 ●当半侧的食物都剩下时，将食物摆放在对患者来说容易认知的位置上

续表

实施	依据
2. 营造适合脑血管疾病导致的上肢运动功能障碍患者的进餐环境 在观察患者的进餐难度以后，对进餐环境加以调整 ·要活用辅助工具、辅助餐具、防滑垫等 ·准备一些日式饭团、三明治等可以用手拿着吃的食物 ·让骨盆处于固定的位置以保持坐姿不走样，在进餐时姿势走样要予以纠正 ·调整餐桌高度以及餐桌与身体的距离等 ·营造进餐环境并在精神上给予帮助，使患者即使撒了饭也不会出现心情低落	●若环境不适合进餐，会增加患者的进食难度，有必要经常审视环境，看看哪些地方需要改善 ●活用工具，帮助患者独立进餐，帮助患者减轻介护带来的心理负担 ●在不方便使用工具时，重要的是要准备一些可以拿在手里吃的食物 ●进餐时如果姿势很别扭，不仅给进餐行为带来障碍，还会使患者出现进餐疲劳，并影响吞咽运动，导致误吸 ●排座位时要考虑患者的人际关系，做到即使撒了饭也不会被别人指责，从而避免患者情绪低落
3. 能够激发出独立进餐的介护方法 重视患者自己动手吃东西的感受，进餐介护要按以下的顺序进行，将介护控制在最小限度内 ·第 1 步：等患者开始吃饭 ·第 2 步：要在按时进食上下功夫，使用语言及非语言方式督促患者进餐 ·第 3 步：帮助患者拿起餐具与筷子，准备吃饭 ·第 4 步：握住患者的手，帮助完成如从"舀饭"到"送到口中"这类患者自己不能完成的动作 ·第 5 步：在患者拿着勺子时，介护者可以用另一把勺子给予帮助	●当患者有认知障碍时，会因失能而不能独立进餐，也会因为吃饭走神而中断进餐，有时只要在开始时帮助一下，接下去多数患者就能独立进餐了。需要注意的是，切记不要大包大揽进餐的全过程，这样反而会剥夺患者的潜能

相关项目

若想了解更详细的情况，可以参照下述项目。

进食吞咽障碍的原因及诱因

"痴呆"（P70）：确认失用和失认以及注意力障碍是否给进餐行为带来影响。

"帕金森病"（P95）、"脊髓小脑变性症"（P116）：明确疾病特有的症状是否影响到了进餐行为与吞咽动作。

"脑卒中（脑梗死、脑出血、蛛网膜下腔出血）"（P133）：确认假性延髓麻痹是否造成吞咽障碍，偏瘫和肌肉痉挛是否给进餐行为带来影响。

"废用综合征"（P625）：要调查疲劳造成的姿势走样以及吞咽肌的疲劳等因素是否与误吸有关联。

进食吞咽障碍的影响因素和状态

"睡眠障碍"（P506）：确认吃饭时打瞌睡是否为睡眠障碍所致。

进食吞咽障碍的相关风险

"吸入性肺炎"（P204）：确认吞咽障碍有无带来吸入性肺炎的风险。

"脱水"（P439）：确认吞咽障碍是否导致患者无法确保所需水分，是否有发生脱水的风险。

"压疮"（P325）、"水肿"（P454）：确认低营养是否会带来水肿以及压疮风险。

进食吞咽障碍患者的护理

"饮食"（P21）：扩展进餐护理要点，以使患者能够有丰富多彩的饮食生活。

"活动"（P2）：确认患者无论处在怎样的进食吞咽障碍情况下，都能在生活中得到快乐。

胃食管反流老年患者的护理

铃木真理子

进入老年后，胃食管反流发病风险增高，护理的要点是调整患者体位，以防止进食后胃内容物发生反流。

概念与诊断

胃食管反流是指胃酸及消化液从胃部向食管反流所产生的反流症状以及由此产生的并发症，这给患者的健康生活带来障碍。老年患者，由于食管下端括约肌随着年龄增长发生变化，易于发生胃食管反流，食管黏膜由于反流液体滞留而受到伤害。另外，食管裂孔疝以及前倾姿势造成的腹压上升也是发生胃食管反流的原因之一。经管营

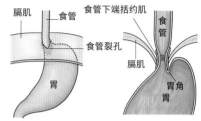

随着年龄的增长，胃贲门压力会减弱，防止胃液反流的食管括约肌也变得松弛

图 3-1-10 食管胃结合部的反流预防机制

养的患者也容易有胃食管反流症状，有时反流的内容物侵入气管会引发吸入性肺炎。

症状、检查、治疗

胃食管反流的典型症状有烧心、呃逆、反酸等。有时候还会出现慢性胸痛及咳嗽、哮喘样症状、声音嘶哑和耳痛等多种症状。在诊断上，除了通过内窥镜检查确认有无食管黏膜糜烂和溃疡等并发症之外，根据需要还可以测定食管 pH。无论有无并发症，患者对症状的主诉都存在个体差异，诊断时要重视患者的主诉。作为药物疗法，可以使用胃酸分泌抑制剂，如质子泵抑制剂（PPI）、H_2 受体拮抗剂。

护理要点

为了减轻症状和预防复发，应进行以下的生活指导与帮助。

饮食生活：控制促进胃酸分泌的食物（如含丰富脂肪的食物、巧克力类甜品、柑橘类、咖啡、酒精类）的摄入。不要暴饮暴食。调整饮食的摄入量与摄入次数，避免胃内容物长时间滞留胃内。睡前不进食。经管营养的患者，除对营养剂的形状进行探

讨之外，为防止食管功能低下还要重视吞咽功能，促进经口进食。

　　为预防反流而调整体位：指导患者避免在餐后30分钟内采取仰卧位。卧位时左侧朝下。完全卧床的患者要在餐后采取30°半卧位。此外，调整姿势，不要长时间采取前倾姿势，以免增加腹压。

胃造口老年患者的护理

铃木真理子

每天观察和护理皮肤以预防并发症，观察胃造口插管的状况。

胃造口适应证

对经口摄食困难但消化功能正常，且需要进行一个月以上经肠营养的患者，适合使用胃造口术。老年患者因为患有脑血管疾病以及帕金森病等神经病变，易于出现进食吞咽障碍，此种情况往往选择胃造口术。是否行胃造口术要慎重判断后再决定，要在充分探讨医学生理需求并确认患者及其监护人意见的基础上慎重决策。

胃造口管的种类与特征

常见的胃造口管的种类及其特征如图 3-1-11 所示。

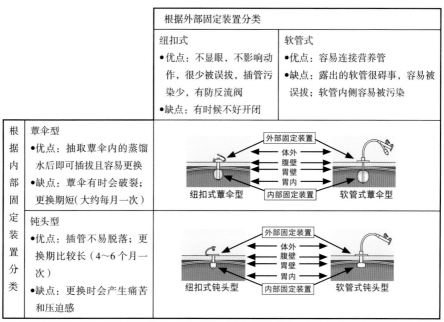

图 3-1-11　胃造口管的种类与特征

并发症

胃造口管与造口孔之间的关系可以比喻为耳饰与耳洞的关系。制动阀的压迫、内陷、插管朝向等造成的局部压迫容易引起接触性皮炎、溃疡和恶性肉芽肿等皮肤问题。有时还会出现腹泻或胃食管反流等并发症。

护理要点

清洁皮肤：对于胃造口孔周围的皮肤，每天要用温水和肥皂清洗或者将纱布或棉棒用温水蘸湿后认真擦拭。

并发症观察：每天观察胃造口孔周围有无发红、肿胀、渗出液、出血和疼痛等症状。当出现呕吐或腹泻时，除了重新观察营养液温度和注入速度以及体位之外，还要探讨引入固体化经肠营养剂的可行性。

调节插管的位置与制动阀：每天变换插管的朝向，拉抻皮肤与制动阀的接触部位。插管为纽扣式时，调节制动阀以在外部制动阀与皮肤之间留出 1~1.5 厘米的盈余（预防包埋综合征）；插管为软管式时，要使用留有切口的海绵软垫等加以固定以使软管与皮肤保持垂直。

预防误拔：在软管的固定方法上下功夫，以使患者不太介意身带软管。可以使用腹带保护软管。除了在注入营养液时要频繁观察之外，还要以变换体位和排泄护理为契机，定时观察。软管被误拔后胃造口孔会在数小时内闭合，在发现软管被误拔之后要马上联系医生进行处理。

脱　水

木岛辉美

病理生理

　　脱水是指身体需要的水分与身体排泄的水分平衡失调，导致体液不足的状态。由于体液中包含有水和电解质，所以正确的说法应该是水和电解质（特别是钠）不足。脱水又可以根据水和钠缺少的比例分类为高渗性脱水、低渗性脱水与混合性脱水。在临床上，以混合性脱水者居多。这种状态多见于老年患者，只要老年患者的身体状况与平常不同，首先应该考虑和判断是否发生了脱水。

　　脱水的原因有水分摄取不足、出汗、排尿、呕吐、腹泻等（表 3-2-1）。老年患者身体中的体液比例只占到 50%，远低于成年人的 60%。老年人尽管体内水分不足，但却很少能敏锐地感觉到口渴，从这一特征分析，老年患者更容易发生脱水。

表 3-2-1　老年患者脱水的诱发因素

类型	临床表现	影响因素
水分排泄增加	呕吐	急性胃炎、颅内压增高等
	腹泻	细菌性肠炎、病毒性肠炎、肠易激综合征
	出汗	发热、活动增加等
	多尿	利尿剂、肾功能低下、糖尿病等
水分摄取不足	渴中枢功能降低	感觉不到口渴
	有意识地限制饮水	为了避免夜间排尿或尿频
	身体活动减少	即使口渴，也无法主动摄取水分
	吞咽功能降低	难以吞咽，所以摄取量减少
	认知能力降低	对饮水的重要性缺乏认识，无法确保补充水分
	抑郁状态	食欲降低、活动性降低

　　一般来说，一旦脱水就会出现口渴、皮肤及黏膜干燥、尿量减少、全身倦怠感等症状。有时候在老年患者身上看不到这种典型症状，但可以看到先兆症状，即活动性降低以及认知能力下降等变化。另外，发展到重度脱水时，患者会出现血压降低、意识障碍、昏睡，甚至危及生命。因此，重要的是，要在日常护理中为老年患者提供帮助，以预防出现脱水。

病因及影响因素

脱水大体上可以划分为三类，如表 3-2-2 所示。老年患者多为混合性脱水。治疗方针按脱水类型不同而有所区别。

表 3-2-2　脱水的类型与特征

类型	高渗性脱水	低渗性脱水	混合性脱水
特征	● 水分丧失＞电解质（钠）丧失 ● 细胞外液血清渗透压升高（高渗） ● 细胞外液增加，细胞内液减少	● 水分丧失＜电解质（钠）丧失 ● 细胞外液血清渗透压降低（低渗） ● 细胞外液减少，细胞内液增加	● 水分丧失≥电解质（钠）丧失 ● 细胞外液血清渗透压≥细胞内液渗透压 ● 细胞外液减少，细胞内液减少
原因	● 水分摄取不足 ● 水分流失：多汗、多尿	● 消化液流失：呕吐、腹泻 ● 从皮肤黏膜流失：多汗、烫伤 ● 钠流失疾病：肾功能障碍、艾迪生病	※ 一般是水与钠同时流失，所以这种脱水也称为混合性脱水
症状	● 口渴 ● 唾液和泪液减少 ● 少尿、浓缩尿（尿比重增加） ● 尿中钠增加 ● 体温上升 ● 精神症状 ● 红细胞比容（Ht）和白蛋白（Alb）无显著变化 ● 血清钠升高 ● 血尿素氮（BUN）、血尿素氮/肌酐（BUN/Cr）稍稍升高	● 口渴（不显著） ● 少尿（不显著） ● 尿比重下降，尿中钠降低 ● 全身倦怠感 ● 低血压、站立眩晕 ● 头疼、呕吐、痉挛、意识丧失 ● Ht 和 Alb 显著增加 ● 血清钠降低 ● BUN、BUN/Cr 显著增加	● 口渴 ● 全身倦怠感、乏力 ● 尿量减少 ※ 根据流失的水与钠的量，出现高渗性与低渗性两个方面的症状

老年患者易发生脱水的原理

体内含水量

老年患者与成年人相比，肌肉细胞减少，脂肪增加，体内的水分比例降低，故而容易出现脱水。

渴中枢

处于脱水状态时，下丘脑的渴中枢受到刺激，人就会感到口渴。老年患者由于渴中枢功能降低，口渴感会减轻。

肾脏功能

老年患者出现脱水但尿量正常，这是肾脏对垂体分泌的抗利尿激素的感受性降低所致。

消化吸收

老年患者消化系统功能降低，且免疫力降低容易引起炎症，会阻碍水分的吸收。

症　状

老年患者脱水的特征

不易出现脱水所具有的典型特征，发现得较晚。

难以感觉到口渴，所以主诉症状少。

因为对护理者太客气或者痴呆，无法向周围人告知症状。

身体内部缺乏水分，所以容易重症化。

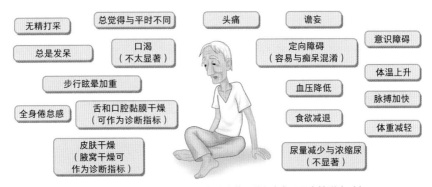

图 3-2-1　常见于老年患者的脱水的症状和体征（出现混合性脱水时）

诊断与检查

问　诊

询问既往史和现病史以及生活情况等。因为老年患者多缺乏典型症状，且会因失语症和痴呆等使护理者难以从患者处获得准确资料，所以有必要从其家属或者帮助者那里收集资料。

有无成为脱水诱因的既往史：如脑血管疾病、肾脏疾病、糖尿病、痴呆、服用利尿剂等。

有无成为脱水诱因的病理生理改变：如发热、出汗、呕吐、腹泻、吞咽障碍和意识障碍等。

诊　断

有无症状及其程度、水分的出入、体重、生命体征（体温、脉搏、血压和呼吸）。

脱水症状的观察：观察表 3-2-2 和图 3-2-1 所示症状的有无以及变化。

检　查

血检：红细胞比容、白蛋白、血清钠浓度、血尿素氮、血尿素氮 / 肌酐、血清渗透压等。

尿检：尿量、尿比重、尿中钠浓度等。

结合检查内容、病历、症状进行综合性判断。需要注意的是，多数情况下，老年患者由于尿浓缩能力降低导致即使有严重脱水也不出现少尿的情况。如果平时患有贫血或营养不良，即使出现血液浓缩，如红细胞比容和白蛋白上升，检查数值也会在正常范围之内。

常见并发症

脱水加重引起休克，可见肾功能不全、意识障碍和嗜睡等，甚至会危及生命。

皮肤和黏膜的干燥容易带来瘙痒感，严重时皮肤会被挠破，唾液的黏度增高容易造成口腔污染。

若因脱水而全身倦怠导致持续卧床不起，有引发废用综合征的危险。

治　疗

水和电解质的补充

输液疗法：开始基本上是每天从末梢静脉补充 2000 毫升 5% 葡萄糖液或生理盐水，在测定血清钠的同时，调整输液中的钠含量。注意输液的量与速度，防止过度输液给患者心脏带来负担。

经口补水：无呕吐和腹泻时，督促患者经口摄入水分。由于患者食欲减退及意识障碍而往往无法保证有效补充水分，考虑在治疗初期使用输液疗法等辅助性方法来纠正水和电解质紊乱。根据体力的恢复情况，转为经口摄入水分。

皮肤和黏膜的保护

努力保持皮肤清洁，做好皮肤保湿，防止皮肤损伤。

通过定期做口腔护理和含漱来保持口腔清洁。

废用综合征的预防

结合患者身体状况，指导患者做些力所能及的事情，增加离床的机会。

注意低渗性脱水会伴随末梢循环不良，此种情况容易因皮肤受压迫而发生压疮。

脱水老年患者的护理程序

护理要点

对于脱水，最重要的是早期发现。老年患者的脱水症状不典型，通常发现得晚。所以，应当在日常护理中关注患者的水分出入量，掌握成为脱水诱因的疾病以及患者的微妙改变。

老年患者体内水分减少、肾功能降低、口渴不明显等，常导致水摄入量少，患者容易陷入脱水状态。要使患者充分理解摄入水分的重要意义，帮助患者在如何摄取水分上下功夫，这对预防脱水非常重要。

老年患者的皮肤和黏膜脆弱，身体储备力降低，因脱水症状以及强制性长期静养等，有出现并发症的风险，如皮肤损伤或失用性萎缩等。为此，帮助患者保护皮肤和黏膜，防止日常生活活动能力降低就显得非常重要了。

改善脱水及预防复发的护理要点

水分补给及全身状态的管理

脱水发生于水分摄取不足或者是水和电解质流失等情况下，治疗以输液疗法补充水和电解质为主。输液的成分、量和速度必须按照脱水的种类（高渗性脱水、低渗性脱水或混合性脱水）进行区分，并慎重地调整老年患者的身体状况以及治疗基础疾病。但是，往往在开始补液治疗时，很难获取有关患者全身状况的详细资料。因此，面对这种情况，治疗开始后护士观察患者全身状况是维持适宜治疗的关键。另外，在恢复期要让患者理解补充水分的重要性，在摄取水分的方式上下功夫，这对预防再脱水尤为重要。

皮肤及黏膜的保护

若陷入脱水状态，可见皮肤及黏膜干燥。对老年患者来说，皮肤干燥平时就很常见，脱水会加重皮肤干燥，容易出现皮肤瘙痒。由于老年患者的皮肤薄而且脆弱，如果发生脱水会更干燥，弹性降低，更容易受伤，所以需要预防皮肤损伤。另外，由于口腔黏膜的干燥很显著，唾液分泌量减少导致口腔自净作用降低，容易出现口腔污染，所以口腔护理尤为重要。

废用综合征的预防

若脱水症状带来全身倦怠感及显著的四肢无力，并伴有意识障碍，则老年患者日常生活活动能力会显著降低。通过输液疗法使细胞内液得到恢复一般需要 2 天左右，但是不少老年患者由于身体状况较差或者有基础疾病等，恢复期会延长。长期卧床可能引起老年患者身体活动减少、心肺功能降低和精神功能下降等。身体活动减少和脱水造成的皮肤脆弱，很容易导致压疮形成，需要引起注意。所以，在此重要的是，帮助患者早日恢复到脱水前的生活状态，预防废用综合征的发生。

Step1 护理评估 ▶	Step2 明确护理焦点 ▶	Step3 护理计划 ▶	Step4 护理实践 ▶

收集与分析资料		
	主要资料	分析要点
疾病相关资料	现病史与既往史 ·有无成为脱水诱因的既往史以及病理生理改变	□有无成为脱水诱因的既往史，如患有脑血管疾病、肾脏疾病、糖尿病、使用利尿剂以及痴呆等 □有无成为脱水诱因的病理生理改变，如发热、腹泻、吞咽障碍和意识障碍等
	症状 ·倦怠感、口渴、皮肤和黏膜干燥、血压下降、认知障碍等症状 ·意识状态	□脱水症状出现的时间和经过（有很多老年患者的脱水症状表现不显著，要确认能否看到其他改变） □意识状态是否有改变（重度脱水时可能出现意识障碍）
	检查与治疗 ·生命体征、水分出入量、血检、尿检、心电图检查等 ·水和电解质的补给情况	□在补充水和电解质等方面，输液的成分、输液量和输液速度是否适当（因为有时候过度输液会增加心脏和肾脏的负担）
生理因素	运动功能 ·脱水对运动功能的影响 ·失用性萎缩对运动功能的影响	□是否有动作缓慢或眩晕等情况；是否因脱水造成全身性倦怠感以及血压下降等 □与倦怠感及欲望降低相伴随的卧床静养是否带来运动功能的失用性改变
	认知功能、语言功能、感觉与知觉 ·脱水给认知功能带来的影响 ·皮肤和黏膜的干燥程度	□患者是否因脱水发生以下改变，即注意力下降、记忆力低下、认知障碍等 □患者能否理解补充水分的重要性 □是否可见皮肤干燥（特别是腋窝的湿润程度） □是否可见患者舌及口腔黏膜干燥 □是否感到皮肤瘙痒

	主要资料	分析要点
心理和精神因素	健康观、意向、自知力、价值观、信念与信仰 ·能否主动表达症状 ·对摄取水分的认知	□能否主动表达脱水症状 □对水分摄取抱有怎样的认识
	心情、情绪、抗压力 ·减少摄水量的原因 ·是否有意识地限制饮水及其理由	□有心因性焦虑，因此减少水分摄取及进食量 □限制水分摄取的理由有什么（如个人习惯、预防尿频等） □是否因饮水和排泄需要他人介护而采取回避的态度
社会文化因素	工作、家务、学习、娱乐、社会参与 ·饮水习惯 ·饮水方法 ·脱水症状对继续承担以往角色和进行娱乐活动的影响	□以往有什么饮水习惯 □喜欢什么饮料 □在何种情境下饮水（如说话的时候、喝茶吃点心的时候、消遣的时候） □是否由于倦怠感不能继续以往承担的角色和进行娱乐活动
活动	觉醒 ·意识状态	□意识是否清晰（重度脱水可能会引起意识障碍）
	活动欲望、个人史、意义、发展 ·脱水症状及治疗是否限制了活动	□倦怠感以及注意力下降是否导致活动欲望降低 □在有倦怠感和低血压的情况下，还能进行哪些活动 □行动是否因为倦怠感及治疗而受到限制；是否长时间采用同一体位（坐位或卧位等） □倦怠感及治疗和活动欲望降低导致卧床静养，是否由此带来了失用性改变
休息	睡眠、身体的休息 ·认知功能降低是否影响睡眠	□因脱水导致谵妄和认知障碍时，是否存在昼夜颠倒等睡眠节律紊乱的情况
	心理、社会、精神的休息 ·对水分摄取有无负担	□无饮水习惯的患者，是否因频繁被劝说喝水而产生思想负担
饮食	备餐、食欲、进餐行为 ·饮食嗜好 ·是否可以自由地摄取水分	□是否能感到口渴以及是否有食欲 □喜欢什么饮料 □除饮料之外，喜欢什么富含水分的食品（如粥、果冻、酸奶等） □能否独立准备并饮水 □患者是否处在想喝水就能喝的环境中
	咀嚼与吞咽功能 ·有无饮食形态带来的影响	□饮水时，是否发生过噎呛 □水的形态对吞咽是否有影响（是否有必要添加增稠剂）
	营养状态 ·水分和食物的摄取量 ·水分的出入量、电解质平衡、营养状态、体重等	□一天中摄取的水分（包括输液量以及饮食中的水分）是否达到所需量 □进餐状况以及营养状况如何（很多脱水的老年患者都无法充分进食）

续表

主要资料		分析要点
排泄	尿意与便意、排泄动作 · 是否因排泄问题影响饮水	□是否有意控制饮水（因为尿频而对排泄有思想负担，因为怕麻烦他人帮助排泄而难以启齿）
	尿与便的排泄、状态 · 尿和便的排泄量、性状 · 发汗、无感蒸发	□水分的出入量如何 □尿的排泄量、次数和性状如何 □便的排泄量、次数和性状如何 □发汗、无感蒸发的状态如何（需要考虑到活动量以及有无发热等情况）
清洁	清洁 · 皮肤和黏膜的保洁以及保湿情况 · 是否有皮肤病变	□倦怠感是否给洗浴、更衣、洗手、口腔护理以及刮胡须等行为带来影响 □是否理解清洁和保湿皮肤及黏膜的意义 □皮肤及黏膜的清洁是否得到了保持（洗浴及擦拭等情况，正在使用的浴液种类，口腔护理的状况等） □皮肤及黏膜的状况，如何进行保湿护理（保湿膏的涂抹以及房间的湿度等） □洗浴后是否饮水 □皮肤是否瘙痒，是否有发红和挠破的痕迹 □由于长时间处于同一体位，压疮好发部位是否可见发红等
	修饰 · 是否穿着造成皮肤干燥和瘙痒的衣物	□是否能够选择对皮肤刺激性小的服装
人际沟通	方式、对象、内容、目的 · 人际关系是否给饮水量造成了影响	□是否能够告知有关饮食与进餐的意愿 □是否能够告知瘙痒以及疼痛等症状 □是否因为护理人员反复打招呼说"想喝水吗"，反而有思想负担 □是否因有一起喝茶的伙伴使饮水量发生了变化

评估要点（病理生理与生活功能思维导图指南）

处于脱水恢复期的患者在接受输液等治疗的同时，要逐渐向经口摄取水分转变。此时，向患者提供支持，以使患者能够理解饮水的重要性，并坚持饮水。另外，老年患者中，常常有由长期卧床静养带来的失用性变化导致的并发症（肌力下降、外伤、压疮等）。为此，需要从脱水早期开始，根据身体状况扩大日常生活活动，帮助患者恢复到脱水前的生活状态。应该将以下要点作为护理重点。

脱水老年患者的病理生理与生活功能思维导图

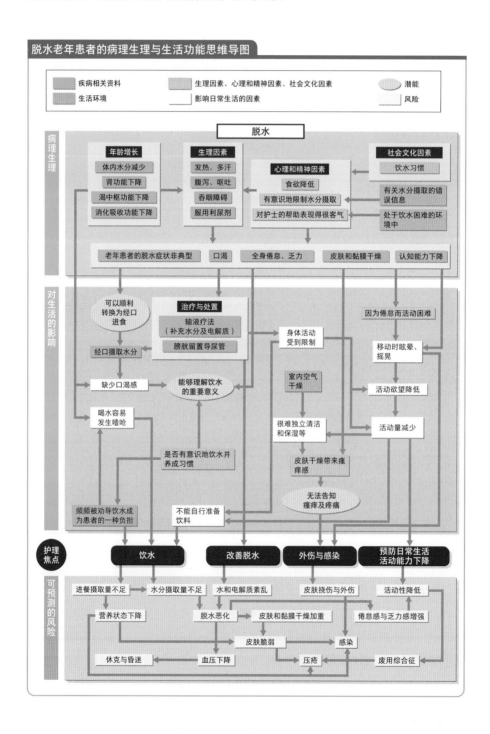

Step1 护理评估 ⟩ Step2 明确护理焦点 ⟩ Step3 护理计划 ⟩ Step4 护理实践 ⟩
明确护理焦点
#1　不放过患者的任何细小改变，使患者尽早接受治疗，从脱水中得到康复
#2　保护和清洁皮肤与黏膜，在不引起外伤和感染的情况下度过脱水期
#3　患者能够选择喜好的饮水的方法、种类和形态，能够安全地摄取所需水分
#4　逐渐扩大与症状相适应的生活行为，能够维持脱水前的日常生活活动

Step1 护理评估 ⟩ Step2 明确护理焦点 ⟩ Step3 护理计划 ⟩ Step4 护理实践 ⟩

1　护理焦点	护理目标
不放过患者的任何细小改变，使患者尽早接受治疗，从脱水中得到康复	能够早期发现患者脱水症状等 能够结合患者病理生理改变治疗脱水 患者脱水症状得到改善
实施	依据
1.脱水症状的观察 ·有无口渴 ·皮肤干燥：特别是腋窝是否出现干燥 ·黏膜干燥：舌、口腔黏膜、会阴等部位 ·其他症状：全身倦怠感、四肢无力、认识障碍、眩晕、头痛、食欲减退、体重减轻、体温升高、有气无力、注意力降低等 ·老年患者及其家属等人能够发现脱水症状：能够早期发现脱水症状，及时去医疗机构诊治	●老年患者脱水典型症状不明显，通常发现时已经为时过晚，重要的是当观察到患者有发呆、会话不搭边等"与平时不一样"的改变时，可怀疑为脱水 ●老年患者由于平时就有皮肤干燥的表现，很难辨别是否由脱水所致；但是，通常腋窝是湿润的，若出现腋窝干燥即可怀疑为脱水
2.全身状态的观察 ·生命体征：血压、脉搏、呼吸、体温 ·测量体重 ·水分出入量：饮水量、进食量、输液量、代谢水、尿量、汗液、便的性状以及量、排液量、呼气等无感蒸发	●观察脱水症状和全身症状，通过各种检查结果来综合判断脱水的程度与脱水的种类 ●脱水时，为了正确把握水分的出入量（表 3-2-3），有时需要留置导尿来测定准确尿量

表 3-2-3　老年患者水分出入量

水分供给量（毫升）		水分排出量（毫升）	
代谢水	200	汗	200
食物含水	1000	无感蒸发	700
饮料水	800～1300	便	100
		尿	1000～1500

实施	依据
·检查：血检、尿检、心电图、胸部 X 线检查 ·有无诱发脱水的症状和疾病及其程度：发热、大量出汗、腹泻及呕吐、饮水障碍（吞咽障碍、意识障碍等）、肾脏水分丧失过多（肾脏疾病、使用利尿剂等）、压疮以及烫伤后出现的渗出液	●需要注意的是，即使患者有贫血、低蛋白血症、血清肌酐浓度降低等，因脱水致使血液浓缩时，也可出现检查数值上升或数值处于正常范围内的情况，这一点要多加注意

实施	依据
3.输液疗法 ·进行输液，确认输液成分、输液量、输液速度 ·输液后观察患者的全身状态	●虽然也有从身体脱水量及电解质浓度来计算输液量的方法，但由于繁琐且误差大而不实用；粗略的标准是从每天静脉输液 2000 毫升 5% 葡萄糖溶液或生理盐水时开始观察
·根据全身状态，与医生探讨输液的药物成分	●根据尿量、血压、血检结果来判断脱水的程度与种类，从而修正输液成分、输液量和输液速度 ●过度输液会给心脏和肾脏带来负担，应慎重输液
·为了预防拔针等事故，在针刺部位固定上下功夫，并持续观察	●要注意，在输液过程中，由于患者意识水平低下、认知能力差，有时会发生拔针等事故
4.环境的调整 ·为预防过度出汗，需要调整室温 ·为预防皮肤及黏膜干燥，要保持适当的湿度	●夏季，不仅要考虑室温，还要考虑到日晒、通风和湿度等，很多老年人不喜欢使用空调，想办法避免空调冷风直接吹向老人
·用心营造一个可以放松的环境	●有时候由于精神过度紧张导致无感蒸发与出汗量增加等情况

2　护理焦点	护理目标
保护和清洁皮肤与黏膜，在不引起外伤和感染的情况下度过脱水期	能够保持皮肤和黏膜清洁 能够保护皮肤和黏膜 不出现外伤和感染等

实施	依据
1.保持清洁 ·保持皮肤和黏膜（口腔和阴部等）的清洁 ·在擦拭或清洗时，不要使劲擦蹭皮肤 ·使用对皮肤刺激少的弱酸性浴液以及保湿效果好且无添加剂的浴液 ·清洁护理后，涂抹低刺激性的膏霜进行保湿 ·使用软毛牙刷进行口腔护理 ·口腔干燥时要督促患者进行含漱 ·口唇干燥时使用唇膏 ·保持室内适当湿度	●处于脱水状态的皮肤干燥且无弹性，因此受到刺激时容易损伤 ●口腔内由于唾液分泌减少，黏稠度增加，自净作用降低，容易受污染 ●干燥也是皮肤皲裂以及瘙痒的原因，保湿很重要
2.预防外伤 ·将指甲剪短以免挠伤皮肤 ·选择柔软的睡衣及寝具 ·充分注意移动及移乘时，避免出现跌打及碰擦伤	●外伤处如果继发感染，会导致延迟恢复

续表

实施	依据
·在步行以及移乘时，努力预防摔倒	●脱水症状引起的体位性高血压以及四肢乏力，可能会导致步态不稳，要引起注意

3　护理焦点	护理目标
患者能够选择喜好的饮水的方法、种类和形态，能够安全地摄取所需水分	患者能够理解摄取水分的重要性 患者能够调整与吞咽功能障碍相适应的饮水的形态及种类，缓解摄取水分带来的痛苦 患者可以从饮料与进食中摄取足量的水分

实施	依据
1. 摄取水分 （1）饮水量	●老年患者所需水分量的简易计算公式（根据体重）： $25 \sim 30$（毫升）× 体重（千克）=1 天的所需水分量。这个公式可以计算出的量只是推测量，可以认为是必要的最低限度的量；如果有发热等情况，需要量也会增加；有类似情况时，要乘上标准体重进行计算
（2）理解足量饮水的重要性 ·向患者说明饮水的重要性与饮水量 ·了解患者是否误解饮水的重要性，如果有误解，加以解释 ·患者是否在有意识地限制水分摄入等	●很多老年患者为了避免起夜而有意识地控制饮水。老年患者夜间卧床时，肾脏血流量增加且肾脏对抗利尿激素的感受性降低等，使夜间排尿次数增加，在此背景下是很难通过白天限制水分来控制夜间排尿次数的。事实上，限制水分带来的风险会更大 ●有严重动脉硬化的老年患者，脱水带来的血液浓缩是加重血栓和栓塞的风险因素
（3）想办法使饮水变得容易 ·为了能充分饮水，应在患者触手可及的地方准备些水 ·为了使摄取量简单明了，在固定的容器里倒入足量水 ·在饮水的种类与形态上下功夫：增加黏稠度；考虑患者喜爱喝什么，将饮品调至适合饮用的温度等	●对以前没有饮水习惯的人来说，需要注意的是，反复劝说患者饮水会令他感到很不舒服
2. 营养摄取状况 ·有无食欲 ·饮食摄取量：特别是饮食中的水分含量 ·在食物形态（容易吞咽）和烹饪方法上下功夫 ·根据患者喜好，在口感好且富含水分的食品上下功夫：如粥、豆腐和果冻等 ·选择那些量少而营养成分高的食品	●脱水时多伴有食欲降低，由于从饮食中摄取的水分含量占经口摄取水分量的 $1/3 \sim 1/2$，所以充分进食是预防脱水和早日康复的关键

4　护理焦点	护理目标
逐渐扩大与症状相适应的生活行为，能够维持脱水前的日常生活活动	患者能够结合身体状况独立进行日常生活活动 防止皮肤受到压迫与摩擦，不发生压疮 即使有倦怠感，患者也能保持自己做事的动力

实施	依据
1.预防日常生活活动能力降低 ·急性期脱水要确保输液，并卧床静养 ·在脱水症状得到缓解后，逐渐恢复日常生活活动至脱水前状态：排泄、饮食、洗浴、洗脸、口腔护理和更衣等 ·逐渐增加患者离床时间 ·为了防止因无力、眩晕导致的摔倒，监护患者的活动	●适当补给水分，常规补液两天来缓解脱水危机；但是，老年患者因基础疾病以及身体健康状况不同，恢复所需时间差距也颇大，所以有必要在认真观察患者的同时，增加患者的活动量 ●重要的是，对于患者脱水发病前的日常生活活动状况，要从家属那里收集信息，制订恢复的目标
2.预防压疮 （1）消除压迫与摩擦 ·使患者采取舒适体位 ·避免长时间处于同一体位（坐位或卧位），定期变换体位 ·抻平衣服、寝具上的褶子 ·不要引起擦蹭、摩擦 （2）保持皮肤清洁并注意保湿，尤其是压疮好发部位 （3）在床上及轮椅上使用减压垫 （4）观察患者全身皮肤状况	●低渗性脱水伴有末梢神经障碍，容易引起压疮，需要在确认脱水种类的同时给予相应的护理 ●多数发生脱水的老年患者，不仅是水分，甚至连食物都不能充分地摄取，可以预测营养低下是产生压疮的危险因素之一 ●出现压疮的一个很大原因是活动性降低，提高日常生活活动能力，可预防压疮发生
3.精神活动 ·在倦怠感很强的时候，设法在床上进行心情转换 ·设法打招呼以提高患者的活动欲望以及离床的欲望 ·反复巡视病房以增加与患者会话的机会	●由于脱水患者有很强的倦怠感，因此往往愿意卧床休息。重要的是帮助患者消除焦虑情绪以及预防精神功能障碍 ●从患者及其家属那里收集日常生活史以及兴趣特长等信息，劝告患者做一些有兴趣且力所能及的活动

相关项目

若想了解更详细的情况，可以参照下述项目。

影响到脱水的障碍与状态

"进食吞咽障碍"（P412）：确认有无引起进食摄取量减少的吞咽障碍。

脱水相关风险

"废用综合征"（P625）、"压疮"（P325）：确认是否有由倦怠感及意识障碍所造成的活动性降低，进而有产生废用综合征以及压疮的危险。

"老年性皮肤瘙痒症"（P306）：确认是否可见皮肤干燥增强，瘙痒恶化。

木岛辉美

病理生理

　　人体中的水含量（体液），成人约占到体重的 60%，老年人则可降到体重的 50%。在 60% 的水含量中，有 40% 存在于细胞内，称之为细胞内液；剩下的 20% 存在于细胞外，称之为细胞外液。细胞外液中有 4% 为血浆，有 1% 为淋巴液以及脑脊髓液，剩余的 15% 储存在细胞间质中，称之为组织间液。

　　水肿是细胞外液中的组织间液异常增多的状态。血液、淋巴液和组织间液之间，不断通过体液的渗出与吸收进行流动，正常情况下保持一定量的组织间液。当体液流动出现障碍时，体液停滞在细胞间质中产生水肿。一般来说，若体重增加了 2～3 千克以上，皮肤绷紧，指压后可见压痕（压窝）时，就可以在体征上诊断为水肿。

　　水肿，多数是由需要进行全身管理的疾病引起的。另外，出现水肿的皮肤容易受伤。所以，局部皮肤护理这时候就显得尤为重要。

　　老年人群出于心脏功能以及肾功能降低、低营养、组织压降低、运动量减少等多种因素，处于容易发生水肿的状态。因此，在日常生活中要及时发现水肿，并对产生水肿的原因进行预防，进行有效护理。

病因及影响因素

　　发生水肿有两个相关因素，即局部因素和全身因素。局部因素是指与毛细血管和组织间液之间的液体流动有关的因素。全身因素是指与体液排泄和通过电解质调节体内水含量等肾脏功能及激素水平有关的因素（表 3-3-1）。

表 3-3-1　水肿发生因素

分类		发生因素
局部因素	毛细血管血压上升	静脉毛细血管血压升高导致组织间液无法回流到血管，进而发生水肿
	血浆胶体渗透压降低与组织间液胶体渗透压上升	血浆中的蛋白质减少以及毛细血管内皮细胞的通透性亢进，造成血浆中的蛋白质通过毛细血管膜进入组织间液，导致抑制水分的胶体渗透压在血浆侧降低、在组织间液侧升高，进而产生水肿
	组织压降低	皮下组织中的弹力纤维形成组织压，这是可以将液体从组织间液退回到血管内的力量。所以，皮下组织粗糙、弹力纤维少的眼睑和脚背等处容易发生水肿，老年人的组织压一般都很低
	淋巴液淤积、淋巴管闭塞	10% 的组织间液通过淋巴管回流，若淋巴管堵塞则淋巴液会漏进组织间隙造成组织间液的胶体渗透压上升，进而发生水肿
全身因素	肾功能降低	肾小球的水和钠的滤过功能以及肾小管的再吸收功能出现障碍等，会导致水代谢障碍
	与水和钠代谢有关的激素分泌异常	如果机体大量分泌促进钾排泄的醛固酮以及促进水再吸收的抗利尿激素的话，就会导致循环血液量增加引起水肿，这是促进钠与水再吸收的激素分泌亢进所致
	肾脏血流分布异常	如果肾单位的血流量减少则会使肾素分泌增多，并促使醛固酮的分泌增加导致水肿

症　状

· 皮肤的变化：有压痕，主诉水肿，皮肤颜色改变，皮肤温度降低、干燥等。

· 尿量减少与尿的性质改变（蛋白尿等）。

· 体重增加。

· 四肢屈伸困难以及手指握持困难等。

· 全身倦怠感、无力感。

· 不安、不快和焦躁等。

诊断与检查

首先需要明确是局部水肿还是全身水肿（表 3-3-2）。当水肿局限于狭小范围时，就是局部性的。

表 3-3-2　水肿的种类与特征

水肿类型		病因	特征（症状与体征）	水肿以外的其他症状
局部水肿	静脉水肿	血栓性静脉炎、静脉瘤、恶性肿瘤等	静脉因炎症而出现紧绷，伴随有发红、疼痛和发热	静脉怒张、色素沉淀、溃疡形成、皮肤炎症
	淋巴水肿	淋巴结切除、淋巴管炎、放射线照射等	发生在四肢靠近躯干的部位，有糜烂性肿胀	若逐渐恶化并慢性化，有时会引发硬皮病
	炎性水肿	炎症、风湿、过敏等	以炎症部位为中心出现肿胀	有发红、发热、压痛等炎性反应
全身水肿	心源性水肿	心律不齐、心肌梗死、心脏瓣膜病等	受重力影响，卧位时腰背部、下肢水肿严重	咳嗽、呼吸困难、端坐呼吸、肝大等
	肾性水肿	肾功能不全、肾病综合征	不受重力影响，呈现全身性水肿，眼睑等面部水肿严重	倦怠感、食欲减退、蛋白尿、高血压等
	肝性水肿	肝硬化、肝炎、肝癌等	因为肝硬化出现明显腹水	伴随有黄疸等肝病症状以及脾大和蜘蛛痣等门脉高压的症状
	营养不良性水肿	营养不良、吸收不良综合征、恶性肿瘤等	下肢水肿严重，卧位时在腰背部可见水肿	血清总蛋白、白蛋白以及胆固醇等降低
	内分泌性水肿	甲状腺功能低下、慢性淋巴细胞性甲状腺炎	水肿主要出现在下半身	呈现倦怠感等甲状腺功能低下的症状
	药物性水肿	激素制剂、解热镇痛药、降压药等	症状和体征因药物的不同而异	因药物的不同而异

　　·问诊、望诊、触诊和听诊等检查：体温、脉搏、呼吸、血压、体重、水分出入量、四肢周长、腹围等。

　　·观察水肿症状：压痕的有无（用手指使劲按压胫骨以及骶骨等骨表面的皮下组织 5 ~ 10 秒，松开手指，观察凹陷的程度）、硬度、发红、发热和有无压痛等。

　　·既往史与现病史：心脏病、肾脏病、肝脏病、甲状腺疾病、肿瘤和服药史等。

　　·检查有无水肿以外的其他症状。

　　·基本检查：尿检、胸部 X 线检查、心电图、末梢血液检查、血液生化检查等（图 3-3-1）。

·由基本检查结果推定的水肿相关疾病的检查：肾功能检查、尿酚红排泄（PSP）试验、肌酐清除率、循环功能检查（心电图、静脉压检查）、下肢静脉造影等。

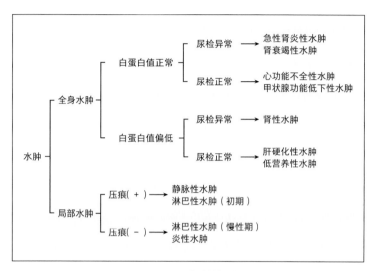

图 3-3-1　水肿的鉴别

常见并发症

若水肿持续，皮肤有缺氧、营养不足、抵抗力降低等表现，容易发生外伤以及感染等。

水肿恶化导致肺水肿或腹水，提示产生水肿症状的相关疾病有恶化危险。

水肿导致四肢可动性降低，出现倦怠感和活动性低下，有摔倒的危险。

治　疗

清洁与保护皮肤和黏膜

预防外伤：选择对皮肤刺激性小的睡衣，注意皮肤保湿，勤修剪指甲等。

保持清洁：特别注意口腔、眼睑和会阴等部位的清洁，清洗时不要使劲擦蹭。

预防压疮：避免长时间保持同一体位，在垫子的使用方面多想办法。

促进血流

保温：可以使用罨法、洗浴以及调整室温的方法保温。

体位设计：在抬高上下肢等末梢部位以及确保适当的卧床时间上下功夫。

消除衣服所造成的压迫，对身体进行按摩等。

结合导致水肿症状的疾病进行全身管理

结合导致水肿的疾病进行静养，进行营养管理、盐分和水分出入量的管理以及药物管理等。

水肿老年患者的护理程序

护理要点

老年患者往往心脏功能和肾脏功能低下，容易出现低营养状态。另外，年龄增长、组织压降低容易导致水肿。在此基础上若有运动功能障碍、活动量减少、肌肉泵功能（通过肌肉收缩使静脉血回流心脏）降低，发生水肿的概率更大。因此，老年人比青年人更容易出现水肿。所以对患者的日常观察与帮助十分重要。

水肿的皮肤容易受伤，要特别保护。特别是老年患者，由于身体活动减少以及认知能力下降，很难自行采取有效的预防方法。与此同时，重要的是，明确引起水肿的原因并对症处理。

出现水肿症状，往往预示隐藏着疾病。对于老年患者来说，需要特别了解既往史进行预防性处理，同时，需要掌握水肿以外的其他症状以及全身症状，努力防止引起水肿症状的疾病的恶化。

改善和预防水肿的护理要点

保护皮肤和黏膜，促进血液循环

发生水肿的组织会因为水分过剩而绷紧，且因为循环障碍导致缺氧和营养不足，出现皮肤温度下降、代谢障碍。水肿的皮肤容易受伤，且容易受感染，需要花费时间进行恢复。为了不引起皮肤二次损伤，优先清洁和保护皮肤。与此同时，为了减轻水肿，有必要管理电解质和水分的出入量以促进血流循环。关于老年患者常见的因长时间使用同一姿势压迫皮肤而引起的水肿，应抬高水肿部位的肢体，并做一些轻度的运动进行锻炼。这些方法可以有效减轻水肿。

根据水肿病因进行生活护理

以下疾病易产生水肿，如心脏病、肾脏病和肝脏病等。这些疾病是老年人群患病率高的疾病。由于老年患者患有这些疾病，又往往服用多种药物，水肿可能与正在服用药物的副作用有关。另外，牙齿缺损和嗜好改变以及消化吸收障碍等情况容易引发低营养状态。考虑到老年患者发生的水肿症状很可能是多种因素所致，因此不能局限于对症治疗水肿，重要的是需要明确产生水肿的原因，并结合生活提供帮助来预防水肿发生。

Step1 护理评估 ｜ Step2 明确护理焦点 ｜ Step3 护理计划 ｜ Step4 护理实践

收集与分析资料		
	主要资料	分析要点
疾病相关资料	现病史与既往史、症状 ·水肿出现的时期与经过 ·水肿的症状与伴随症状 ·有无产生水肿的基础疾病	□水肿出现的时期与经过：水肿是突然发生的还是逐渐恶化的；在一天之内有无变化等 □水肿的部位是全身性的还是局部性的，压痕深浅如何 □有无水肿症状，如尿量减少、体重增加、皮肤温度下降、皮肤干燥、四肢屈伸困难、全身倦怠感等 □有无水肿伴随症状，如呼吸困难、发热、全身倦怠感等 □产生水肿的既往疾病（如心脏病、肾脏病、肝脏病、甲状腺疾病等）
	检查与治疗 ·除对水肿的基础检查之外，还要对推断的原发疾病进行相应的检查 ·有无因药物或输液等治疗而产生的影响	□检查结果：从血检、尿检、心电图检查等结果中预测病因 □是否服用了可能引起水肿的药物，是否过度输液等
生理因素	运动功能 ·水肿及原发病是否对身体活动有影响 ·身体活动降低是否出现相应并发症	□是否出现了水肿导致的四肢屈伸困难等情况 □是否能够观察到原发疾病的症状（如倦怠感、呼吸困难、食欲减退、发热等） □倦怠感及身体活动降低以及治疗和处置所致的身体活动限制，是否导致了压疮和肌力下降等并发
	认知功能、语言功能 ·是否能够主动报告水肿症状 ·患者对水肿的理解	□发生水肿的部位有无疼痛和瘙痒等；患者是否能够将水肿症状报告给医生或护士 □减轻水肿与预防水肿，能否得到患者的理解与配合
	感觉与知觉 ·有无皮肤干燥、瘙痒和疼痛等	□在发生水肿的部位是否感到疼痛（自发痛、压痛）、干燥以及瘙痒等 □在发生水肿的部位是否可见挠破伤以及压疮等
心理和精神因素	健康观、意向、自知力、价值观、信念与信仰 ·对水肿症状及原发疾病的认识	□患者打算如何接受并处理水肿以及产生水肿的原发疾病
	心情与情绪、抗压力 ·水肿症状是否对心理造成影响：焦虑、欲望降低、丧失自信等	□患者是否因水肿而感觉不快；有无活动限制导致的焦虑以及焦躁情绪等 □是否因水肿导致的不适及全身倦怠感而降低了活动欲望 □患者是否因水肿导致体形变化而出现情绪低落

续表

主要资料		分析要点
社会文化因素	工作、家务、学习、娱乐、社会参与 ·水肿症状是否影响到履行角色和社会活动等	□患者是否因为全身倦怠感及身体活动减少对以往所参加的活动感到力不从心 □患者是否因为水肿带来的体形变化而回避与他人交往
活动	活动欲望、个人史、意义、展望 ·水肿的症状及治疗所致的活动限制，是否影响活动欲望 ·是否有活动量降低导致的次生影响	□是否因水肿造成的全身倦怠感及身体活动减少、治疗处所致的活动限制等，降低了患者参加活动的欲望 □从原发疾病症状判断活动耐力如何（是否有心肺功能、肾功能、肝功能低下等） □是否由倦怠感和治疗等导致患者行动受到限制；患者是否长时间采取同一个体位（坐位或者卧位） □是否由倦怠感以及静养导致患者日常生活活动能力降低
休息	睡眠、身体的休息 ·水肿和原发疾病的症状以及处置是否影响睡眠	□水肿部位的不适感（瘙痒、发冷）以及原发疾病的症状（咳嗽、呼吸困难）等是否妨碍患者的睡眠 □将水肿肢体抬高或者改变体位减轻对肢体的长期压迫，是否能保证患者舒适
	心理、社会和精神的休息 ·对静养疗法的理解以及有无心理影响 ·是否有利于休息的环境	□患者是否理解因水肿症状以及原发疾病而卧床静养的目的；若不理解，应该如何应对 □患者是否因被强迫卧床静养感到焦虑 □患者是否处于自由卧床和将水肿部位抬高的环境中
饮食	备餐、食欲、进餐行为、咀嚼与吞咽功能 ·治疗给食欲带来的影响 ·水肿及倦怠感给进餐带来的影响	□是否因为限盐导致食欲降低；能否告知自己的饮食嗜好等 □水肿导致手指灵巧性降低，是否影响进餐 □是否因水肿以及倦怠感等症状而在进餐姿势上出了问题
	营养状态 ·水分和食物的摄取量 ·水分进出量、营养状态、体重变化等	□是否能够理解为什么限盐以及限制饮水量；是否因受到限制而焦虑 □是否可见体重的变化（一日内的变化） □能否摄取到所需的营养（特别是蛋白质）
排泄	尿意和便意、排泄动作 ·水肿以及倦怠感对排泄动作的影响	□是否因为水肿以及倦怠感导致上厕所、脱穿衣服、排泄收尾善后等动作变得困难
	尿和便的排泄、性状 ·尿和便的排泄量及性状	□尿量、排尿次数、尿的性状如何 □水分的进出量如何 □有无便秘或者腹泻（有无因水肿影响脏器功能）

续表

主要资料		分析要点
清洁	清洁 ·皮肤和黏膜的清洁与保护 ·皮肤是否干燥、瘙痒、发红等	□水肿及倦怠感是否给洗浴、更衣、洗手、口腔护理、刮胡须等动作带来影响 □患者是否理解清洁和保护皮肤及黏膜的重要性 □皮肤及黏膜的清洁是否得到了保持（洗浴及擦拭等情况，正在使用的浴液类型，口腔护理情况等） □皮肤和黏膜的干燥状况如何；保湿护理概况（保湿膏的涂抹以及房间的温度和湿度等）如何 □皮肤是否有瘙痒以及发红和挠破的痕迹 □是否由于长时间处于同一体位，压疮好发部位可见发红等
	修饰 ·选择对皮肤刺激性小的服装	□能否选择对皮肤压迫较少的服装
人际沟通	方式、对象、内容、目的 ·水肿是否影响社会活动	□能否告知瘙痒、疼痛和倦怠感等 □是否因水肿造成的体形变化而回避与他人交流

评估要点（病理生理与生活功能思维导图指南）

　　老年患者的水肿与多种疾病相关联，发生机制相当复杂。观察水肿状态的同时，不要忽略治疗导致水肿的原发疾病，预防原发病恶化也很重要。由于皮肤循环障碍、皮肤干燥等使水肿皮肤非常脆弱，所以有必要促进血液循环保护皮肤。另外，在原发疾病治疗中，往往需要限盐限水，老年患者被剥夺了进餐的快乐。有水肿的老年患者中营养状况低下者颇多，有必要在遵守限制要求的同时，帮助患者得到进餐满足感。我们需要以此为中心开展水肿老年患者的护理。

水肿老年患者的病理生理与生活功能思维导图

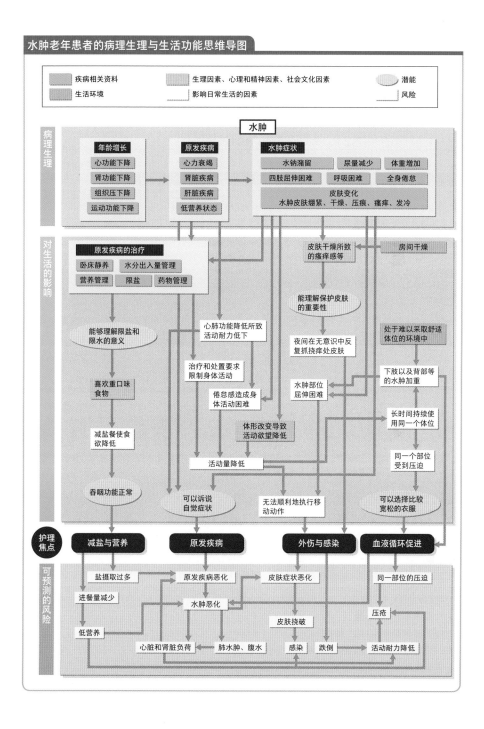

| Step1 护理评估 | Step2 明确护理焦点 | Step3 护理计划 | Step4 护理实践 |

明确护理焦点
#1　患者水肿原发疾病病情稳定，水肿减轻
#2　通过清洁与保护水肿皮肤，能够安全度过水肿期，不发生皮肤以及黏膜问题
#3　通过选择食物的形态以及调味，能够摄取所需营养物质
#4　通过适当活动与适度休息，避免压迫皮肤，促进血液循环

| Step1 护理评估 | Step2 明确护理焦点 | Step3 护理计划 | Step4 护理实践 |

1　护理焦点	护理目标
患者水肿原发疾病病情稳定，水肿减轻	能够早期发现原发疾病的恶化先兆 能够结合原发疾病进行处置 患者水肿减轻
实施	依据
1. 水肿的观察 ·水肿部位：眼睑、面部、上下肢、足背、胸部、腹部、背部、臀部和会阴部等 ·水肿程度：皮肤的颜色、光泽和干燥程度，有无压痕，四肢以及腹部的周长等 ·体重测定：每日早晚各一次 ·水肿伴随症状：全身倦怠感、无力感、四肢屈伸与手指握持困难、眼睑和面部微肿、不舒服等	●水肿程度因原发疾病的差异而有所不同 ·急性肾炎：两眼睑水肿严重，但不受重力影响 ·右侧心力衰竭：受重力影响，傍晚下肢水肿加重 ·肝性水肿：腹水显著 ●一般在双下肢留有很重的压痕时，可以认为体内潴留有 2～3 升水分，为此，重要的是掌握体重的变化，不仅需要每天监测水肿体征的变化，而且需要关注一日内的体重变化
2. 全身状态的观察 （1）生命体征：血压、脉搏、呼吸、体温 （2）确认水肿以外的其他症状 ·端坐呼吸：心力衰竭、肝硬化等 ·蛋白尿：肾病等 ·血清白蛋白低下：营养不良、肝硬化、肾病综合征等 ·腹水：肝硬化等 ·颈静脉怒张：心力衰竭等 （3）观察水分的出入量 （4）观察尿的排泄次数、量和性状 （5）营养状态：饮食摄取量，血液检查 （6）肾功能检查、循环功能检查、肝功能检查等 （7）是否服用了引起水肿的药物	●不仅要观察局部变化，还需要观察全身状态 ●进行综合性判断，从水肿特征和水肿以外的其他症状及检查结果中，确定引起水肿症状的疾病 ●易产生水肿副作用的药物有肾上腺皮质激素制剂、性激素制剂、非类固醇类抗炎药、降压药等

续表

实施	依据
3.药物治疗和处置 ·药物治疗：利尿剂，洋地黄制剂（强心剂）， 氨基酸制剂（蛋白质补充）等 ·正确给药 ·观察药物的作用与副作用 ·处置：测定血压时，袖带不要缠在水肿部位； 避免在水肿部位使用胶带，用绷带松松地缠上	●利尿剂可导致低钾血症等，存在破坏电解质平衡 的危险；老年患者很容易发生脱水，需要加以注意 ●夜间排尿增加影响睡眠时，有必要调整服药时间

2　护理焦点	护理目标
通过清洁与保护水肿皮肤，能够安全度过水肿 期，不发生皮肤以及黏膜问题	能够保持皮肤和黏膜的清洁 能够采取应对措施来保护皮肤和黏膜 患者不发生外伤、压疮和感染等并发症

实施	依据
1.保持清洁 ·保持皮肤和黏膜（口腔、眼睑、会阴部）的 清洁 ·在擦拭或清洗时，不要使劲擦蹭皮肤 ·要使用对皮肤刺激小的弱酸性浴液，使用保湿 效果好、无添加剂的浴液 ·口腔护理要使用软毛牙刷 ·在清洁护理后使用低刺激性的膏霜对患者进行 皮肤保湿	●水肿部位的皮肤薄而紧绷，容易因刺激而受到 损伤 ●眼睑部位水肿导致分泌物增加，容易引起结膜炎 ●口腔黏膜水肿容易引起口腔炎症以及腮腺炎等 ●发生水肿的部位，由于汗腺和皮脂腺的功能降低， 皮肤干燥皲裂，这也是引起瘙痒的原因
2.预防外伤和压疮 ·将指甲剪短，避免挠伤皮肤 ·选择柔软的睡衣以及寝具 ·通过定时变换体位及位置控制、使用除压垫等 方法预防压疮 ·选择合脚的鞋 ·在移动时充分注意，避免跌打伤、碰擦伤 ·在步行、移乘时要避免患者摔倒	●出现外伤和炎症时，局部水肿会恶化，引起继发 性感染，可能延迟恢复 ●水肿部位的血液循环差，皮肤薄而干燥，且非常 脆弱，水肿患者多数伴有低营养，容易发生压疮 ●如果是整天穿鞋生活，即便在早上穿着的鞋子还 刚刚好，但到了傍晚就觉得挤，这是一天下来下 肢在重力作用下产生水肿导致脚肿胀的缘故，这 种情况下往往容易发生摩擦伤和压疮 ●下肢水肿严重时，患者有时会步履不稳，对此需 要多加注意

3　护理焦点	护理目标
通过选择食物的形态以及调味，能够摄取所需营养物质	尽管是低盐饮食，也可以通过选择菜单而吃得香甜可口 通过摄取少量高营养食品来补充所需营养 患者能够适当饮水，并且不出现水肿加重或者脱水 能够定期排便

实施	依据
1.饮食护理技巧 ·限盐：尽可能设法使菜单符合患者的嗜好；理想的限盐目标是 5 克／日，老年患者则为 7 ~ 8 克／日 ·限制水分：以一天的排尿量为饮水量的指标，可根据发热及出汗的程度加以调整 ·补充优质蛋白：设法在食物的形态上和烹饪方法上下功夫 ·选择量少而高营养的食品 2.调整通便 ·确认排便并观察腹部症状 ·掌握进餐量及进餐内容 ·摄取易消化的食品 ·结合症状实施腹部罨法和按摩 ·在难以顺利排便时探讨如何给药	●无论钠盐是不是产生水肿的原因，由于肾脏水钠调节发生障碍，有必要限盐和限水 ●老年患者往往口重，低盐饮食可能引起患者食欲减退，需要想办法解决 ●血浆蛋白降低会引起血浆胶体渗透压下降，进而加重水肿；由于老年患者容易发生低营养等，故而有必要积极摄取蛋白质，对于急性肾炎患者则需要限制蛋白质的摄入 ●水肿不仅出现在皮肤，在消化系统也可能有水肿，这容易引起食欲减退、消化吸收功能障碍、排便异常及腹部胀满等

4　护理焦点	护理目标
通过适当活动与适度休息，避免压迫皮肤，促进血液循环	能解除衣物以及寝具的压迫 保温以及按摩等方法促进患者血液循环 可以结合水肿以及生活等实际情况，调整体位

实施	依据
1.解除压迫 ·穿宽松的衣服、内衣和袜子 ·避免长时间同一个部位受压：进行体位变换，频率要比平时更高一些 ·在床和轮椅上使用除压垫	●衣服太紧会引起循环障碍，加重水肿 ●身体的下肢部位，由于重力关系，容易水肿加重；若长时间持续受压，会导致氧和营养素的供给降低，容易发生压疮

续表

实施	依据
2. 促进血液循环 ·保温：温罨，洗浴，通过调整室温及穿着来调节身体温度 ·按摩：可使用乳胶垫来减轻摩擦，从末梢向中心方向按摩，也可活用波动式按摩器等 ·活用弹力袜 ·轻度运动：在床铺上可通过自主运动或其他方法做仰卧起坐运动以及伸展运动等	●发生水肿的皮肤，由于血液循环障碍而变冷；通过洗浴等可扩张血管，促使组织间液回流进而保温，使全身热起来，增加肾血流量，进而促进排尿 ●温罨法及洗浴有烫伤的危险，因此需要考虑热水袋和洗浴水温使用稍低一点的温度 ●有运动功能障碍的老年患者，一日内的活动量容易减少，以致肌肉泵难以发挥作用，适度的运动会有一定的效果 ●过度运动会增加心脏以及肾脏的负担，导致蛋白质代谢亢进，有水肿加重的风险，对此需要注意
3. 卧床静养和体位摆放技巧 **（1）确保卧床静养** ·卧床、解除焦虑等 **（2）体位摆放技巧** ·患者采取舒适的体位 ·四肢水肿严重：抬高水肿部位肢体 ·有呼吸困难：采取坐位、半坐位 ·避免长时间处于同一体位（坐位或卧位），定期变换体位	●卧床静养可以减轻心脏、肾脏的负担，增加有效的循环血量，抑制醛固酮分泌，从而增加排尿量 ●有运动功能障碍的老年患者，往往长时间采取坐位，当老年患者患瘫痪时，组织压会降低，在重力的影响下下肢容易出现水肿 ●有心力衰竭时，卧床休息有利于减轻水肿，但是由于回流心脏的血液急剧增加，造成呼吸困难的进一步恶化，并使患者心脏负荷增大，故应当取半坐位

相关项目

若想了解更详细的情况，可以参照下述项目。

水肿的原因与诱因

"心力衰竭"（P240）：确认是否观察到心力衰竭伴有水肿。

水肿相关风险

"压疮"（P325）：确认是否有皮肤供氧和供应营养素不足以及活动低下的情况，这是发生压疮风险的因素。

"老年性皮肤瘙痒症"（P306）：确认是否有皮肤干燥所致的瘙痒恶化。

水肿患者的护理

"饮食"（P21）：因为限制盐分摄入等造成食欲低下，探讨能使患者吃得香甜的技巧。

山下泉美

病理生理

排尿机制

排尿的机制是，首先感知尿意，引起排尿中枢兴奋，通过骨盆神经将信号传递到膀胱和尿道，膀胱逼尿肌（膀胱外周的排尿肌）收缩，作为排尿阀门的内括约肌松弛，开始排尿（图 3-4-1）。

排尿障碍的概念

一些原因使排尿过程处于受阻碍状态称为排尿障碍。排尿障碍可分为膀胱无法蓄尿的储尿障碍（尿失禁），膀胱无法排尿的排尿障碍（尿潴留），以及二者兼有的储尿排尿障碍（膀胱过度综合征）。主要的排尿障碍有尿失禁、排尿困难、尿频和膀胱过度活动等（图 3-4-2）。

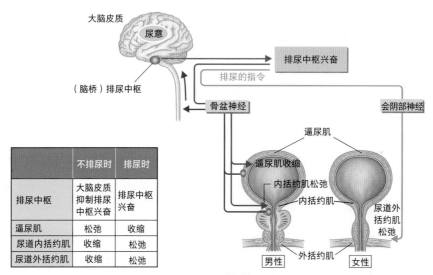

	不排尿时	排尿时
排尿中枢	大脑皮质抑制排尿中枢兴奋	排尿中枢兴奋
逼尿肌	松弛	收缩
尿道内括约肌	收缩	松弛
尿道外括约肌	收缩	松弛

图 3-4-1　排尿机制

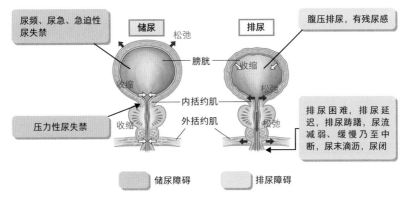

图 3-4-2　排尿障碍的症状与部位

病因及分类

排尿障碍的疾病与病理生理

有多种疾病可出现储尿障碍与排尿障碍等，病理改变比较复杂。导致排尿障碍的疾病可划分为前列腺、下尿路、盆腔脏器、神经系统病变以及其他类型（表 3-4-1）。

众所周知，排尿障碍发生率随着年龄增长而增加。在中老年男性中，前列腺增生是常见的排尿障碍病因，是最有代表性的疾病。储尿障碍的常见疾病为尿道狭窄与盆腔脏器脱垂等。尿失禁的常见疾病有膀胱逼尿肌异常、盆底肌衰弱以及尿路感染等。

排尿障碍的种类

尿失禁

尿失禁，即尿液不随意志控制，无意识地流出来的状态，也成为卫生和社会的问题。根据失禁情况以及原因的不同，将其划分为六类，具体见表 3-4-2。压力性尿失禁多发于女性，充盈性尿失禁则多伴有重度排尿障碍。

排尿困难

患者处于尿液很难排出的状态。

尿　频

患者主诉排尿次数过多的状态，频率随着年龄增长而增加。

膀胱过度综合征

具有尿意迫切症状的综合征，通常伴有日间尿频和夜间尿频。根据原因的不同可以分为储尿障碍与排尿障碍。

神经源性膀胱

这是一种控制下尿路的神经系统受到损伤，从而使膀胱功能受到阻碍的疾病。由中枢神经和末梢神经疾病引起。多数情况下排尿障碍（如排尿困难等）和储尿障碍（如尿频、尿失禁等）两类症状同时存在。

表 3-4-1　导致排尿障碍的疾病和病理生理

前列腺与下尿路病变	前列腺疾病	前列腺增生（伴有或不伴有下尿路闭锁者）、前列腺炎、前列腺癌
	膀胱疾病	膀胱炎、间质性膀胱炎、膀胱癌、膀胱结石、膀胱憩室、膀胱过度综合征
	尿路疾病	尿道炎、尿道狭窄、尿道憩室
盆腔脏器病变	盆腔脏器脱垂	
	子宫肌瘤	
	分娩（次数、新生儿体重）、便秘、产科并发症、盆腔术后	
神经系统病变	脑部疾病	脑血管疾病、痴呆、帕金森病、多系统萎缩症、脑肿瘤
	脊髓疾病	脊髓损伤、多发性硬化症、脊髓肿瘤、脊椎变性疾病（脊椎管狭窄症、椎间盘疝）、脊椎血管疾病、脊柱裂
	末梢神经疾病	糖尿病
	其他	自主神经系统活动亢进
其他因素	雌激素缺乏、药物副作用、多尿、睡眠障碍、心因性疾病、肥胖、高龄	

（日本排尿機能学会男性下部尿路症状診療ガイドライン作成委員会編：男性下部尿路症状診療ガイドライン．p.21，表 6，ブラックウェルパブリッシング，2008　および　日本排尿機能学会女性下部尿路症状診療ガイドライン作成委員会編：女性下部尿路症状診療ガイドライン．表 3，リッチヒルメディカル，2013 を参考に作成）

症　状

下尿路症状

排尿障碍的症状为下尿路症状（lower urinary tract symptom，LUTS）。下尿路症状可以分为储尿期症状、排尿期症状和排尿后症状等。

储尿期症状

可分为日间尿频（白天排尿次数多）、夜间尿频（起夜在一次以上）、尿意迫切感（突然产生很强的尿意无法忍耐）、尿失禁（漏尿）。

表 3-4-2　排尿障碍的种类

类型		症状	原因
尿失禁	压力性尿失禁	在咳嗽、打喷嚏、大笑、运动和拿重物等腹压增高时有少量尿液流出	因年龄、妊娠和分娩等造成盆底肌衰弱，尿道括约肌松弛
	急迫性尿失禁	有急迫尿意（突然产生强烈尿意）的同时或紧跟着就有尿液流出	由神经源性膀胱及前列腺增生导致膀胱不能按意志收缩
	功能性尿失禁	因为不知道厕所在哪儿，来不及去厕所而漏尿	排尿功能正常，主要是由日常生活中的动作和认知等功能障碍而出现失禁
	充盈性尿失禁	不能顺利排尿导致膀胱尿液充盈而促使少量尿液流出	由排尿障碍（尿闭、逼尿肌收缩力下降）导致
	混合性尿失禁	混合压力性尿失禁与急迫性尿失禁	包括压力性尿失禁原因与急迫性尿失禁原因
排尿困难		尿流缓慢，尿流分叉，尿流散乱，尿流中断，排尿踌躇，腹压排尿，尿末滴沥	前列腺增生和前列腺癌导致尿道狭窄；神经损伤；逼尿肌收缩力下降；药物副作用
尿频		虽然尿频的次数并不固定，但一般一天内的排尿次数在 8 次以上称为日间尿频；夜间为了排尿而起夜在 1 次以上可称为夜间尿频（依据：国际尿控协会）	多饮，多尿，药物（利尿剂、降压药等）副作用，抗利尿激素分泌减少，膀胱偏小，过敏性膀胱炎，残尿
膀胱过度综合征		除了尿意迫切感这一典型症状外，还并发日间、夜间尿频	可分为起因于神经疾病的神经性病因（脑血管疾病、帕金森病等）和无明显神经疾病的非神经性病因（年龄增长、盆腔脆弱化、盆腔脏器脱垂等）
神经源性膀胱		可见伴有刺激症状的储尿障碍（尿频、尿急、急迫性尿失禁、夜间尿频等）和闭塞症状（尿流缓慢、尿流中断、排尿踌躇、残尿感）的排尿障碍	脑血管疾病及脊髓损伤等造成神经系统病变，进而导致膀胱功能障碍

排尿期症状

尿流缓慢（尿流很弱）、尿流中断（尿线在中途断绝）、排尿踌躇（从有尿意到开始排尿要花一定时间）、腹压排尿（排尿时腹部使劲）、尿末滴沥（在排尿要完毕的时候，尿液会吧嗒吧嗒地往下滴落）。

排尿后症状

残尿感（排尿后还感觉没尿完），尿后滴沥（排完尿穿上内衣后，有尿液流出）。

诊断与检查

诊 断

问 诊

掌握患者的排尿状态（日间和夜间的排尿次数、排尿量和尿液性状，尿意的有无，尿意迫切感的有无，尿失禁、残尿感以及排尿时疼痛的有无，尿垫和尿兜等的使用有无）、既往史、与既往史相关的症状、服药情况、一日的生活、日常生活能力、睡眠与觉醒、认知功能状况、不安与担心等。症状评估一般使用主要下尿路综合征评分表（Core Lower Urinary Tract Symptom Score，CLSS）（表3-4-3）、国际前列腺评分表（IPSS）与生活质量量表（表2-11-1）和膀胱过度综合征评分表（Overactive Bladder Symptom Score，OABSS）（表3-4-4）等工具。

表 3-4-3 主要下尿路综合征评分表（CLSS）

主要症状问卷

下表中每个项目只选择一个符合本周症状的回答，将与回答相符的数字圈起来。

		排尿次数			
1	从起床到就寝	0	1	2	3
		7 次及以下	8～9 次	10～14 次	15 次及以上
2	夜间睡觉的时候	0	1	2	3
		0 次	1 次	2～3次	4 次及以上
		以下的症状，大约处于何种程度			
		没有	偶尔	经常	总是
3	想排尿达到无法忍受的程度	0	1	2	3
4	憋不住就漏尿了	0	1	2	3
5	咳嗽、打喷嚏和运动时就漏尿	0	1	2	3
6	尿流缓慢	0	1	2	3
7	排尿时得增加腹压	0	1	2	3
8	排尿后还感觉有尿	0	1	2	3
9	膀胱有疼痛感	0	1	2	3

续表

10	尿道有疼痛感	0	1	2	3

目前的排尿状况无改变、持续下去。你认为：

0	1	2	3	4	5	6
非常满足	满足	比较满足	不好说	心情沉重	讨厌	非常讨厌

（日本排尿機能学会男性下部尿路症状診療ガイドライン作成委員会编：男性下部尿路症状診療ガイドライン．p.44，表14，ブラックウェルパブリッシング，2008）

表 3-4-4　膀胱过度综合征评分表（OABSS）

以下的症状处于什么程度？每个项目中只选择一个与本周状态最接近的程度，把合适的数字圈起来。

序号	提问	分数	频率
1	从早晨起床到就寝小便几次	0	7 次及以下
		1	8～14 次
		2	15 次及以上
2	从就寝到早晨起床，起夜几次	0	0 次
		1	1 次
		2	2 次
		3	3 次及以上
3	是否有过急于排尿达到无法忍耐的程度	0	没有
		1	每周少于 1 次
		2	每周 1 次以上
		3	每日 1 次左右
		4	每日 2～4 次
		5	每日 5 次及以上
4	是否有过急于排尿无法忍耐而漏尿的经历	0	没有
		1	每周少于 1 次
		2	每周 1 次以上
		3	每日 1 次左右
		4	每日 2～4 次
		5	每日 5 次及以上
合计分数			分

（日本排尿機能学会過活動膀胱診療ガイドライン作成委員会编：過活動膀胱診療ガイドライン．第 2 版，p.105，リッチヒルメディカル，2015）

注：①膀胱过度综合征的诊断标准：尿意迫切感（提问 3）评分为 2 分以上且 OABSS 综合评分为 3 分以上。
②膀胱过度综合症重症度判断：OABSS 合计评分 5 分以下为轻度症状，6～11 分为中等症状，12 分以上为重度症状。

观　察

与排尿相关联的日常生活活动能力，排尿环境。

排尿日志

记录排尿时间，一次的排尿量，尿失禁的有无与失禁量，尿意迫切感的有无，残尿感的有无，食物及水分的摄取量等。

检　查

·尿检：鉴别泌尿系统疾病（尿路感染、尿路结石、尿道狭窄、膀胱癌等）。

·血检：测定血清白蛋白，评价肾功能疾病；诊断前列腺癌的敏感指标前列腺特异性抗原（PSA）的检测。

·超声波检查：用于诊断残余尿量、膀胱形态、膀胱癌、膀胱结石等。超声检查对身体的侵害少，易于实施。

·残尿测定：排尿后，立即测定膀胱内的剩余尿液。残尿测定有两种方法，即导尿和使用超声波（便携式残尿测定专用装置）。残尿的判定标准：排尿后膀胱内残余尿量在 50 毫升以下为轻度残尿，50 ~ 100 毫升为中度残尿，100 毫升以上为重度残尿。

·失禁度测试：对尿失禁的重症度进行客观评价。在饮水 500 毫升后进行压力性尿失禁诱导 1 小时，评价失禁量。本测试分为 1 小时失禁度测试和 24 小时失禁度测试。

·尿流动力学检查（urodynamic study，UDS）：对下尿路功能进行评价。该检查有尿流率测定、膀胱压力容积测定、尿路压力测试、腹压漏尿点压、内压尿流检查、尿道括约肌肌电图、尿流动力学影像等。

·内镜检查（膀胱和尿道内镜检查）：从尿道口插入内镜观察膀胱和尿道。

·排尿期膀胱尿道造影：评价膀胱是否变形，储尿时膀胱颈部是否变大，膀胱尿道是否有反流。

·静脉尿路造影：对由下尿路功能障碍导致的上尿路障碍以及膀胱 – 输尿管反流进行评价。

常见并发症

肾功能障碍、尿路感染、尿路结石、膀胱 – 输尿管反流、肾积水、膀胱萎缩等。

治　疗

·针对病因治疗：对引起排尿障碍的相关疾病进行治疗。

·排尿诱导：每隔一定的时间（2～4 小时）进行一次如厕诱导，对功能性尿失禁很有效。

·膀胱训练：设定排尿时间。在一次的排尿量达到 150～200 毫升以上时诱导如厕，适用于尿频、压力性尿失禁和急迫性尿失禁的患者。

·盆底肌训练：进行活动以锻炼盆底肌肉群，适用于压力性尿失禁和急迫性尿失禁的患者。

·药物疗法：对储尿障碍可使用抗胆碱能药、α 受体激动药、β 受体激动药（增大尿道阻力）；对排尿障碍可使用 α 受体阻断药（降低尿道阻力），胆碱受体激动药（增大膀胱收缩力）。

·间歇导尿：一日数次插入导尿管进行排尿，适用于排尿困难的患者。

·手术疗法：对重症储尿障碍患者可行膀胱扩大术或者实施尿道括约肌移植术，对使用药物治疗效果差的排尿障碍患者可行手术治疗降低尿道阻力。

·留置导尿：适用于通过手术疗法或者药物疗法不能得到改善的排尿困难患者、疾病终末期患者、没有护理人员行间歇导尿的患者。探讨实施留置导尿的必要性，注意严格评估适应证，不要随便使用。

排尿障碍老年患者的护理程序

护理要点

患有排尿障碍的老年患者，由于膀胱和尿道功能低下、老化导致的日常生活活动能力和认知能力低下，且出现相关障碍，往往很难舒适排尿。排尿是一种非常隐私的行为，不论谁都想尽可能独立排泄。

关于老年患者的排尿障碍，首先考虑的是高龄老化的原因。但重要的是掌握发病机制，以此为依据进行治疗和护理。

改善排尿障碍，缓和、解除老年患者排尿的痛苦和担心，这与符合患者特点的舒适生活密切相关。

※ 为此，要在日常生活中留意以下护理要点。

1. 确认老年患者向往什么样的生活，在尊重其意愿的基础上进行相应帮助。

2. 即使有排尿障碍，也要努力帮助患者规律生活。

3. 要根据排尿障碍的种类进行护理。

| Step1 护理评估 ▶ Step2 明确护理焦点 ▶ Step3 护理计划 ▶ Step4 护理实践 |

收集与分析资料		
	主要资料	分析要点
疾病相关资料	现病史与既往史 ·膀胱炎、前列腺增生、脑血管疾病、痴呆、帕金森病、糖尿病等 ·女性有无分娩史、月经	□引起排尿障碍的现病史和既往史 □分娩经历是否给排尿带来影响 □绝经后的雌激素降低是否引起排尿障碍
	症状 ·下尿路症状（尿频、尿意迫切感、尿流缓慢、尿流中断、排尿踌躇、腹压排尿、尿末滴沥、排尿后滴尿、残尿感等） ·尿失禁的类型	□在什么时候，出现了哪些下尿路症状 □属于哪种类型的尿失禁 □下尿路症状给日常生活带来什么影响 □下尿路症状是否对患者的精神层面造成了影响（情绪低落、抑郁、感到凄凉等）

续表

主要资料		分析要点
疾病相关资料	检查 ·下尿路功能评价 ·诊断排尿障碍	□引起排尿障碍的病因是什么
	治疗 ·行动疗法的内容与效果 ·药物治疗的内容与效果 ·手术治疗的内容与效果 ·其他治疗的内容与效果	□经治疗，下尿路症状是否得到改善 □是否出现了因治疗而引起的并发症
生理因素	运动功能 ·移动能力 ·姿势保持能力 ·手指的灵巧性	□有哪些现病史和既往史；年龄增长导致的日常生活活动能力下降是否给连贯的排泄动作带来影响
	认知功能 ·认识厕所的位置 ·理解连贯的排泄动作	□是否因认知功能障碍（记忆障碍、辨别力障碍、理解力降低、失能、失认、失语、执行功能障碍等）使连贯的排泄动作变得困难
	语言功能 ·尿意的告知 ·意愿的告知	□是否能够将尿意用语言告知他人 □是否能够将意愿以及所需要的帮助用语言告知护士
	感觉与知觉 ·视力与听力 ·尿意的感知	□视力与听力的降低是否影响连贯的排泄动作 □现病史和既往史是否阻碍尿意感知
心理和精神因素	健康观、意向、自知力、价值、信念与信仰、心情与情绪、抗压能力 ·对排尿障碍的认识 ·对带有排尿障碍生活的看法 ·对当下的治疗和护理的看法、意愿、不安与担心 ·对今后生活的希望、不安与担心 ·有无因患排尿障碍感到焦虑，以及缓解焦虑的方法	□如何接受既成事实的排尿障碍 □因患排尿障碍，生活发生了什么变化 □是否因排尿障碍而造成生活质量低下 □是哪里出现了问题导致了排尿障碍 □希望接受什么治疗与护理 □今后希望怎样生活
社会文化因素	角色与关系 ·家庭结构、关键人物、在家庭中承担的角色	□是否因排尿障碍导致家庭角色发生了变化 □家人是如何接受老年患者排尿障碍这一事实的；觉得存在哪些问题；希望今后怎样生活

续表

	主要资料	分析要点
社会文化因素	**工作、家务、学习、娱乐、社会参与** ·每天的生活安排，固定活动 ·有无工作及家务，具体的内容和频率 ·有无趣味活动，具体的内容和频率 ·对参与社会活动的看法	□是否因排尿障碍限制了参与社会活动 □是否因排尿障碍对参与社会活动持消极态度
活动	**觉醒** ·在活动时是否打瞌睡	□是否因夜间尿频不能熟睡，并影响到白天的活动
	活动欲望、个人史、意义、展望 ·对参加活动的欲望 ·当下的兴趣是什么，对日间生活安排的看法	□是否因为有尿失禁、尿频和尿意迫切感而减少了外出以及与他人的交流 □是否有什么好方法能使有排尿障碍的患者继续参与喜好的活动
休息	**睡眠** ·因为起夜而影响熟睡感 ·日间的疲劳感、困倦 ·昼夜的卧床时间与睡眠时间	□因尿频起夜是否影响了睡眠 □疲劳感及困倦是影响白天的活动
	身体、心理、社会和精神的休息 ·下尿路症状导致的身体和心理痛苦	□患者是否因多次上厕所等下尿路症状而产生疲劳感 □是否由尿失禁导致焦虑与紧张，在心理上感到痛苦
饮食	**备餐、食欲** ·进食前排尿	□能否为进餐做好准备，在进食前去厕所，以免因为排尿中断进食
	进餐行为、咀嚼与吞咽功能 ·进餐花费的时间 ·进餐时感到尿意 ·吞咽困难、吞咽障碍的情况 ·牙齿、牙龈和口腔黏膜的状况	□尿频、尿意迫切感和尿失禁是否妨碍了患者集中精力进餐 □进餐和饮水是否因吞咽障碍而受到影响 □口腔干燥（抗胆碱能药物副作用）是否影响进餐和饮水
	营养状态 ·食物及水分摄取量的变化 ·咖啡因及酒精的摄取状况 ·脱水症状 ·身高、体重、BMI、体重变化 ·血液检查数据	□是否存在食物及水分摄取量降低影响到营养状态的情况 □是否因为担心尿失禁，限制食物以及水分的摄入量 □咖啡因摄取是否引起尿频 □酒精的摄取是否引起尿量的增加

续表

主要资料	分析要点
排泄 蓄尿与蓄便 ·尿频、尿意迫切感和尿失禁的状况	□能否感觉到尿意频繁，间隔的时间多长 □在何种情况下发生尿失禁
尿意与便意 ·尿意的感知 ·尿意的告知方法	□是否能够感知到尿意 □是否能够将尿意按照自己意愿告知他人
排泄动作 ·站起来的动作 ·去厕所的移动动作 ·坐姿保持状况 ·衣服的脱穿方法 ·尿壶及便器的使用方法 ·善后和洗手的方法	□日常生活活动能力下降与活动障碍是否妨碍排泄动作 □患者能否理解连贯的排泄动作并付诸行动
尿与便的排泄、性状 ·排泄场所的环境 ·尿的排泄次数、量、性状和时间， 　有无下尿路症状 ·便的排泄次数、量、性状和时间， 　有无大便失禁、便秘	□是否有能够保护隐私并可以安心排泄的环境 □便秘是否导致堆积在大肠里的粪便压迫到尿道与膀胱， 　进而影响到储尿与排尿
清洁 清洁 ·会阴部和臀部的污染状况，保洁 　方法，皮肤状况	□下尿路症状是否造成会阴部及臀部污染 □是否因为身体障碍及认知功能障碍给会阴部和臀部的 　清洁带来影响
修饰 ·对穿衣打扮的关心和欲望 ·尿垫的使用	□应对下部尿路症状带来的疲劳感、不安和担心是否导 　致对穿衣打扮的关心和欲望下降 □是否由于使用尿垫对修饰打扮持消极态度
人际沟通 方式 ·意愿和想法的告知方式 ·尿意的告知方式	□使用什么方式（语言的、非语言的）向他人传达想法 □使用什么方式向护士告知尿意
对象、内容、目的 ·护理内容 ·与家人的关系 ·与他人的相处方式	□是否能够向护士传达需要的帮助 □有无能够就排尿的不安和担心以及今后的希望相互交 　谈的家人和友人 □是否因排尿障碍限制了患者与他人交流 □是否由排尿障碍导致与他人交流变得消极

评估要点（病理生理与生活功能思维导图指南）

排尿障碍根据种类的不同可以通过相应的治疗得到改善。重要的是，我们需要详细观察排尿障碍存在的症状，与医生共享信息。

排尿障碍相关症状的表现方式以及患者对症状的接受方式和程度，由于受到障碍程度以及年龄变化的影响而存在个体差异。因此要了解患者本人的想法（烦恼与希望），并在此基础上探讨相适应的护理方法。

患者往往因排尿障碍出现低落、着急、焦虑情绪，有时还会使活动范围缩小，影响生活节奏。因此，需要营造一个患者可以安全排尿的环境，帮助老年患者过上其所期盼的生活。

排尿障碍老年患者的病理生理与生活功能思维导图

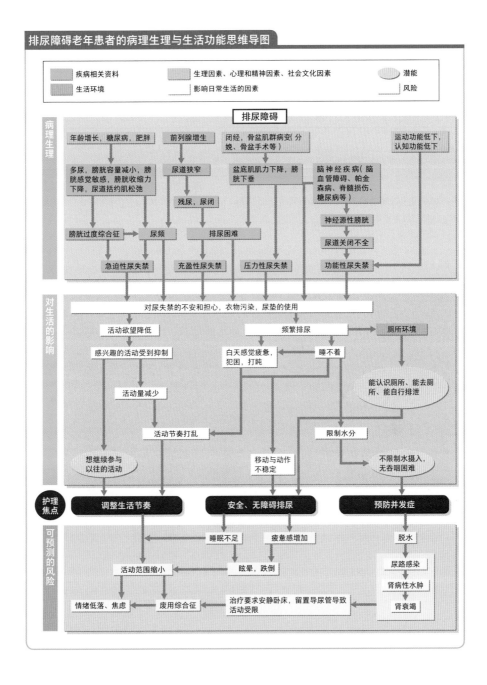

Step1 护理评估 〉 Step2 明确护理焦点 〉 Step3 护理计划 〉 Step4 护理实践 〉

明确护理焦点
#1　排尿障碍带来的痛苦和不适得到缓解或消除，能够舒适地排尿
#2　尿失禁带来的不安与担心得到缓解或消除，能够平衡活动与休息
#3　能够对症处理下尿路症状，预防并发症发生

Step1 护理评估 〉 Step2 明确护理焦点 〉 Step3 护理计划 〉 Step4 护理实践 〉

1　护理焦点	护理目标
排尿障碍带来的痛苦和不适得到缓解或消除，能够舒适地排尿	能够缓解并消除下尿路症状给患者身体和心理带来的痛苦与不适 调整人际关系以及周围环境，尽量做到患者独立排泄 患者隐私得到保护，可以安心排尿
实施	**依据**
1. 根据排尿障碍的种类进行相应帮助 ·从排尿日志中判断排尿障碍的类型与程度，探讨如何给予帮助 ·应对压力性尿失禁，做到早点上厕所，不憋尿；调整水分的摄取量与饮水时间；进行盆底肌训练 ·对急迫性尿失禁，进行膀胱训练；探讨是否使用药物治疗（抗胆碱能药、平滑肌舒张药） ·对功能性尿失禁，结合运动障碍及认知功能障碍，调整环境，对患者排泄动作给予援助 ·对充盈性尿失禁，探讨进行间歇性导尿和留置导尿 ·对排尿困难，探讨进行间歇性导尿和留置导尿	●排尿日志上记载排尿时间、排尿量、尿失禁的有无及量、尿意迫切感的有无、食物及水分摄取量等，从中可判断排尿模式、排尿障碍的种类和治疗效果等 ●腹压可以造成尿道括约肌不自主地松弛，进而漏尿，可通过减少膀胱内尿量加以预防；另外，盆底肌衰弱则尿道括约肌会松弛；在日常生活中，有必要进行盆底肌的训练和锻炼 ●患有膀胱炎、膀胱结石、膀胱肿瘤和前列腺增生的患者多伴有急迫性尿失禁，首先要治疗原发病；需要药物治疗时，可选用有缓和膀胱紧张以及收紧尿道括约肌作用的药物；在药物治疗的同时实施膀胱训练（憋尿以扩大膀胱容量的训练），有时可取得较好效果 ●即使无排尿功能异常，排尿障碍也会因日常生活活动障碍以及认知功能障碍而发生，可以通过指导排泄动作、调整环境给予帮助，以解决问题 ●这是一种不能将积蓄于膀胱内的尿液顺利排出而出现少量尿液流出的状态，有必要减少残尿，对残尿放任不管会出现尿路感染或肾积水 ●排尿困难是一种不能将积蓄于膀胱的尿液顺利排出体外的状态，有必要减少残尿，对残尿放任不管则会出现尿路感染或肾积水

实施	依据
·针对尿频，确认饮水量与时间、咖啡因及酒精的摄取量、口服药种类（利尿剂、降压药等），纠正任何可能的原因 ·对膀胱过度综合征，实施盆底肌训练，探讨是否使用药物治疗（抗胆碱能药、平滑肌舒张药等）	●若饮水量在 2 升 / 日以上或者就寝前有饮水习惯，夜间的尿量会增加；咖啡因、酒精、利尿剂及降压药等口服药具有利尿作用 ●膀胱过度综合征可以分为神经性（脑血管障碍、帕金森病和脊髓损伤等）与非神经性（年龄增长、盆底肌衰弱、盆腔脏器脱垂等）；对于非神经性尿失禁需要锻炼盆底肌，对于神经性尿失禁可使用具有缓和膀胱紧张和收紧尿道括约肌作用的药物
2. 排泄过程给予帮助 ·对"感觉到尿意，从自己的房间去厕所，便后处理，回到自己房间"等连贯的排泄动作进行确认，并给予帮助	●排尿的连贯动作包括：①感觉到尿意；②从自己的房间去厕所；③认识便器；④脱裤；⑤使用便器；⑥排尿；⑦便后处理；⑧提裤子；⑨从厕所回到房间等一系列的动作。在有日常生活活动障碍或认知功能障碍的情况下，确认在如厕的连贯动作中哪些部分是无法独立进行的，为什么无法独立进行等，并探讨可以帮助患者的事项
3. 调整环境 ·使用有助于舒适排尿的排泄用具（便盆、尿壶、插入式接便器、尿垫等） ·尽可能缩短患者从房间到厕所的距离 ·调整患者房间、走廊和厕所的照明，使走路变得更方便 ·选择容易脱穿的衣服及穿习惯了的衣服 ·贴上标志，使厕所更容易辨识 ·患者在自己的房间排尿时，使用门扇、窗帘、幕布遮挡，要考虑到排尿声、臭气和羞耻心	●排尿障碍中的功能性尿失禁可以通过使用排泄用具得到改善，排泄用具有很多种，确认老年患者的日常生活活动和认知功能，选择符合老年患者生活状况的用具，以及可以改善其生活质量的用具。需要注意的是，选择过于舒适的排泄用具可能会成为导致废用综合征的原因 ●因急迫性尿失禁以及膀胱过度综合征而来不及上厕所时，因日常生活动作障碍而难以长距离移动时，探讨如何调整移动的距离 ●夜间照明昏暗找不到厕所，有绊倒及摔落的危险 ●老年患者的精细操作动作降低，有时由于裤子脱穿费时间导致尿失禁，有时由于掌握不了脱穿裤子的方法导致尿失禁 ●患有痴呆及视力障碍的老年人，有时由于找不到或者看不见厕所导致尿失禁 ●若患者过于介意周围状况或有紧张感不能畅快地排尿，需整理环境以及注意保护患者隐私

2　护理焦点	护理目标
尿失禁带来的不安与担心得到缓解或消除，能够平衡活动与休息	患者能够面对尿失禁，向家人或者医务工作者说出不安及担心 患者可以继续以往感兴趣的活动和社会活动 患者睡眠及觉醒的节律得到调整，能够熟睡
实施	依据
1.创造能够表达尿失禁的不安和担心的环境 ·从排尿日志中可确认症状的变化及治疗效果 ·当出现症状带来的痛苦、不安和担心时，留下记录，与患者及其家属和综合团队的成员共享信息，探讨如何进行护理 ·要求患者家属理解状况，帮助并使家属能够与患者一起配合治疗，一起在生活上想办法	●从记录中把握症状的变化及治疗效果，并掌握患者的痛苦、不安与担心；团队合作共享信息，探讨如何进行护理 ●对伴有排尿障碍的老年患者来说，重要的是在家人的理解和关照下安心生活
2.帮助参加活动 ·提醒患者在活动前排尿 ·从排尿日志中掌握排尿模式，帮助患者在尿失禁之前上厕所 ·提前确认厕所的位置，这样即使在活动中也能很容易地到达厕所 ·根据排尿状况，探讨尿垫和尿布的使用情况等	●尿失禁患者的不安与担心会影响其活动范围，有必要调整环境，使患者在活动中也能够排尿 ●有时使用排泄用具可以使患者更安心地参加活动
3.调节睡眠与觉醒的节律 ·饮水量定为每日 1000～1500 毫升 ·就寝前，控制水分及咖啡因的摄取 ·根据排尿状况探讨是否使用尿布或尿垫	●有时候患者会因为尿失禁导致的不安与担心而控制水分的摄取，但这样会造成脱水并诱发并发症。注意限制就寝前的水分和刺激物的摄取，同时也要保证必需的水分的摄取 ●有时使用排泄用具能够促进患者安心地入睡

3　护理焦点	护理目标
能够对症处理下尿路症状，预防并发症发生	患者接受需要的治疗及护理，并发症得到预防
实施	依据
1.促进对并发症的理解 ·使用简单易懂的语言进行说明，以使患者能够很好地理解疾病、症状和治疗等	●为了使患者能够积极配合治疗，重要的是让患者理解现状

续表

实施	依据
·如果可能，要求患者自己记录排尿日志 ·营造能使患者将检查及治疗伴随的不安与担心表现出来的氛围，以期得到家属的理解与帮助	●患者自己记录排尿日志，可以更客观地把握排尿的状况 ●向家属提供患者的信息，使患者获得家人的帮助，进而更好地生活
2.预防并发症 ·劝说患者饮水，以使每天的饮水量达到1000～1500毫升 ·当症状恶化时，及时告知家属及相关医护人员，帮助患者到医院就诊	●控制水分的摄取会导致脱水，有可能发生尿路感染及尿道结石等并发症 ●不要忽视输尿管闭塞，可能会因此产生肾积水及肾功能障碍等严重并发症；要积极地行动起来以使患者能够接受与症状相适应的治疗以及护理

相关项目

若想了解更详细的情况，可以参照下述项目。

排尿障碍的原因及诱因的相关资料

"前列腺增生"（P288）：确认排尿障碍的种类。

"脑卒中（脑梗死、脑出血、蛛网膜下腔出血）"（P133）、"帕金森病"（P95）：确认疾病特有的症状是否影响到排泄动作。

"痴呆"（P70）：确认痴呆的主要症状（记忆障碍、认知障碍、理解力降低、执行功能障碍，失能、失认、失语）是否影响到排泄动作。

"糖尿病"（P264）：确认糖尿病可见何种类型的排尿障碍。

影响排尿障碍的问题与状态

"进食吞咽障碍"（P412）：确认与神经系统疾病相伴的吞咽障碍是否影响到水分的摄取。

"跌倒与摔落"（P520）：确认移动障碍与姿势保持障碍是否影响到排泄动作。

"废用综合征"（P625）：确认运动功能下降及活动性降低是否影响到食物及水分的摄取以及是否影响到排泄动作。

"睡眠障碍"（P506）：确认夜间尿频是否对睡眠带来影响，出现睡眠障碍。

排尿障碍的相关风险

"脱水"（P439）：明确刻意控制水分的摄取是否有脱水的危险。

"尿路感染"（P396）：确认残余尿量增加是否有并发尿路感染的危险。

排尿障碍患者的护理

"排泄"（P34）：考虑如何帮助才能使患者舒适地排尿。

"活动"（P2）：在考虑到排尿障碍对生活带来影响的同时，如何帮助老年患者使其能够过上自己期望的生活。

"休息"（P12）：在考虑到排尿障碍对休息带来影响的同时，要想出一种能够调整生活节律的休息方法。

大久保抄织

病理生理

排便的机制

摄取的食物通过消化道在消化酶的作用下被分解，作为营养素被胃以及小肠所吸收。膳食纤维等未消化的部分被运送到大肠，被吸收水分以及电解质后形成粪便。粪便下行至直肠后将刺激传导至排便中枢，使人感到便意。此时，处于自主神经支配下的肛门内括约肌放松，但因为在躯体神经支配下的肛门外括约肌是可以人为有意识地控制收缩的，所以通常人可以移动到厕所后再开始排便（图 3-5-1，图 3-5-2）。

便意被阻止后，很快就消失。便意消失后，在相当长一段时间内不会再有便意。排便时在厕所需要采取容易憋气使劲的前倾姿势。便意和排便姿势是顺利排便的重要因素。

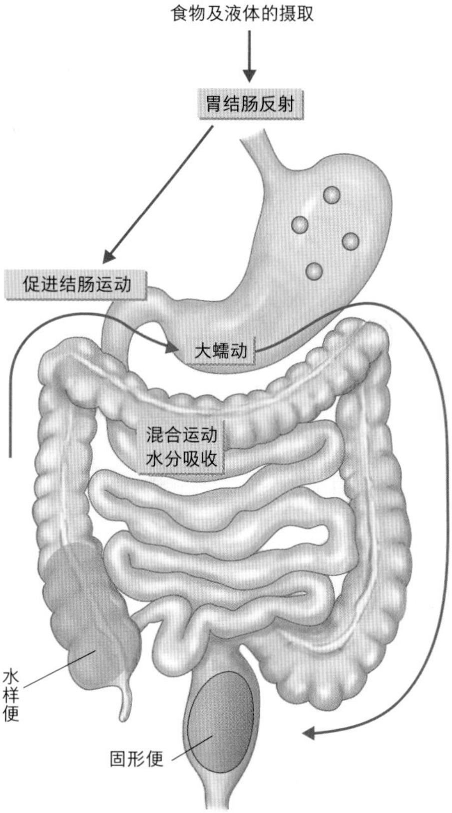

人体正常的粪便含有 70%～80%的水分，按布里斯托大便分类法（表 3-5-1）规定的大便性状进行划分，正常大便可以归类到 3～5 型中，且呈现茶褐色。

排便障碍的概念

排便障碍是指排便量、排便次数以及大便的硬度等方面出现了问题。排便障碍分为便秘、腹泻、大便失禁等（表 3-5-2）。

图 3-5-1　食物在体内的输送

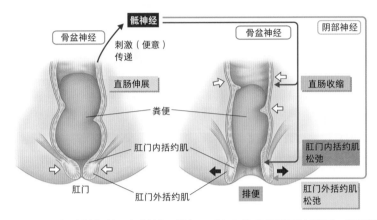

直肠伸展，马上反射性地引起肛门内括约肌松弛，几乎在同时肛门外括约肌出现收缩，以防遗便。

图 3-5-2　排便机制

表 3-5-1　布里斯托大便分类法

分类		特征
1 型		羊粪状圆滚滚的粪球，分裂成花生状的小硬块（难以通过）
2 型		形似香肠而坚硬
3 型		稍硬便 形似香肠，但表面有裂纹
4 型		普通便 呈现香肠形或蛇形、表面光滑、柔软
5 型		软便 柔软，可以清楚地看出边缘所在的小块（容易通过）
6 型		糊状便 边缘不规则，柔软，呈糊状
7 型		水样便 水样（没有固定形状）

便　秘

粪便通过结肠以及直肠的时间过长，滞留造成水分被吸收而导致大便硬结，属于布里斯托大便分类法中 1~2 型的状态。排便次数减少，一般来说指 3~4 天不排便。但排便周期因人而异，差别很大，单纯依靠不排便的天数以及排便次数来判断是否便秘，是不妥当的。

腹　泻

粪便通过结肠以及直肠的时间过短，营养无法被消化吸收，导致大便无法成形，水分含量在 80% 以上，属于布里斯托大便分类法中 6~7 型的状态。腹泻多伴有腹痛、排便次数增加等症状。

大便失禁

由肛门括约肌障碍以及腹泻等造成遗便的状态。

表 3-5-2　排便障碍的分类与原因

排便障碍	分类			机制	原因
便秘	急性便秘	急性功能性便秘		自主神经因焦虑而受到影响	旅行及生活环境变化、焦虑等
		急性器质性便秘		疾病等原因造成肠道堵塞	肠梗阻、肠扭转、肠套叠
	慢性便秘	器质性慢性便秘		器质性疾病带来的肠道狭窄以及堵塞	大肠癌、腹部手术后肠管粘连
		症状性慢性便秘		自主神经以及代谢异常所致的疾病，造成肠蠕动减弱	帕金森病、甲状腺功能低下、糖尿病
		慢性功能性便秘（习惯性便秘）	慢性结肠性便秘	慢性结肠性弛缓性便秘	由于肠道紧张度降低导致肠蠕动迟缓，大便停滞；便秘几乎都属于此种类型，老年患者尤为多见	肌力下降、运动量少、偏食（食物纤维以及发酵食品摄入不足）、药物副作用（抗胆碱能药等）等
				慢性结肠性痉挛性便秘	肠道过度紧张，无法运送大便	肠易激综合征、刺激性泻药的滥用、焦虑等
			慢性直肠性便秘		即使大便下降，由于直肠壁的感受性降低，不能产生便意，导致大便停滞在直肠。粪便嵌塞（图 3-5-3）由此形成	习惯性憋便导致感知不到便意以及腹肌肌力下降，长期卧床也会造成无法使腹部加压而排便

续表

排便障碍	分类		机制	原因
腹泻	渗透性腹泻		肠道内的渗透压上升，体液进入肠道内，禁食后症状会消失	摄取的食物因为消化酶不足而无法消化（乳糖不耐受、胃切除以及阑尾切除等），摄取了难以吸收的物质（含镁的制酸药、山梨糖醇等）及非电解质（丙三醇、葡萄糖）等
	渗出性腹泻		肠黏膜分泌大量渗出液于肠道内	细菌性肠炎（沙门菌等）、病毒性肠炎（诸如病毒等）、炎症性肠疾病（溃疡性结肠炎）等
	分泌性腹泻		消化道黏膜分泌异常亢进，禁食后症状不会消失	细菌、病毒、激素、胆汁酸、脂肪酸等
	动力异常性腹泻	肠蠕动亢进性腹泻	因肠道内容物快速通过，水分无法吸收	肠易激综合征、甲状腺功能亢进等
		肠蠕动降低性腹泻	肠道内容物滞留导致细菌增殖，使得胆汁酸出现去结合现象，阻碍脂肪及水分的吸收	糖尿病等
大便失禁	压力性大便失禁		在咳嗽及打喷嚏等腹部用力时腹压升高而出现的遗便现象	肛门括约肌肌力下降、手术等导致的损伤
	急迫性大便失禁		有便意，但因忍耐不了而遗便，多数情况下伴有腹泻	肛门内括约肌正常，但肛门外括约肌松弛
	充盈性大便失禁		感知不到便意，不知不觉就遗便了	肛门内括约肌松弛，粪便嵌塞（图 3-5-3）等
	功能性大便失禁		不知道厕所在哪里，走不到厕所，因为来不及而遗便	痴呆、脑血管障碍等

病因与分类

分　类

便　秘

一般分为急性便秘和慢性便秘。急性便秘又可以分为症状性便秘和一过性单纯性便秘。慢性便秘可以分为器质性慢性便秘和功能性慢性便秘（表 3-5-2）等。

腹　泻

根据发生机制的不同，可以分类为渗透性腹泻、渗出性腹泻、分泌性腹泻、动力异常性腹泻等。根据腹泻持续的时间分类，还可以为急性腹泻和慢性腹泻。

※ 粪便嵌塞（图 3-5-3）：这是一种大便停留在直肠中，只在表面一点点地溶解，从肛门流出的病态。粪便嵌塞是指由于大便存在于直肠中而经常感觉有便意，但就是便不出来的持续状态。粪便嵌塞与腹泻不同，服用止泻药也没有效果。 多见于长期卧床者和高龄者。

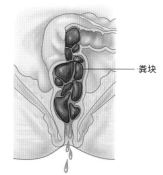

—— 粪块

图 3-5-3　粪便嵌塞

症　状

便秘的症状

腹痛、恶心、呕吐、食欲减退、腹胀、焦虑等。

腹泻的症状

腹痛、恶心、呕吐、食欲减退、发热、脱水、口渴、肛门痛、焦虑等。

风　险

便秘的风险

肠梗阻、痔疮、排便时腹压增加使血压升高、大肠憩室炎等。

腹泻的风险

脱水、营养状态恶化、体力下降、活动减少、皮肤问题等。

诊　断

问　诊

主诉、既往史、现病史、排便次数、大便性状、排便量、厕所环境、是否使用尿布、伴随症状、精神状态、使用药物（泻药、作用于自主神经的药物）、进餐内容、饮水量、日常生活活动，女性患者还要询问分娩经历等。

检　查

·直肠指诊、腹部触诊检查。

·腹部单纯 X 线检查、肛门内指检、排尿造影检查、大肠内镜检查、大肠通过时间测定检查等。

·粪便检查（细菌培养、大便潜血试验）。

·血常规检查。

治　疗

便秘的治疗

·药物治疗：缓泻药、整肠药、灌肠剂等（表 3-5-3）。

·人工取便。

·外科治疗：适用于器质性便秘的患者。

·饮食疗法：摄取可增加肠道良性菌群的益生菌以及增加益生菌活性的益生元。

·定期参加运动与活动。

·调整并确立排便习惯。

腹泻的治疗

·药物疗法：止泻药，整肠药，抗菌药（表 3-5-3）。

·输液疗法：纠正水与电解质紊乱，补给营养。

·饮食疗法：病情稳定之前要一直禁食，病情稳定之后可进食低脂肪及低残渣食物，避免生冷、辛辣食品。

·静养，保温。

表 3-5-3　排便障碍的主要治疗药物

排便障碍	分类	通用名
便秘	盐类缓泻药	氧化镁
	膨胀性泻药	欧车前纤维素
	刺激性泻药	番泻叶甙
		番泻叶·番泻叶皂甙合剂
		匹可硫酸钠
	维生素制剂	泛硫乙胺
	整肠药	乳酸菌制剂
		双歧杆菌制剂
	肠易激综合征治疗药	聚卡波非钙
	中药	大建中汤
		大黄甘草汤
		麻子仁丸
	灌肠药	开塞露（含甘油）
	泻药	碳酸氢钠·无水磷酸氢二钠合剂
	大肠刺激性泻药	比沙可啶
腹泻	止泻药	盐酸洛哌丁胺
		鞣酸蛋白散
		天然的含水硅酸铝（医用白陶土）
	抗菌药	左氧氟沙星
	胃肠功能调整药	马来酸曲美布汀
	整肠药	乳酸菌制剂
		双歧杆菌制剂
		耐抗生素的乳酸菌制剂

排便障碍老年患者的护理程序

护理要点

老年患者通常患有多重疾病，随着年龄增长，容易出现排便障碍。有时，偏食以及口服药的副作用可能引起排便障碍。

老年患者由于肌力下降和功能障碍等而难以保持姿势，缺少独立在厕所排泄的环境或者患有认知障碍等，导致患者不能独立上厕所，需要帮助如厕。

护理人员需要评估患者出现排便障碍的原因。与此同时，明确给日常生活带来障碍的因素、患者的潜能、患者所需要的帮助等。在护理之际，要考虑患者的喜好和自尊心，避免让他人看见患者的排泄动作以及排泄物。

※ 为此，需要留意以下日常生活要点，再对患者进行必要的援助。

1. 调整进餐以及如厕等生活环境，以使患者能够舒适地排便。

2. 帮助患者早日改善腹泻症状，让患者回到正常的生活中。

| Step1 护理评估 | Step2 明确护理焦点 | Step3 护理计划 | Step4 护理实践 |

收集与分析资料		
主要资料		分析要点
疾病相关资料	现病史与既往史 ·便秘：帕金森病、肠梗阻、肠易激综合征、甲状腺功能低下、结肠癌等 ·腹泻：细菌性肠炎、病毒性肠炎、溃疡性结肠炎、慢性肠炎、肠易激综合征、甲状腺功能亢进、糖尿病等 ·功能性尿失禁：痴呆、脑血管障碍等 ·女性有分娩史	□疾病以及治疗药物是不是引起便秘的原因 □疾病以及治疗药物是不是引起腹泻的原因 □疾病以及治疗药物是不是引起大便失禁的原因 □分娩是否给骨盆底肌群带来了影响
	症状 ·便秘：腹痛、恶心、呕吐、食欲减退、腹胀、焦虑等 ·腹泻：腹痛、恶心、呕吐、食欲减退、发热、脱水、口渴、肛门痛、焦虑等	□症状是何时开始的，持续了多长时间 □与饮食是否有关 □是不是治疗药物副作用导致的便秘 □是不是治疗药物副作用导致的腹泻

续表

	主要资料	分析要点
疾病相关资料	检查 ·血检 ·便检、便培养	□是否有炎症反应 □有无出血，是否检查出了细菌或者病毒
	治疗 ·药物（软化剂、泻药、止泻药）的名称、用量、使用时间和效果等 ·排便所需肌力的康复训练内容	□药物使用剂量、使用时间、疗程（是不是长时间）、种类的选择等是否适当 □康复训练的内容是否影响到腹肌以及骨盆底肌群
生理因素	运动功能 ·站姿以及坐姿的稳定性、坐起、站起、移动方法（步行、轮椅等）、移乘动作、是否瘫痪、衣服的脱穿动作、收尾善后动作	□步行障碍以及瘫痪等是否影响排便 □手指的灵巧性降低是否阻碍收尾善后动作
	认知功能与语言功能 ·便意表达方式 ·是否认识并能够记住厕所的位置	□能否向他人告知便意；如何告知便意 □是否因为语言障碍处于不能使用语言告知便意的状态 □是否认识厕所的位置
	感觉与知觉 ·视力是否降低及视野是否缺损	□视觉障碍是否影响排泄动作
心理和精神因素	健康观、意向 ·接受排便障碍现状的方式 ·对有排便障碍生活的意向	□如何接受排便障碍的现状，想要怎样生活 □是否认为只要是自己能做到的事情就尽可能自己做 □是否想去厕所排便 □是否认为若有可能就不依赖药物；是否想使排便尽可能接近自然状态
	自知力、价值、信念与信仰、心情与情绪、抗压力 ·是否对持续排便障碍感到不安、焦虑和压迫 ·是否因接受排泄介护感到苦恼 ·是否因大便失禁以及尿垫的使用而情绪低落 ·环境的变化	□苦恼以及焦虑是否影响到排便 □持续排便障碍是否带来精神影响 □排便是否能得到满足感 □环境的变化是否影响排便的习惯及节律
社会文化因素	角色与关系 ·工作以及家庭角色 ·家庭关系、朋友关系	□是否介意排便给工作及家庭角色带来影响 □由于介意排便，是否对家人及他人敬而远之
	工作、家务、娱乐、社会参与 ·工作、家务、娱乐以及社会参与的机会 ·与家人以及朋友等的交流	□是否因为排便障碍而感到难堪，介意大便失禁而回避与他人交流

续表

主要资料		分析要点
活动	觉醒 ·活动中的觉醒程度	□是否因为夜间排便妨碍睡眠而在白天存在困倦的状态 □是否因为多次排便以及腹痛，妨碍了休息，影响白天的活动
	活动欲望、展望、个人史、意义 ·活动内容 ·参加活动的时间和内容 ·对参加活动很犹豫或感到不安	□活动能否促进排便 □活动量不足是否影响排便 □是否由于介意排便障碍而对参加活动犹豫不决 □是否对参加活动抱有不安 □是否有康复意愿 □能否参加所喜欢的活动
休息	睡眠 ·睡眠时间、熟睡感、中途觉醒、日间困倦、就寝时间	□泻药的显效时间是否妨碍夜间睡眠 □睡眠与觉醒的节律是否失衡；是否给白天的活动带来影响
	身体、心理、社会和精神的休息 ·排便障碍的苦恼和焦虑 ·接受排便介护的苦恼和焦虑 ·有哪些能够获得快乐的活动及消除焦虑的方法	□是否因为排便介护感觉苦恼及焦虑
饮食	备餐与食欲 ·进食前有无便意 ·有无恶心及呕吐 ·有无食欲 ·食物嗜好	□是否因为便意不能集中精力进餐 □是否因为有自己喜欢的食品而偏食 □是否摄取了那些导致便秘及腹泻的食物 □腹泻是否造成进餐量和饮水量降低
	进餐行为、咀嚼与吞咽功能 ·食物的形态 ·咀嚼和吞咽功能（是否使用义齿、义齿是否合适、疼痛、进餐花费的时间） ·经管营养	□高膳食纤维食品摄取过多是否缓解便秘 □高膳食纤维食品摄取过少是否导致大便发硬 □是否因为咀嚼功能降低而回避吃富含膳食纤维的食物 □能否结合患者的吞咽功能状态选择可摄取的食物形态 □是否有难以摄取的食材及食物形态 □腹泻是否由经管营养引发
	营养状态 ·食物及水分的摄取量 ·进餐的内容 ·体重的变化	□食物摄取量偏少是不是便秘的原因 □水分摄取量不足是不是便秘的原因 □是否由于益生菌与益生元不足而引起便秘 □是否因为摄取高脂肪和高残渣的食物而引起腹泻

续表

主要资料	分析要点
蓄尿与蓄便 ·排便的周期、排便的时间、大便的性状 ·便失禁（压力性、急迫性、充盈性、功能性等）	□排便的周期如何；排便的时间带是否有规律性 □大便失禁的原因是什么
尿意与便意 ·有无便意、有便意时传达的方法	□有无便意 □如何传达便意（语言与肢体语言） □有便意时，是否行动有变化（坐立不安、注意力不能集中、总想走动等） □是否因不能将便意告知他人而不能在适当的时间排便
排泄动作 ·排便的场所 ·去厕所的移动方法 ·坐便时的移动和动作 ·脱穿衣服的动作、收尾善后动作	□是否由于住院和治疗造成排泄场所改为便盆或床上 □患者是否介意周围而不能排便；排便时的隐私能否得到保护 □如何移动去厕所（步行、使用步行器、使用轮椅等） □在厕所怎样坐到坐便器上；需要帮助吗 □能否自行脱穿裤子；能否保持立姿脱穿裤子 □是否知道厕纸在什么地方；是否准备好厕纸；会不会擦拭 □能否自己洗手
尿与便的排泄 ·排便姿势的保持 ·腹压 ·腹痛、肛门痛、残便感	□坐在坐便器上的姿势是否稳当；能否保持前倾姿势 □能否施加腹压 □腹痛、肛门痛和残便感等不舒适症状是否给患者日常生活带来的影响
尿与便的性状 ·大便的性状（颜色、硬度、形状、气味）、排便量、排便时有无出血 ·是否服用铁剂	□大便是什么颜色的；是灰白色还是黑色 □大便是否沾有血液 □与布里斯托大便分类法的哪一型相符 □排便量如何
清洁 ·肛门周围皮肤的状态、有无臭味 ·保洁的方法（洗浴及清洗的频度）	□保洁是否充分 □是否有皮肤问题 □臭味以及皮肤问题是否给日常生活带来影响
修饰 ·是否使用尿垫 ·衣服是否有污垢、有无穿得薄或叠穿衣物的情况	□是否能根据排便障碍的程度选择适宜的尿垫 □是否介意衣服被大便污染 □是否由穿得薄导致身体发冷 □是否因为衣服叠穿而来不及脱下后再排便

排泄（左侧竖排，对应蓄尿与蓄便至尿与便的性状各行）

清洁（左侧竖排，对应清洁与修饰两行）

续表

主要资料		分析要点
人际交流与沟通	方式、对象、内容、目的 ·传达便意和症状的方法（语言沟通、非语言沟通、特征行为） ·对语言的理解能力	□如何向他人传递便意信息 □是否有可作为需求信号的特征行为 □能够将护理人员的话理解到何种程度 □如何传递信息才能很好理解 □是否因为介意排便障碍而对人际交流持消极态度

评估要点（病理生理与生活功能思维导图指南）

明确导致排便障碍的原因，将目光转向患者的生活，从整体上对患者生活进行调整。因为排泄是一个不愿意让别人看见的隐私生活行为，有必要在尊重患者自尊心的同时，重视患者的生活模式，激活患者的潜能，对患者的排便行为加以引导。

在患者便秘时，重新审视进食以及活动等生活情况，使更加接近自然且舒适地排便成为可能。

在患者腹泻时，重要的是促进患者恢复体力，以此为焦点开展护理。

排便障碍老年患者的病理生理与生活功能思维导图

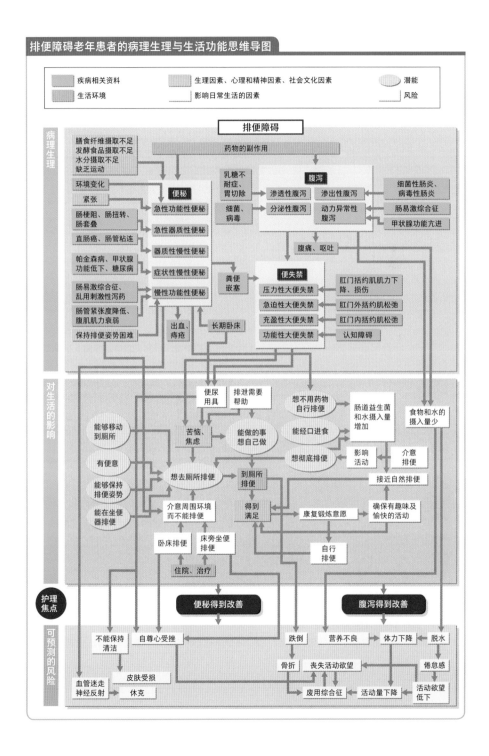

Step1 护理评估 〉Step2 明确护理焦点 〉Step3 护理计划 〉Step4 护理实践 〉

明确护理焦点
#1　患者便秘得到改善，能够规律排便
#2　患者腹泻得到改善，能够回归正常生活

Step1 护理评估 〉Step2 明确护理焦点 〉Step3 护理计划 〉Step4 护理实践 〉

1　护理焦点	护理目标
患者便秘得到改善，能够规律排便	患者有便意时能够在厕所排便 患者排便后主诉"轻松多了"

实施	依据
1. 养成排便习惯 （1）不强忍便意 ·注意患者状态，以便在患者主诉便意时能够帮助患者迅速地去厕所 （2）把握排便周期 ·记录排便日志，把握排便的状况（图 3-5-4）	●若强忍便意，可能会导致直肠性便秘 ●从排便时间、排便量、大便的性状和有无便意中掌握排便规律；与此同时，掌握水摄取量与药物使用时间之间的关联 ●布里斯托大便分类法是一个客观的指标，通过使用此项指标，在医疗团队内对大便性状的评价达成共识
·依据排便日志获得的信息，劝说患者在经常排便的时间以及起床后和进餐后主动上厕所	●有时即使没有便意，坐在坐便器上也可能排便。起床后进行运动及摄取水分，进食后形成胃-结肠反射也会促进胃肠蠕动
·参考排便日志，在持续便秘时进行腹部按摩和腰背部温罨法，以促进便意	●腹部按摩沿着肠走行进行，可以使乙状结肠里的粪便下降到直肠；温罨法可以提高躯体－内脏反射以及副交感神经功能，促进肠蠕动
2. 调整排便环境 ·患者能够保持坐姿时，考虑使用厕所或便携式坐便器等进行排便；在靠背及扶手和坐便器的高度上想办法，以使患者保持良好坐姿 ·劝说患者做一些自己能够做的事情，比如保持站姿、进行移乘、脱穿裤子、便后收拾等 ·关照患者，使其能够在房间里安稳排便，不仅要用窗帘隔出独立空间，还要保证没有他人出入以保护隐私	●坐着排便是最自然不过的，也容易借助腹压排便；另外，在保护患者尊严方面也很重要；卧床时间长的患者在起坐时有出现低血压的可能，有必要进行坐姿训练；在安全方面也需加以注意 ●排泄行为本来就是个人隐私行为，在安心的环境中舒服排便也有可能改善便秘

月 日	排便时间							进餐摄取量 （10 代表全量）	水分 摄取量 （毫升）	腹部 状态 与症状	排便 护理	备注
	6	10	14	16	20	0	6					
○月 1 日 （周三）		灌肠 10：30 ④中	12：30 ⑤小					早：主食 10/ 副食 6 中：主食 8/ 副食 10 晚：主食 10/ 副食 10 加餐：果冻 1 个	早：200 中：200 晚：200 其他：150	腹胀	腹部按摩 温罨法	
○月 2 日 （周四）								早：主食 8/ 副食 8 中：主食 8/ 副食 10 晚：主食 8/ 副食 10 加餐：	早：300 中：200 晚：200 其他：100			
○月 3 日 （周五）	8：30 ④小							早：主食 10/ 副食 8 中：主食 10/ 副食 10 晚：主食 8/ 副食 10 加餐：果冻 1 个	早：350 中：200 晚：200 其他：150		腹部按摩	
○月 4 日 （周六）	9：00 ④小							早：主食 8/ 副食 8 中：主食 10/ 副食 10 晚：主食 8/ 副食 8 加餐：	早：250 中：150 晚：200 其他：200	腹胀	腹部按摩 20：00 阿洛糖 0.5 g	
○月 5 日 （周日）	8：30 ④中							早：主食 8/ 副食 8 中：主食 8/ 副食 10 晚：主食 8/ 副食 10 加餐：	早：300 中：200 晚：200 其他：150	腹痛		
○月 6 日 （周一）								早：主食 10/ 副食 10 中：主食 10/ 副食 10 晚：主食 8/ 副食 10 加餐：	早：350 中：150 晚：200 其他：200			
○月 7 日 （周二）	9：00 ④小		12：15 ⑤中					早：主食 10/ 副食 8 中：主食 6/ 副食 5 晚：主食 8/ 副食 10 加餐：橘子 1 个	早：300 中：200 晚：200 其他：200			

注：布里斯托大便分类法：①小硬块；②坚硬；③稍稍发硬；④一般；⑤发软；⑥泥状；⑦水样

图 3-5-4　排便日志

续表

实施	依据
3. 促进排便 **（1）摄取食物和补给水分** · 鼓励患者同时摄入含有益生菌和益生元的食品 　含益生菌的食品：酸奶、乳酸菌饮料、日本纳豆、 　豆酱、米糠酱菜等 　含益生元的食品：膳食纤维（可溶性：海藻类、 　秋葵、水果等；不可溶性：豆类、蘑菇、糙米、 　芋头、牛蒡等）、低聚糖等 　其他：橄榄油（油酸）、洋葱、野韭菜（硫化丙烯） · 劝告患者饮水以免脱水（可选择茶或水以及喜欢 　的饮料）	●益生菌可以调整肠道菌群，改善肠道内微生 　态平衡，益生元可以起到帮助益生菌的作用， 　同时摄取，效果会更好 ●可溶性膳食纤维是指可溶解在水中的纤维， 　可以软化大便；不可溶性膳食纤维虽然不溶 　于水，但可以增加大便的量，促进肠蠕动 ●低聚糖可以成为有益细菌的营养源 ●橄榄油中所含的油酸可以刺激结肠，促进肠 　道蠕动，发挥润滑油的作用；洋葱与野韭菜 　中所含的硫化丙烯可以促进肠蠕动 ●一旦脱水，大便就会硬化，成为便秘的病因

实施	依据
（2）保持排便姿势和强化肌力 · 脚底蹬在地上，容易用上腹压，加以调整使姿势向前倾（图 3-5-5） · 让患者有采取坐姿以及步行的机会（坐着饮茶、出去散步等），为了刺激腹肌，鼓励患者坐轮椅时采取只用脚往前蹬的方式前进 · 鼓励患者参加锻炼身体的消遣活动，参加喜欢的趣味活动，获取大笑的机会 **（3）药剂、灌肠、人工取便** · 确认泻药的种类、药量和服药时间，依据便秘类型对症用药 · 观察泻药的副作用（腹痛、腹泻、恶心和下腹部不适等）；口服氧化镁制剂时，要留意高镁血症的发生（恶心、呕吐、直立性低血压、脉搏缓慢、嗜睡等） · 使用栓剂时，请患者采取侧卧位，膝部蜷曲，深呼吸 · 向患者说明插入栓剂产生效果需要数十分钟，便意增强后即可排便 · 进行甘油灌肠时，请患者采取侧卧位，膝部蜷曲，深呼吸，向患者交代灌肠顺序	● 坐着时保持前倾姿势，可以使腹压的施加方向与大便的排出方向相一致，在重力的影响下，排便会变得容易（图 3-5-6） ● 盆底肌群及腹肌肌力增强后，很容易施加腹压，减轻大便失禁，也容易保持坐姿。同时，通过活动身体能够促进肠道蠕动 ● 将使用盆底肌群及腹肌的机会以很自然的形式融入日常生活中，开怀大笑也是在使用腹肌 ● 刺激性泻药可以促进肠蠕动，容易引起腹痛以及腹泻，长期使用会有依赖性，不适合痉挛性便秘或直肠性便秘患者使用 ● 老年患者如果长期使用氧化镁制剂或者患有肾功能衰竭，容易引起高镁血症 ● 膝部蜷曲不会施加腹压；采取侧卧位是为了容易插药、容易观察肛门的情况 ● 栓剂插入肛门后至完全溶解需要 10～30 分钟 ● 采取左侧卧位，药液容易按照直肠、乙状结肠和降结肠的走向流动；由于存在直肠穿孔的高危险性，应该避免立姿灌肠；即使是采取左侧卧位实施插药，为了防止直肠穿孔，也要留意插入导管的长度

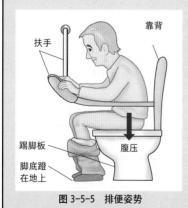

图 3-5-5　排便姿势

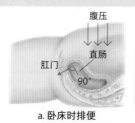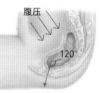

a. 卧床时排便　　　　b. 坐姿时排便

图 3-5-6　直肠与肛门的角度

续表

实施	依据
·从肛门注入灌肠液后督促患者,有便意时施加腹压促进排便;无便意时进行腹部按摩或者使用温罨法 ·进行人工取便时,患者采取侧卧位,膝部蜷曲,深呼吸,向患者讲解取便流程 ·护理人员掰开患者肛门,将手指伸向尾骨一侧,请求患者配合排便节奏用力;没有便意进行腹部按摩或者使用温罨法 ·用药、灌肠或人工取便后,注意观察患者有无血压降低,冷汗及脸色苍白等情况	●注入灌肠液后,考虑到患者的痛苦,应马上调整好排便环境,通过憋便来促进肠道蠕动以及促进大便软化的效果并不明显 ●人工取便适用对象是粪便嵌塞于直肠而无法自行排出的患者 ●有手指损伤直肠壁的危险。在将大而硬的便块用手取出时有损伤直肠黏膜的危险,因此需要加以注意。另外,嘱咐患者不能突然转动身体 ●刺激直肠有引起血管迷走神经反射而使血液循环发生改变的危险

2 护理焦点	护理目标
患者腹泻得到改善,能够回归正常生活	患者不发生脱水 患者能够摄取正常量的食物及水分 患者能够重新开始正常活动 患者可以保持肛门周围皮肤的清洁

实施	依据
1.缓和痛苦及促进恢复 **(1)疼痛和发热的对策** ·发热时,可进行冷敷疗法 ·观察有无脱水症状(口唇和舌及皮肤干燥、口渴、尿量减少、发热等) ·观察皮肤状态(发红和糜烂部位大小、疼痛、出血、瘙痒等) ·因受凉而导致腹痛时,可利用腹带等保温,或者实施热敷疗法 **(2)食物和水分的补给** ·在急性腹泻时,禁食至症状稳定	●冷却腋动脉或股动脉,但是要避免长时间冷敷 ●老年患者由于细胞内液量减少以及腹泻带来的水分丢失等容易造成脱水。由于老年人渴中枢的感受性降低,脱水症状有时难以表现出来。如果是认知功能低下以及语言障碍的患者,就不能向护士主诉症状。有时患者会控制水分的摄取以有意识地减少上厕所的次数 ●腹部受凉会使肠蠕动亢进。保温可增加消化道的循环血液量,促进消化吸收,还可起到放松的效果 ●急性腹泻时多伴有呕吐、腹痛、食欲减退等症状,多有进餐摄取困难,由于胃肠消化能力降低,需要一直禁食至症状稳定

续表

实施	依据
· 症状稳定以后,逐渐进食对胃肠道刺激小的食物;避免进食含脂肪多的食物（油炸食品、肉类等）及辛辣调料、含大量不可溶性膳食纤维和生冷食物等;患有乳糖不耐受的患者要避免进食乳制品	● 高脂肪食物、辛辣调料、含大量不可溶性膳食纤维和生冷食品等可以刺激肠道,促进肠蠕动
· 患有慢性腹泻时,宜进食低脂肪和低残渣的食品,避免进食生冷食品以及辛辣调料	● 生冷食品及辛辣调料对肠道的刺激性强
· 在水分不足时,劝说患者逐渐少量地饮用白开水或常温运动饮料;避免进食生冷食品及含有咖啡因和酒精的饮料	● 生冷食品、咖啡因和酒精等对肠道的刺激性强
· 在经肠营养时,利用肠内营养泵以适当的速度注入营养剂	● 注入速度太快,营养剂通过的时间短,不能消化,引发腹泻
· 将经肠营养剂的温度恢复到室温后再注入	● 营养剂低温导致肠蠕动亢进
· 当使用经肠营养剂出现腹泻时,稀释营养剂并减少注入量或变更为含丰富膳食纤维的营养剂、低脂肪营养剂和半固态化营养剂等	● 高渗透压的营养剂无法吸收,水分进入肠壁形成腹泻;营养剂的量过多也无法吸收会形成腹泻。半固态化营养剂有黏性,可以防止胃食管反流及腹泻,可以缩短营养剂注入的时间等
（3）静养	
· 劝说患者静养	● 活动可以促进肠蠕动,腹泻时需要静养
· 在症状稳定以后,劝说患者逐渐离床,增加活动的时间	● 为了预防废用综合征,在症状稳定后要使患者逐步回归到正常生活中
（4）药剂的探讨	
· 要确认泻药是否使用过量,确认腹泻开始的时间与开始使用抗菌药的时间是否有关联	● 确认治疗便秘使用的缓泻药的药量是否适当,腹泻是不是由药物副作用引起的
· 要清楚止泻药及整肠药（乳酸杆菌制剂、乳酸菌制剂、耐抗生素的乳酸菌制剂等）的使用是否适当	● 患有感染性腹泻时,因为需要将细菌或病毒排出体外,所以不适合使用止泻药;使用抗菌药也会杀灭有益细菌,使用对抗菌药有抵抗力的乳酸菌制剂
2. 皮肤护理	
· 排便后要快速清洗肛门周围皮肤,清洗时使用弱酸性清洗剂,避免频繁使用。擦拭时,不要硬蹭,按着擦拭	● 腹泻便里面含有的消化酶呈碱性,对弱酸性的皮肤会造成化学性刺激,另外多次蹭拭会造成物理性刺激,破坏皮肤的屏障功能
· 尿垫避免重叠使用,排便后要迅速更换	● 使用尿垫会造成通气性差及排泄物浸润,破坏皮肤的屏障功能
· 使用凡士林或橄榄油等保护皮肤	● 使用凡士林等可以形成皮膜,保护皮肤免受刺激

相关项目

若想了解更详细的情况，可以参照下述项目。

排便障碍的原因及诱因

"帕金森病"（P95）、"脑卒中（脑梗死、脑出血、蛛网膜下腔出血）"（P133）、"糖尿病"（P264）：核对疾病是否对排泄动作和排便带来影响。

"痴呆"（P70）：核对是否因失认、失能和执行功能障碍而影响到便意和排泄动作。

"抑郁"（P578）：核对抗抑郁药副作用是否影响到排便。

影响排便的障碍及状态

"进食吞咽障碍"（P412）：核对进食吞咽障碍是否与排泄障碍之间有关联。

与排便障碍有关联的风险

"脱水"（P439）：确认腹泻造成脱水的危险性有多大。

"血压异常"（P609）：确认排便是否伴随血压波动。

排便障碍患者的护理

"活动"（P2）：想方设法让患者参加活动，不要介意排便。

"饮食"（P21）：即使有排便障碍，也要想方设法让患者愉快地进餐。

"排泄"（P34）：护理要点要放在使患者从排便中获得满足感方面。

6 睡眠障碍

萩野悦子

病理生理

睡眠障碍是指患者出于某种原因无法入睡或者睡眠过多感觉到痛苦的状态，睡眠与觉醒的时间节律紊乱，并因此很难进行日常社会活动，出现包括睡眠障碍等各种异常现象。

病因与影响因素

睡 眠

睡眠是指身体对周围环境反应降低，对感觉刺激的阈值上升，骨骼肌松弛以及运动减少或者消失，并保持特异睡眠姿势以及意识出现可逆性降低，但可以觉醒过来的状态。

睡眠的类型与作用

睡眠可划分为慢波睡眠和快波睡眠，慢波睡眠即不伴随眼球活动的非快速眼动（non-rapid eye movement，non-REM）睡眠，快波睡眠即伴随快速眼球活动的快速眼动（rapid eye movement，REM）睡眠。人进入睡眠以后，首先出现的是非快速眼动睡眠，接着出现的是快速眼动睡眠。两种睡眠作为一个组合，以 90 分钟为一个周期，在整个夜间多次反复。

慢波睡眠是指能够使大脑得到休息的睡眠。根据睡眠的深度可以划分为四个阶段，即睡眠的第 1 阶段和第 2 阶段是浅睡眠期（细分为极浅睡期和浅睡期），第 3 阶段和第 4 阶段是深睡眠期（细分为中睡期和深睡期）。慢波睡眠中的深度睡眠具有分泌激素、修复身体损伤以及增强机体免疫力的功能。尽管在快波睡眠中，身体的肌肉活动受到抑制而处于松弛状态，但是大脑的神经活动仍处于活跃状态，这一时间段会出现做梦现象。快波睡眠具有调整并固定记忆以及消除焦虑的功能。

调节睡眠的机制

睡眠是怎样产生的呢？目前，已经明确的睡眠调节机制有以下两种。

内稳态机制

内稳态机制，也称为疲劳时睡眠的机制。白天，人们在觉醒状态下工作，催眠物质会在体内一点点蓄积起来，诱发睡眠，表现为困倦。但是，即便白天犯困而睡着了，很快就会醒过来，不会睡太长时间。需要睡多长时间能醒来，是由睡眠不足的程度所决定的，这个功能与时间早晚没关系。在睡眠不足时，内稳态机制可调节睡眠的质与量，以恢复到时间长且睡眠深的慢波睡眠。

生物钟机制

即使前一天晚上睡得很好，白天也没干什么累活，晚上到了一定的时间还是会自然而然地感到困倦。这是因为我们体内有一个生物钟在管理着睡眠和觉醒的时机。

人身体内部存在着周期性的多种生物节律。拥有约 24 小时周期的节律被称为生物钟节律（以 1 日为 1 周期）。与睡眠相关的生物钟节律有睡眠觉醒节律、深部体温节律、内分泌激素节律等。深部体温在下午显示最高值，在黎明时显示最低值。松果体从傍晚到夜间开始分泌褪黑素，并作用于大脑的睡眠中枢引起睡眠，但是到了早晨就停止分泌。体内生物钟保持震荡以使与睡眠相关的生物钟节律能保持正常，并将震荡节律传输给各生理功能。

人体的节律原本大约为 25 小时一个周期，与一天 24 小时之间有偏差。这一偏差由存在于视交叉上核的体内生物钟通过神经使用视网膜所传导的光线来修正。将生物钟节律修正为 24 小时周期的物质称为同调因子。除了光线以外，身体的运动、进餐以及社会活动安排（工作、上学等）也有此同调作用。在体内生物钟的作用下，到了一定的时间人就会瞌睡，到了早晨就会醒来，这就是生物钟机制。

年龄增长导致的睡眠变化

随着年龄的增长，体力工作及活动量有所降低，所需要的睡眠时间也随之减少。另外，社会角色的变化以及身患疾病导致在家里生活的时间增多，这样一来，接触阳光这一调整体内生物钟的同调因子的机会以及与他人接触的机会就会相对减少，以上因素使体内生物钟机制减弱。

因此，老年人晚上入睡的时间延长（入睡困难），深度睡眠（第 3 阶段、第 4 阶段）减少，特点为入睡浅、中途易醒、中途醒来后又难以入睡，并形成早醒等。产生睡眠的时间带出现过早就会导致早睡早起。人在成年期的睡眠呈单相性，但是在老年期呈多相性，往往在白天还要睡午觉（图 3-6-1）。

睡眠出现问题会引起困倦感、头沉感、注意力难以维持、记忆力和集中力还有作业能力下降，出现执行能力障碍等。特别是患有痴呆的老年患者，睡眠出现问题，很容易有情绪不稳、焦躁、徘徊和夜间谵妄等痴呆的精神行为症状（BPSD）。

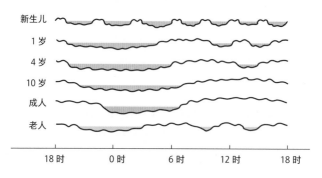

图 3-6-1　人的睡眠节律与年龄之间的关系

（Kleitman, 1963 の模式図に老人を加えたもの）

（大熊輝雄：睡眠の臨床，p.12，医学書院，1977）

分类、症状、病因、影响因子

睡眠障碍包括失眠、睡眠过度及白天打瞌睡、生物钟节律障碍、睡眠中的异常现象（表 3-6-1）。

表 3-6-1　睡眠障碍的分类

睡眠障碍的分类与症状		病因及影响因子
失眠		
①入睡困难	从有意识地想睡到睡着，在时间上处于延迟的状态	●生理方面：环境变化；睡眠环境中的光线、噪声；不合理的日常生活（过度午睡、夜间活动） ●心理方面：来自精神上的焦虑以及生活上的变化所造成的慢性化失眠
②中途觉醒	从入睡到翌日起床之前有几次处于醒来的状态	●身体方面：咳嗽、瘙痒、疼痛和发烧等症状；呈现夜间尿频的疾病及打扰睡眠的疾病（不宁腿综合征、周期性肢体运动障碍、睡眠呼吸暂停综合征等）
③清晨觉醒	在凌晨早地醒来，然后再也睡不着的状态	●精神医学方面：阿尔茨海默病、血管性痴呆、脑肿瘤等脑器质性疾病；睡眠中枢障碍以及生物钟障碍；抑郁症等
④熟睡障碍	尽管睡眠的时间是充足的，可就是处于得不到睡熟及睡足感的状态	●药物因素：短效作用的催眠药、镇定药、抗抑郁药；安眠药的突然停药；肾上腺皮质激素制剂、甲状腺激素制剂；帕金森病治疗药；黄嘌呤类药剂；酒精和咖啡因

续表

睡眠障碍的分类与症状		病因及影响因子
睡眠过度以及白天打瞌睡		●睡眠觉醒机制障碍：发作性睡病、特发性嗜睡症
①睡眠过度	在原本该起身活动的时间段（通常是在白天）里出现过度困倦，处于瞌睡连连的状态中	●身体方面：长时间睡眠者、睡眠不足综合征 ●夜间睡眠代偿：前一夜受疾病因素影响造成的非休息性睡眠所引起的失眠
②白天打瞌睡	白天处于觉醒水平低下的状态，自己未必感觉到"打瞌睡"，但表现出来的是困倦、欲望低下、注意力降低、容易受刺激（爱发火）和记忆力减退等	●精神医学方面：抑郁症造成的昏睡、情绪症状造成的主观性困倦、脑外伤和脑血管障碍及脑瘤等脑器质性疾病、睡眠中枢障碍、生物钟障碍 ●药物因素：抗精神病药物、催眠镇痛药物和抗组胺药物
生物钟节律障碍（图 3-6-2）		
①睡眠时相前移综合征	入睡和觉醒的时刻极端过早型，即使努力想晚点入睡，但从傍晚就发困，到了 20 点钟就上床睡了，可到了 3 点钟醒过来后，就处于再也睡不着的状态，尽管本人努力要晚点睡，可还是早早地睡着了	●伴随年龄的变化：受深部体温觉位相前移的影响 ●生活习惯：有时候，过早地起床活动以及长时间沐浴在充足的阳光下，这些都是导致睡眠前移的因素
②不规则睡眠觉醒综合征	睡眠和觉醒的出现极不规则，不分昼夜，睡眠不出现在一日内的一定时间，只是睡眠的时间零零碎碎的，夜间也屡屡醒来，在白天可见 3 次以上的短时间睡眠	●同调因子的弱化：在低照明度环境下生活、社会性刺激减少、身体运动降低等 ●生物钟的功能性器质性障碍：头部外伤给下丘脑和脑干带来的脑变性疾病；使用中枢刺激药物、抗抑郁药物和睡眠药物等
睡眠中的异常现象 快速动眼睡眠期行为异常	在快速动眼睡眠中出现的行为，轻度有说梦话及抢胳膊伸腿的情况，有时会有起来打人、踹墙等暴力动作	●路易体痴呆、帕金森病、进行性核上性麻痹和多系统萎缩症等

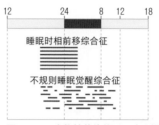

图 3-6-2　生物钟节律的睡眠障碍模式

［草薙宏明，三島和夫：睡眠・覚醒リズム障害（概日リズム障害），立花直子編：睡眠医学を学ぶために，pp.282-292，永井書店，2006 より一部抜粋］

诊断与检查

使用夜间睡眠波动记录仪或测试仪进行诊断仅适用于难以下诊断的情况以及需要掌握睡眠障碍严重程度时。临床上一般使用问诊、调查表、睡眠日志等进行诊断。

问　诊

询问入睡状况（上床时间、入睡所需时间、就寝时间）、睡眠的持续时间、一天的睡眠时间、夜间中途是否醒来及次数、中途醒来的原因、是否有过凌晨醒来（时刻、可否再入睡）、睡眠满足感（熟睡感）、早晨觉醒状况（睡醒、心情、身体状况）、是否做梦（内容）、是否服用安眠药及镇定药、服用方法及其效果、认为睡多长时间为好、睡眠状态给日常生活带来怎样的影响。另外，因为患者本人很少能掌握睡眠中的情况，有些时候本人都觉察不到睡眠呼吸暂停综合征以及快速眼动睡眠期行为异常等，甚至有时候明明睡了还认为没睡着（睡眠状态误认）。所以，收集来自同寝室人员反馈的资料也很重要。

调查表

调查法有睡眠感调查法（OSA 睡眠调查表、Post-Sleep Inventory 等）、困倦自觉评价法（爱泼沃斯思睡量表、自觉症状调查等）和生活习惯调查法（东京都神经科学综合研究所的生活习惯调查表）等。

睡眠日志（图 3-6-3）

记录就寝时间段、认为睡眠时间段、饮食与排泄、使用药物的时间点、睡醒时的心情和整天的身体状况等，日志至少要记录一周。

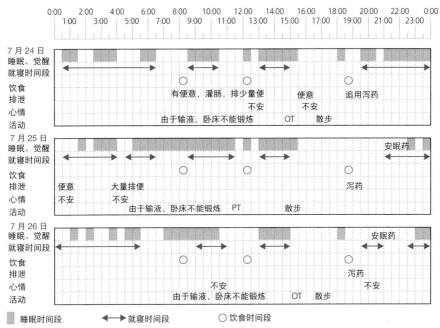

图 3-6-3 睡眠日志

[萩野悦子：認知症の人の日常生活における困難とケアのポイント④；睡眠のケア，看護技術 53（12）：59, 2007]

治 疗

生活习惯改善

当明确导致睡眠障碍的原发疾病后，应马上进行治疗。在此基础上，还需改善生活习惯，养成平时运动的习惯，让身体有适度的疲劳感，尽可能让患者过上规律的生活等。

药物治疗

假如想尽办法患者仍然睡不着，并给白天的生活带来显著不便，就要和患者本人以及医生一起探讨使用安眠药了。

睡眠障碍老年患者的护理

护理要点

　　老年人由于患有多种疾病以及生理老化等因素，容易出现睡眠障碍。随着年龄增长，身体出现疾病以及精神因素使老年人的活动能力降低，并导致白天活动量减少。因为脑器质性病变导致体内生物钟容易被扰乱，使内稳态机制和生物钟机制不能顺利运转，所以容易引起睡眠障碍。

　　睡眠障碍可以通过改善生活习惯以及创造良好的社会环境得到改善，需要详细观察患者昼夜间的生活状况，留意以下日常生活中的护理要点进行相应护理（图 3-6-4）。

　　1. 考虑生物钟节律，改善生活习惯。

　　·早上醒来心情舒畅。

　　·白天活动情绪高涨。

　　·午间得到适当休息。

　　·晚间能够顺利入睡。

　　·夜间能够持续睡眠。

　　2. 纠正影响睡眠的生活行为。

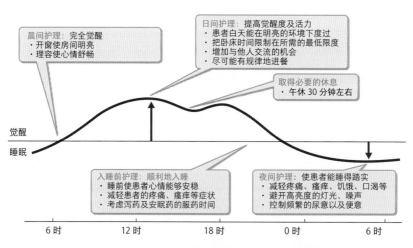

图 3-6-4　在考虑生物钟节律的基础上进行一日护理

Step1 护理评估 ▷ Step2 明确护理焦点 ▷ Step3 护理计划 ▷ Step4 护理实践

收集与分析资料		
	主要资料	分析要点
疾病相关资料	现病史与既往史 ·成为睡眠障碍的病因或诱因的疾病 ·脑器质性疾病、抑郁状态	□是否由阿尔茨海默病、血管性痴呆、脑卒中等脑器质性疾病伴随的视交叉上核（也称前侧下丘脑核）的变化以及来自视交叉上核信号传达系统的功能障碍引发睡眠障碍 □睡眠障碍是否由抑郁引发 □睡眠是因为患有睡眠呼吸暂停综合征、不宁腿综合征、周期性肢体运动障碍而被中断
	症状 ·有无发热、疼痛、瘙痒、排泄障碍	□是否因发热、疼痛、瘙痒和排泄障碍等而妨碍睡眠 □是否因为无法翻身导致身体疼痛而妨碍了睡眠
	检查与治疗 ·引发睡眠障碍的病因及药物	□失眠是否由酒精、作用于中枢神经的药物、帕金森病治疗药引起 □白天的瞌睡和困倦是否起因于安眠药产生的残留药效
生理和精神因素	运动功能 ·运动功能降低、眩晕	□是否因为失眠导致的困倦感和头沉感造成了运动功能降低和眩晕
	认知功能 ·记忆力、认知力和注意力的维持，执行能力和学习功能下降	□睡眠障碍是否导致了注意力、记忆力以及执行功能等的下降
	语言功能、感觉知觉 ·口齿不清的程度 ·听错	□困倦是否由睡眠不足以及安眠药的残留药效导致
	心情与情绪、抗压力 ·不安、困惑 ·孤寂、沮丧 ·倦怠感、不开心、易受刺激（好发火）、无表情	□是否有过因情绪不稳导致睡不着觉的情况 □入睡前是否有一些需要反复诉说的不安、困惑、沮丧及孤寂等之类的情绪 □是否有过因睡不着导致感情无法控制的情况
社会文化因素	角色与关系 ·是否有社会活动安排	□是否有既定的活动、必须承担的角色
	工作、家务、学习、娱乐、社会参与 ·是否与他人有交流	□是否有睡醒后必须马上去做的事情

续表

主要资料	分析要点
活动 觉醒 ·活动中是否打瞌睡	□活动时是否处于足够清醒的状态
活动欲望、个人史、意义、发展 ·活动欲望降低 ·对现有乐趣及日间生活的愿望 ·有无参加户外活动的机会，活动时间是否恰当	□倦怠感及困倦是否影响了参加活动的欲望或者阻碍了活动范围的扩大 □活动是否为调节生物钟节律的重要因素 □是否有一些可以使头脑清醒、精神一振的乐事及期盼的事情 □是否有与他人交流的机会
休息 睡眠 ·一日的睡眠时间（夜间与白天的睡眠时间） ·一日的就寝时间（夜间与白天的就寝时间） ·夜间中途醒来的次数、中途醒来后到再入睡之间所花费的时间、夜间的入睡时间差、日间困倦、熟睡感、就寝时间	□身体的、心理的、社会的、精神的休息是否受到了睡眠障碍的影响 □白天是否因为身体的以及精神的休息过多导致晚上睡得难受 □为什么无论如何都需要在这个时间上床休息
生理、心理、社会和精神的休息 ·白天的休息情况、有无与排尿相关的焦虑 ·是否有社会性活动相关安排 ·是否有放松的时间、场所	□无所事事地躺在床上消磨时间的情况多吗 □是否有强烈的不安和焦躁的表现；是否无法拥有放松的时间
饮食 备餐、食欲 ·饥饿感、口渴感	□睡不着觉的时候是否有饥饿感和口渴感
进餐行为、咀嚼与吞咽功能 ·进餐中途打瞌睡、噎呛	□进餐时间段是否清醒 □过度困倦是否影响了食欲及进餐行为和咀嚼吞咽功能
营养状态 ·饮食摄取量	□能否摄取足量的食物

续表

主要资料		分析要点
排泄	尿意与便意 ·昼夜的排尿次数 ·能否感知尿意和便意，如果能，能否告知介护者	□是否因为夜间频频的尿意和便意妨碍睡眠 □即使在白天是否也因困倦而对尿意与便意的感知变得迟钝
	排泄动作 ·移动动作，脱穿衣服的动作，姿势保持动作，收尾善后动作等情况	□排泄动作是否因倦怠感以及困倦而变得困难
	尿和便的排泄、性状 ·排泄前后的血压变动	
清洁	清洁、修饰与时尚 ·有无欲望，有无动作障碍	□失眠造成的倦怠感以及瞌睡是否阻碍了打扮的欲望与行动
人际沟通	方式、对象、内容、目的 ·有无想要交流的对象	□人际沟通障碍造成与他人的交流减少，这样的事情是否影响白天的觉醒状态

评估要点（病理生理与生活功能思维导图指南）

老年患者由于生理老化因素以及疾病原因，容易出现睡眠障碍。不过，日常生活状况有时也会引发睡眠障碍。可以通过重新审视和改善生活习惯与生活环境等方式，利用思维导图整理各要素，推导出进行护理的方向。

睡眠障碍老年患者的病理生理与生活功能思维导图

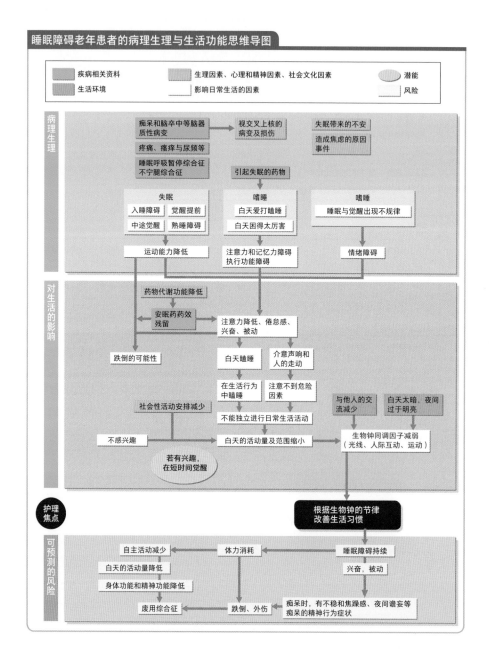

| Step1 护理评估 | Step2 明确护理焦点 | Step3 护理计划 | Step4 护理实践 |

明确护理焦点
#1　生活中考虑生物钟节律，夜间睡眠质量得到改善

| Step1 护理评估 | Step2 明确护理焦点 | Step3 护理计划 | Step4 护理实践 |

1　护理焦点	护理目标
生活中考虑生物钟节律，夜间睡眠质量得到改善	能够在觉醒状态下做一些感兴趣且关心的活动 白天的觉醒时间有所增加 能够听到患者主诉"晚上睡得真好"

实施	根据
1. 早晨醒来神清气爽 ・早晨打开窗帘，让房间充满阳光 ・早晨的洗漱促进觉醒 ・尽最大努力将进餐时间固定下来 ・利用进餐机会，坐在采光好的地方或者房间的窗边吃早餐	●一般来说，光线会使交感神经兴奋，能够有效地提高白天觉醒程度；1500～2500勒克斯的日光浴能够抑制褪黑激素的分泌，以此提升患者的深部体温使其处于更容易觉醒的状态 ●规律的进餐习惯有利于代谢节律同步
2. 提高日间活动 ・创造机会使患者一上午都能在自然光充足的地方活动 ・增加患者与其他人交流的机会 ・参考患者个人的活动史，探寻一些能够提起患者兴趣的活动 ・在活动中引入类似体操这样有身体运动的项目	●因为光线过强让人不快；白内障患者对过强的光线敏感，需要引起注意 ●与他人接触交流是生物节律同调因子之一，如果患者有听力障碍或独处一室静养，那么获得的外界刺激就会减少 ●睡眠也受行动性的冲动及意志左右
3. 午间得到适当休息 ・在 15 点以前进行 20～30 分钟的午睡	●傍晚睡午觉会影响夜间的睡眠
4. 晚间能够顺利入睡 ・避免接触含有咖啡因、尼古丁和酒精的给睡眠带来影响的物质 ・入睡前洗澡、洗脚和按摩 ・若患者有祈祷、听音乐和读书等有益于睡眠的习惯，尽可能地给予其帮助 ・室内漆黑而难以入睡时，使用地脚灯以免光线直接射入患者眼部 ・当痛感或瘙痒感周期性出现时，调整口服药以及外用药的使用时间，以使患者在夜间睡眠时间段内症状能够得到改善	●通过使末梢血管扩张来散热并降低深部体温，促进入睡

实施	根据
5. 夜间能够持续睡眠 · 调整寝具的硬度、被子的材质及重量、枕头的种类及高矮 · 冬季将室内温度调到 16～20 ℃，夏季调到 25～28 ℃。 · 极力排除夜间的作业声及机械噪声 · 在夜间换尿垫或进行医疗处置不得已需要开灯时，要注意避免光线直射患者眼睛 · 患者因饥饿或者口渴醒来时，吃点东西或喝点水 · 在需要服用泻药时，考虑药物的显效时间后再决定服药时间，以免患者夜间产生便意	●光线不仅会令人不快，还可能打乱生物钟的生物节律
6. 帮助患者进行因睡眠障碍而受阻的日常生活活动 · 注意水分摄入量以及进食量是否因为倦怠感及困倦而减少 · 在患者注意力以及判断力因为睡眠障碍而出了问题的时候，给予监护以免患者跌倒或摔落	●水分摄入量及饮食摄取量因为白天打瞌睡而降低，可能会引起脱水；若把强烈的瞌睡与脱水造成的意识障碍弄错了的话，有使患者陷入病危状态的危险
7. 安全用药方法 · 若不使用安眠药无法入睡，已给日间生活带来不利影响时，可与患者和医生探讨是否使用安眠药 · 老年人用药时选择药物作用时间短、易于代谢的安眠药 · 选择对肌肉松弛作用小的安眠药 · 服用安眠药以后，不要进行集中精力才能做的活动，有睡意后立刻就寝 · 确认患者服用安眠药后身心是否可得到休息，第二天是否有瞌睡的残留效果；若有，与医生探讨是否更换安眠药或者减量 · 睡眠护理不要总是依赖安眠药，在睡眠改善后探讨将安眠药减量或者终止服药	●与年轻人相比，老年人使用安眠药后的有效作用时间更容易延长，在第二天可见残留效果 ●由于药物的肌肉松弛作用，有时候会出现跌倒以及加重睡眠呼吸暂停综合征等情况

相关项目

若想了解更详细的情况，可以参照下述项目。

影响睡眠障碍的原因及诱因

"痴呆"（P70）、"脑卒中（脑梗死、脑出血、蛛网膜下腔出血）"（P133）、"废用综合征"（P625）：确认白天的活动性降低是否给睡眠带来影响。

"帕金森病"（P95）：帕金森病治疗药的服用是否影响睡眠；确认肌强直是否造成患者不能翻身和身体疼痛进而影响睡眠。

"抑郁"（P578）：核对出现的睡眠障碍是不是抑郁的症状。

"老年性皮肤瘙痒症"（P306）：确认使睡眠中断的是不是夜间瘙痒。

"排尿障碍"（P468）：确认是否因夜间尿频而中断睡眠。

睡眠障碍的相关风险

"谵妄"（P595）：查一查睡眠障碍是不是引发谵妄的间接性原因。

"跌倒与摔落"（P520）：确认是否因睡眠不足降低了患者的危险回避能力，是不是服药导致的眩晕。

"脱水"（P439）：确认陷入脱水危险是否与以下因素有关，即白天打瞌睡造成噎呛，从而不能确保一天所需的水分摄取量。

7 跌倒与摔落

北川公子

跌倒与摔落的概念

跌倒与摔落的概念

跌倒和摔落是指在非故意的情况下身体倒在了地上。跌倒是在足底接地的状况下因为摔跤或打滑导致摔倒在地；摔落一词则用于身体从台阶以及床上等有一定高度的地方落下的情况，英语则称其为"fall"。

预防跌倒与摔落的重要性

跌倒与摔落是经常发生的意外事件。因为受冲击的部位以及强度不同，患者可能出现卧床不

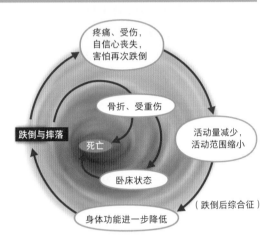

图 3-7-1　跌倒与摔落造成的负面连锁反应

起，甚至死亡等状况。有时还会导致老年跌倒后综合征（处于恐惧跌倒及摔落带来的受伤体验而极端控制外出、闭门不出的状态，由此引发废用综合征）。重要的是从跌倒和摔落对老年人生活质量带来影响方面入手，进行预防（图 3-7-1）。

发生率

有关老年人跌倒与摔落，已经有多项调查研究。但因调查对象的设定有所差异，得出的发生率也各有不同。以日本居住老年人群为对象的流行病学调查研究得出的数据显示，跌倒与摔落的发生率在 12%～20%。在老年公寓和医院的调查中，跌倒和摔落的发生率多在 30% 以上。

跌倒与摔落造成的伤害中，有擦伤、裂伤、跌打伤、挫伤、骨折和慢性硬膜下血肿等。

受　伤

跌倒与摔落的老年人中，发生骨折的患者的占 10%。另外，从 2013 年的日本人口动态普查老年人死亡统计得知，"意外事故"分类中，75 岁以上的老年人"（误吸等）

窒息"占第一位，其次就是"跌倒与摔落"（引自《国民卫生的动向 2015/2016》[①]）。老年人，特别是高龄老年人，发生跌倒与摔落可能直接威胁到生命。

跌倒与摔落的风险

跌倒与摔落的风险因素大体上可以划分为内在因素和外在因素（表 3-7-1），许多老年人都有多重风险因素。重要的是，在评价老年人的风险因素及因素间关系的同时，也将最近是否出现过跌倒与摔落作为风险因素进行评估。

表 3-7-1　跌倒与摔落的风险因素

内在因素	年龄变化	·视觉功能降低（视线昏暗、视野狭窄） ·平衡感降低（深部感觉降低、前庭器官中的三半规管功能降低、小脑功能降低） ·步行状态改变（步幅变小、脚后跟以及脚尖抬不高）等	外在因素	衣物	·长裤、长裙 ·拖鞋、不能包裹足跟的鞋子 ·尺寸不合脚的鞋 ·开了鞋带的鞋等
	疾病与障碍	·脑血管疾病所致的半身瘫痪以及半侧空间失认 ·一过性脑缺血发作 ·帕金森综合征、帕金森病 ·风湿性关节炎 ·白内障 ·痴呆 ·谵妄等		室内	·地面打滑 ·居所、玄关等处的台阶 ·亮度不足 ·没有扶手 ·走廊有手推车等障碍物 ·浴室脚垫、电线 ·忘了开启轮椅制动器等
				室外	·台阶 ·因下雨、结冰而湿滑的路面和人行道等 ·人群中 ·树根、树桩等
	药物与治疗	·抗焦虑药 ·镇静催眠药 ·抗抑郁药 ·降压药 ·利尿剂 ·有缩瞳、散瞳作用的点眼药 ·人工透析后 ·手术后等		非日常环境	·住院及入住养老院等环境变化 ·入住重症监护室（ICU） ·身体约束 ·治疗或设备需要使用大量的管线等

①《国民卫生的动向 2015/2016》为日本著作。

跌倒与摔落的风险评估工具

信度和效度较高的跌倒与摔落测评工具的有 Morse 等人的跌倒测评量表以及泉等人研发的住院老年人测评工具（表 3-7-2）。在住院初期以及患者的情况发生变化之际，要对存在的风险因素进行再确认并使用风险评估工具进行再评价，进而把握风险的程度。同时，在各类医务工作人员间共享信息。

表 3-7-2　跌倒与摔落的风险评估工具

	Morse 等（1989 年）	泉等（修订版，2003 年）
维度	①跌倒体验 ②并发症 ③辅助工具的使用 ④静脉输液疗法 ⑤步行程度 ⑥精神状态	①跌倒体验 ②智力水平 ③视力障碍 ④排泄介护的需要度 ⑤移动水平（不借助工具/步行辅助器/轮椅） ⑥触发因素（发热、环境变化等诱因） ⑦护士的直觉

有跌倒与摔落风险的老年人的护理程序

护理要点

基本护理要点

忽视跌倒与摔落等风险，会诱发骨折以及老年跌倒后综合征，给老年患者的生活自理带来很大影响。护理中，可以挖掘患者身体潜能，让患者过上本人如愿的生活，以求消除患者生活环境中潜在的跌倒与摔落等风险。

要求从两个方面对老年患者进行护理，即预防性护理和维持活动的介护。

※ 为此，日常生活护理需要在留意以下要点的同时对患者进行帮助。

1.检查生活环境中跌倒与摔落的风险因素，逐一消除。

2.调整生活内容（睡眠、运动、营养、排泄、修饰）以使患者能够自理起居、移动。

3.帮助患者重视预防跌倒与摔落，并付诸行动。

拓展护理要点

事故报告

在医院或老年公寓里，设立有制定预防跌倒对策以及分析跌倒事故的机构（如安全管理委员会等），以求从组织措施上解决人员配置以及环境方面的缺欠等问题。

身体约束

在介护保险实施细则里，原则上禁止对患者进行身体约束，但是我们经常能够看到以预防跌倒为理由身体被约束在床上和轮椅上的老年患者。这应该是在不得已的情况下才实行的应对措施。所谓不得已的情况是指有以下三种情形的场合：①急迫性；②非替代性；③临时性。护理的重要作用就是帮助患者早日脱离不得已的状态，早日解除约束。

Step1 护理评估　Step2 明确护理焦点　Step3 护理计划　Step4 护理实践

收集与分析资料		
	主要资料	分析要点
疾病相关资料	现病史与既往史 ·跌倒与摔落的经历 ·成为跌倒或摔落诱因的疾病	□针对过去一年中有过跌倒或摔落经历的患者，询问跌倒或摔落的次数、时间和场所等。根据当时情况及是否受伤探讨再次跌倒的可能性和再次跌倒受伤的危险度 □要了解患者是否患有以下疾病以及疾病的病情、症状和治疗（药剂及检查）等，如高血压、脑血管疾病、一过性脑缺血发作、心力衰竭、帕金森病、风湿性关节炎、白内障和痴呆等
	症状 ·跌倒或摔落时：生命体征，跌倒或摔落部位发红、肿胀、发热、变形，步行异常，主诉疼痛 ·谵妄、肝性脑病 ·眩晕、眼前发黑、直立性低血压	□是否因为痴呆，即便骨折了也不主诉疼痛，从体征上可观察到患者无法迈步（不要仅凭主诉及活动性加以判断，要细心地观察 24 小时） □头部受伤时要观察一周，注意是否会出现慢性硬膜下血肿 □是否把握了发病原因、发病时期、发病时间；是否采取了安全对策 □跌倒与摔落发生于怎样的动作；由姿势不同带来的血压变动程度如何；是否与正在使用的药物有关
	检查与治疗 ·口服药 ·透析 ·眼底检查、滴眼药 ·静脉输液与约束物 ·ICU、冠心病监护室（CCU）	□在使用处方药如抗精神病药、抗焦虑药、安眠药、肌肉松弛药、降压药、糖尿病治疗药、麻醉药时，要询问用药周期、药量、服药时间等因素与瞌睡、眩晕、直立性低血压和无力感等症状间存在何种关系 □如果服用糖尿病治疗药，服药后的血糖值是多少；是否对可能出现的低血糖采取对策 □透析后血压变动幅度多大；用什么方式往返透析室的 □是否了解使用中的滴眼药有散瞳或者缩瞳等副作用；是否知道如何应对 □约束物的种类和数量、期限、限制身体活动的程度 □是预约好的吗；入监护室时间的长短，以及能否与家人会面
生理因素	运动功能 ·驼背 ·瘫痪，关节的可动域受限 ·步态改变（步幅、速度、身体倾斜、踢腿、抬脚、迈步的连贯性） ·站立及落座动作改变	□站立时的平衡感如何；是否使用拐杖等自助工具 □瘫痪的部位，是半身瘫痪还是全身瘫痪；在髋关节、膝关节和足关节的可动域受限制时，影响步行的程度 □是否有步幅缩小、步行时蹭地、抬脚障碍、迈步困难、身体前后或左右倾斜、眩晕等症状和体征 □在站立时，是否需要抓住周围物体；是否配有患者所需的扶手

主要资料		分析要点
生理因素	认知功能 ·认知功能降低 ·失认、失用 ·行为与心理状况	□在迈台阶时，脚能否抬得足够高；是否想要试着拿起那些自己认为能够拿得起来的重物 □是否记住了安全动作的顺序 □确认当患者离床时，是否能够使用床旁呼叫器求助 □是否了解床旁呼叫器的使用方法 □当出现徘徊、日落综合征 *、攻击性行为、兴奋、混乱和夜间谵妄等症状时，明确诱发因素、出现的时间以及模式 * 日落综合征：从傍晚擦黑时开始出现情绪不稳、表情不安、到处走动、反复诉说"我要回家"等现象，有时候会伴随有幻觉以及妄想
	语言功能、感觉与知觉 ·老花眼、视野、适应黑暗的能力 ·平衡感	□是否因为视野及视力异常忽视了障碍物、台阶和提示牌等；是否准备好了夜间照明 □处于站位状态下瞬间转向时，是否出现眩晕
心理和精神因素	健康观、意向、自知力	□是否执着地认为"我能动""我能走"，有做超出自己身体功能的事或者有过于自信的情况 □是否有粗心大意、过分慎重、谨小慎微等行为特征 □活动、下床的欲望如何
	价值观、信念与信仰	□若"自己的事情自己做"这样的信念特别强，有时候会一个人做高危险的活动；考虑如何抓住机会向患者解释"是需要监护与帮助的"
	心情与情绪，抗压力 ·对跌倒的恐惧感	□是否对活动存在跌倒或摔落等感到不安与恐惧；是否因此而缩小了生活范围
社会文化因素	角色与关系	□干家务和外出等必须履行的事务与身体功能之间是否有不协调的情况
	工作、家务、学习、娱乐、社会参与	□是否知道跌倒预防讲座等健康管理活动；是否有参加这些活动的欲望与关切
活动	觉醒 ·白天还瞌睡连连	□抗精神病药导致瞌睡状态是否一直延续到了白天；在什么时间服药
	活动欲望、个人史、意义、发展 ·跌倒后综合征、活动范围	□对跌倒的恐惧感是否阻碍了外出以及参加娱乐等社会活动，进而处于闭门不出的状态；是否有这种倾向 □是否有能够享受的业余活动和娱乐活动 □有无参加跌倒预防讲座的意愿

续表

主要资料		分析要点
休息	睡眠 ·夜间醒来（中途觉醒）	□是否因为尿意在夜间多次醒来；床周围以及床上的照明是否充足；鞋袜是否合适；是否能够使用床旁呼叫器进行求助；是否因为尿意而夜间多次醒来
	身体、心理、社会和精神的休息 ·行为与心理状态	□当患者的徘徊状态出现恶化导致无法得到充分休息时，是否出现了眩晕和姿势倾斜等情况 □幻觉及妄想导致入睡困难时，若因此对患者身体进行约束，是否出现助长兴奋这种恶性循环
饮食	备餐、食欲 ·自己去进餐	□去食堂过程中的下床、步行和操作轮椅等方面有无危险；患者是否能够避免拿着筷子或杯子走路 □有无尽管瘫痪还要勉强自己去食堂、很勉强地捡起掉在地板上的餐具等行为
	进餐行为、咀嚼与吞咽功能 ·坐位进餐	□在轮椅上坐着吃饭时，是否能将脚从轮椅脚踏板上放下来
排泄	尿与便的存储 ·自主神经症状 ·夜间尿频	□是否有因膀胱过度综合征等出现尿意迫切感时，不叫护理人员过来帮助，就自己急急忙忙地移动去厕所的情况 □有无应对尿意迫切的对策 □夜间，血压降低及照明不充分的情况下，能否按床旁呼叫器呼叫护士帮助；自己能否做到不慌不忙地移动；周围的亮度如何
	尿意与便意 ·利尿剂、泻药	□在服药影响下，可能突然出现强烈的尿意及便意，对此是否采取了失禁预防对策；给药时间的设定是否避开了药效与夜间休息相重叠 □眩晕是否起因于利尿剂造成的循环血量改变
	排泄动作 ·在厕所起坐 ·衣服撩起与放下	□需要在轮椅与厕所之间移乘时，能否稳定地旋转身体 □在将衣服撩起和放下时，能否保持稳定的站姿 □在偏瘫的情况下，想将裤子褪下来时，是怎么处理的；能否用健侧靠住扶手 □提上裤子时，能否充分提起而不使裤脚拖在地上
	尿和便的排泄、性状 ·腹泻	□患者有时候会因强烈便意而慌张地如厕，考虑其便意程度如何；是否需要设置便携式坐便器
清洁	清洁 ·洗浴	□站立脱穿裤子时，身体是否打晃；一条腿站立着穿裤子时会怎样 □在湿滑的浴室以及浴缸中，有无能够抓得住的地方 □在浴室这种湿滑的环境中，走路是否安全；是否需要使用淋浴椅 □换衣间的脚垫等，有无绊倒的危险

续表

主要资料		分析要点
清洁	修饰 ·鞋袜 ·长裤、裙子	□是否穿着没有包裹住足跟的拖鞋，理由是什么 □是否穿着长裤和容易打滑的袜子，理由是什么
人际沟通	方式、对象、内容、目的 ·听力 ·请求	□能否听清楚护士的讲解以及来自护士站的呼叫器的应答声，能够阅读多大号的字体 □能否求得周围人的帮助，以预防跌倒与摔落 □患者最容易开口求助帮助的人是谁

评估要点（病理生理与生活功能思维导图指南）

　　老年患者在做以下动作时易发生跌倒与摔落，即起立（下床或者从轮椅上站起来）、移乘（在床和轮椅之间移乘）、移动（步行或者乘轮椅移动）等以及想做这种动作的情况下。评估时，梳理清楚各种生活场面以及各种生活时间段，寻找可能发生危险的因素。与此同时，需要探讨作为行为主体的患者本人如何理解跌倒与摔落的危险性以及自己动作能力的认知与现实之间的差距。

　　在探讨如何给予患者帮助时，首先要考虑消除跌倒风险的外在因素。其次，着手解决内在因素中短期可以解决的风险，如从日常生活活动介护的实施顺序中以及监护方法上着手等。与此相并行的是，与患者及其家属讨论预防跌倒的援助方法，从效果与界限两个方面找出双方的意见交汇点，进行中长期护理。

　　从患者达不到的运动功能和低下的认知能力开始，监护患者练习起立、移乘以及移动等动作，设想其需要一定的介护，在此基础上展开护理。

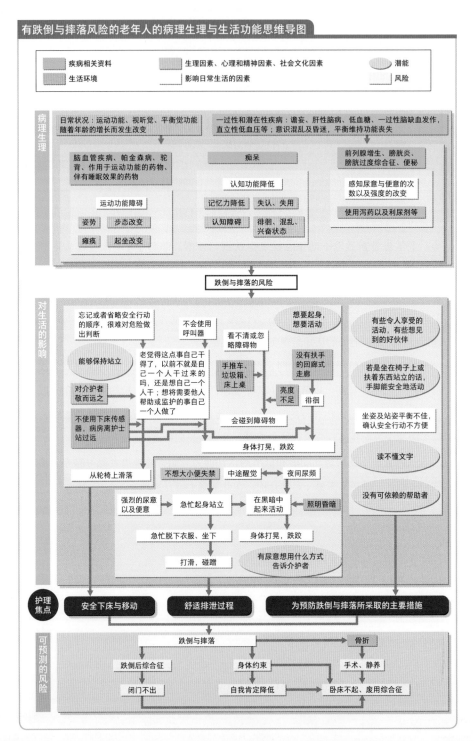

有跌倒与摔落风险的老年人的病理生理与生活功能思维导图

Step1 护理评估 〉 Step2 明确护理焦点 〉 Step3 护理计划 〉 Step4 护理实践 〉

明确护理焦点
#1　患者能够独立下床去自己想去的地方
#2　患者能够舒适、安全地排泄
#3　患者能够在降低跌倒与摔落风险的动作上下功夫，营造新环境

Step1 护理评估 〉 Step2 明确护理焦点 〉 Step3 护理计划 〉 Step4 护理实践 〉

1　护理焦点	护理目标
患者能够独立下床去自己想去的地方	患者能够安全下床，可以移动 患者不发生因生活环境调整不够导致的跌倒与摔落
实施	依据
1. 生活环境的调整 （1）衣物及鞋袜的调整 ·调整裤子及睡衣的长度至脚踝 ·劝说患者穿能够覆盖脚面及脚后跟、鞋底不太硬、尺寸合脚的鞋子 ·鞋子的颜色、款式及风格反映穿鞋者的喜好 （2）病床环境的调整 ·根据跌倒与摔落风险、患者的体型和身体功能，来探讨病室环境、病床的位置及高度、是否应设置病床围栏等 ·整顿环境时，确认病床、床头柜、床桌的制动器功能 ·擦干湿滑的地板，去除脚垫以及走廊的手推车等容易造成滑倒且妨碍行动的障碍物 ·确保病房、走廊和厕所的夜间照明 ·为了尽早掌握患者的下床行为，设置传感器以及红外线探测器 ·从床上移到轮椅或便携式坐便器上时，结合动作顺序及患者的认知水平，决定是否设置辅助移动的扶手以及确定轮椅的位置	●要是踩住了长裙或者长裤，有发生跌倒的危险 ●穿着拖鞋或是趿拉着鞋子走路，会因为鞋子过大而脱落并导致跌跤和摔倒 ●若鞋底过硬会损害足部的可动性以及支持性 ●尊重患者的喜好与个性，能够支持与提升患者参加活动的欲望 ●处于端坐位时，脚底接触地面，扩大身体的支撑面积；适当地使用病床围栏，根据偏瘫侧以及轮椅的放置位置而调整 ●这些用品具有可动性，在移乘以及移动时，手把着用力容易发生危险，要放在制动档 ●由于年龄增长以及身体功能障碍，有时脚只能稍微从地面上抬起 ●随着年龄增长，瞳孔缩小，适应黑暗的时间会延长，白内障等疾病还会导致视野暗化 ●尽早掌握那些不懂或忘记呼叫器使用方法的患者的下床活动情况

实施	依据
2. 起立、移乘和移动动作的介护	
（1）起立动作与移乘动作	
·当患者患有直立性低血压，但自身能够给予配合时，先向患者说明从卧床状态坐起时，不要马上站起来，也不要马上活动 ·明确移乘动作中不稳定的方面	●由于深部感觉的降低，即使只是一般的年龄变化，也可见眩晕及不稳等；再加上药物的副作用及直立性低血压，风险会进一步增加 ●因为移乘动作伴随着上下运动以及旋转运动，非常复杂，需要将动作细化并加以确认，要弄清楚移乘动作整体上是否稳定，或者移乘动作的哪一部分有问题
（2）步行、靠轮椅移动	
·劝说患者使用手杖、步行辅助器和老年电动车等自助工具	●若患者有偏瘫或帕金森病、跛行、患侧腿部拖行、碎步以及向前冲等症状，会进一步降低身体的支持性
·确认乘坐的位置，调整轮椅的坐面使患者能够以适当的体位坐上轮椅	●确认患者静止时的姿势以及行走时的姿势，若髋关节呈外展状态，会成为滑落的原因
·进行足部护理以减轻患者下肢疼痛，提高脚趾的可动性	●脚趾蜷曲以及日常穿着袜子，导致脚趾不能够充分地接触地面
3. 商谈动作方法和介护方法	●通过询问弄清楚患者在何时需要帮助，消除患者的过度自信、思虑过多、顾虑等

2　护理焦点	护理目标
患者能够舒适、安全地排泄	患者能够很自然地感知尿意和便意 患者能够安全地进行移乘、移动等排泄行为

实施	依据
1. 舒适地感知到尿意及便意	
（1）养成不依赖泻药的排便习惯	
·督促患者自然排便的同时，再次探讨所使用泻药的种类	●掌握排便模式与服用泻药时间之间的关系；另外，当服药所致的腹痛显著出现时，应探讨药剂种类的适用性，根据需要与医生商谈
（2）降低尿意的迫切感和减少排尿次数	
·使用利尿剂	●掌握排尿模式与服用利尿剂时间之间的关系，探讨药剂服用时间，减少夜间醒来次数
·患有膀胱过度综合征	●中途醒来以及入睡困难会增加夜间的排泄次数，可以适当增加白天的活动量以求夜间充分睡眠 ●膀胱过度综合征可见于脑血管疾病以及膀胱炎等疾病，对病因进行根治的同时，尝试每隔一定时间进行一次排泄

续表

实施	依据
2.移动到厕所及移乘到坐便器上	
（1）移动距离要适当	●根据患者感知尿意到排泄之间所需的时间，适当调整从病室到厕所之间的移动距离，若有必要，探讨变更病室或设置便携式坐便器
（2）移动动作要安全，特别是在厕所内要确保安全	●厕所空间大小和扶手设置不同于病床，选择适合老年人移乘的厕所，探讨在厕所设置轮椅位置等
3.排泄时裤子的脱穿	●在狭窄的厕所内整理衣服与在床边完全不同，探讨能否通过采取安全的立姿来脱裤子和提裤子；探讨是否可选择易于脱穿的裤子；探讨是否需要介护

3　护理焦点	护理目标
患者能够在降低跌倒与摔落风险的动作上下功夫，营造新环境	患者能够继续保持身体活动性的日间活动计划 患者能够采取规避跌倒与摔落风险的对策
实施	**依据**
1.关注跌倒与摔落的风险	
（1）寻找生活环境中潜在的跌倒因素	
·与护士探索跌倒的风险因素，商讨安全生活环境，将结果以图的方式展示出来 （2）规避风险的处理对策 ·确认在床边、厕所的呼叫器的使用方法，以使患者能够获得必要的监护以及介护，确认患者是否在使用时感到踌躇 ·护士与患者共同确认活动范围，探索各环节需要什么样的安全措施	●只要进行活动，就有跌倒或摔落的风险；老年患者自身重视和关注跌倒风险比任何预防措施都有效，重要的是采取以下有用的应对措施，即改善自身生活环境、日常生活行为和营养平衡等 ●不要进行单方面的"指导"，要向老年患者确认活动的理由与意图，可以请老年人提出具有可行性的方案，这样可以提高预防对策的实效性
2.身体活动性的维持	
（1）完成反复进行的日常生活动作	●进餐和如厕等活动每天都要做，要将这样的日常生活行为作为维持身体活动性的机会加以利用，有意识地增加下肢负重，保持端坐姿以移乘轮椅，通过反复进行的日常生活动作来促进和保持身体的活动性

续表

实施	依据
（2）维持下肢的肌力并参加集体活动	●将原地踏步及起立练习融入生活中，以求维持下肢肌力；另外，与朋友们规划并参与集体活动也很有效

相关项目

若想了解更详细的情况，可以参照下述项目。

容易引起跌倒与摔落的疾病

"痴呆"（P70）、"帕金森病"（P95）、"脑卒中（脑梗死、脑出血、蛛网膜下腔出血）"（P133）、"白内障"（P366）、"谵妄"（P595）：就各种疾病特有的身体障碍、认知功能障碍、感觉功能障碍等进行深入的学习。

将跌倒和摔落与生活活动关联起来考虑

"活动"（P2）：再次确认活动对老年人的重要性。

语言障碍

谷规久子　山田律子

病理生理

语言障碍（图 3-8-1）

语言障碍，指处于难以理解他人讲话以及难以用语言适当表达自己的状态。所谓的语言，是指人们用于传达和交流思想、感情和观点的符号体系。这个符号体系包括音声语言（会话语言）和文字语言（书写语言）。语言障碍可划分为失语症（语言的理解与表达障碍）和构音障碍（会话障碍）。

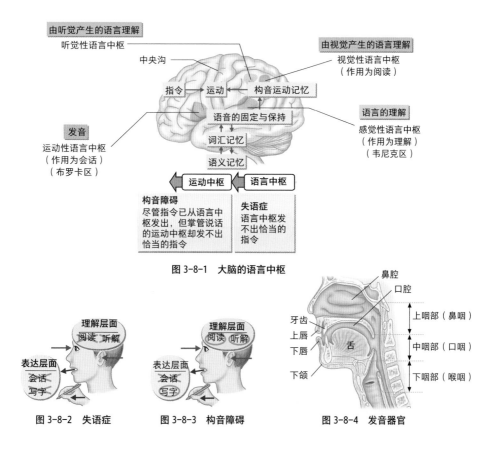

由听觉产生的语言理解
听觉性语言中枢
中央沟

由视觉产生的语言理解
视觉性语言中枢
（作用为阅读）

指令　运动　构音运动记忆

语音的固定与保持

语言的理解
感觉性语言中枢
（作用为理解）
（韦尼克区）

发音
运动性语言中枢
（作用为会话）
（布罗卡区）

词汇记忆

语义记忆

运动中枢　语言中枢

构音障碍
尽管指令已从语言中枢发出，但掌管说话的运动中枢却发不出恰当的指令

失语症
语言中枢发不出恰当的指令

图 3-8-1　大脑的语言中枢

理解层面
阅读　听解

表达层面
会话
写字

图 3-8-2　失语症

理解层面
阅读　听解

表达层面
会话
写字

图 3-8-3　构音障碍

鼻腔
口腔

牙齿
上唇
下唇

舌

上咽部（鼻咽）

中咽部（口咽）

下颌

下咽部（喉咽）

图 3-8-4　发音器官

失语症（图 3-8-2）

失语症是指由于大脑语言中枢后天器质性病变所造成的对音声语言和文字语言的理解和表达出现障碍的状态。这种病变使人在语言的听取、理解和会话方面，以及在阅读理解和书写时变得困难。

构音障碍（图 3-8-3，图 3-8-4）

构音障碍是指由于发音器官的运动障碍，构音（发音）处于减弱、不清晰、语言表达遇到障碍的状态。人体参与发音的相关器官有呼吸（肺部）、发声（声带）、共鸣（咽喉、口腔、软腭、鼻腔）、构音（舌、口唇、下腭）等，参与发音的器官的某一部分发生问题，就会发生发音困难。

病因与分类

失语症的病因与分类

失语症主要是由各种脑疾病所致，最常见的为脑血管疾病（脑梗死、脑出血、蛛网膜下腔出血），还有脑外伤、脑肿瘤、脑炎和脊髓小脑变性症等，脑梗死占到病因的半数以上。从性别上看，男性占 60% 以上，且以 70~80 岁者居多。人类的语言中枢位于大脑的优势半球，有 97% 的右手、50%~60% 的左利手语言中枢都位于左半球。失语症的症状根据大脑语言中枢的病变部位及其大小的不同而有所差异，主要分类见表 3-8-1 所示。

表 3-8-1 失语症的分类（认知障碍所伴随的失语除外）

失语症分类	病变部位	语言会话特征	语言理解特征	其他特征
运动性失语（布罗卡区失语）	额下回后部 运动性语言中枢障碍	·非流利性语言、沉默寡言 ·语音障碍（音调和韵律），书写错误 ·话语不成句（罗列单词、省略助词等）	比较良好	说话、书写等语言表达层面障碍，多伴有右侧肢体偏瘫
感觉性失语（韦尼克区失语）	颞上回后部 感觉性语言中枢障碍	·语言流畅且喜欢多说话 ·找词困难 ·用字发音不准、书写错误 ·语法错误	重度障碍	听解、阅读的理解层面和书写的表达层面有障碍

续表

失语症分类	病变部位	语言会话特征	语言理解特征	其他特征
传导性失语	连接语言中枢的弓状束变性	·语言流畅且构音正常 ·复述困难 ·常见用字发音不准和书写错误	良好	自己能够意识到错误，多次修正能改过来（渐进性反应）
完全性失语	左侧大脑中动脉供血区大面积障碍	·即使没有自创词，也是特定词汇的反复（刻板语言） ·不能阅读，懂得熟悉的单词含义	重度障碍（日常会话困难，从会话者的口型知道个大概）	表达层面和理解层面都有障碍，有时伴有精神功能低下

构音障碍的病因与分类

构音障碍的病因大体上划分为三类：①运动障碍性构音障碍，起因于从大脑到发声发音器官的神经以及肌肉病变的器官功能降低；②器质性构音障碍，起因于发声发音器官的形态异常，病因有先天性唇腭裂、头颈部手术后遗症、脑性麻痹等；③功能性构音障碍，构音器官在形态上及功能上未见异常，是一种在幼儿构音获得期学习了错误的构音方法而造成的状态。在此，我们选取老年患者中常见的后天性运动障碍性构音障碍为例，其分类如表 3-8-2、表 3-8-3 所示。

表 3-8-2　导致运动障碍性构音障碍的疾病

主要疾病	特征
脑血管疾病（脑梗死、脑出血、蛛网膜下腔出血）、脑外伤、脑性麻痹等	发病急，不进展
重症肌无力、脊髓小脑变性症、帕金森病、亨廷顿病、肌肉萎缩性侧索硬化症等	进展缓慢

表 3-8-3　运动障碍性构音障碍的分类

种类		原发疾病	发音层面特征	其他
麻痹型构音障碍	痉挛型构音障碍（上运动神经元障碍）	脑血管疾病（脑梗死、脑出血、蛛网膜下腔出血）、脑外伤等	声音嘶哑（粗糙型嘶哑声），气息逸出声（气息型嘶哑声），鼻音过重，构音不准或置换或省略、语速过慢	伴有吞咽障碍及情感失禁
	迟缓型构音障碍（下运动神经元障碍）	重症肌无力、吉兰-巴雷综合征、肌肉萎缩症等	语音无力（无力型嘶哑声），音量降低，鼻音过重，构音不准或置换或省略，语速过慢	伴有疲劳和语言障碍加重
运动过弱型构音障碍（锥体外系障碍）		帕金森病、亨廷顿病（慢性进行性舞蹈病）	气息逸出声（气息型嘶哑声），音量降低，声音颤抖，语流加速，构音不准	会话中无表情，四肢震颤
失调型构音障碍（小脑系统障碍）		小脑出血、脊髓小脑变性症	音调及音量过高，语速调整障碍，构音不准或省略	手臂震颤，身体摇晃

症　状

失语症

失语症的症状

失语症的主要症状如表 3-8-4 所示。

表 3-8-4　失语症的症状

主要症状	意义	运	感	传	完
听觉障碍	不能理解听到的言语（单词或句子）的意义		×		×
找词困难	想不起想说的该怎么说		×		×
语法障碍	尽管能够想起单个词，但组不成正确的句子	×			×
语音韵律障碍	非流利性语言，构音笨拙，音替代，声调及重音出现异常	×			×
复述困难	不能够复述单词和文章等	×	×	×	×
错语、新语无意义杂乱语	罗列一些语义不明的言语（处于不知道在说什么的状态）		×		×
单词性错语	说出来的话和想要使用的词不一样		×		×
构音性错语	语音的某一部分与别的音发生交替		×	×	×
书写错误	写错字，写不好日语字母等	×	×	×	×

注：运：运动性失语；感：感觉性失语；传：传导性失语；完：完全性失语；×：障碍。

失语症常见的并发症

1. 听觉记忆能力降低：许多失语症患者，对听到的事转眼就记不住了，但是还保持着视觉记忆能力，能够记住看到的事物。

2. 保持：患者不自觉做出与上一个回答相同的反应。

举例：提问①：姓名？回答①：山田；提问②：住址？回答②：山田。

3. 易疲劳性：连续或重复做相同的事情容易疲劳。

举例：想看的电视节目刚刚开始就喊"把电视关了"等。

4. 注意力降低：难以将注意力持续地集中于某件特定的事情上。

5. 高级脑功能障碍：失用、失认、计算障碍，多伴有记忆障碍等。

构音障碍

构音障碍的症状

1. 构音障碍：音置换（如将"sa"发音为"ta"，satao → tatao），音省略（mikan → kan），音转位（aonigili → aoniligi），音扭曲（某个音变成了日语中没有的发音），音附加（wuxi → wuyixi）。

2. 发声障碍：音质、声音的高低和大小、持续时间的异常，嘶哑声，鼻音，鼻音过重。

3. 抑扬顿挫障碍：所谓抑扬顿挫是指发音速度、声调、重音和节律等发音所具有的节奏性音调。千篇一律则会出现发音单调、发音速度及节奏紊乱等问题。

构音障碍常见的并发症

1. 吞咽障碍：出现吞咽食物障碍。

2. 疲劳性：无法传达语言导致的精神负担很容易造成疲劳。

诊断与检查

问诊与望诊

主要收集以下资料：现病史、既往史和治疗（导致语言障碍的疾病和诱因、药物），语言障碍的发病时期和经过，自觉症状和伴随症状的有无及其程度，日常生活，生活经历，生育史，家族史等。

影像诊断

病灶的诊断→磁共振成像（MRI）、单光子发射计算机断层成像术（SPECT）。

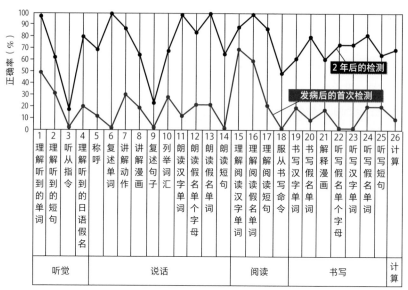

图 3-8-5　标准失语症检测（SLTA）

语言活动→正电子发射断层成像术（PET）。

失语症的检查

·失语症测试：通过听觉理解、读音、复述、称呼和写字等测试检查，快速掌握语言障碍的情况。

·综合失语症检测：标准失语症测试（standard language test of aphasia，SLTA）使用 26 个项目评估听解能力、说话能力、阅读能力、书写能力和计算能力。用图形中的折线来表示各项目的正确回答率（图 3-8-5）。此外，还有使用西方失语症成套测验（Western Aphasia Battery，WAB）、失语症鉴别诊断测验等方法进行检测。

·挖掘式检查：综合失语症检测后的详细检查，有实际交流能力测试等。

构音障碍的检查

·发音器官的检查：检查发音器官的形态和功能，确定病变部位。

·发音测试：构音检测（单词和文章的复述及读音等），发音特征抽样检测（音质和音量等），抑扬顿挫检测、发话明了度检测（表 3-8-5）。

表 3-8-5　发话明了度（5 阶段评估法）

明了度	判定内容
1	非常明白
2	经常有听不懂的话
3	知道说话的内容才能听明白
4	有些话经常能听明白
5	一点也听不明白

常见并发症

生理方面：语言障碍的原发疾病（脑血管疾病等）的复发、焦虑造成的失眠、便秘等。

心理和精神方面：抑郁、焦虑、兴奋等。

社会文化方面：孤独、社会圈缩小、人际关系改变、闭门不出等。

治　疗

康复训练

·语言功能的恢复。

·实用性交流能力的提高：扩大交流的方法（包含活用替代方法）。

·获得与周围人交流的能力：语言障碍会受到交流对象的影响，在给患者进行治疗的同时要做好帮助与调整，使患者获得与家人以及周围人交流的能力。

咨询指导

对因语言障碍造成情绪不稳以及处于抑郁状态的老年患者进行心理疏导。

预防原发疾病的复发

预防随年龄增长而复发原发病（脑血管疾病等）。

语言障碍老年患者的护理程序

护理要点

1. 进行阶段性护理，在考虑语言障碍特征的基础上获得新的交流方式和恢复交流功能。

患病后再获得语言功能是要花费时间的。在协助患者达到意愿的同时，考虑语言障碍的特征，并帮助患者获得丰富的人际交流方法，根据恢复的情况设定可实现的阶段性护理目标。

2. 缓解语言障碍造成的心理痛苦，调整生活环境以使患者继续扩大活动。

从小到大使用语言生活的人，由于语言障碍不能将自己的想法表达出来，这种心理痛苦可能导致患者厌烦传达信息。为了避免患者拒绝与他人交流，需要进行调整，创造条件使患者拥有"结对子"（同病友交流）的机会，还要保证与患者接触的人能够恰当地应对患者语言障碍的现状。另外，帮助患者，使他们能够持续患病前的活动以及挑战新的活动，过上充实的生活。

语言障碍的分期护理要点（表 3-8-6）

急性期

症状容易变化，患者容易疲劳，需要细致观察患者的全身状况和心理状态。

恢复期

这是语言功能恢复最值得期待的时期，将治疗的内容融于日常的生活中。另外，应告诉患者不要过于勉强，从心理和身体两方面推进康复训练。

表 3-8-6　语言障碍的分期护理要点

急性期 （发病～发病后 3 个月）	恢复期 （发病 3～18 个月）	慢性期 （发病 18 个月以后）
确定表达意愿的方法 获得周围人的理解 全身管理 心理帮助 调整环境	**语言功能的最佳恢复期** 语言治疗的基础上进行生活康复训练 　（融入日常生活） 心理帮助 调整环境	维持并扩大沟通与交流能力 调整环境 帮助重返社会

慢性期

发挥患者自身的语言功能，帮助患者建立切实可行的人际交流与沟通方法，维持并扩大生活范围。

针对语言障碍特征的护理要点

失语症

根据失语症的分类不同，应对方法各有差异。掌握失语症的分类、主要症状及其对生活行为的影响。在考虑语言障碍特征的基础上，和患者共同商讨如何有效活用非语言方式以求再一次获得并扩大人际沟通和交流，同时调整周围环境以求得周围人的理解。

构音障碍

此种情况下，患者依然可以保持说话以外的语言功能。帮助患者创造尽可能发声说话的机会，避免患者拒绝和放弃说话。

Step1 护理评估 ▶ Step2 明确护理焦点 ▶ Step3 护理计划 ▶ Step4 护理实践 ▶	
收集与分析资料	
主要资料	分析要点
疾病相关资料 现病史与既往史 ·原发疾病（脑血管疾病、脑外伤、脑瘤等）与病期 ·失语症与构音障碍的分类 ·导致语言障碍的原发疾病、功能障碍和治疗（气管切开等） ·年龄增长 ·药物（口服药） ·家庭结构	□导致语言障碍的原发疾病是什么 □语言障碍是何时发生的；病程经过如何 □语言障碍是失语症还是构音障碍；应该划分到哪一类；具有怎样的症状和特征 □有无影响语言障碍的疾病及功能障碍；如何治疗 □年龄增长导致的视听觉变化（老年性耳聋等）及记忆力减退是否影响交流与沟通 □口服药的种类及作用如何；其副作用如何 □是与家人同居还是独居；家庭中关键人物是谁
症状 ·失语症的症状（找词困难、书写错误） ·构音障碍症状（构音障碍、声音障碍、发声发音的程度等） ·音声语言的表达和理解程度 ·文字语言的表达和理解程度 ·并发症状（易疲劳等）	□语音、语句、文章和数字的表述及理解程度如何 □语音、语句、文章和数字的听写能力、朗读及自发的写字能力和理解能力达到何种程度 □失语症是否伴有以下容易并发的症状：听觉记忆能力降低、易疲劳和注意力降低等 □构音障碍是否伴有容易并发的吞咽障碍等（因为舌运动出现障碍，容易在进食吞咽的准备期以及口腔期出现障碍）

续表

	主要资料	分析要点
疾病相关资料	检查和治疗 ·失语症测试以及失语症检测 ·构音器官及发音检测 ·康复训练 ·患者、家人对治疗的态度	□做了哪些语言障碍的检测，结果如何；是哪种类型的语言障碍，障碍的程度如何 □语言听觉训练师（ST）是什么职业；抱着何种目的进行什么样的康复训练 □语言障碍和治疗，患者、家属有什么期待
生理因素	运动功能 ·上肢的运动功能、利手、瘫痪及挛缩的有无	□有无右侧偏瘫（患右侧偏瘫多为运动性失语） □运动障碍是否给身体活动（身体动作、手的动作）以及书写活动带来阻碍
	认知功能 ·记忆障碍、认知障碍、注意力障碍、理解力如何	□在非语言和语言的人际沟通中，患者的理解程度如何 □认知功能降低是否影响沟通与交流（依据以往的状况、认知和记忆而发话等）
	语言功能、感觉与知觉 ·目前的语言表达方式 ·痛苦的表述方法 ·牙齿和义齿的状态 ·助听器及眼镜的使用情况和活用情况	□是否有独特的沟通交流方法；如何做能将基本的生理需求表达和传递出来 □是否由于不能很好表述自身的痛苦与不适而处于无奈忍受的状态 □是否存在牙齿缺损、义齿未安装和口腔炎等阻碍构音功能的因素，从而加重了语言障碍 □是否根据状况使用助听器及眼镜，并能适当进行活用
心理和精神因素	健康观、意向、自知力 ·对目前状态的认知，对今后生活的意向以及希望	□患者是否接受疾病及症状，打算怎样处理 □在采用语言性沟通交流时，是否感到力不从心 □对今后的生活有什么意向和希望
	价值观、信念与信仰	□在人际交流与沟通上，有什么样的价值观及信念；有无信仰以及在会话中是否表现出来
	心情与情绪、抗压力 ·语言障碍的体验及看法 ·与人交流与沟通时带来的焦虑和环境造成的影响	□想法无法传递给对方或对方不理解患者说的是什么意思；是否这种体验使患者的人际交流与沟通变得消极，且持否定态度 □与人交流是否感到焦虑；焦虑是否已经影响日常生活行为；环境（吵吵嚷嚷的）所造成的影响如何
社会文化因素	角色与关系 ·方言等地方独特的语言表现 ·受教育程度与语言获得 ·语言障碍给角色带来的影响	□方言等自己出生成长地的独特语言以及通过教育获得的语言是如何影响患者的人际交流与沟通 □语言障碍是否影响了以前承担的社会角色以及活动习惯

续表

	主要资料	分析要点
社会文化因素	工作、家务、学习、娱乐、社会参与 ·对工作及交流的影响，社会参与情况 ·感兴趣的话题	□患者是否因为没有沟通和交流的对象而处于孤立的状态 □与家人、友人和熟人的交流是否受到妨碍 □是否有过与自助小组成员等有相同语言障碍的人进行交流的情况 □是否有趣味及爱好等患者可以任意使用语言描述的话题
活动	觉醒	□觉醒状态是否影响人际交流
活动	活动的欲望、个人史、意义、展望 ·活动的欲望、活动的个人史与现在的活动状况和展望	□对活动的欲望如何 □有什么样的个人活动史 □是否由于语言障碍导致以往的活动和乐趣范围缩小 □在现有语言功能的基础上，是否拥有发展其他活动的可能性
休息	睡眠 ·睡眠时间（熟睡感）、白天的疲劳感及困倦、药物影响	□针对由语言障碍造成的疲劳，是否能够获得充分的休息和足够的睡眠 □药物导致的困倦是否影响语言功能
休息	身体、心理、社会和精神的休息 ·休息时的表现、焦虑	□想休息的时候，是否能够用适当的方式告知他人 □语言障碍导致的焦虑，是否给睡眠带来障碍
饮食	备餐、食欲 ·语言障碍对备餐的影响、饥饿时的表现方法、饮食生活习惯	□语言障碍是否给购买食物等做饭准备工作带来障碍 □饮食生活习惯是否充分反映在现在的饮食生活中
饮食	进食行为、咀嚼与吞咽功能 ·进餐时间、进餐行为、进餐姿势、食物形态	□伴随语言障碍的偏瘫是否给做饭、备餐、食欲、进餐行为和咀嚼及吞咽功能带来影响 □起到发音会话功能的随意肌也是咀嚼和吞咽功能所使用的肌肉；构音障碍有多大程度影响其咀嚼及吞咽功能
饮食	营养状态 ·食物和水分的摄取量	□失语症导致的进餐集中力降低及进食吞咽功能下降，是否影响食物及水分的摄取；是否使营养状况受到影响
排泄	尿与便的存储 ·排泄规律	□护士是否能够掌握患者排泄规律；患者是否能够尽早地告知护士尿意及便意；营造此种环境的体制是否健全
排泄	尿意与便意 ·尿意与便意的告知方式	□在患者尿和便的存储功能正常时，患者是否因语言障碍不能够告知便意和尿意，导致憋尿和憋便的情况 □突然站立起来后，患者是否有手足无措等有关尿意便意的信号

续表

主要资料		分析要点
排泄	排泄动作 ·排泄动作的自理程度	□在排泄动作上需要他人介护的患者，是否有因语言障碍而无法求助他人的情况
	尿与便的排泄、性状 ·排泄的控制，不舒适状态时的告知方法	□由于服用治疗便秘及腹泻的药物等是否导致患者不适；患者能否将这种不适告知护士
清洁	清洁 ·如何看待清洁和修饰 ·瘙痒感等不适的告知方式	□患者能否向护士表达清洁和修饰的愿望，能否将调整环境的意愿以及不适感等告知护士
	修饰 ·对修饰的希望	□患者能否传递出对修饰的价值观及对现存状况的希望 □调整穿衣打扮是否可以使患者心情变得开朗，是否有可能使其与人交流变得更加积极
人际沟通	方式、对象、内容、目的 ·对日常生活意愿的表达以及告知方式 ·对扩大人际交流沟通的方式、意愿、可行性 ·对沟通对象的希望 ·擅长的话题	□目前使用的是哪种人际交流沟通方式 □为了扩展人际交流沟通方法，患者拥有什么意愿和潜力；从语言障碍特征来分析，能拓展什么样的人际交流沟通方式 □与家人、医护工作者、同寝人员等的人际交流沟通有什么愿望；另外，与患者交往的人们拥有什么样的交流沟通技巧 □怎样的语言障碍症状能妨碍交流沟通，无法将意愿传递给对方；对方如何应对能使沟通顺畅 □患者擅长且经常提起的话题是什么

评估要点（病理生理与生活功能思维导图指南）

患者会因语言障碍不能自由说话产生心理苦恼以及说话容易导致疲劳，要顾及患者这些状况，并考虑患者具有的语言障碍特征，支持患者的欲望，帮助患者根据恢复情况设定可以达成的目标以重新获得新的交流沟通能力。此时，比相关专业人员的调整更为重要的是，关注患者的家人以及熟人等与患者进行交流沟通的人们给患者带来的影响，并对交流沟通方式进行调整，使患者与其家人和熟人共用患者所希望的交流沟通方式。除此之外，患者还要克服年龄增长以及感觉器官出现障碍等问题，通过继续执行以往形成的活动习惯，激活患者现有的语言功能，向新的活动发起挑战。为使患者能够过上丰富多彩的生活，需要以恢复期为中心开展以下几个方面的护理。

语言障碍老年患者的病理生理与生活功能思维导图

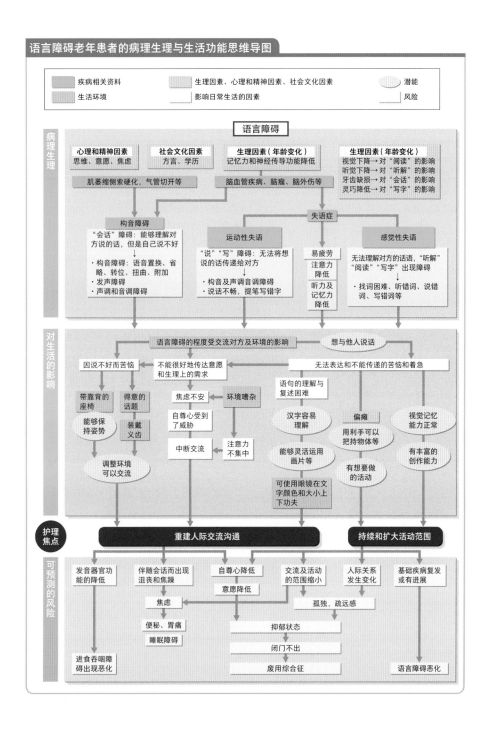

Step1 护理评估	Step2 明确护理焦点	Step3 护理计划	Step4 护理实践

明确护理焦点
#1　通过恢复语言功能以及获得新的人际交流沟通方式，重建人际交流沟通能力
#2　通过与周围人合作以及调整生活环境，能够持续以往形成的活动方式，并享受新的活动

Step1 护理评估	Step2 明确护理焦点	Step3 护理计划	Step4 护理实践

1　护理焦点	护理目标
患者通过恢复语言功能以及获得新的人际交流沟通方式，重建人际交流沟通能力	患者能够围绕擅长的话题对话 患者能够灵活地使用非语言方式进行交流 患者不出现因难以表达意思而产生的焦虑，并导致失眠等身体上的症状

实施	依据
1. 不同时期的护理 **从急性期向恢复期过渡的护理（发病至发病后3个月）** ①把握和应对患者的基本需求和意愿表达方式 ·评估患者尿意、便意以及饥饿感等有关基本需求和意愿的表达方式，能够在需要时给予及时介护 ※将患者特有的表达方式具体记载在"实施"栏内，与医务团队成员共享信息的同时，用统一的方法应对 ②调整环境，以使患者和周围人充分理解语言障碍 ③患者全身状况管理	●根据病期分阶段进行护理 ●避免因语言障碍导致连生理性需求都得不到满足；和患者确认包含生理需求在内的基本需求以及意愿的表达方法，以使需要时能够立即应对 ●掌握患者以及有关人员是怎样理解语言障碍的，并将此反映在护理工作中 ●稳定患者全身状态后再积极推进康复训练；另外，在避免疾病复发加重语言障碍的同时，掌握和管理全身健康状况也是不可或缺的
2. 恢复语言功能的生活康复训练 **（1）尽力在生活上提高语言功能** ·与语言听觉训练师协调应对，将语言训练①或者②纳入患者日常生活之中，想办法将训练不刻板地融入日常生活中 ①失语症 　·声调和音调的训练　　·听写 　·计算练习　　　　　　·文字练习 ②构音障碍 　·呼吸训练　　　　　　·发音训练 　·咽喉及上腭运动训练 　·调音器官运动训练（口唇、下腭和舌的运动） 　·构音训练，朗读文章训练	●如果是语言听觉训练师实施语言训练，护理目标要与语言听觉训练师训练目标一致，营造环境，有意识地将语言训练融入日常生活中；设法让患者将康复训练自然而然地与每天的日常生活联系在一起 ●实施语言训练时，考虑对失语症导致的并发症进行护理，如疲劳和注意力低下等 ●构音障碍的语言训练的目标是提高发声发音器官的运动功能 ●呼吸训练容易带来疲劳；在实施的同时，需要考虑适度的休息

实施	依据
（2）设法实行快乐的自主训练 　　将自主训练纳入日常生活日程，设法引入快乐因素，如完成后就加以表扬等，以使训练每天都能坚持实施	●将自主训练时间融入到日常生活日程中，设法以"半玩半练"的心情快乐地实施训练，进而养成习惯，以增强生活信心
（3）要考虑易疲劳性这一特点 　　语言训练中，结合易疲劳性及注意力降低等问题，探讨话题、会话场所和会话时间等	●不仅仅考虑年龄增长，还要考虑失语症伴随的易疲劳等症状
3.帮助以求获得并扩大新的人际交流沟通方法 　　根据状况给予帮助，以使患者能够自己选择并活用替代语言障碍的人际交流沟通方法 ·活用汉字以及图画 ※五十音表（图 3-8-6）可用于构音障碍患者的训练，但是不能用于失语症患者 ·活用人际交流笔记本 ·活用人际交流小黑板 ·活用手势 ·让患者看实物，到相关联的地方看着说，在视觉上加以确认 ※与患者一起商谈和探讨人际交流沟通的方式、技巧及如何发展人际交流	●失语症使患者对日语假名的理解变得困难，因此，对失语症患者不可使用日语五十音表 ●人际交流笔记本就是可以用手指着图画及文字将想说的话传递给对方，辅助进行人际交流的笔记本。市面上销售的那种能将想要说的话写在空白页及框内的笔记本就行，也可以根据患者的生活行为特点制成别具一格的方便患者使用的本子

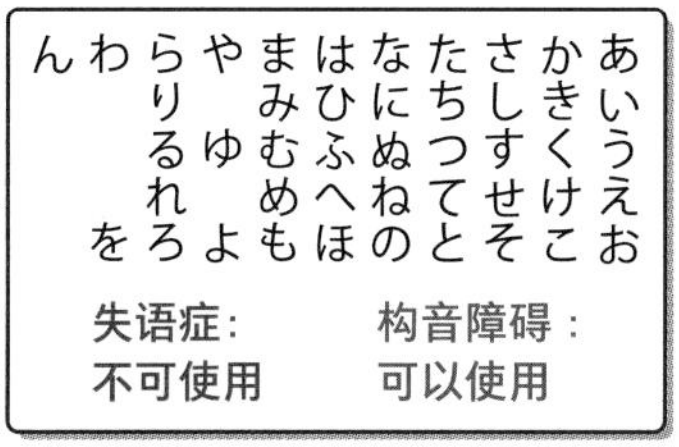

图 3-8-6　文字盘（五十音表）

| 4.营造患者易于说话的环境
（1）接纳患者的表达
（2）应对影响人际交流的年龄因素
·语言表达方面：牙齿和义齿的调整等
·语言理解方面：视觉听觉功能的辅助（助听器、眼镜的使用） | ●有时候随着年龄的增长，视觉、听觉发生变化及牙齿缺损等会加重语言障碍，要在事前加以调整，仅装上义齿这一项，患者说话就能被听懂好多 |

实施	依据
（3）营造促进会话的环境 ·顾及对话方的位置以及采光，使对话方的表情、口型和手势等容易被看见	●对话方的表情及口唇的动作和手势等都有助于患者理解对话方的话语内容，考虑到让对话方在光线明亮的位置与患者交流
·整理一个安静的环境，以使说话人能够集中精力对话（关掉电视，移动到安静的空间等）	●由于失语症患者注意力下降，周围吵吵嚷嚷时无法集中注意力，难以理解对话方的谈话内容
·帮助构音障碍患者，让患者的身体不要往下沉，准备好靠背结实的椅子，以使患者能保持正确的姿势	●患有躯干肌力下降的运动障碍性构音障碍的患者，若姿势不稳定，上身和头部会过度紧张，影响到发音，介护人员应帮助患者，让患者在会话前采取正确的坐姿
·选择能使语言环境丰富多彩的病房	●正因为是集体生活，在医院及养老院生活时，要顾及与同寝室友的关系，所以才对病室以及病床的位置加以选择以求得能够丰富患者的语言生活
5.语言障碍所致苦恼和焦虑的心理护理 ·创造和构建一个听取患者对目前状况的态度与想法的空间，预留时间与患者交谈	●有多少用语言无法很好表达的想法和烦恼，就有多少内心想法和烦恼
·掌握患者因语言障碍带来的苦恼和焦虑，与患者一起考虑解决方法 ·若患者出现与家人、友人、同寝室友之间因交流沟通带来的烦恼，要倾听并加以调解	●除了有语言障碍之外，也有因为使用方言被嘲笑而不想说话等情况，理由因人而异，重要的是要认认真真地倾听每个患者是怎么想的
·为了不伤害患者自尊心，不仅护士要谨言慎行，也要提醒患者家属、友人、同寝室友等周围人注意语言行为	●注意患者是否因发音问题被人当小孩子对待；注意护理者的言行以及周围人与患者的相处方式，不要因此伤害了失语症患者的自尊心
·患者是否有语言障碍所致的焦虑；是否引起失眠及胃痛等身体症状；从自觉症状以及他人观察这两个方面掌握以上伴随症状	
·创造机会以及场所（参加病友会等），让患有相同语言障碍的病友结对子	●正因为是同样患有语言障碍的病友，所以有可以互相分担的苦恼及可以互相分享的处理方式。提供这样的机会与场所也是重要的帮助方法之一

2 护理焦点	护理目标
通过与周围人合作以及调整生活环境，能够持续以往形成的活动方式，并享受新的活动	患者可以实施以下活动（按①××，②××←来记载患者所希望的活动） 患者能够享受活动的快乐（可以通过活动中的笑容、"真快活"这类言行、讨论与活动相关的话题等来进行评估）

续表

实施	依据
1. 帮助患者提高与周围人交流和沟通的技巧 确认与患者有关系的人群（包括介护者）是否留意以下各点，推进人际交流，也可以根据具体需要加以调整 **（1）与患者交谈的注意事项** ·选择患者容易听得懂的语言 ·使用短句子，较慢地、清楚地说话 ·心平气和地与患者沟通 ·刚开始交谈时，选择患者有兴趣、关心及擅长的话题 ·不要突然改变话题 ·一旦遇上患者难以理解的会话内容时，反复解说或设法改变传递方式等 ·单纯使用语言说不明白时，可以让患者看图画、照片，也可以使用手势等，尽可能让患者一边观看着实物一边加以述说 ·特别重要的内容，确认患者是否能够正确理解（患者和护理者以及家人之间要相互确认患者是否已经理解了传达的重要内容） **（2）听取患者说话时的注意事项** ·不能仅仅依赖语言，还要从患者的表情、手势、指向和当场的生活行为等观察中，判断患者想要传递的意图 ·患者即使费很大劲也要将想说的话说出来时，护士要耐心地等待直到患者将话说出来 ·当患者因说不出来感到疲劳时，设法提些可以用"是"或"不是"就能回答的问题（图 3-8-7） ·即使患者说错了话，但能从谈话中弄清楚要表达的意思时，不要打断纠正，让患者继续说下去 ·若听患者说或者观察仍弄不明白是什么意思时，使用文字、图画和手势等，一个一个地慢慢进行确认 ·积累患者特殊的表达意愿的方式，既有助于更好地理解患者的意图，同时可以感知患者话语背后的心情	●失语症患者有三重痛苦：说话障碍的痛苦、周围人不理解的痛苦以及自己无法用语言说清楚的痛苦；患者易产生疏离感及孤独感，患者因说不清楚产生焦躁情绪，进而出现情绪不稳，有必要进行温和而适当的应对 ●与患者说话时，重要的是要把话说清楚，因为他们并非听不见，所以用不着扯着嗓子说话 ●在开始会话时，最好先从患者容易述说的话题提起 ●因为失语症患者在理解方面存在障碍，突然改变话题会使患者出现思维混乱 ●活用工具，确认场所时使用地图，确认日期时使用日历和钟表等，实际上也可以使用文字写出来 ●有时候，因为客气或疲劳，患者即使不明白也会点头称是，要确认重要的事时，让患者说说到底理解多少 ●听话一方要发挥自己的想象力，将非语言性沟通方式与当场的生活行为相关联，努力理解患者想要传达的真实意思 ●患者想要说的还没说出来，对话方明白了就抢先往下说，会给患者带来被督促的感觉以及自己无法张口的冷落感和失望感 ●语言障碍者往往会因为不能很好地传达意愿而失去自信，若对患者好不容易才说出的话语进行纠正会损伤其自尊心，当患者找到了想说的话语时，与其同喜同乐，使患者建立自信才是最重要的交往方法 ●通过观察并积累特殊的表达意愿的方式和方法，诸如排泄时的手足无措之类的表现等；由于否定手势等有被用于表示困难，留意患者的表情等其他非语言传递信息方式，以免误读真实含义

续表

实施	依据
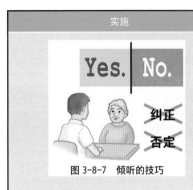 图 3-8-7　倾听的技巧	
（3）与周围交往人群统一交流方式 ①确认并记录患者希望的交流方法及所擅长的传达方法，在护士之间共享信息 ②当患者语言障碍严重混乱时，由患者信任的护士承担患者的护理	●由于失语症患者在理解方面存在问题，应对方法也因人而异，这样会导致混乱，找出可以让患者安心地进行交往的沟通方式并统一使用
③利用上述①所得到的信息，用"联系册"的方式使家属以及周围人能够使用患者所希望的方法与其交流和沟通	●有时家属以及与患者交往机会较多的人已获得了很好的交流沟通方式，彼此交换信息并加以调整，以使周围人都能够采取患者所期望的应对方法进行沟通
2. 帮助患者继续活动和拓展活动 ·掌握患者以往的活动状况，确认今后的活动意向	●因患有语言障碍，患者想参加的活动也不得不放弃。以患者活动的经验和希望为基础，帮助患者继续参加活动，过上充实美好的生活
·重视患者喜欢的除会话以外的接触语言的机会，如电视节目、收音机广播、阅读报纸及杂志等	●即便患者不能全部阅读报纸和杂志的文字，结合汉字和照片等也有助于了解主要内容，给患者创造一个接触语言的机会，程度以不给患者造成负担为宜
·继续以往所进行的活动（唱歌、插花等），享受这种心灵充满幸福的时光，必要时邀请周围的人给予协助 ·创造与相同语言障碍者交流的机会 ·从习惯了的活动开始，帮助患者恢复自信 ·在开始新的活动时，选择绘画、摄影等具有高创造性的活动	●以往能坚持下来的活动，多是一些融进骨子里面的非常熟悉的有趣的活动 ●在挑战新的活动时，选择一些如绘画等不太使用语言的高创造性活动，患者会很高兴地快速融入其中
·注意患者的疲劳感，在制作活动日程时考虑活动与休息的平衡	●为了能够让患者坚持活动，考虑活动安排及内容时注意不要过于勉强

续表

实施	依据
·偏瘫患者要注意身体不能自由活动带来的影响 ·发挥患者的视觉记忆能力，将活动的日期及时间以可视的方式进行展示 ·让患者用语言来传递发生的变化以及所学会的事情，并展示作品等，这些都可以给患者带来喜悦与自信 ·利用可以支持患者的社会保障制度	●虽然失语症伴随听觉记忆能力降低，但视觉记忆能力仍然保持着，可以设法将与活动有关的信息通过视觉进行显示 ●他人对患者目前习得的事给予正向评价，能够提高患者的欲望与自信 ●考虑当周围人清楚地知道患者存在语言障碍时，会主动学习能够与患者相适应的人际交流沟通方法 ●活用社会资源，创建新的人际关系，加以调整以使患者能够与社会建立必要的联系

相关项目

想要知道更详细的内容，可以参照以下的项目。

语言障碍的原因与诱因

"脑卒中（脑梗死、脑出血、蛛网膜下腔出血）"（P133）：考虑脑卒中造成的各种各样的功能障碍和语言障碍是如何给患者生活重建带来影响的。

"帕金森病"（P95）、"脊髓小脑变性症"（P116）：对造成构音障碍的疾病加以研习。

语言障碍的相关风险

"睡眠障碍"（P506）：确认语言障碍造成的焦虑是否最终导致睡眠障碍。

"进食吞咽障碍"（P412）：确认在出现语言障碍的同时是否并发进食吞咽障碍。

"抑郁"（P578）、"废用综合征"（P625）：确认会话不如所愿是否会造成患者回避与他人交流，患者是否陷入抑郁状态，是否有活动范围缩小导致废用综合征的风险。

语言障碍患者的护理

"人际沟通"（P58）：应该扩大活动视野以及帮助患者获得新的人际交流沟通方式和丰富的生活乐趣。

"活动"（P2）：应该研习患者即使有语言障碍也能够继续进行并发展为其爱好的活动。从这个角度进行护理。

9 麻木和厥冷

井出训

概念与发生机制

一般来说，感觉是人体感受器官对生活环境中的各种刺激产生反应而得到的意识体验。人体的感觉可分为特殊感觉、体感觉和内脏感觉，特殊感觉包括视觉、听觉、味觉、嗅觉和平衡觉；体感觉包括浅感觉（压觉、痛觉、冷觉和温觉等皮肤感觉）、深感觉（运动觉、位置觉、振动觉等本体感觉）和复合感觉（两点辨别觉和实体觉等）；内脏感觉包括内脏疼痛、尿意、便意、口渴、腹胀等。

感觉到的来自生活环境中的刺激作为刺激物或事件被赋予意义的加工过程称为知觉。例如，只有通过皮肤感觉来判断某一物体需要使用多大力气来拿，这样才能将其拿起来而不至于掉下去，又不至于捏烂。通过运动觉可以判断出需要花多大力气，属于感觉领域；能够将这种意识体验认知为"使用适当的力量把握住"的功能属于知觉领域。

麻 木

麻木是指出于某种原因无法产生上述认知的一种状况。麻木又可分为知觉钝麻和知觉异常。从大脑皮质运动中枢传导至肌肉纤维的神经径路阻断导致随意运动消失，有时有人会将此时的运动麻痹的主诉称为"麻木"。不过，有关运动麻痹方面的麻木应该参照脑卒中的相关章节。

厥 冷

厥冷是指身体受到季节变化及室温变化等外部环境因素的影响以及年龄增长、激素平衡紊乱、焦虑、减肥过度等内部因素的影响，出现血液循环恶化，使位于血管末梢的手足、腹部、背部等部位出现寒冷的情况。但厥冷并不是感觉和知觉的障碍或异常。以厥冷为病因，有时会引起肩周炎、失眠、手足水肿等多种症状。

麻木的机制

受到温觉、痛觉和触觉等刺激的浅感觉获得的意识体验，是经过传导径路产生的，即人从感受器接收到刺激，经末梢

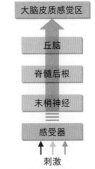

图 3-9-1　感觉传导径路

神经向中枢神经上行传导，至大脑皮质感觉区（图 3-9-1）。

感觉障碍是指某种原因导致感觉传导径路发生障碍，不能正常感知刺激。知觉是以沿着感觉传导径路传送来的各种刺激信息为基础，给自觉体验赋予意义的大脑活动。认知功能是对来自知觉的信息进行处理，得出"这是热水""柔软而且容易坏"等解释和判断。

麻木中的知觉钝麻类型，其产生的机制是传导浅感觉的末梢神经至中枢神经的上行通路发生障碍，阻碍了通向大脑皮质感觉区的刺激传导，进而造成触觉、痛觉和冷觉等知觉功能降低。

针刺痛、刺扎痛、吱吱痛这类感觉异常表现出的麻木可分为起因于末梢神经病变的麻木和起因于中枢神经病变的麻木。持续长时间的正坐（跪坐）导致的麻木是由末梢血行障碍引起传导感觉的有髓神经纤维发生功能障碍，触觉降低和触觉纤维对痛觉纤维抑制的消失导致的刺激痛觉向上至高级中枢。另外，丘脑出血及脑梗死的患者也有主诉在一过性瘫痪消失后有麻木现象出现，这被称为丘脑痛。有学说认为，这种麻木是出血及脑梗死后的水肿刺激丘脑而呈现的症状。

另外，有报告指出，器质性病变产生麻木的感知在病变改善之后有时依然会作为慢性麻木的病因残留下来。

病因与影响因素

麻木的病因

本病起因于从感受器延伸到大脑的感觉传导径路的某一部位受到损害。麻木根据损害部位的不同可分为感受器障碍、末梢神经障碍、脊髓障碍和脑部障碍等。

感受器障碍

烫伤或外伤导致感受器不能正确接受刺激→知觉钝麻。

末梢神经障碍

患有引起末梢神经障碍的疾病，如压迫、血行障碍、神经炎和糖尿病等→知觉钝麻、知觉异常。

尺神经障碍及正中神经障碍等单一的末梢神经障碍（单神经炎）。

不知何种原因造成的多发性单神经炎。

全身性内科疾病造成的全身性末梢神经障碍（多发性神经炎）。

脊髓障碍

脊髓损伤、骨折、脊髓肿瘤、脊髓炎等→知觉钝麻、运动麻痹。

脑部障碍

脑瘤、脑出血、脑血管障碍、脑梗死、痴呆等→知觉钝麻、知觉异常、运动麻痹。

厥冷的病因

末梢循环障碍

季节变化等外部环境因素、动脉硬化和激素调解等内部因素导致的末梢血液循环恶化。

症　状

对于麻木，老年患者主诉使用的表述方法多有不同，重要的是，护士要尽可能识别患者所感觉到的麻木和厥冷的症状。

·感觉过敏：即使有一点点刺激也呈现强烈的反应，刺激增强，患者会感到很疼痛。

·感觉钝麻：对于强烈的刺激，反应迟钝；如果患者对疼痛及热感的反应迟钝性增加是很危险的。

·感觉异常：患者把感受到的刺激错当成了别的刺激，如把疼痛当冷感，把冷感当疼痛。

·疼痛：麻木、发热（烧灼感）、针扎样痛、吱吱痛、阵痛等。

诊断与检查

问　诊

·在哪个部位产生麻木或厥冷症状，要询问患者的具体感受。

·自觉症状是从何时开始察觉到的？症状是何时、怎样发作的？做什么使症状恶化了？做什么使症状减轻了？

·如何调整体温和室温？

·麻木和厥冷给生活带来哪些困惑？

·是否因麻木和厥冷并发了其他的症状和问题？

感觉与知觉检查（确认身体状况的评价方法）

· 确认冷感及其发生部位和血流状况。

· 用毛笔或者毛刷子进行触觉检查。

· 用缝衣针或者别针进行痛觉检查。

· 上下活动患者的手指，让患者说该手指的方向，进行与方向相对应的深感觉检查。有必要通过结合该项检查，确认患者的大脑功能对感觉和知觉的影响，掌握患者日常生活中出现的状况。

· 使用修订版的长谷川简易智能评定量表（HDS-R）、N 式老年人用日常生活活动能力评价表（N-ADL）进行测评。

· 使用工具性日常生活活动能力（instrumental activities of daily living，IADL）量表等进行测评。

治　疗

对麻木和疼痛等异常感觉，可以使用维生素、肌肉松弛剂、低频及红外物理疗法和神经阻滞等外科疗法进行治疗。

对于感觉到寒冷的部位，可以使用热敷法、泡澡、泡手、泡脚、按摩和中药等疗法进行治疗。

麻木和厥冷老年患者的护理程序

护理要点

护理有麻木或厥冷症状的老年患者时，重要的是充分认识麻木、厥冷给患者的日常生活带来哪些具体困扰，从而确定护理目标。

特别是麻木，不要笼统进行评估。掌握是什么原因导致的麻木，临床表现为知觉钝麻还是知觉异常，需要掌握给日常生活带来困扰的具体表现是什么。另外，重要的是，将着眼点放在麻木是局限于某一个功能的问题还是几个障碍重叠作用产生的问题。

麻木和厥冷容易呈现在生活上的具体困难往往与日常生活活动能力有关联。有必要以患者可自理的高质量生活为目标，努力做出基于准确基础资料（包括日常生活活动能力评价）的评估。

从构成患者的5个日常生活要素的视角，观察和整理有麻木或厥冷症状患者生活上的具体问题。更进一步，必须着眼于患者的预防能力、储备能力、适应能力和恢复能力，从能力下降和潜在能力发挥两个方面对老年患者的感觉和知觉进行综合评价。

生活功能障碍的长期护理要点

麻木和厥冷根据出现部位的不同，对生活的影响也会有所不同。重要的是，要明确障碍的具体情况和因此产生的生活困扰，建立长期护理计划。

Step1 护理评估 ▶ Step2 明确护理焦点 ▶ Step3 护理计划 ▶ Step4 护理实践

收集与分析资料		
主要资料		分析要点
疾病相关资料	**症状与既往史** ·麻木和厥冷出现的时间、部位和体位等 ·脑血管疾病既往史	□皮肤感觉和疼痛以及麻木的部位、种类、发病状况 □是否有引起麻木和厥冷的既往史 □是否有过因麻木或厥冷引起的事故或受伤经历 □对麻木的感知记忆是否在精神上产生了麻木幻觉
	治疗 ·生活方式 ·口服药情况	□是否因接受治疗而产生加剧麻木或厥冷程度的因素，如压迫或姿势等 □是否因某些姿势、体位和活动等压迫了身体，使血液循环受阻 □是否服用了影响感觉和知觉的药物

续表

	主要资料	分析要点
生理因素	运动功能 ·日常生活活动能力的状况 ·步行时眩晕	□麻木、厥冷等症状是否对步行和上下肢运动等身体运动功能造成影响 □尤其在步行以及移乘时，是否影响身体平衡
	感觉功能 ·平衡觉和体感觉的具体变化情况 ·出现麻木时的具体表现	□麻木症状是否有"麻酥酥、刺痛"这类的感觉
	认知功能 ·理解力、判断力和注意力降低	□对来自感受器的刺激，患者的认知水平是否能够给予适当的解释且能够判断 □患者能否认识到由于患有麻木或厥冷而可能出现的风险（跌倒、外伤等）
	语言功能 ·失语症、发音困难	□患者是否能够将经历到的感觉或知觉充分用语言表达出来 □患者是否由麻木或厥冷导致书写文字变得有些不自然
心理和精神因素	健康观、意向、自知力 ·自尊感 ·未来生活的展望	□患者如何看待自己的麻木或厥冷症状；有什么想起就烦心的事 □麻木、厥冷给患者的日常生活带来怎样的困扰，患者是如何应对的；在此过程中的最大困难是什么
	心情与情绪、抗压力 ·活动的欲望 ·感受到的焦虑	□是否因麻木、厥冷降低了参加生活中各种活动的欲望 □是否由持续麻木、厥冷造成焦躁不安和情绪低落等
	信仰 ·精神信仰等状况	□麻木或厥冷是否给患者希望参加的宗教性活动以及信仰行为带来障碍
社会文化因素	角色与关系 ·社会角色、家庭角色	□麻木、厥冷等症状是否影响患者以往的角色以及人际交往关系
	工作、家务、学习、娱乐、社会参与 ·工作、家务、学习和娱乐的机会减少 ·社会参与机会减少	□麻木、厥冷等症状是否影响患者的工作、家务和学习（例如，因为手部麻木，家务及工作都干不了等） □麻木、厥冷等症状是否妨碍了患者参加喜欢的活动（如祭奠或节假日活动等）以及无法如愿完成承担的角色 □麻木、厥冷等症状是否影响患者与邻居之间的相处以及与住院室友之间的交往（例如，麻木或厥冷等症状导致参加社会性活动变得消极等）

续表

主要资料		分析要点
活动	觉醒 ·失眠、疲劳	□是否因为麻木或厥冷等症状打乱了患者睡眠与觉醒的节律 □患者夜间睡眠状态如何
	活动欲望 ·对参与所有活动的欲望降低	□麻木或厥冷是否降低了患者参加活动的欲望（例如，疼痛或麻木导致患者参加活动变得消极等）
	个人活动史 ·以往的活动状况 ·目前的乐趣	□有麻木症状，但一些活动是否还在继续进行，今后还想着要继续进行下去吗 □对以往乐于参加的活动，是否因麻木或厥冷等选择放弃
	在活动中发现意义、活动展望 ·活动欲望 ·白天的生活方式 ·对活动的看法	□患者喜欢什么样的活动 □除疗养生活以外，是否有因不能像以前那样活动而对活动敬而远之或完全放弃活动的情况 □有多少能够持续活动的时间 □是否有身体易于活动以及疼痛和麻木不严重的时间段 □参与活动高兴吗
休息	睡眠 ·失眠、昼夜颠倒	□是否因为疼痛、麻木等打乱了睡眠觉醒节律
	身体的休息 ·活动与休息的平衡	□是否因为疼痛或厥冷等导致身体得不到充分休息 □是否存在以麻木或厥冷为理由出现休息过多的情况
	心理的休息 ·焦虑	□麻木以及厥冷是不是不安与焦虑的原因 □麻木与厥冷是否妨碍了心情转换与精神放松
	精神的休息 ·精神活动减少	□是否因麻木或厥冷等症状阻碍了患者参加宗教活动的愿望；是否因终止宗教活动而影响到患者精神的休息
饮食	食欲 ·空腹感、进食方法、食物嗜好	□食欲如何；麻木或厥冷是否影响到进餐行为；若带来影响，具体的影响是什么
	进餐动作 ·进餐行为 ·进餐的姿势	□麻木或厥冷是否影响到进餐行为和进餐姿势；若造成影响的话，处在进食吞咽的哪个阶段
排泄	排泄动作 ·排泄时的动作、排泄姿势	□麻木或厥冷是否影响患者去厕所、脱裤子、落座、起立、提裤子等一系列如厕流程；若带来影响，具体给排泄动作带来什么影响 □伴随着排泄动作，患者是否出现了异常感觉 □麻木或厥冷是否影响患者排尿、排便行为以及擦拭等收尾善后行为

续表

主要资料		分析要点
排泄	尿意与便意 ·尿意、便意的有无（时间段、告知方式）	□是否使用尿垫；使用时，是否有压迫皮肤以及阻碍皮肤血流的情况 □有无尿意和便意；患者能否向他人告知
清洁	清洁 ·清洁行为、清洁时的姿势	□麻木、厥冷等症状是否给洗浴、淋浴、洗手、刷牙、刮胡须等清洁动作带来困难；若变得困难，麻木、厥冷等症状影响哪些具体的清洁行为
清洁	修饰 ·理容的动作与姿势 ·理容的欲望与希望	□麻木、厥冷是否给衣服的脱穿等动作带来困难 □是否因为麻木、厥冷等而对理容、化妆及精心打扮变得敬而远之，甚至处于放弃的状态
人际沟通	方式、对象、目的、内容 ·有与他人交往的欲望 ·人际沟通方法的改变 ·意愿表达方式	□在麻木、厥冷等情况下能否选择适当的人际沟通方式（例如，因为麻木而不能将手机作为人际交流方式来使用等） □人际沟通方式的选择上是否发生变化 □患者是否因麻木或厥冷而使用特有的表达方式，尤其是能否使用独特的表达方式来主诉麻木、厥冷等情况 □能否使用非语言沟通来表达疼痛、麻木等症状

评估要点（病理生理与生活功能思维导图指南）

由于年龄增长引起身体老化以及疾病的影响，有些老年人会主诉身体发麻、发冷。此种情况下，分析患者是哪个部位感觉到麻木或厥冷。另外，还需分析此类感觉给日常生活带来什么影响（例如，对日常生活活动能力的影响等）。更需进一步弄清楚患者感觉到麻木和厥冷的频率、强度以及时间段等。这些信息可判断能否挖掘老年患者现有的潜能。

麻木和厥冷老年患者的病理生理与生活功能思维导图

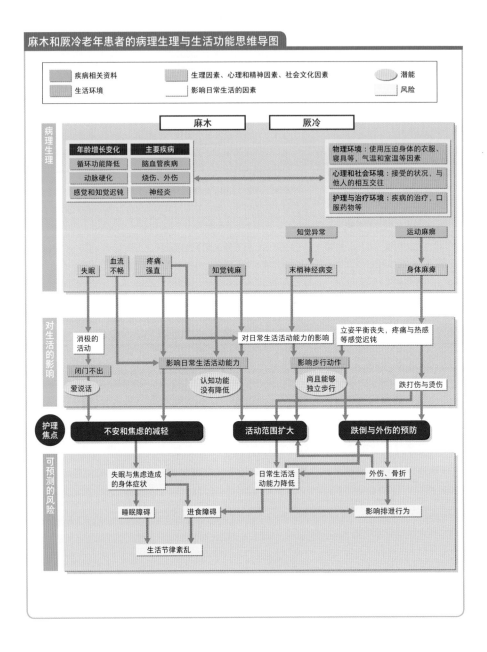

Step1 护理评估 ⟩ Step2 明确护理焦点 ⟩ Step3 护理计划 ⟩ Step4 护理实践 ⟩

明确护理焦点
#1　患者与麻木或厥冷相关的不适和不安消失，能经营好每天的生活
#2　患者能够维持并提高日常生活活动能力
#3　患者即便有麻木和厥冷等症状，也能够放心、安全地经营好日常生活

Step1 护理评估 ⟩ Step2 明确护理焦点 ⟩ Step3 护理计划 ⟩ Step4 护理实践 ⟩

1　护理焦点	护理目标
患者与麻木或厥冷相关的不适和不安消失，能经营好每天的生活	患者无麻木、厥冷所致的不适和焦虑等方面的主诉 患者能够积极面对，并处理由麻木、厥冷所引发的症状
实施	依据
1. 营造能够让患者放心的环境 ·在掌握患者身体状况的同时，理解由此给患者造成的不适及不安 ·想办法解除患者因与他人交往中出现的差异而感到的不安与焦虑 ·将活动空间里碍事的东西调整位置或改变颜色，以示醒目 ·通过掌握麻木和厥冷症状加重等情况，尽可能减轻患者感到的不适与不安	●了解患者是否因麻木、厥冷出现不适和不安，这有利于探讨具体的护理方法 ●因为是不易看见的症状，所以要避免他人无法理解的状况 ●避免患者有也许会摔倒等不安情绪 ●这样护理，才有可能排除恶化因素
2. 帮助患者把焦虑降到最低 ·早期发现与应对麻木和厥冷 ·早期发现焦虑导致的身体症状 ·在与他人交往中，避免患者被孤立 ·患者不出现由失眠和与其相伴的活动能力低下产生的焦虑 ·掌握患者参加活动的情况	●掌握患者身体症状，并采取对策 ●掌握患者的焦虑情绪 ●防止患者因孤独导致的焦虑加重 ●麻木、厥冷有可能扰乱睡眠节律，且给日常生活活动带来影响 ●这样可以了解患者有无焦虑等造成的闭门不出等倾向

2　护理焦点	护理目标
患者能够维持并提高日常生活活动能力	患者能够安全且高效率地继续进行日常活动 患者为了能够继续进行安全而高效率的活动，能够使用替代性策略加以应对
实施	依据
1. 帮助调整活动环境 ·沿着患者的生活轨迹掌握一日生活方式，明确患者在日常生活中感到困难的状况有哪些	●理解活动的种类与障碍之间的关系，了解患者所需帮助的方向

续表

实施	依据
·掌握麻木或厥冷给睡眠带来的影响 ·掌握麻木或厥冷给休息带来的影响 ·分析麻木或厥冷给日常生活带来的影响 ·掌握活动中心场所的物理状况，明确易导致障碍的问题	●睡眠和觉醒失衡有可能给活动带来影响 ●探讨麻木或厥冷有可能给活动与休息平衡带来影响 ●这样一来，可以知道什么行为带来何种影响 ●可以得到营造安全活动环境的线索
2. 帮助维持麻木、厥冷患者的生活行为 ·要掌握患者的日常生活活动及工具性日常生活活动，明确患者具体在哪些生活场面感到困难，同时考虑对策 ·掌握患者的认知功能，明确患者在哪些生活场面感到困难，同时考虑对策 ·明确移动、移乘和步行等身体活动状况，明确患者具体在哪些生活场面感到困难，同时考虑对策 ·掌握适当的对策，以克服麻木和厥冷给患者带来的感觉障碍	●通过知晓麻木或厥冷给日常生活活动和工具性日常生活活动带来的影响，可以得到具体处理问题的线索 ●通过解释、判断和掌握患者的状况，从认知功能相互作用的角度，明确麻木、厥冷给患者日常生活带来的影响 ●明确麻木、厥冷给患者身体功能带来的影响 ●知悉应对麻木、厥冷等症状的具体对策及效果

3 护理焦点	护理目标
患者即便有麻木、厥冷等症状，也能够放心、安全地经营好日常生活	患者能够过上正常生活，不发生跌倒和摔落等事故 患者能够迎来放心且安全的生活，进行积极的应对
实施	依据
1. 帮助患者预防事故发生 ·收集患者产生麻木和厥冷等症状的基础疾病的相关信息，明确预测日常生活中可能发生的事故和外伤 ·掌握麻木或厥冷可能给站姿及步行带来的影响，告知患者可能发生的事故 ·护士在进行排泄以及洗浴等日常生活活动介护时，事先明确预测其危险性，与患者一起确认 ·在洗浴时，定期确认麻木症状的身体部位有无外伤等	●通过明确导致麻木、厥冷等症状出现的疾病，想好对策 ●通过让患者理解事故危险性，期待患者积极配合预防活动 ●由于存在感觉障碍，有时在患者还没有注意到的情况下就已经出现了外伤，所以趁洗浴的机会，努力早期发现外伤等

续表

实施	根据
2. 帮助患者迈向安稳的日常生活 ・明确麻木、发冷和疼痛等感受 ・明确日常生活中因麻木、发冷和疼痛等感受带来的苦恼，并想好对策	●通过明确状况对造成不适状况的原因采取相应的对策

相关项目

想知道更详细的内容，可以参照以下的项目。

麻木和厥冷的原因及影响因素

"痴呆"（P70）、"脑卒中（脑梗死、脑出血、蛛网膜下腔出血）"（P133）：确认脑功能障碍成为麻木和厥冷病症病因的可能性。

麻木和厥冷的相关风险

"活动"（P2）：了解产生麻木和厥冷的部位给日常活动带来的影响。

"跌倒与摔落"（P520）：了解麻木和厥冷给日常生活带来的影响和危险。

"进食吞咽障碍"（P412）：咽喉以及喉头部的感觉和知觉障碍会加重影响吞咽功能。确认有无产生窒息以及误吸的风险。

感觉和知觉障碍患者的护理

"排尿障碍"（P468）：日常生活中，重视加强无法感知尿意患者的护理。

"排便障碍"（P487）：日常生活中，重视加强无法感知便意患者的护理。

铃木真理子

病理生理

老年性耳聋

随着年龄增长，老年人因生理变化而引起耳聋。老年性耳聋的特征是听得见在说话，听不清说的是什么内容。此种症状进展缓慢，一般在数年后，两耳都会出现相同程度的听力降低。老年性耳聋基本上都是感音性耳聋，也可见传导性耳聋附加感音性耳聋的混合性耳聋（图 3-10-1）。

感音性耳聋

这是内耳或者听觉神经出现病变导致的耳聋。由于出现语音分辨困难而听不清说的什么内容的现象，本病可见"误听错应"等症状。因为感音性耳聋属于神经病变，治疗起来比较困难。除了老年性耳聋以外，内耳炎、药物（链霉素、卡那霉素等）中毒、音响外伤、梅尼埃病、突发性耳聋和听神经瘤等也会导致感音性耳聋。

传导性耳聋

这是外耳和鼓膜以及中耳病变导致的耳聋。临床表现为声音变得难以传导，原因包括耵聍栓塞、外耳道闭锁、鼓膜外伤、中耳炎、耳硬化症和外耳与中耳肿瘤等。

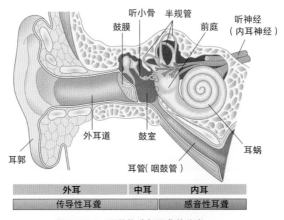

图 3-10-1　耳的构造与耳聋的分类

表 3-10-1　世界卫生组织（WHO）的听觉障碍等级表

等级	ISO 听力测定值	听力程度
0 正常	0～25 dB	能够听见窃窃私语声
1 轻度耳聋	26～40 dB	在距离 1 米处听见普通说话声并能够复述
2 中度耳聋	41～60 dB	在距离 1 米处能听见大声说话声并能够复述
3 高度耳聋	61～80 dB	需要在耳边大声喊才大致能够听明白
4 重度耳聋	80 dB 以上	即使大声地喊也听不明白

（WHO Report of the Informal Working Group On Prevention Of Deafness And Hearing Impairment Programme Planning. Geneva.1991）

病因和影响因素

老年性耳聋的病因是内耳感觉细胞及神经纤维随着年龄的增长出现的变性。具体来说，可以认为是耳蜗发生了病变，导致感觉细胞的数量减少，听神经发生变性等（图 3-10-2）。

促使老年性耳聋恶化的疾病有糖尿病、动脉粥样硬化和血脂异常等慢性病。

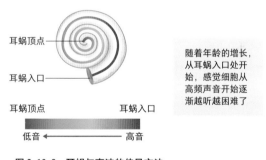

随着年龄的增长，从耳蜗入口处开始，感觉细胞从高频声音开始逐渐越听越困难了

图 3-10-2　耳蜗与声波的传导方法

症　状

难以听到高音

开始时，患者听高音费劲，接着听低音也费劲了（图 3-10-3）。听力降低存在个体差异。经常是，过了 40 岁就开始出现听力降低，开始是频率 8000 赫兹的声音（这是听力检查中可以听到的最高频率的声音）听不到，到了 60 多岁连日常会话（500～2000 赫兹）都难以听懂和维持。

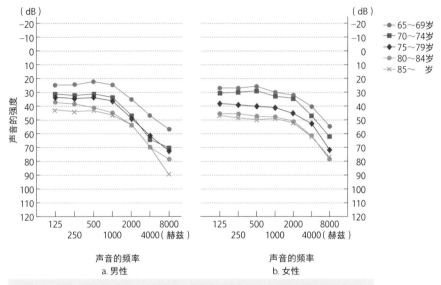

横轴表示的是声音的频率，纵轴表示的是声音的强度，由此可知，年龄越大越难以听明白高频声音

图 3-10-3　听力水平随着年龄增长发生的变化

［八木昌人ほか：高齢者の聴力の実態について，日本耳鼻咽喉科学会会報 99（6）：869 - 874，1996］

语言分辨力下降

患者在日常生活中难以分辨属于高音域的词，还会出现即便听得见声音，也将对方的话听错的现象。但是，即使发生了这些情况，患者仍可从前言后语中正确推测并理解会话内容，因此在多数场合并不会将会话内容完全搞错。

此外，如果对方语速太快，患者不易明白语句之间该在哪儿断开，就会跟不上说话者的语速，会出现听不懂会话内容的情况。

在人群中听不清楚会话

声音小了听不见，声音大点又觉得吵得慌。因此，在人群聚集的地方，老年性耳聋患者会话变得很困难。

诊　断

问　诊

主要询问患者耳聋发病的时间及进展，左右耳有无差别、有无产生耳聋的基础疾病、有无家族性耳聋、工作经历（特别是噪声接触史）、药物治疗（链霉素）等。

望　诊

有无耳垢、鼓膜穿孔、中耳炎等。

听力检查

纯音听力检查、语音明了度检查。

影像学检查

X 线检查、CT 检查、MRI 检查。

检　查

纯音听力检查

诊断传导性耳聋和感音性耳聋，使用纯音听力计检查患者能听到的声音的大小程度。听力计依次提示 125 赫兹、250 赫兹、500 赫兹、1000 赫兹、2000 赫兹、4000 赫兹和 8000 赫兹等高度的纯音，检查患者所能听见声音的最小值（阈值）。

语音明了度检查

使用语音明了度检查患者听懂语言的能力。让患者听 "a" "i" "ka" "sa" 等语音，检查能够听懂几个，使用百分率来表示听懂的语音数量。一般认为检查的结果在 60% 以上者，可以通过使用助听器进行日常会话。

图像检查

在怀疑患者内耳与大脑之间患有某种疾病时，根据需要对其进行 CT 检查或 MRI 检查。

治　疗

由于老年性耳聋是伴随着年龄增长出现的生理性改变，无法抑制其发展。另外，在现阶段还不可能使耳蜗内已经变性的感觉细胞及耳蜗神经再生。因此，使用助听器弥补听力就成了有效的处理方法（表 3–10–2）。

表 3-10-2　助听器的种类和特征

种类	特征
耳背式助听器	适合轻度到高度耳聋，是挂在耳背上使用的助听器。使用范围广，操作简便
盒式助听器	适合中度到高度耳聋的助听器，由机体与耳机构成。由于麦克是对着对方拾音的，即使是语音不够明晰，也容易听见。虽然机体大容易操作，但外观上太显眼。与其他的助听器相比，携带起来不方便
耳内式助听器	适合轻度到高度耳聋，是一种可以插入耳道使用的助听器。优点是外观上不显眼，缺点是由于操作面板太小，当使用者有视觉障碍或者手指不灵活时不好操作，若不能紧贴着耳道则容易发生异常的声音（啸叫声）
深耳道式助听器（定制）	结合使用者的耳道形状定制的助听器。在听力检查的基础上，可以预先设定要扩大的声音及要扩大的程度。由于助听器深深地插入耳道内，不但声音进入得自然而且外观上几乎一点都不显眼，还可以戴着它运动，只是价格比其他助听器的要贵得多

即使患者使用了助听器，也不能恢复到未发病前的正常听力。人的耳朵和大脑里的构造可以屏蔽除了想听见的声音以外的所有声音。通过这个构造的正常作用，人们就可以从人群中分辨出熟人的声音，从交响乐团的演奏中听出某个特定乐器的音色来。

助听器的基本构造是将所有声音都拾起来并放大，因此有时使用者会感到不舒服，即使根据语音明了度检查的结果使用助听器，也会出现一些分辨不清的声音。临床上，需要在耳鼻喉科接受不适阈值等检查的基础上，选择符合使用者听力以及生活环境的助听器。

老年性耳聋患者的护理程序

护理要点

患有老年性耳聋者，很难听取会话的内容。由于有漏听和错听等症状，所以不能与周围人顺利进行会话。老年性耳聋患者容易因信息获取不足而产生误解，导致人际关系改变，使自己陷入孤立的状态。因此，重要的是要理解耳聋给患者带来的是何种感觉，患者处于怎样的心理状态，以此为前提对患者进行护理。

患有老年性耳聋的患者，并非所有的声音都听不到。只要营造一个容易听到声音的环境，他们就能够与他人进行充分交流。护士与患者共同探讨人际沟通与交流的方法，以使患者能安心地表达自己的意愿，预防患者闭门不出以及活动减少等情况的发生。

※ 为此，需要留意以下日常生活中的护理要点。

1.构筑人际交流与沟通的方式，调整环境，以弥补患者听力低下。

2.一定要在确认患者的想法及意向之后再进行日常生活帮助，减轻患者的焦虑。

3.帮助患者尽可能坚持进行那些在日常生活中能够开展的活动。

4.创造患者与他人交流与沟通的机会，帮助促进患者与周围人建立良好的人际关系。

Step1 护理评估　Step2 明确护理焦点　Step3 护理计划　Step4 护理实践		
收集与分析资料		
主要资料		**分析要点**
疾病相关资料	现病史与既往史 ·糖尿病、动脉硬化症、血脂异常等 ·脑血管疾病等	□有无引起老年性耳聋的生活方式病；重症度如何 □除了耳聋以外，是否还有构音障碍以及失语症等导致人际交流与沟通障碍的因素
	症状 ·听力程度、左右耳差异	□难以听取什么声音 □语言分辨力能够达到何种程度 □用什么样的会话速度才能听清
	检查与治疗 ·标准纯音听力检查，语音明了度检查 ·口服药 ·助听器的使用情况	□根据检查结果，何种程度的声音与语言才能听取 □是否服用了影响听力的药物 □能否自己操作助听器 □助听器的使用频度及调整水平如何；是否有啸叫声

续表

	主要资料	分析要点
生理因素	**运动功能** ·日常生活活动功能 ·废用综合征	□日常生活活动的自理度达到什么程度 □活动性下降是否带来了肌力下降及食欲减退等退行性变化
	认知功能 ·听觉获取信息不够导致注意力下降	□能否对听到的声音或语言进行适当解释及判断 □是否因为听不见而导致注意力下降 □是否能够理解听觉获取信息不足带来的风险；是否实际上已经出现了事故，增加了危险
	语言功能，感觉与知觉 ·有无听觉以外的感觉障碍以及知觉障碍	□是否能够用语言表达或告知听不懂 □听觉以外的感觉以及知觉能够在何种程度上接收到来自外界的信息
心理和精神因素	**健康观、意向、自知力、价值观、信念与信仰** **心情与情绪、抗压力** ·对听力下降的焦虑和烦恼 ·因周围人们理解不够产生的烦恼 ·说话的欲望	□听不到给患者带来什么样的苦恼 □听力下降是否使患者对生活产生不安 □患者听他人说话的意愿如何 □外出以及在众人面前交流时是否感到紧张 □他人无法理解患者症状而使其感到孤独 □是否认为自己听力不好导致人际关系恶化；是否还为此自责 □是否因为没有治疗方法，对病情逐渐恶化感到苦恼 □是否被他人因对老年性耳聋理解不够而采取的态度（不管不顾地大声讲话，听不懂患者讲话而面露不悦等）伤了自尊心 □对说话是否持消极态度
社会文化因素	**角色与关系** ·老年性耳聋发病前的角色和目前的角色	□随着听力下降，在家庭、社区的角色是否发生了变化
	工作、家务、学习、娱乐、社会参与 ·工作、家务、学习、娱乐等机会减少，参与社会活动的机会减少	□由于听力下降，与近邻交往等社会活动是否受到限制；在与养老院以及同寝的人之间有无交流 □是否刻意减少外出 □是否以听力下降为由停止以往的活动，或者对活动敬而远之，甚至放弃活动
活动	**觉醒、活动的欲望、个人史、意义、展望** ·对整体活动的欲望降低 ·现在在乐趣、人际关系上的希望	□是否以听不见为理由不做或放弃以往的活动 □如果有助听器等资源，是否能够因此增加活动内容 □有无玩得开心的活动，有无想做的活动 □对人际关系抱有怎样的意愿

续表

	主要资料	分析要点
休息	睡眠 ·活动减少导致生活节律变化	□是否在听力降低的影响下出现了焦虑，因为焦虑而失眠 □是否由活动受限导致休息过多，是否因此打乱了生活节律
	身体的、心理的、社会的和精神的休息 ·听力下降造成的疲劳感	□是否因外出参加集体活动和与他人交流而感到疲劳
饮食	备餐、食欲 进餐行为 对饮食的认知	□因为听不到声音，是否给做饭等事情带来某种风险（注意不到水煮开了的声音等） □听不见导致的焦虑是否引起食欲减退 □听力下降是否给进餐行为带来影响 □听力下降是否给对饮食的认知以及愉快地进餐带来影响 □进餐时，是否能够享受到团聚的快乐
排泄	尿意与便意 排泄动作 ·上厕所的移动方法	□是否因不能充分会话而回避告知尿意和便意 □听力降低是否给移动带来风险 □听力降低是否给排泄活动带来影响
清洁	清洁 修饰 ·对穿衣打扮的兴趣降低	□是否因为外出参加社会活动机会减少或者与人交往受限而对穿衣打扮的关心度降低 □听力下降是否影响清洁活动与更衣活动
人际沟通	方式、对象、目的、内容 ·弥补听力下降的方法、助听器具 ·对方对耳聋的理解	□有无弥补听力下降的方法，如笔谈或者使用手势及助听器具等；是否能够对这些方法及器具进行适当的选择并灵活使用 □在一日的活动中，如何进行交流 □对与他人交流这类活动，是否敬而远之 □有无能够进行愉快交流的人以及场所 □有无能够轻松谈话的人；如果没有，是否感到孤独 □谈话对方是否了解患者的耳聋程度以及能否正确使用沟通方法 □谈话对方是否对耳聋有偏见（觉得反正说了他也听不见等），导致传递的内容受到限制，放弃了会话机会

评估要点（病理生理与生活功能思维导图指南）

根据世界卫生组织的听觉障碍等级表（表 3-10-1）被判定处于中度耳聋的患者，如果营造一个容易听取谈话内容的环境，就能够充分地与他人进行沟通。听力降低所造成的小小变化经过日积月累就会成为患者的心理负担，进而导致其人际关系恶化。患者都有这样的愿望："想和别人说话""想回到以前听力正常的生活"。另外，促使周围人正确认识耳聋老年患者，并采取适当的人际交流与沟通方法，解决这些问题的可能性很大。

老年性耳聋患者的病理生理与生活功能思维导图

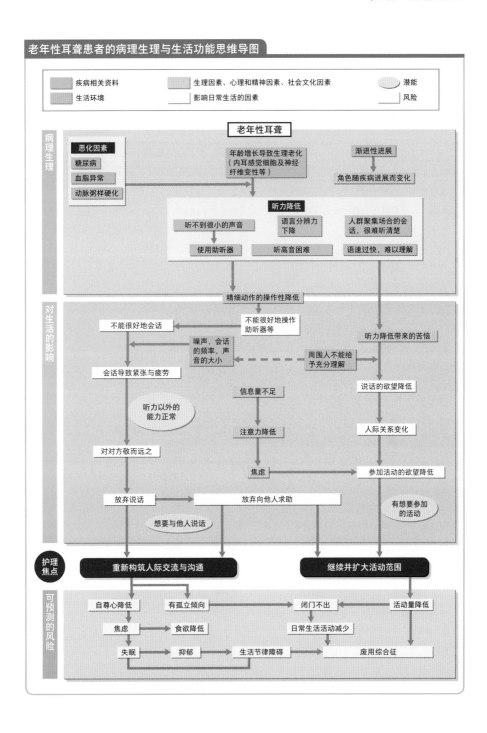

Step1 护理评估 ＞ **Step2 明确护理焦点** ＞ **Step3 护理计划** ＞ **Step4 护理实践** ＞

明确护理焦点
#1　患者获取人际交流方法弥补了听力降低的负面影响，能够更顺利地进行会话交流
#2　患者获得周围人的配合，可以继续以往的活动，享受活动的快乐

Step1 护理评估 ＞ **Step2 明确护理焦点** ＞ **Step3 护理计划** ＞ **Step4 护理实践** ＞

1　护理焦点	护理目标
患者获取人际交流方法弥补了听力降低的负面影响，能够更顺利地进行会话交流	患者能够灵活使用助听器等助听工具 患者能够灵活使用非语言性方法进行交流沟通 患者不出现由听不见导致的焦虑以及由此带来的失眠、食欲减退等身体症状
实施	依据
1.营造易于会话的环境 **（1）调整环境使患者在安静的环境下进行会话** ·预先确认患者感知噪声、认为难以听到的状况 ·会话时，离开嘈杂的地方和有报警器等信号鸣响的地方 ·降低电视机以及收音机的音量，以免打扰会话 **（2）使用患者容易听懂的人际交流与沟通方式** ·采取面对面坐着会话的方式，以使患者看清楚说话人的口型 ·使用手势辅助说话，传递内容时，可利用视觉获取信息的方式，如用手指着物体及场所等 ·说话声音要低，但要清晰（不要大声喊叫） ·选择短句子，选择通俗易懂的语言 ·当通过患者反应判断内容未能传递过去时，重复说。这时，以沉着的态度加以应对，在传递方法上下功夫，灵活运用非语言性方式 ·先征得患者的同意之后再进行日常生活的帮助 ·对一些需要反复传递的内容，和患者一起想出一个通俗易懂的方式来传递	●患者很难分辨哪些是自己想听的声音，重要的是调整环境，使患者能听清楚说话者的声音。特别是使用助听器时，放大的是所有的声音，所以有必要加以调整以使患者不会感到嘈杂 ●在患者住院及在养老院时，考虑避免同寝者的日常生活声音打扰患者的会话 ●会话时，患者不仅用耳朵听对方的说话，而且还可以通过看对方口型，以及从对方的表情、姿势和手势等弄清楚对方说话的内容。传递信息不仅可以使用语言方式，使用非语言方式也是很有效的 ●因为会出现"声音小了听不到，声音大了又觉得嘈杂"等问题，所以不要过分大声说话 ●存在一种倾向是，尽管患者难以听清楚对方说话的内容，也多次迎合对方，表现出客气。为此，患者有时候会适当地随声附和，向对方发出能听懂的信号。对话方需要毫无顾虑地反复询问并加以确认，直到患者能够真正理解领会，对话方的态度至关重要

续表

实施	依据
2. 帮助患者适当地使用助听工具 **（1）确认助听器的使用状况和操作方法** ·确认助听器的使用频度，要确认患者是否只在需要的时候才使用 ·要确认患者在助听器的操作上有无困难 ·确认助听器什么时候不好调节，要和患者一起探讨改善的对策，在需要时提供帮助 **（2）活用助听器以外的助听工具** ·除了助听器之外，还有一些能够将声音扩大的简易助听工具，助听器不好用时，探讨使用此类工具的可能性	●小型化设计使得助听器变得不显眼，但对于手指灵巧性降低的高龄患者来说，操作就难了。特别是在操作不便时容易发生啸叫声，导致助听器使用的中断 ●根据周围的情况，进行灵活调节，当患者自我调节困难时，护士给予帮助有利于患者坚持使用下去 ●在患者继续使用助听工具时，重要的是要选择那些患者容易使用的助听器
3. 帮助患者获取并活用非语言性人际交流沟通方式 **（1）帮助患者选择并活用替代语言交流的方式** ·笔谈：活用笔记本或小黑板 ·活用人际交流板或者卡片 ·手势 **（2）必要时获得周围人的配合，以求可以使用替代方式进行人际交流与沟通** ·准备好笔记本及书写工具和其他用具，并在需要时灵活使用 ·向患者的家人以及朋友和同寝室友说明其听力有问题，请求活用其他替代语言的方式进行交流，督促患者平时使用获得对方配合的谈话方式	●对视觉及认知功能正常的耳聋老年人来说，使用人际交流板是一个简单易行且有效的方法，和患者一起探讨选择那些符合其状况且容易使用的表达物品 ●不要为了顾及周围人而放弃使用替代语言的方式进行交流，在请求周围人给予配合的同时，重要的是提前准备好到时候拿出来就能用的替代方法
4. 对听力下降所致的焦虑与苦恼进行心理护理 ·要设定能够慢慢倾听叙说的时间，以使患者将听力下降的经历和想法表达出来，并确保所处场所利于会话，即营造患者能集中精力说话而不会感到拘束的场所 ·了解听力下降带来的苦恼及焦虑，和患者一起考虑对策 ·若患者与其家人、朋友及同寝室友因为交流和沟通出现烦恼，需要倾听，必要时，可在人际关系上加以调整	●有些患者经历了以下事情导致自尊心受到伤害：觉得听不到会话是自己的原因；周围人不懂和不会与听力困难者进行交流 ●患者因会话无法顺利进行而感到焦虑，并且因信息不足而产生误解；因无法参加交谈而感到孤独，出现心理负担，这些都会影响患者的人际交流与沟通

续表

实施	依据
· 护士在注意自己言行的同时，还要对患者家属及同寝室友的言行进行提醒，以免伤害患者的自尊心 · 在确认自觉症状的同时，观察焦虑是否给患者带来了失眠及食欲减退等状况 · 营造一个沟通场所，通过与患相同症状的病友一起交谈，抒发患者的心情，分担痛苦，分享经验	●患者能从对方的音量及音调、表情及态度中接收到非语言信息，一定要避免因为患者听不到就朝着患者胡说八道、说话只说单字、说不通就发火等，更不要中断会话 ●患者从中感到还有和自己有同样经历的人，即有同样情况的也不光是自己，这样就会在患者之间构筑起一个相互扶持的人际关系网

2　护理焦点	护理目标
患者获得周围人的配合，可以继续以往的活动，享受活动的快乐	患者能够参与符合意愿的活动 患者可以享受活动的乐趣

实施	依据
1.提高周围人的人际交流与沟通实战技巧 **（1）提供帮助以使周围人能够深入理解耳聋患者** · 护士向患者周围的人解释患者症状特征，向他们提供沟通方法，告知最好在何种状况下以何种说话方式应对 · 可参照"1 护理焦点"的护理内容"营造易于会话的环境"。 **（2）提供帮助以使周围人学会统一的沟通方法** · 掌握患者希望以什么方式交流与沟通 · 共享患者易懂的交流信号，加以统一后在交往中使用，在信息共享方面活用这些记录等	●尽管对话方试图与患者进行人际交流与沟通，但对耳聋患者的会话特点认识不足容易使会话难以进展。由于交往不如预期，进而疏远的状况也时有发生。针对此，首先，对话方需要有相关知识能够理解怎样交往为好，然后有自信地与患者接触 ●人际交流不是单向的，而是双向进行的，重要的是患者想以什么方式和周围的人交往 ●对于能够顺利地与患者沟通的情况以及患者评价为易懂的方法，有必要共享这些信息，以使患者周围的人可以活学活用
2.坚持进行活动 · 收集患者在听力正常时所做活动的信息，以及目前仍然坚持的活动信息，还有不得已中断活动等方面的信息，还要确认患者今后希望进行什么活动 · 和患者一起探讨如何开展活动，如果需要周围人支持，进行协调 · 活动时，患者需要集中精力听他人说话，介护者需要观察患者是否表现出紧张和疲劳；照顾好患者，使其得到充分的休息	●和患者一起寻找新希望，如重新活用人际交流沟通方法后，使得交流继续下去，又能重新参与其中；让患者面向未来，带病坚持新生活 ●参加活动，听他人讲话，患者容易紧张且感到疲劳，但不要因为身体性疲劳中断活动，介护人员需要预先做好计划，设计好日程安排及安排好休息时间

续表

实施	依据
·除了参加交流活动，还要了解患者是否可以单独活动	●实施并有效活用不需要说话的、一个人就能够进行的、比较放松的活动

相关项目

想知道更详细的内容，可以参照以下的项目。

老年性耳聋的相关风险

"睡眠障碍"（P506）：了解耳聋导致的焦虑，是否因此出现睡眠障碍。

"抑郁"（P578）、"废用综合征"（P625）：确认以下因素是否有导致抑郁以及废用综合征的风险：耳聋导致的焦虑、人际关系改变以及活动减少等。

老年性耳聋患者的护理

"人际沟通"（P58）：为了构筑患者新的人际沟通方法，需要考虑让患者了解人际交流与沟通的意义及方法；考虑适合患者的人际交流与沟通方法。

"活动"（P2）：对活动能力低下的患者，想办法让患者获得生活的乐趣。

11 抑　郁

病理生理

抑　郁

抑郁有多种表现，如忧郁和悲伤等心情以及对愉快活动不感兴趣或喜悦减退，还表现为疲劳感、睡眠障碍和体重减轻等症状。

抑郁症

若上述症状持续 2 周以上，并给生活带来障碍，就可以诊断为抑郁症。

单胺假说认为，抑郁症的病理改变与 5-羟色胺以及去甲肾上腺素等脑神经递质的减少有关。目前主要使用的抗抑郁药物就是据此研发的。这些药物具有抑制单胺类神经递质重吸收，增加突触间隙中单胺类物质浓度的作用。不过，虽然服药后脑的单胺类神经递质浓度增加了，但想让抑郁的表现得到实际改善，尚需花费数周时间。从这一点考虑，近年来有人提出受体敏感假说，即抑郁症患者在发病前，脑内的单胺类神经递质浓度就很低，为了增加这一递质，后突触提高了受体敏感性来捕捉那些少量存在的单胺类神经递质。同时，有人认为，这是由焦虑导致单胺类神经递质释放量急剧增加，受体因为过度反应而陷入混乱，于是出现抑郁症。抗抑郁药物有通过维持单胺类神经递质浓度来修正受体敏感性的作用。但这种修正需要时间，一般从服药至显效需要数周时间。

病　因

抑郁的发病原因尚不清楚。一般认为，除单胺假说以及受体敏感假说以外，本病还与许多复杂原因交织在一起。

一般来说，抑郁的发病与以下因素有关：心理和社会压力（社会角色丧失、身边人死亡、自身的疾病等）、患病前的性格倾向（勤恳、较真、完美主义等）、身体疾病（抑郁症、脑部器质性病变、内分泌系统疾病、胶原病等）、药物副作用等。

症　状

抑郁的症状

抑郁以抑郁情绪和兴趣、喜悦减退为核心，呈现出多种症状。

抑郁情绪

多表现为忧伤、悲哀和心情低落等。还会呈现出多样表现，如反应慢、没有感情、易怒等。这种抑郁的特征在一日内多有变动，一般上午表现得比较强，傍晚到夜间缓解一些。

兴趣、喜悦减退

对以往非常感兴趣的活动也不再关心，感觉不到喜悦。对电视节目等关心度降低，对修饰和时尚不感兴趣。

精神运动性焦躁或抑制

焦躁表现为沉不住气和坐立不安，可观察到患者有揪皮肤、蹭衣服等行为改变。抑制主要表现为会话、思考以及身体动作趋于迟缓，声音小而且无抑扬顿挫感，不爱说话，总想不起事来，反应迟缓，做事无进展。老年患者的抑郁特征则是抑郁情绪并不引人注目，多表现为惴惴不安与焦虑。

注意力不集中，决断困难

患者表现为思维能力降低，注意力很难集中；有时也可见记忆力下降的情况；一点儿小事都优柔寡断。有的老年患者虽然主诉记忆力下降，但与阿尔茨海默病的情况难以区别（抑郁性假性痴呆）。

无价值感与自罪感

患者总觉得自己没有存在的价值，总想着"老给周围人添麻烦，实在对不起""真是一个没用的人"等。患者想到以往失败的往事，就为此而烦恼，甚至出现这样的妄想："当时犯了那么大的错，现在后悔都来不及了。"

出现自杀念头

抑郁时，患者会觉得自己有着无休止的痛苦，未来没有希望，甚至产生不想给周围的人添麻烦，要一死了之的念头。这种心境有多种表现，从有"最好是遇上事故死掉"这种被动型死亡念头，到想好了具体的死法并付诸行动的情况。

身体症状

患者表现为食欲减退或者食欲亢进，与其相应的可见体重减少或者体重增加。在睡眠障碍中可见入睡困难、中途觉醒、黎明即醒等睡眠困难，或者因为睡眠增加而表现为嗜睡。患者诉说有持续性疲劳，因疲劳感出现体力不支的情况。甚至患者都要花费比平常更长的时间做最基本的日常生活活动。除此之外，患者有时候还会主诉多种其他身体症状。

诊断与检查

抑郁症的诊断

目前多采用世界卫生组织制定的《国际疾病分类（ICD-10）》以及美国精神医学学会制定的《精神障碍诊断与统计手册（DSM-5）》中的诊断标准。

在 DSM-5 中列举了 9 种症状作为抑郁症的诊断标准：①抑郁情绪；②活动兴趣与喜悦显著降低；③体重减轻或增加，食欲减退或亢进；④失眠或嗜睡；⑤精神运动的焦虑或抑制；⑥疲劳感或精力不如之前；⑦无价值感或自责感；⑧思考力减退及注意力不集中；⑨死亡的念头反复出现，有自杀念头、自杀企图和自杀计划。

其中，若包括①或②在内有 5 种以上症状，持续一整天，持续 2 周以上，并因此感觉到痛苦或者认为给社会、职业或其他重要领域的工作造成障碍，可确诊为抑郁症。

抑郁症老年患者的特征和需要鉴别的疾病

假性抑郁症

这是一种患者主诉身体变化带来的不确定性痛苦大于情绪低落的抑郁症状。特征是生理功能未见异常，对症治疗不见改善，但按抑郁症治疗有所改善。通常老年患者并发多重疾病，往往鉴别起来难度较大。

抑郁性假性痴呆

患者有注意力不集中及记忆力低下的情况，有时候会给日常生活带来障碍，容易被误认为是痴呆。患者主诉自我感觉认知功能明显下降，对认知功能检查有以"不知道"来回绝的倾向。但是，未见失语、失用和失认等症状。记忆力往往也不像患者主诉的那样低下。若是抑郁性假性痴呆，服用抗抑郁药物能够改善认知功能。但是，近年来发现抑郁症与认知障碍并发的老年病例，而且抑郁症有时也会转变为认知障碍。因此，要明确地区分这两种疾病确并非易事。

谵　妄

老年患者由于生理性老化、疾病治疗、环境变化等容易出现谵妄。特别是低反应性谵妄与抑郁状态中的精神运动性抑制及注意力不集中很难区别，对此需要注意。

引起抑郁的基础性疾病

抑郁可能是由多种疾病引发的。容易引起抑郁的基础性疾病有脑血管疾病、认知障碍、帕金森病、甲状腺疾病、肾上腺疾病、缺血性心脏病、消化系统疾病、恶性肿瘤和围绝经期综合征等。老年患者往往同时患有数种疾病，这时候，有必要明确引发抑郁的基础性疾病并对其进行治疗。

血管性抑郁症

脑卒中后抑郁的病例非常常见。临床也常见即使脑卒中没有发作，也未见神经系统病理改变，仅患有无症状性脑梗死（腔梗）的患者发生抑郁的病例，这种情况被称为血管性抑郁症。血管性抑郁症的特征是，抑郁以及不安和焦虑等症状不显著，外显的是无欲无求及主动性降低等精神运动性抑制的症状。

引起抑郁的药物及物质

容易引起抑郁的药物以及物质有肾上腺皮质激素、干抗素、抗帕金森病药物、H_2 受体阻滞剂和降压药等。由于多数老年患者同时服用多种药物，深入观察抑郁的发病情况非常重要，注意抑郁与药物和物质之间的关联，并进行调整。

常见并发症

身体会因抑郁出现多种症状。另一方面，身体疾病也会导致抑郁。因此，很多情况下很难鉴别。

治　疗

抑郁的主要治疗方案为充分休养、调整环境、药物治疗、心理治疗以及预防自杀。

休养和环境调整

因为患者有自责念头，认为"变成这样完全是我不好"，所以要告知患者目前的状态是一种疾病，即抑郁，通过治疗会恢复正常。另外，劝患者充分休息，还要调整环境以使患者能够安心休息。此时，告知患者家属及其周围人，让他们不要误解患者为懒惰或矫情。如果没有充分休养的环境，应考虑让患者住院治疗。

另外，有时因为周围人的过分期待和鼓励，患者本人感觉压力过大。因此，为解除患者悲伤与焦虑，需要按患者的方式和习惯进行休养和环境调整，并在旁边守护患者。

药物治疗

基本药物治疗

给患者使用抗抑郁药（表 3-11-1）。第一代的三环类抗抑郁药以及第二代的四环类抗抑郁药由于存在较多的副作用，基本上不再用于老年患者。第一代和第二代药物有较强的抗胆碱能作用，会降低认知功能，导致便秘、谵妄和尿闭等。近年来，老年患者抑郁症用药首选是第三代以后的选择性 5- 羟色胺再摄取抑制剂（SSRI）、5- 羟色胺与去甲肾上腺素再摄取抑制剂（SNRI）、去甲肾上腺素能和特异性 5- 羟色胺能抗抑郁药（NaSSA）。

与三环系列及四环系列抗抑郁药相比较，三代以后的药物抗胆碱能作用小。但是，SNRI 中的盐酸米那普仑有尿潴留的副作用，所以前列腺增生患者禁用。不管是哪类抗抑郁药物，从服药至显现效果都要花 2～3 周时间，而且副作用会先出现。对此，要取得患者的理解。另外，当患者出现强烈的不安和焦虑时，可以并用抗焦虑药物。

表 3-11-1　各类抗抑郁药的特征

分类	通用名	效果	主要副作用
三环类抗抑郁药	盐酸丙咪嗪 盐酸氯米帕明 盐酸阿米替林 阿莫沙平 盐酸去甲替林	抗抑郁效果最强，副作用也大	• 抗胆碱能作用：口渴、排尿困难、便秘、青光眼加重、谵妄 • 抗组胺作用：瞌睡、倦怠 • 阻断 α 受体作用：直立性低血压、心动过速、眩晕 • 奎尼丁样作用：心律不齐、QT 间期延长综合征
四环类抗抑郁药	盐酸马普替林 盐酸米安色林	抗抑郁效果不如三环类，但镇静效果较好	抗胆碱能作用比三环类小、瞌睡、痉挛发作、药疹
SSRI	马来酸氟伏沙明 盐酸帕罗西汀 盐酸舍曲林 草酸艾司西酞普兰	抗抑郁效果稍差，不如三环类和四环类，效果显现得晚，但副作用小	• 不出现抗胆碱能、抗组胺和阻断 α 受体作用 • 5- 羟色胺综合征 • 消化系统症状（恶心、呕吐、食欲减退、腹泻） • 性功能障碍

续表

分类	通用名	效果	主要副作用
SNRI	盐酸米那普仑	显效几乎与 SSRI 相同，由于去甲肾上腺素的作用，提高欲望的效果优于 SSRI	• 不出现抗胆碱能、抗组胺和阻断 α 受体作用等 • 去甲肾上腺素的作用增强导致头疼、心律不齐和尿闭 • 禁忌证：前列腺增生
	盐酸度洛西汀		
NaSSA	米氮平	显效比 SSRI、SNRI 早，镇静作用强	瞌睡、食欲亢进、体重增加

抗抑郁药疗效欠佳时

在日本，患者出现强烈自杀念头、重度妄想、木僵和混乱等症状而无法进食及会话时，有必要实行电休克疗法（ECT）。目前的电击休克疗法以改进型的无抽搐电休克疗法（modified ECT）为主。这种方法在使用肌肉松弛剂以后再实施，不会出现肌肉抽搐，可以减轻咬舌、脱臼、骨折等并发症。

心理疗法

在日常生活中，可以实施的疗法有支持性心理疗法。这是一种认知行为疗法，以非强制和非指示的态度与患者交往，并倾听患者的心声，分担患者的痛苦。该方法促使患者利用健存的心理功能，获得支撑起生活的信念。此外，也可以同时使用药物疗法来修正患者的模式化悲观性思维及扭曲认知。

预防自杀

报道称自杀高发期是抑郁症刚发病时或刚出院时的恢复期。有时候，患者会直接把"我想死"挂在嘴上，也会使用"我想去一个没有人知道的地方"这样的表述。还要注意，患者毫无由头地说一些表示感谢的话或者毫无由头地收拾身边东西的行为。当患者出现这类情况时应加以介护。

抑郁老年患者的护理程序

护理要点

老年患者的抑郁症状不太引人注目，没有普通抑郁症常见的那种明显的抑郁情绪，表面呈现的往往是失眠、困倦感、食欲减退、头晕目眩等身体症状。另外，还有注意力不集中引起的记忆力下降，自主性降低导致生活行为难以维持等状况。很多时候，抑郁与痴呆难以鉴别，因此，老年患者的抑郁状态往往会发现得过晚，需要在日常生活中特别注意。

抑郁老年患者有活动量减少进而出现废用综合征的可能。另外，食欲减退还容易引起继发性营养不良。为此，护理抑郁老年患者在重视休养这一基础护理的同时，考虑在休息与活动之间取得平衡。

※ 留意以下日常生活中的护理要点对患者进行护理。

1.调整环境以使患者获得安心、充分的休息。

·分担患者的痛苦心情，平静地与患者交往，不要试图激励和刺激患者。

·进行监护，预防自杀。想办法让患者感觉不到自己是在被监护之中，并确保患者自由。

·要认真应对患者主诉的多种心境低落的症状。

2.要配合患者的节奏，以不增加其思想负担为准，对日常生活给予帮助。

·要掌握抑郁症状的变化，在患者心情好的时候对其做思想工作。

·不要让患者焦急，要以耐心等待的姿态对患者日常生活进行帮助。

·要从进餐量、水分摄取量、睡眠和活动时间等方面掌握患者的全身状态。

3.掌握抗抑郁药的效果和副作用并采取适当的对策。

4.明确抑郁症的原因并调整与其有关的生活背景。

患病各期生活功能障碍的长期护理要点

初　期

早期发现、早期治疗抑郁就能够达到使用少量的药物并且在副作用未呈现时得到好的疗效的目的，防止症状迁延也可以预防继发性障碍。患病初期，重要的是留意患者的失眠、食欲减退、闭门不出和记忆力下降等细微变化的出现。另外，有的案例显示，老年人会因身边近亲死亡、生活环境变化和身体不适等发生抑郁。因此，要评估这些信息，进行相应的调整。

急性期

重要的是，理解患者的焦虑、不安和悲痛等情绪，并稳妥应对。不要只是简单地给予患者激励，要以耐心等待的姿态温和地监护，让患者按自己的节奏进行活动。要告诉患者休息的重要性，确保患者有一个可以安心休养的环境。由于患者有许多连简单的生活行为都无法自理的情况，所以应当在饮食、排泄、洗漱和更衣等活动上给予患者帮助；确认患者有充足的休息时间、确认其进餐量和水分摄取量等。另外，一定要确认抗抑郁药的副作用、观察患者全身状态。要注意在帮助患者时，表现出若无其事的样子，不要让患者产生思想负担。

恢复期

这是逐渐扩大活动范围的时期。监护患者让他不要因为"想早点好起来"而做一些过于勉强的事。但是，老年患者因为长期静养而患废用综合征的危险性很高，有必要调整其活动与休息之间的平衡。对娱乐活动等，若患者有此意向，也可以参加。娱乐活动有些时候对恢复健康很有效果，但关键是不要过于勉强。这个时期也是自杀的高发期，需要对患者进行监护。为了防止抑郁症复发，不要仅仅依赖药物，还要知悉作为发病节点的生活背景、生活事件等，在此基础上对患者的日常生活活动进行调整。

Step1 护理评估	Step2 明确护理焦点	Step3 护理计划	Step4 护理实践

收集与分析资料		
	主要资料	分析要点
疾病相关资料	**现病史、既往史、症状** ·抑郁的发病时间和经过 ·出现抑郁症状的状况（抑郁情绪、不安、焦虑、精神运动性抑制、自主神经症状等） ·抑郁症状的改变 ·症状主诉 ·是否有抑郁症之外的症状	□抑郁症的发病时间、作为诱因的特定事件分别是什么 □抑郁老年患者不仅呈现普通症状，往往是以主诉多种身体不适及记忆力下降为起源，需要多加注意 □观察一日内抑郁症状是否发生变化（早晨的症状重、傍晚的症状轻等）。 □患者主诉症状可能是抑郁以外的其他疾病引起的，确认其既往史以及有无其他疾病
	检查与治疗 ·抗抑郁药的作用和副作用	□口服抗抑郁药的状况以及效果，有无副作用（恶性综合征、精神错乱、口渴、排尿困难、便秘等）

续表

主要资料		分析要点
生理因素	**运动功能** ·抑郁症状及抗抑郁药对运动功能的影响 ·是否出现运动功能降低	□由于抑郁，患者的活动是否受到极端的限制 □由于抗抑郁药的副作用，患者是否有倦怠感、眩晕等 □长期静养是否导致患者运动功能降低
	认知功能 ·患者认知功能主诉 ·客观上表现为认知能力低下状况（痴呆及谵妄的辨别）	□患者是否在主诉时强调与认知功能降低有关的记忆力减退（往往患者的认知功能实际减退程度并非像患者所诉的那样） □从客观认知功能状态（发生的时间及经过、日常生活的自理度、意识状态、有无不稳定的行为等）方面辨别抑郁与痴呆和谵妄
	语言功能、感觉与知觉 ·说话是否减少，应答是否变得缓慢	□患者是否明显变得少语、经常发呆、应答缓慢等
心理和精神因素	**健康观、意向、自知力** ·对抑郁症状的认识 ·有无心境低落的主诉 ·情绪低落、不安以及焦躁等状况	□患者如何把握现在的状态 □患者感到身体不适的各种主诉是否增加了 □患者能否表述自己目前的痛苦状态 □情绪低落、不安、焦躁的状况如何
	信仰、心情与情绪、抗压力	□患者是否能够安心休息 □患者的自杀念头是否强烈
社会文化因素	**角色与关系** ·是否有履行角色的不安和焦虑	□语言状态是否妨碍了患者履行以往角色；是否因为再也不能像以前那样而变得不安和焦虑
	工作、家务、学习、娱乐、社会参与 ·有无作为抑郁症状发病诱因的丧失体验	□患者是否再也享受不到以往的快乐 □身边亲人的死亡以及离开习惯了的居所等，这类丧失体验是否成为患者出现抑郁的原因
活动	**觉醒、活动欲望** ·有无夜间中途觉醒或凌晨早醒的情况 ·是否对所有活动都表现为欲望降低，一天内的情绪波动较大 ·是否有不安和焦虑等静不下心来的情况	□是否在夜间或凌晨等不适当的时间段觉醒 □活动时是否处于觉醒状态 □是否能够参加多长时间的活动 □对整个活动的意愿如何 □心情好的时间段是在什么时候
	活动的个人史、意义、展望 ·对生活的期望	□是否考虑过一天的时间如何度过 □是否可见活动减少导致的废用综合征

续表

主要资料		分析要点
休息	**睡眠** ·有无入睡困难、夜间或清晨中途觉醒及嗜睡的情况 ·主诉失眠 ·有无白天瞌睡及午睡的情况	□睡眠时间和睡眠模式如何 □夜间、凌晨的觉醒以及睡眠状况如何 □患者是否主诉入睡困难或没有熟睡感
	身体的休息、心理的休息 ·不安、焦虑对休息的影响 ·是否能够随时休息	□失眠是否影响身心状态 □有哪些不安和焦虑的事情而影响睡眠和休息 □能否在自己想休息的时候就能休息
	社会的休息 ·因不能圆满扮演角色感到焦虑	□是否在意不能很好地完成自己承担的角色 □是否觉得自己休息有罪恶感
	精神的休息 ·对死亡的想法	□自杀的念头是否变得强烈
饮食	**备餐与食欲** ·食欲是否发生改变以及在什么时间段上发生改变 ·对进餐场所以及菜单的期待	□是否有食欲；不同的时间段食欲是否有差异 □是否有味觉迟钝的主诉 □是否因食谱以及饭菜的装盘形式影响食欲 □是否对进餐场所抱有期待（走不到餐厅、不喜欢和大家一起进餐）
	进餐行为、咀嚼和吞咽功能 ·抗抑郁药的副作用导致的口渴、恶心和呕吐	□抗抑郁药的副作用是否造成口渴、恶心以及呕吐等 □食物的形态是否给咀嚼以及食团形成带来困难
	营养状况 ·进食量、水分摄取量、营养状况	□是否因食欲减退导致进食量、饮水量不足 □是否出现体重减轻 □有无用营养品来弥补饮食摄取量不足的好方法
排泄	**尿意与便意** ·尿意和便意的告知方法	□能否告知尿意、便意
	排泄动作 ·从感觉到尿意和便意到排泄所需的时间	□从感觉尿意和便意至排泄，花多少时间 □从感觉尿意和便意至排泄，能否在不失禁的情况下完成 □对排泄援助是否感到内疚
	尿与便的性状、存储与排泄 ·尿和便的量以及性状 ·抗抑郁药副作用是否导致排尿困难和便秘	□水分出入情况如何 □抗抑郁药是否导致排尿困难、便秘 □能否确保促进肠蠕动所需的运动量

	主要资料	分析要点
清洁	清洁、修饰 ·是否关心身体清洁和自己的穿衣打扮	□是否能够保持身体清洁 □是否能独立洗浴、洗手、口腔护理、洗脸、更衣等基本的清洁行为 □是否关心整理服装、穿衣打扮
人际沟通	方式、对象、目的、内容 ·与他人的交流状况 ·对心境低落的自诉以及悲观的发言内容	□是否会刻意避免与人接触，并因此闭门不出 □是否很少自己主动向人打招呼，对他人打招呼的应答也变得迟钝 □是否频繁主诉自己身体状况不断恶化 □谈话内容是否很悲观；是否听到过患者说"我想死"

评估要点（病理生理与生活功能思维导图指南）

处于抑郁恢复期的患者，尽管想着"一定要干点什么"，可通常不付诸行动。为此，重要的是，要接受患者的不安与焦虑，为患者营造一个不勉强并可以安心休息的环境。而且，要尊重患者的心情和生活节奏，与此同时给予患者支持，使其能够过上安全地饮食、排泄和清洁等的生活。在此过程中，要预防废用综合征等继发性障碍。应该针对上述要点开展以下抑郁症患者的护理。

抑郁老年患者的病理生理与生活功能思维导图

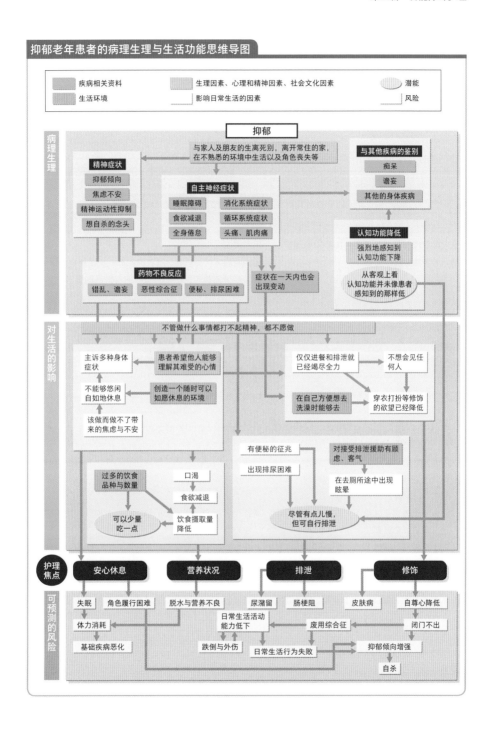

Step1 护理评估 〉 Step2 明确护理焦点 〉 Step3 护理计划 〉 Step4 护理实践 〉

明确护理焦点
#1　他人能够理解和接受患者焦虑不安的痛苦心情，患者能够从容休息
#2　有喜欢吃的饭菜，患者状态好时能够多吃一点
#3　患者虽然有因抗抑郁药副作用和活动能力下降导致的排便困难，但是能够按其意愿安全且舒心地排泄
#4　患者状态好时，如有充分的时间，可自己穿衣打扮

Step1 护理评估 〉 Step2 明确护理焦点 〉 Step3 护理计划 〉 Step4 护理实践 〉

1　护理焦点	护理目标
他人能够理解和接受患者焦虑不安的痛苦心情，患者能够从容休息	患者可以安心休息 周围人逐渐接受患者，患者的焦虑不安得到缓解 有了稳健而现实的激励，患者拥有自己的角色，不再将自己封闭起来 通过亲切应对，患者主诉身体症状减轻 患者获得家人的理解，能康复

实施	依据
1. 调整环境，使患者能够安心地疗养 · 观察患者一天的活动和睡眠状况 · 接纳患者主诉的痛苦心情，告诉患者这种状态是疾病带来的，需要休息；营造环境使患者能够安心休息 · 与患者保持一定距离，避免给患者带来思想负担；同时要注意增加随访次数，构筑与患者之间的信赖关系 · 耐心与患者交往，绝不可激励患者，考虑随患者的节奏交流 · 观察患者的服药状况以及有无药物副作用 · 患者主诉身体状况时，认真倾听，并给患者进行按摩或敷湿毛巾，满怀诚意地对待患者 · 对患者的妄想症状，不要否定，也不要轻易同意，若无其事地转换话题即可 2. 帮助患者将焦虑降到最低 · 了解患者心境很好的时间段	●抑郁是一种很消耗能量的疾病。最优先考虑的应是调整环境，使患者能够安心休养 ●与长时间少次数的病房巡视相比较，有时候短时间的多次巡视更有助于减轻患者负担，还能让患者放心 ●若患者不能达到激励的目标，就会加重其绝望感，使患者更加痛苦 ●在老年人中，药物往往呈现强烈的副作用，而且这些副作用有时很难与抑郁状态的身体症状相区别，有必要仔细地观察 ●患者有时候很执拗地持续主动表述与身体衰弱相关的症状，此时护士要认真倾听，其实这时候用亲切的解释就能让患者放心 ●抑郁老年患者的病情发展往往由孤独、看不到人生的价值、丧失角色和目标引发；患者心境好时，有必要提供一些稳健且现实的鼓励，以帮助患者寻找新的乐趣

续表

实施	依据
·不能参加活动时，只要患者没有表现出厌烦就与其搭搭话，聊一聊天气及饮食等方面的轻松话题 ·邀请患者散步或做一些患者曾经有兴趣的简单游戏以转换心情；若患者不能享受这些活动，也不要勉强 ·建议进行一些不需要他人配合的活动，这样容易调节活动量，也容易督促患者休息 ·扩大活动范围的同时，充分观察患者是否有自杀的倾向，并给予心理帮助（消除及管理危险物，与患者交流，以使患者能够充分表现自我等）	●慎重选择话题，谈论家人或工作有可能加重抑郁，要尽量避免 ●在恢复期，患者往往有急于早日康复而过于拼命、累了也不休息等倾向，经常督促患者休息非常重要 ●自杀多出现在发病初期和恢复期，倾听患者谈论的自罪感与自弃感并确认其危险性非常重要
3.家属的理解 ·帮助患者家属，使他们能够正确认识并理解患者 ·帮助患者家属，使他们不要焦急，心平气和地监护患者康复，让患者能够与他人进行交往 ·根据情况安排患者与其家属的会面时间，建议同时出席	●对患者来说，家属是很重要的存在。家属的应对对患者康复很关键，患者的病情会受到家属的语言以及态度的影响 ●老人的配偶等往往难以理解抑郁是一种疾病，容易将症状当成是患者"懒惰"，需要护士不厌其烦地向家人讲解和解释

2　护理焦点	护理目标
有喜欢吃的饭菜，患者状态好时能够多吃一点	通过调整进餐时间、进餐环境，患者进餐欲望可能得到提高 在菜谱和配餐等方面考虑患者的需求，饮食摄取量可能有所增加 当患者无食欲或吃不下去时，能够使用其他方法摄取营养和水分
实施	依据
1.调整进餐环境 ·如果在固定的进餐时间护士劝导患者进餐却被患者拒绝，那么可以抓住抑郁状态好转的时机，在不增加患者思想负担的情况下，再次劝导	●抑郁症状严重时，食欲会降低。护士要观察患者一日内症状的变动以及逐日的症状变化，调整进餐时间以使患者能够在心情稍微好点的时间段进餐

续表

实施	依据
· 根据患者的意愿决定进餐的场所，尽可能不在熙熙攘攘的食堂，选择可以按照患者自己的节奏安全进餐的地方；让患者下床吃饭	● 当抑郁症状严重时，有时候与熙熙攘攘的人群一起进餐是一种负担，有必要考虑营造让患者心情舒畅、能够按自己节奏进餐的环境。考虑场所时，需要将进餐作为一个下床活动的机会来设计
2. 食物形态的调整 · 出现强烈的食欲减退时，考虑患者的嗜好，味道调重一点，菜谱随患者意愿调整 · 选择量少但营养密度高的食品 · 口渴时，要避免食用那些干巴巴的食品 · 通过往小碗里一点点盛或在外观上下功夫等方法，使饭菜看起来很诱人 · 哪怕患者只吃一点点，也要鼓励，即使是吃不下，也不要介意	● 患者抑郁严重时，有出现味觉迟钝的可能，再加上抗胆碱能药导致的口渴副作用，吃什么都觉得不香，对此需要想点办法 ● 用大碗盛一大堆，打眼儿一看，就没食欲了；一点点分盛在小碗里，对增进食欲效果不错 ● 有时候，患者对吃不下去抱有负罪感，护士要注意，不要流露出过度担心的情绪
3. 帮助患者预防低营养和脱水 · 观察患者进餐及水分摄取等情况 · 观察患者的营养状况（测体重、血常规检查等） · 根据需要，探讨使用静脉输液疗法	● 老年患者因食欲减退导致摄取量减少，很可能出现脱水以及营养不良

3　护理焦点	护理目标
患者虽然有因抗抑郁药副作用和活动能力下降导致的排便困难，但是能够按其意愿安全且舒心地排泄	在进餐内容上想办法，使患者大便性状得到改善 促进患者肠蠕动，利于排便 患者无法自然排便时，能够得到药物帮助 患者自然排尿困难时，通过导尿管进行排尿 患者在如厕途中不跌倒

实施	依据
1. 帮助去上厕所 · 由于抗抑郁药的副作用，患者出现眩晕时，上厕所需要人监护 · 患者在有尿意及便意时，能够没有顾虑地使用护士呼叫器（床头铃）呼叫护士给予帮助；掌握患者的排尿模式，在患者不介意的状态下对其进行介护	● 抗抑郁药及安眠药的使用很可能造成患者脱力及眩晕，即使患者可以自己走路，也需要对其进行监护，特别是在使用安眠药时，夜间跌倒风险很大 ● 出于不愿打扰的顾虑，有些患者会选择不呼叫护士。因此，护士要掌握患者的排尿模式，在患者不在意的情况下进行监护 ● 为防止处于活动性降低的老年患者出现废用综合征，帮助患者将步行上厕所当作一项重要的运动来做

续表

实施	依据
2. 给予排尿困难患者帮助 ·观察患者水分的出入 ·观察排尿情况及腹部症状，必要时实施导尿 ·探讨针对病因治疗的抗抑郁药减量或变更药物	●使用三环类抗抑郁药或盐酸米那普仑（SNRI 类药物）会出现排尿障碍，严重时会出现尿潴留
3. 帮助患者解除便秘 ·确认每天的排便状况，观察患者的腹部症状 ·在掌握进餐的量与内容的同时，帮助患者摄取富含膳食纤维的食物 ·在掌握水分摄取量的同时，尽可能劝导患者多饮水 ·进行腹部按摩 ·在患者状况较好时，引入散步这类的轻松活动 ·在患者不能自然排便时，探讨使用缓泻药	●抗抑郁药中有抗胆碱能作用很强的药物，容易导致便秘，若不予以重视，会发展为肠梗阻 ●抑郁导致食欲降低，使食物及水分的摄取量减少，进而诱发便秘 ●由于抑郁症状，患者长时间赖床生活，运动量减少，这也是便秘的原因之一 ●老年患者的特征是随着年龄增长，肠蠕动减弱，容易出现便秘，也容易出现药物副作用；老年患者往往自然排便困难，需要使用药物帮助排便

4　护理焦点	护理目标
患者状态好时，如有充分的时间，可自己穿衣打扮	患者能够根据自己的节奏进行清洁 患者能够关注穿衣打扮等
实施	**依据**
1. 盆浴与淋浴 ·在患者心情好的日子或时间，劝患者洗浴 ·选择公共浴池无人的时间或者在单间里，让患者按照自己的节奏洗浴 ·如果患者觉得洗浴是一个很大的负担，可以进行局部洗浴 ·设法利用浴液等洗个使心情舒畅、全身放松的澡 ·可以很自然地给患者冲冲澡，以避免患者产生麻烦他人的负面想法	●观察患者心情是否根据时间、日期的不同而发生变化；要选在恰当的时间与患者商量 ●有时患者跟不上他人节奏导致自尊心受损，这时候劝导患者选择在单间洗浴 ●若非常向地去洗浴，回来的时候却很难堪，就不会再有下一次了，一定要想方设法让患者对洗澡留下好印象 ●在洗澡过程中，患者可能有很多地方做不到位，要很自然地帮助患者，避免患者产生"对不起"的羞愧感

续表

实施	依据
·洗浴后要劝患者饮水，多休息	●平常就要注意，洗浴可能会引起发汗，并造成脱水；抑郁症状导致食欲减退的老年患者，水分摄取量减少，需要多饮水
2. 洗脸、刷牙、刮胡须、化妆、理发、更衣等 ·要一项一项地提醒患者，并进行督促 ·被拒绝时不要勉强，等到患者的心情好转时再提醒和督促	●尊重患者的意愿，帮助患者能够尽量进行自我护理 ●积极介入有可能使患者焦虑进而降低患者自尊心，给予帮助时要自然，从不给患者造成负担的角度进行介护
·特别要从影响健康的项目开始督促，实在不行再给予患者帮助（从刷牙和洗手开始） ·不要刻意配合养老院的日程安排以及一般人的习惯，应配合患者的节奏	●在做仪容等不直接给健康带来影响的清洁项目时，要以"整理不了仪容也没有什么大不了"的态度对待患者，以减轻其思想负担
3. 要尊重患者的节奏，确保安全 ·和患者讲清楚，如果需要帮助，可随时告知护士；要与患者保持一定的距离感，要委婉地监护患者 ·劝导患者在心情好时尽可能"自己能做的事自己做" ·活动时，不要让患者打晃和跌倒	●患抑郁症后，能主动向护士传达自己要求的患者很少，所以监护很重要，同时，保持不给患者造成负担的距离感也很重要 ●长时间持续性的过度休息，有可能使患者陷入废用综合征，将清洁活动作为康复训练的机会进行活用 ●抗抑郁药导致的直立性低血压以及乏力感、长期卧床招致的失用性肌力下降，都会导致患者下床及步行时发生眩晕和跌倒，需要注意

相关项目

想知道更详细的内容，可以参照以下的项目。

抑郁症患者的护理

"休息"（P12）、"睡眠障碍"（P506）：确认哪些护理能够使患者获得安心和足够的休息。

"排尿障碍"（P468）、"排便障碍"（P487）：确认药物副作用以及活动减少导致的排泄障碍的护理。

"废用综合征"（P625）：确认哪些护理可以用于预防活动减少导致的继发性障碍。

病理生理

谵 妄

谵妄是指由脑功能障碍引起的轻度意识障碍（朦胧）、注意力不集中、记忆力下降、定向障碍及知觉障碍（错觉、幻觉和妄想等），并可见与此相伴的行为异常等。本症状倾向于在数小时至数天内急性发病，即使在一天内也会有波动（图3-12-1）。多数

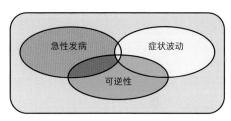

图 3-12-1 谵妄的特征

谵妄患者在大脑功能恢复的同时能够在1～2周恢复到发病前的状态，但是老年患者病情呈现慢性化进展。

依据谵妄症状特征进行分类

· 活动亢进型谵妄：安静不下来、兴奋、躁动、幻觉、失眠、话语过多、焦虑等。

· 活动抑制型谵妄：活动量降低、行动和反应缓慢、多眠、淡漠、闭门独居等。

· 混合型谵妄：在一日之内出现活动过度型与活动低下型两种谵妄症状。

夜间谵妄

夜间谵妄，不是根据症状特征，而是根据发病时间特征命名的。谵妄老年患者往往在傍晚到夜间这一时间段内出现病情恶化。夜间症状加重与多种因素有关：可能是夜间来自外界的刺激减少而使患者的孤独感以及不安感增强，还可能是夜间血流量较日间减少。

病因及影响因素

一般来说，谵妄的发病因素大体上可以划分为直接因素、诱发因素和待发因素等类型。直接因素是指脑部疾病、代谢性疾病和药物等直接引起谵妄的因素。诱发因素是指睡眠障碍、身体约束、精神性焦虑等促进谵妄发生并使谵妄迁延不愈的因素。待发因素是指年龄增长、痴呆、脑血管疾病等与脑功能脆弱相关引起谵妄的因素。一般

认为这3种类型的发病因素复杂地相互交织在一起导致谵妄发病（表 3-12-1）。

随着年龄增长，除了大脑储备力降低之外，老年人往往易患有痴呆、脑血管疾病和慢性疾病等多个诱发谵妄的疾病，因此老年人是发生谵妄的高风险人群。

表 3-12-1　谵妄的发病因素

直接因素（发生谵妄症状的疾病）	诱发因素（诱发谵妄症状的因素）	待发因素（易发生谵妄症状的高危因素）
引发谵妄的直接因素包括中枢神经疾病、药物、影响大脑的内分泌和代谢疾病、感染等	促进谵妄发病以及使其迁延不愈的因素包括睡眠障碍、精神性焦虑、身体约束、感觉阻断等环境因素以及心理因素	脑功能脆弱是诱发谵妄的因素；拥有这些要素的人群，作为谵妄的高危人群，有必要特别加以注意
·中枢神经疾病：脑血管疾病、变性疾病、脑外伤等 ·代谢障碍：脱水、水电解质代谢紊乱、肝功能不全、糖尿病等 ·心肺疾病：心力衰竭、呼吸衰竭 ·感染症状：发热、腹泻、体力下降 ·慢性疾病恶化 ·恶性肿瘤 ·药物：帕金森病治疗药、抗精神病药、催眠和镇静药、消化性溃疡治疗药、降压药、支气管扩张药等	·环境变化：住院、感觉刺激减少（感觉阻断）、刺激过剩(声、光、人际交流活动等） ·心理问题：孤独感、丧失感、焦虑不安等 ·身体活动限制：手术、管线类的插入、身体约束 ·不舒适症状：疼痛、瘙痒 ·睡眠障碍：失眠、昼夜颠倒 ·排泄问题：膀胱留置导尿管的插入、尿失禁、尿潴留、尿频、便秘、腹泻	·老年人 ·痴呆 ·脑血管疾病既往史 ·慢性病既往史 ·视听觉障碍 ·脱水 ·低营养 ·酒精依赖 ·药物依赖

症　状

·对周围的认识障碍，注意力不集中和注意力持续时间过短。

·对谵妄时的体验记忆不清（谵妄时的事大多遗忘了）或有部分缺失。

·认知能力降低：记忆障碍、认知障碍、语言障碍。

·伴随着错觉（将实际存在的东西认错）和幻觉（看见了实际并不存在的虫子或者动物等）的谵妄。

·精神运动性兴奋（兴奋、混乱等）或活动减少。

·胡言乱语，话语支离破碎、不连贯。

·因戒酒或药物戒断症状等出现四肢震颤。

诊断与检查

诊断谵妄多使用世界卫生组织制定的《国际疾病分类（ICD-10）》以及美国精神医学学会制定的《精神障碍诊断与统计手册（DSM-5）》。

美国精神医学学会制定的《精神障碍诊断与统计手册（DSM-5）》的谵妄诊断标准：①注意力障碍（指向、集中、维持和转移注意力能力降低）及意识障碍（对环境的意识降低）；②在短时间如数小时至数天内发病，与平时正常的注意力以及意识水平有差距，在一日之内重症度有波动倾向；③伴随认知障碍（记忆、定向、语言、视觉空间认知和知觉障碍）；④以上呈现的障碍用其他神经认知障碍无法解释，而且这些障碍排除在昏睡等意识水平极度低下的状况下发生；⑤有证据表明，谵妄是一般躯体疾病、物质中毒或戒断（药物滥用或者某些药品引发）、或接触有毒物质、或多种病因的直接生理结果。

世界卫生组织制定的《国际疾病分类（ICD-10）》和美国精神医学学会制定的《精神障碍诊断与统计手册（DSM-5）》的诊断标准在注意力障碍、意识障碍、认知障碍和症状波动等方面具有共性。

谵妄评价工具

由于谵妄的症状多种多样，评价颇为困难。老年患者中有被误判为痴呆的情况（表3-12-2）。如果谵妄发现得晚，往往会导致症状的恶化与迁延。故而，护士要早期发现，并给予患者相应的护理。谵妄评价工具有以下几种。

· NEECHAM 意识模糊量表。

· 谵妄评价量表（护理版）。

由于谵妄的症状不稳定，使用这些评价工具，一日中多次评价患者以掌握病情变化尤为重要。

表 3-12-2　谵妄与认知障碍的鉴别

	谵妄	认知障碍
发病与经过	急剧发病且有波动	逐渐发病、缓慢恶化（脑血管性痴呆则急剧恶化）
初发症状	注意力难以集中、意识障碍	记忆障碍
觉醒水平	具有波动性	平时正常
知觉	常伴随有幻视与幻听	幻觉较少（路易体痴呆除外）

全身状态的把握

掌握患者的生命体征，有无脱水、电解质代谢紊乱、低氧血症、代谢障碍、感染及其他症状等。检查时要与谵妄的基础疾病以及病理生理关联起来分析。

常见并发症

可能使治疗以及持续护理变得困难，甚至出现全身状态恶化。

有可能并发跌倒和骨折等继发性并发症。

治　疗

处理谵妄直接病因（稳定全身状态）

·确保机体水、电解质以及氧等维持在适当程度，对基础疾病进行治疗。

·确定直接导致谵妄的药物，探讨是否对该药减量或停用。

处理谵妄间接病因（调整环境）

·改善"睡眠-觉醒"模式。

·改善刺激过剩及感觉阻断。

·改善对行动的约束及对身体活动的限制。

药物疗法

采取上述对策之后，谵妄症状仍然未改善时，与专业医生商谈，可以给予患者少量以镇静为目的的抗精神病药物。此时，应首选抗胆碱能作用小的抗精神病药。

谵妄老年患者的护理程序

护理要点

陷入谵妄状态的老年患者，一般不清楚自身状况，对危险认知度低，可能出现诸如跌倒、摔落、拔掉输液针管、拔掉插在身上的导管等行为。所以，要确保患者安全，并确保这在护理上处于最优先级。与此同时，要明确引起谵妄的原因，改善患者的生活环境。

尽早发现并尽快处理脱水和发热以及药物副作用等造成谵妄的直接因素，这点很重要。老年患者可能不会有明显的症状，重要的是，不要放过患者的任何细微改变。

老年患者的"睡眠-觉醒"节律会因为环境变化出现混乱，且夜间谵妄较为多见。作为预防措施，日间要在合适的环境下增加患者的活动，以确保患者夜间得到充足睡眠，也可以通过人际交流来减轻患者的不安。

谵妄状态的护理要点

谵妄状态的应对

处于谵妄状态的老年患者，因为有亢奋、暴力行为、跌倒等危险，所以，先决条件是确保老年患者的人身安全。为此，在进行观察的同时，在患者身边以共情的态度与患者接触，以求降低患者的不安。而且，确认造成谵妄发病的直接因素很重要，即了解其基础疾病和治疗等情况；还要确认有无谵妄发病的诱发因素，即生活节律以及周围环境等方面的情况，然后加以改善。

谵妄的预防

有脑血管疾病和痴呆等既往史的老年患者，特别容易出现谵妄症状，需要引起注意。要注意调整，在患者所熟悉的环境，通过适度刺激使患者避免感觉阻断或者刺激过剩。重要的是，观察患者的身体状况，在日间引入适度活动，以提高夜间的睡眠质量，进而调整好"睡眠-觉醒"节律。

| Step1 护理评估 | Step2 明确护理焦点 | Step3 护理计划 | Step4 护理实践 |

收集与分析资料	
主要资料	分析要点
疾病相关资料	现病史与既往史、症状 ·有无与谵妄相关的既往史、基础疾病 ·谵妄出现的时间和经过 ·谵妄的症状	□是否有谵妄发病的直接因素和待发因素的既往史、病因（脑血管疾病、痴呆、心力衰竭、呼吸衰竭、肝功能衰竭、发热、腹泻、脱水等）以及谵妄诱发因素 □分析谵妄发病前几天的情况（症状、治疗、处置、环境变化、睡眠状态、患者身体状况等） □在此之前是否有过住院及手术的经历（以往的住院经历可能有助于判断病情）
	检查与治疗 ·是否使用了有谵妄副作用的药物或相关治疗方法	□是否使用了成为谵妄发病直接因素的药物（安眠药、抗精神病药、抗帕金森病药和降压药等） □是否有成为谵妄诱发因素的治疗以及处置（静脉输液、插入引流导管、膀胱留置导尿管、身体约束等） □在可能成为谵妄发病原因的治疗以及处置中，有无可排除的因素
生理因素	运动功能 ·有无限制身体活动的治疗	□治疗以及处置（插管和身体约束）是否使患者的身体活动受到限制
	认知功能 ·谵妄给认知带来的各种影响（定位障碍、记忆力降低和幻觉等）	□谵妄对认知功能影响的程度（与发病前相比，认知功能降低到何种程度，痴呆的老年患者往往容易被忽略谵妄所致的认知功能低下）
	语言功能、感觉与知觉 ·有无感觉阻断 ·有无疼痛和瘙痒等不适	□随着年龄增长，感觉器官老化，容易出现感觉阻断，要确认是否有耳聋和视力下降等 □是否因为疼痛及瘙痒等不适症状影响了睡眠
心理和精神因素	健康观、意向、自知力 ·环境变化是否导致混乱	□是否有因住院和进疗养院等环境改变引发的混乱（特别是脑血管疾病导致的急诊住院以及在全身麻醉下进行手术后，状况的把握容易变得困难）
	心情与情绪、抗压力 ·是否在陌生环境下表现出焦虑情绪 ·是否因治疗和处置导致不适	□是否在陌生的人和物等围绕的环境下，感觉到孤独或不安 □是否因为处置及护理等妨碍了自由，使患者产生不快
社会文化因素	角色与关系	□是否出现了与家人以及朋友交流受阻的情况
	工作、家务、学习、娱乐、社会参与 ·身边是否有熟悉的人或物	□患者非常熟悉或者是能够帮助患者认知的物品，是否就放在身边（日历、能够看得见外边景色的窗户、喜欢使用的工具、家人的照片等）

续表

主要资料		分析要点
活动	觉醒 ·觉醒状态	□是否有头脑清醒和心情好的时间段（因为谵妄在一日中的症状是会波动的，所以要观察时间段内的变化）
	活动欲望、个人史、意义、展望 ·是否治疗及处置限制了患者身体活动 ·有无促进觉醒的活动	□治疗与处置是否给患者身体活动带来限制 □是否有促进患者日间觉醒的活动（要考虑身体的可动性、认知功能和患病前的兴趣等）
休息	睡眠与身体的休息 ·睡眠、休息的状况	□一日的睡眠时间和睡眠模式是什么样的 □是否服用安眠药 □想要休息，是否需要告诉他人，能否自行卧床休息
	心理、社会和精神的休息 ·是否存在阻碍睡眠的因素 ·有无可以舒适睡眠的场所	□是否存在疼痛、瘙痒和尿意等阻碍睡眠的生理因素 □是否因声、光以及室温等环境因素阻碍了睡眠 □是否治疗以及处置（插管和身体约束）使身体受到限制，影响睡眠 □是否与家人、朋友进行交流以及身边有熟悉的物品就能够安心地休息
饮食	备餐、食欲、进餐行为 ·进餐时的清醒程度	□在进餐时间段是否清醒，是否能够集中注意力进餐 □进餐行为及姿势是否有问题；是否可以接受进餐介护
	咀嚼与吞咽功能 ·进餐行为及吞咽动作是否发生了变化	□咀嚼与吞咽功能是否有问题 □随着日期与时间的推移，进餐行为以及咀嚼和吞咽等功能是否发生了改变
	营养状况 ·饮食摄取量与营养状况	□能否摄取必要的营养、水分
排泄	尿意与便意 ·有无尿意、便意，及如何表述尿意、便意	□是否有尿意及便意；能否传递这些信息（有时候不能用语言表达，但可以使用突然站立起来、下床等行为来表达）
	排泄动作，尿与便的排泄、性状 ·排泄方法及其影响 ·排泄问题及其影响	□采用什么方法排泄（厕所、便携式坐便器、尿垫、膀胱留置导尿管等）；该排泄方法是否给患者带来不适 □尿频、排尿困难、便秘、腹泻和尿失禁等是否给患者的睡眠带来影响；是否因此出现不安行为
清洁	清洁 ·保持清洁的状况	□自己能否进行以下的清洁行为，即洗浴、更衣、洗手、口腔护理和刮胡子等；能否接受需要的介护
	修饰 ·对穿衣打扮的意识	□能否有意识地整理服饰

续表

主要资料		分析要点
人际沟通	**方式** ・表达方式（特别是有无非语言沟通表现）	□是否可以通过非语言的方法表达诉求（将患者拒绝和暴力等行为也理解为诉求的表现形式）
	对象 ・是否根据交往对象不同而态度不同	□是否认识周围的人，对交往的人是否有不同反应（对家人与对工作人员的态度是否不同，对不同工作人员的态度是否也有差异）
	内容、目的 ・容易接受的会话内容 ・是否有人际沟通能力的改变	□是否可见会话内容和反应改变（有时因出现定位障碍、幻觉与妄想导致会话中断，无法沟通） □如何打招呼使患者容易接受（使用符合患者认知能力的表述以及患者熟悉的语言等） □人际沟通能力在一日内是否有变动（有时谵妄在一日内出现波动，注意会话的内容以及患者的表情）

评估要点（病理生理与生活功能思维导图指南）

处于谵妄状态的患者，因为不能把握自己所处环境而感到不安。先决条件是，确保患者安全，为患者营造一个有安心感、可以安全生活的环境。重要的是，不要忽视那些作为谵妄直接病因的疾病，并预防其恶化。有时候，由于"睡眠-觉醒"节律混乱以及认知能力降低，患者连饮食、排泄、清洁等基本日常生活行为都难以为继。谵妄症状是有波动性的，要弄清楚患者意识清醒的时间段，对患者进行帮助以使其在思维不混乱的时候发挥潜能过上正常生活。通过这些帮助，可以防止老年患者谵妄迁延化，以期使患者能够早日从谵妄中恢复过来。

谵妄老年患者的病理生理与生活功能思维导图

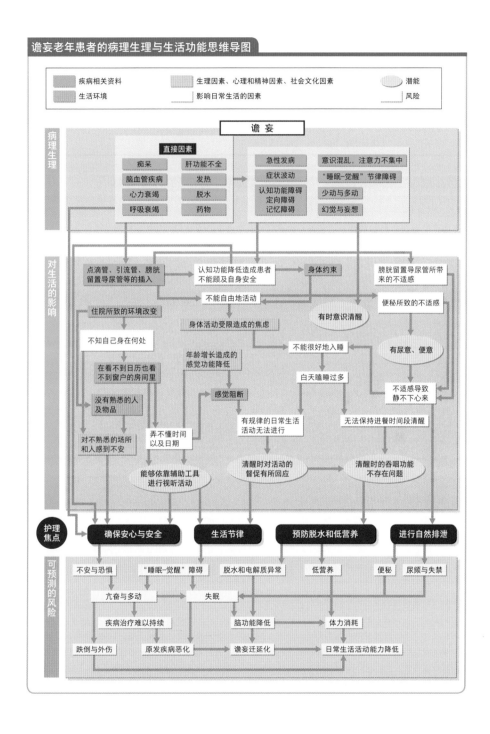

Step1 护理评估　Step2 明确护理焦点　Step3 护理计划　Step4 护理实践

明确护理焦点
#1　患者了解自己所处的环境，能够安心、安全地生活
#2　患者能够适度活动，并获取高质量的睡眠，调整好生活节律
#3　患者能够选择进餐环境和进食方式，可以防止脱水以及避免出现营养不良
#4　患者能够进行自然排泄，安稳地生活

Step1 护理评估　Step2 明确护理焦点　Step3 护理计划　Step4 护理实践

1　护理焦点	护理目标
患者了解自己所处的环境，能够安心、安全地生活	患者有家人在身旁陪伴，身处熟悉环境，能够安心生活 患者能够通过预估日期、时间和场所，掌握状况 患者不会发生跌倒和拔管等情况
实施	**依据**
1.营造能够使患者安心的环境 ·尽量在患者旁边进行监护，以避免患者感觉孤独或不安 ·患者家属尽可能地待在患者旁边，把熟悉的物品放在患者身边 ·对待患者态度柔和，让他感觉到你可以感同身受 ·患者有幻觉或妄想时，委婉地接受，不要否定，自然转换话题	●有时，住院等环境改变，离开亲人的孤独感、不安等都会诱发谵妄 ●老年患者以自己熟悉的物品为线索，可以确认自己的居住场所 ●为了缓和患者在新环境下的紧张感，尽可能地以柔和及感同身受的态度去应对 ●有时候患者会因谵妄的亢奋出现暴力行为或说比较激烈的语言，要认识到这些是由谵妄引发的，不要将其与患者的人格混淆
2.预防患者的感觉阻断以及刺激过剩 ·早日排除各类管线（静脉输液和膀胱留置导尿管等）等约束身体的处置措施 ·患者需要时可以使用眼镜或者助听器等 ·在会话中加入日期、时间、场所等信息，以利于患者把握自己所处的环境 ·配置钟表或挂历等能够帮助患者了解所处环境的物品 ·即使在夜间，也要让房间里有灯光，但是，光线过强会妨碍患者睡眠或给患者造成过剩刺激 ·播放患者喜欢的音乐、电视节目、广播节目等（程度以不造成刺激过剩为限） ·器械的提示音、护士的脚步声及说话声，都会成为患者刺激过剩的原因，要加以注意	●被约束在床上的状态就是感觉阻断，这是场所以及时间出现混乱的重要原因 ●随着年龄增长，老年患者可能在视觉、听觉上存在障碍，若没有辅助工具，就很难获取所需要的信息 ●一整天都在明亮的屋子里，容易导致刺激过剩，降低时间感；夜间过于暗淡会让患者感到不安，有时患者在夜间醒来时会因为无法把握周围的状况出现混乱

续表

实施	依据
3. 谵妄直接因素的应对 · 探讨谵妄发病时间与全身状态、药物使用过程以及环境变化等之间的关系，并确定发病原因 · 如果谵妄是由疾病所致，将疾病治疗放在首要位置进行处理 · 确认有无发热、呼吸困难、脱水和营养不良等，并采取相应的对策 · 如果是药物副作用所致的谵妄，有必要将药物减量，甚至停用；当护士无法辨别时，需请教医生，探讨可否使用抗精神病药物 · 使用谵妄评价工具对谵妄症状的变化进行评估	●出于应对谵妄的困难和恐惧心理，有时护士只注意到针对现场的处理，而忽略了更重要的事：要查明原因 ●易引起谵妄的药物多为抗胆碱能药，但 H_2 受体拮抗剂以及抗菌药也可能引起谵妄 ●在不能停用药物时，以镇静为目的给予少量抗精神病药可能很有效 ●早期发现谵妄，正确掌握症状波动，在工作人员间共享信息，活用谵妄评价工具
4. 预防患者发生事故 · 让患者搬到离护士站近的房间，并增加巡视次数 · 尽可能降低床铺的高度 · 在静脉输液时，增加巡回监护次数；避免患者看见输液的针头刺入部位 · 在去除病床周围危险物的同时，保护患者不被病床或家具伤到	●当谵妄患者呈现亢奋状态时，有时会从床上摔落、乱发脾气、乱扔东西等，需要考虑患者和介护者的人身安全 ●通常患者对谵妄亢奋时做过的事记不起来，或者只能记住一些片段，需要注意的是，过后不要以此伤害患者的自尊心

2　护理焦点	护理目标
患者能够适度活动，并获取高质量的睡眠，调整好生活节律	患者能够在夜间获得充足的睡眠 进行有兴趣的活动，延长患者头脑清醒时间 通过洗浴、理容等，使患者的生活变得有弛有张

实施	依据
1. 患者高质量睡眠的护理 · 观察睡眠的时间与状况，并总结规律 · 调整周围环境的杂音、照明和室温等 · 患者因治疗或处置出现不快感或者焦虑时，倾听患者的主诉，探讨如何做可以尽早排除不适 · 患者主诉疼痛等不适时，不仅要开镇痛药，还要倾听患者的诉说，给患者按摩和敷湿毛巾，诚意这时候很重要 · 帮助有入睡困难的患者进行足浴，以使足部更温暖，身体更放松	●也有人认为镇痛药会使谵妄恶化，实际情况是疼痛造成的痛苦及不安影响睡眠更会带来恶性循环，所以，必须采取积极措施以缓解患者的痛苦

续表

实施	依据
·如果进行上述护理后，睡眠困难仍然继续，找专科医生商量，探讨是否需要服用安眠药	●开具安眠药处方时，充分考虑药品的种类、量、时间，观察患者的"睡眠-觉醒"状况非常重要
2.调整活动与休息的平衡 ·观察谵妄在一日内的波动情况 ·考虑夜间的睡眠状况，调整活动量，疲劳时，督促患者在日间进行短时间的睡眠 ·在患者状况良好的时候，营造良好的环境使患者能够享受有趣的消遣，享受个人或者小组内的会话活动	●改善睡眠障碍对改善脑功能效果非常好 ●由于害怕昼夜颠倒而坚持日间不轻易睡觉，会造成脑功能进一步降低，甚至形成恶性循环 ●不要拘泥于时间段，确保良好睡眠以求恢复脑功能，随后调整生活节律 ●进行活动时，从患者本人及其家人等方面收集有关患者的生活习惯、趣味和职业等，选定患者有兴趣且能够参与的活动
3.帮助患者清洁与修饰 ·督促患者更衣、洗脸、刷牙和刮胡子等，让日常生活有张有弛 ·洗浴会给患者带来爽快感，适度疲劳有助于睡眠，所以要帮助患者洗浴 ·部分清洁与修饰工作在患者靠自己的力量做不到时，给予介护	●起床和就寝时的穿衣、洗漱、打扮，可以使日常生活有张有弛，也可以成为认知日常生活的抓手

3　护理焦点	护理目标
患者能够选择进餐环境和进食方式，可以防止脱水以及避免出现营养不良	通过调整进餐的时间以及场所，使患者能够安心摄取饮食 患者能够认真摄取水分，不出现脱水 患者出现进食困难时，通过介护帮助或补充营养来维持良好的营养状态

实施	依据
1.调整进餐环境 ·在既定的进餐时间，若患者强烈拒绝进餐，耐心等待直至状态平稳时再劝说其进餐 ·进餐场所不要定在人多的食堂，要定在人少且可以按照患者自己节奏吃饭的地方 ·为促进患者清醒，让患者下床吃饭	●谵妄症状严重时，患者连吃饭都困难。观察患者病情在一日内的波动及每天出现的症状波动，调整时间以使患者在病情稍微好转的时段进餐 ●在熙熙攘攘的环境里，患者可能因刺激过剩陷入混乱，在能以患者自己的节奏进餐的环境中进餐很重要

续表

实施	依据
2. 调整进餐内容 ·选择量少而营养密度高的食品 ·选择食品时考虑患者的嗜好以及是否容易下咽 ·为了防止误吸，要监护患者进餐，必要时进行介护	●当患者出现食欲减退或拒绝、中断进食等情况时，为了设法确保营养，即使进食少，也很重要 ●在患者完全清醒后再进餐是最基本的要求，必须注意在谵妄情况下患者意识水平会有波动，容易误吸
3. 预防患者出现低营养状态、脱水 ·观察患者摄取食物和水分的状况 ·对水分摄取，诚恳地劝说患者饮水 ·观察患者的营养状态（体重、血液化验结果等） ·根据需要可以探讨是否使用静脉输液疗法补充营养	●老年患者容易出现脱水及营养状态下降，并由此诱发谵妄 ●静脉输液时，若患者发生谵妄有自己拔管的危险；被身上管线束缚的约束感及痛苦有可能促进谵妄恶化，充分观察确保患者安全且要尽早撤除约束

4　护理焦点	护理目标
患者能够进行自然排泄，安稳地生活	患者能够选择发挥其潜能的排泄方法 患者能够安全地进行排泄 患者可定期排泄 患者排尿问题不会给生活导致混乱

实施	依据
1. 帮助排泄 ·排泄方法：从使用厕所、便携式坐便器、尿垫、膀胱留置导尿管等排泄方法中选择能够发挥患者潜能的 ·使用厕所排泄：告诉患者在有尿意、便意时使用床头铃告知护士；观察患者有尿意、便意时的神态变化；患者向厕所移动时，护士一定要监护 ·排泄监护：通过掌握患者的排泄模式或多次巡视，在适当的时间诱导患者排泄	●在使用膀胱留置导尿管时，既要考虑治疗上的需求，也要考虑对患者排泄功能的影响，比如是否可能引起谵妄等，探讨如何尽早拔管以恢复自然排泄 ●虽然患者平时能够行走，但在谵妄症状严重时会出现风险，护士需要监护患者 ●将日间步行上厕所作为一项促进觉醒的有益运动，以此给予患者介护，患者夜间排泄需要介护时，设法避免影响患者睡眠

实施	依据
2. 控制排便护理 ·确认每天的排便情况并观察患者腹部症状 ·在掌握进食量和进食内容的同时，引入富含膳食纤维的饮食 ·在掌握水分摄取量的同时，劝导患者尽可能多饮水 ·进行腹部按摩 ·在患者心情好的时候，进行散步这类轻松运动 ·患者自然排便很困难时，探讨是否可以给予缓泻药进行治疗	●随着年龄增长，老年患者肠蠕动功能减弱，容易发生便秘。便秘也是诱发谵妄的原因之一 ●食物和水分的摄取量减少、运动量减少，都会诱发谵妄 ●有时患者不按床头铃呼叫护士就起身独自上厕所，在此情况下，护士要掌握患者的排泄方式，在适当时间诱导患者排泄 ●患者多有排泄困难，必要时使用一些药物促进排便，但要控制用量，避免用药过量导致腹泻或妨碍睡眠
3. 排尿问题的护理 ·观察水分的出入 ·观察排尿情况及腹部症状 ·因使用抗胆碱能药呈现排尿困难时，探讨是否将药物减量或者给予胆碱受体激动药，必要时进行导尿 ·如果患者出现尿频、尿失禁，查找原因；设法避免夜间排泄方式影响患者睡眠	 ●抗胆碱能作用强的抗抑郁药能够成为引起谵妄的原因，同时会导致排尿障碍，甚至形成尿潴留；留置导尿会造成不适感，而且限制身体活动，会诱发谵妄，建议行间歇性导尿术 ●排尿困难、尿失禁造成的不适感，尿频妨碍睡眠等，会诱发谵妄

相关项目

若要了解更加详细的内容，请参照以下项目。

谵妄的诱因

"睡眠障碍"（P506）：了解预防谵妄及防止病情恶化的方法，查找如何给予帮助才能够促使患者获得足够的睡眠。

"痴呆"（P70）：确认给予何种帮助才能缓和由环境改变带来的不安以及混乱。

谵妄相关风险

"跌倒与摔落"（P520）：确认是否伴随着亢奋和混乱出现了跌倒与摔落的危险。

病理生理

血压

血压是指从心脏射出的血液对血管壁造成的侧压力。

血压（mmHg）＝心输出量 × 末梢血管阻力

心输出量 = 每搏输出量 × 心率

末梢血管阻力与血管弹性和血液黏滞性有关。

血压调节的机制

神经性调节

动脉压的波动，被位于颈动脉窦和主动脉弓的压力感受器感知，经过舌咽神经和迷走神经刺激位于延髓的血管运动中枢，通过交感神经和副交感神经（迷走神经）的作用，使血压得到调节。

体液性调节

当血压降低或者肾血流量减少时，肾脏分泌的肾素激活血管紧张素Ⅱ引起血管收缩，使血压升高。同时，肾素也作用于肾上腺皮质，刺激分泌醛固酮，促进钠和水重吸收，使血压上升（肾素-血管紧张素-醛固酮系统）。此外，肾上腺素及去甲肾上腺素等激素会导致血管收缩或扩张，以调节血压。

老年患者的血压特征

随着年龄增长，动脉血管壁逐渐硬化，收缩压上升，而舒张压下降，脉压（收缩压与舒张压之差）加大。

由于压力感受器的反射功能减弱以及自主神经功能降低，血压升高或血压降低在短时间内很难得到有效调节，所以血压波动较大。老年人不仅有一过性血压升高的危险，而且有降压过快的风险，容易产生直立性低血压及餐后低血压。另外，由于血压波动持续时间较长，要重视老年人血压的每日内波动、每日间波动、季节波动等。

高血压往往并发自主神经功能障碍、肾脏疾病、心脏疾病和肺部疾病等其他疾病。

由于肾功能障碍、肝功能障碍和心力储备降低等，使用降压药时容易出现副作用，且很难改善。

病因与分类

高血压可划分为原发性高血压和继发性高血压。原发性高血压的确切病因尚不清楚，其发生可能与食盐摄取过多、肥胖、遗传和环境等因素有关；继发性高血压则与肾脏疾病和肾上腺疾病等原发疾病有关（表 3-13-1）。

表 3-13-1　高血压的分类

类型	病因
原发性高血压	确切原因不明，可能受遗传及生活习惯（盐分的摄取、脂肪的摄取、吸烟、肥胖）、年龄增长等的影响
继发性高血压	病因来自原发疾病，即肾实质性高血压（慢性肾小球肾炎、糖尿病肾病、慢性肾盂肾炎、多发性肾囊肿）、肾血管性高血压、原发性醛固酮增多症、睡眠呼吸暂停综合征等

常见的低血压有三种类型，即原因不明的原发性低血压、原发疾病所致的继发性低血压（症状性低血压）、突然站立起来时发生的直立性低血压。除此之外还有药物性低血压以及餐后低血压等（表 3-13-2）。

表 3-13-2　低血压的分类

分类	病因与诱发因素
原发性低血压	原因不明，血压处于慢性低于正常血压状态
继发性低血压（症状性低血压）	由其他疾病或症状继发继发，如心血管疾病、神经系统疾病、内分泌疾病、感染、中毒等原发疾病，以及外伤、出血等导致的循环血液量减少
直立性低血压	由于循环血液量减少（脱水、失血）和服药（利尿剂、降压药和安眠药）等因素导致老年患者起立时静脉血回流量减少，产生直立性低血压症状；常见的诱发因素有长期卧床、过度运动、过度疲劳、睡眠不足、饮食过量、年龄过大和疼痛等；另外，帕金森病和路易体痴呆等患者常常出现直立性低血压的症状
餐后低血压	进餐可使内脏血流增加、交感神经亢进、末梢血管收缩、心率加快，从而使血压得到维持；老年人因为年龄增长，压力感受器反射减弱、交感神经的代偿功能降低，进而无法维持血压，出现低血压；另外，帕金森病、路易体痴呆及糖尿病等引起的自主神经功能障碍患者容易发生餐后低血压
泡澡时低血压	泡澡时，血压会因水浸负荷及温热负荷而发生变动。泡澡开始时，四肢及腹部的血液因水压向心脏以及肺部回流，使血压呈现短暂性升高，但是随着时间的推移，血压会呈下降趋势；泡澡后，从坐姿变为立姿，水压消失，受到重力影响，血液流向四肢及腹部，此时温度一时又降不下来，皮肤血管继续处于扩张状态，故而容易发生低血压

续表

分类	病因与诱发因素
排尿时低血压 排便时低血压	排尿和排便时的屏气使劲以及立姿排尿导致静脉血液循环血流量减少，加之排尿和排便刺激走迷走神经等，会引起血压降低，此症状多发于长时间卧床以及夜间就寝后排泄者；排尿时的低血压多是因为饮酒、服用利尿剂或血管扩张药等，这些因素会促进血压降低
循环血液量减少性低血压	脱水（水分摄入量不足、腹泻、呕吐、多尿和发汗等）、出血、电解质紊乱和低蛋白血症等导致的循环血流量减少，引发低血压
药物性低血压	降压药、利尿剂、心血管扩张药、帕金森病治疗药、抗精神病药、抗抑郁药、抗焦虑药、麻醉药、安眠药、抗组胺药、抗癌药、胰岛素等都可导致血压降低

症　状

高血压

原发性高血压多不出现明显症状，有时会表现为头疼、肩酸、麻木、心动过速和倦怠等症状。继发性高血压则因为原发疾病不同出现的症状也不同。

低血压

低血压也有症状不明显的时候，但是多数低血压患者出现眩晕、眼前发黑、面色苍白、头疼、恶心呕吐、食欲减退、倦怠、心动过速和气短等，有时候会发生意识丧失。

诊断与检查

高血压

成人血压值界定的诊断标准分类如表 3-13-3 所示。由于原发性高血压占比例较大，只要排除引起高血压的原发病以及血液检查数据等继发性高血压的表现，就应按原发性高血压进行检查和治疗。

在高血压中，白大衣高血压表现为在医院测量的血压值达到高血压标准，但是在医院外测量的血压值为正常血压；隐匿性高血压却表现相反，即在医院内测量的血压值是正常血压，但是在医院外测量的血压值为高血压。为此，推荐将在家庭测量的血压及 24 小时自由活动状态下测量的血压作为医院外测量的血压。

另外，在使用水银血压计测量血压时，有时会出现"咕咚"一声之后有一段间隙（听诊间隙），遇到这种情况要充分加压。

表 3-13-3　成人血压值界定的诊断标准分类（mmHg）

分类		收缩压		舒张压
正常血压范围	适宜血压	< 120	且	< 80
	正常血压	120～129	且（或）	80～84
	临界高血压(边缘型高血压)	130～139	且（或）	85～89
高血压	一级高血压	140～159	且（或）	90～99
	二级高血压	160～179	且（或）	100～109
	三级高血压	≥ 180	且（或）	≥ 110
	单纯收缩期高血压	≥ 140	且	< 90

（日本高血压学会高血压治疗ガイドライン作成委员会编：高血压治疗ガイドライン 2014. p.19，表 2 - 5，ライフサイエンス出版，2014）

低血压

与高血压不同，低血压无明确的诊断标准。一般多将低血压的标准定为收缩压在 100 mmHg 以下，舒张压在 60 mmHg 以下。

直立性低血压

在起立后的 3 分钟之内，收缩压至少降低 20 mmHg 以上，舒张压至少降低 10 mmHg 以上的情况视为直立性低血压。

餐后低血压

·在进餐后 1 个小时之内，平均血压降低 20 mmHg 以上。

·在进餐后 2 个小时之内，收缩压降低 20 mmHg 以上。

常见并发症

高血压并发病

高血压容易并发以下疾病，即脑梗死、脑出血、蛛网膜下腔出血、心肌梗死、心绞痛、慢性肾脏病、肾功能障碍、眼底出血、主动脉夹层和主动脉瘤等。

低血压并发病

低血压有可能引起眩晕、眼前发黑、意识丧失所致的跌倒、摔落或骨折等。

治　疗

高血压

老年人往往患有多种疾病，病理生理有多种表现，且个人表现有较大差异，尤其是 75 岁以上的老年人，差异尤为显著。为此，将《高血压治疗指南 2014（日本）》中的在 74 岁以下和 75 岁以上的降压治疗的对象与降压目标，在此列举如下。

降压治疗的对象

年龄 75 岁以下，血压在 140/90 mmHg 以上；年龄 75 岁以上，收缩压达到 140～149 mmHg 及以上者；虚弱的老年患者则需要个别判断。

降压目标

年龄 75 岁以下，血压降至 140/90 mmHg 以下；年龄 75 岁以上老年人，其降压目标可定在 150/90 mmHg 以下。如果身体状况允许，也可以积极降压至 140/90 mmHg 以下。

治疗方法

·纠正生活习惯：限制盐的摄入（6 克／日），维持正常的体重、运动、戒烟、限酒，调整室内温差，调节洗澡水温度，调整睡眠环境，尽量保持规律排便。

·药物疗法：主要降压药如表 3–13–4 所示。

表 3-13-4　主要降压药的功能、副作用和使用上的注意事项

分类	功能	副作用、使用注意事项
利尿剂	抑制肾小体对钠和水的重吸收，减少循环血流量，降低血压	低钾血症、高尿酸血症、脱水
β 受体阻滞剂	通过降低心脏血液搏出量、抑制肾素分泌，抑制中枢交感神经等来降低血压；对伴有心绞痛及心动过速的高血压患者有效	有以下疾病者禁用，即心动过缓、支气管哮喘、房室传导阻滞、雷诺现象、褐色脂肪瘤等；糖尿病治疗中有掩盖低血糖的副作用
钙离子拮抗剂	通过阻滞钙离子流入细胞内，松弛血管平滑肌，扩张血管来降低血压，也有利尿效果	心动过速、头疼、面色潮红、下肢水肿、便秘
血管紧张素转化酶抑制剂	通过阻滞血管紧张素转化酶转化血管紧张素来扩张血管、降低血压	干咳、发疹、血管神经性水肿引起的呼吸困难
血管紧张素 II 受体阻滞剂	与血管紧张素转化酶抑制剂作用相同，可通过阻滞血管紧张素转化酶转化血管紧张素来扩张血管，达到降压效果。该药还有较高的保护脏器以及预防动脉硬化的作用	与血管紧张素转化酶抑制剂相比，其咳嗽、发疹、血管神经性水肿等副作用相对较少；与血管紧张素转化酶抑制剂合用有引起肾功能障碍、高钾血症以及低血压的风险

低血压

排除易引起低血压的因素

脱水、高温环境、过度紧张、饮食过量、便秘、排便和排尿时的屏气使劲等。

物理疗法

起立时，要从坐姿开始，缓慢站立起来；活动时穿弹力袜以防止血液淤积在下半身。

饮食疗法

·在低血压未并发心脏病，也未限盐的情况下，可以正常进餐和摄取水分。

·可以适量摄取具有抑制血管扩张作用的咖啡因。

·可以适量摄取能够提高血管内渗透压并维持循环血量的高蛋白食品。

·餐后低血压要控制碳水化合物和酒精等的摄入。

药物疗法

升压药、止吐药、镇静药、抗眩晕药。

血压异常老年患者的护理程序

护理要点

伴随着多年养成的生活习惯和年龄增长带来的动脉硬化等，多数老年人患有高血压，有些高血压老年患者还并发衰老所致的自主神经障碍疾病，很容易诱发直立性低血压和餐后低血压。所以，高血压老年患者也可见突然出现的血压降低的情况。

老年患者因压力感受器反射功能降低及自主神经功能降低，容易出现血压波动，故而重要的是掌握日常血压波动的规律并弄清楚血压波动的原因。

若因高血压需要纠正生活方式时，重要的是充分评估患者此前一直很看重的事物及对疾病的看法等。对患者进行护理时，要充分考虑患者的自尊心。

直立性低血压及餐后低血压等患者，有时会因为血压急剧降低连带出现眩晕、眼前发黑、神志不清、跌倒及摔落等。因为跌倒和摔落会对以后的生活质量带来不良影响，故而需要了解出现血压波动的征兆。

Step1 护理评估 》 Step2 明确护理焦点 》 Step3 护理计划 》 Step4 护理实践 》

收集与分析资料		
	主要资料	分析要点
疾病相关资料	现病史与既往史 ·高血压（原发性高血压、继发性高血压）的发病经过 ·低血压（原发性低血压、继发性低血压、直立性低血压、药物性低血压、餐后低血压、泡澡时低血压、排尿排便时低血压）的发病经过 ·有无脑血管疾病、自主神经障碍、肾脏疾病、心脏疾病、肺部疾病 ·血压有无每日内波动、每日间波动以及季节波动	□高血压和低血压从发病到现在经过的具体情况 □有无引起高血压和低血压的疾病 □血压波动倾向是什么

主要资料		分析要点
疾病相关资料	症状 ·高血压症状：头疼、肩酸、麻木、心动过速、易疲劳等 ·低血压症状：眩晕、眼前发黑、面色苍白、头疼、恶心呕吐、食欲减退、倦怠感、心动过速、气短等	□有无血压异常的相应症状 □即使患者无主诉症状，也要观察患者是否有与平时不同的表现（表情、语言和行为等）
	检查与治疗 ·口服药 ·饮食有无限制	□能否正确服药 □是否有帮助患者服药的人 □是否出现药物副作用 □血压是否能够得到有效控制
生理因素	运动功能 ·姿势的保持、移动动作 ·步行状态 ·移动的方法	□为维持适当的体重，可以维持什么强度的运动 □进行运动时，是否需要帮助 □在出现眩晕以及眼前发黑等症状时，是否有跌倒及摔落的危险
	感觉和知觉 ·视力、听力 ·是否使用眼镜及助听器等辅助工具	□纠正生活方式时，患者理解和接受的程度，存在什么困难
	认知功能 ·是否理解口服药的用药方法 ·对自觉症状的认知	□能否理解服用口服药的意义 □在出现症状时，是否能够认知自觉症状
心理和精神因素	健康观、意向、自知力，价值观、信念与信仰 ·对疾病以及治疗的接受程度	□对血压异常等引起的症状有哪些认知 □是否因为经历过低血压，害怕再次出现低血压症状而感到恐惧与不安
	心情与情绪、抗压力 ·对日常生活的看法及不安 ·疾病和治疗是否给患者带来焦虑 ·应对焦虑的对策	□患者想要如何改善生活方式；患者是否存在不安 □是否受焦虑影响导致血压波动 □感觉到焦虑时，如何处理
社会文化因素	角色与关系 ·社会角色、家庭角色	□在完成角色承担的任务时，是否会有血压波动
	工作、家务、学习、娱乐、社会参与 ·与家人的关系、家庭中的关键人物 ·与朋友和近邻的关系 ·非常重视的兴趣与活动	□限制盐的摄入，是否能同家人以及好友一起享受进餐 □是否由于过于介意血压波动而影响感兴趣的活动
活动	觉醒 ·一天的觉醒状态	□倦怠感及疲劳是否影响觉醒状态

续表

	主要资料	分析要点
活动	活动的欲望、个人史、意义、展望 ·参加活动的欲望是否降低及其原因	□是否由于血压波动带来的恐惧等导致参加活动的欲望降低 □什么原因使活动的欲望降低
休息	睡眠 ·睡眠时间及有无睡眠障碍	□睡眠状况是否影响血压
	身体、心理、社会和精神的休息	□是否能够取得活动与休息的平衡 □居室的环境以及与他人的关系是否妨碍休息
饮食	备餐	□患者和家属是否能够理解限盐的意义，并依此备餐
	食欲、进餐行为、咀嚼与吞咽功能 ·饮食的摄取量 ·进餐的方法、进餐速度 ·餐后是否出现头晕目眩以及眼前发黑等症状 ·是否限盐 ·对限制饮食的看法 ·饮食习惯、嗜好	□是否因为限盐导致食欲下降 □在限盐方面是否有困难 □在遵守限盐的同时，是否还能享受到进餐的乐趣 □进餐时是否能够做到细嚼慢咽，并以此预防餐后低血压 □餐后是否出现头晕目眩、眼前发黑以及神志不清等症状 □是否计划好在餐后马上进行洗浴或者进行康复锻炼等；是否为能够得到充分休息而做了相应规划 □饮食习惯以及嗜好是否影响血压波动
	营养状态 ·饮食内容（热量多少、减盐饮食、两餐之间的零食等） ·水分的摄入量 ·血液检查数据 ·身高、体重、BMI	□是否能够摄取足够的热量 □是否能够摄取足够的蛋白质及矿物质等营养素 □是否通过摄取适当的水分来确保循环血流量 □体重和 BMI 是否在正常范围内 □体重增减变化如何
排泄	尿与便的蓄积 ·尿、便的性状及量 ·食物、水分的摄取量与摄取时间	□是否因腹泻导致脱水；是否已经出现便秘
	尿意与便意 ·尿意和便意如何，是否有迫切感 ·尿意和便意的告知 ·是否使用过与排尿以及排便有关的药物	□是否因为尿意和便意的迫切导致血压升高 □排泄需要介护时，是否因回避家人及护理者而刻意控制便意或尿意 □是否因为利尿剂或缓泻药的作用而被迫突然跑厕所 □灌肠后，血压是否降低
	排泄动作 ·从房间或起居室到厕所的距离，移动动作等	□能否顺利移动到厕所 □排泄时是否能够采取适宜姿势 □从立姿到坐姿，从坐姿到立姿，是否能够抓着把手慢慢完成排泄动作

续表

	主要资料	分析要点
排泄	·厕所的空间（坐便器高度、坐便器温度、把手的有无及位置、厕所的大小及亮度） ·房间、走廊和厕所的温度 ·排泄时的姿势、动作 ·裤子的脱提、收尾善后、洗手动作	□急剧的室温变化及坐便器的温度是否成为血压波动的因素 □排泄动作是否成为血压波动的因素
	尿和便的排泄、性状 ·排便时的憋气使劲 ·有无排泄后的眩晕、眼前发黑	□便秘时，是否因为需要使劲排便而憋气 □排便后，血压是否下降
清洁	清洁 ·洗浴时间、水温 ·浴盆的水位 ·居室、走廊、更衣室和浴室的温度 ·洗澡习惯	□血压波动是否是长时间泡澡或洗澡水过热引起的 □泡澡时，浴盆水位是否处于心脏以下；是否能够避免出现血压波动 □在居室与浴室之间移动时，温度是否会发生很大变化 □在尊重患者日常洗浴习惯的同时，要关照患者避免出现血压波动
人际沟通	方式、对象、内容、目的	□出现症状时，是否能够将信息传递给他人 □出现症状时，以什么样的表述方式告知信息 □是否有能够诉说自己对疾病的看法与想法的对象

评估要点（病理生理与生活功能思维导图指南）

　　高血压老年患者与成年患者相同，重要的是在用药以及纠正生活方式的同时控制血压和预防病情恶化。对于低血压老年患者来说，重要且应当注意的是日常生活活动能力和环境，并避免出现低血压症状。老年患者即使患有高血压，也有可能出现低血压，因此要关注高血压和低血压两个方面。由于血压波动与日常生活活动密切相关，有必要排除导致血压波动的因素，调整生活方式以使患者安心生活。

血压异常老年患者的病理生理与生活功能思维导图

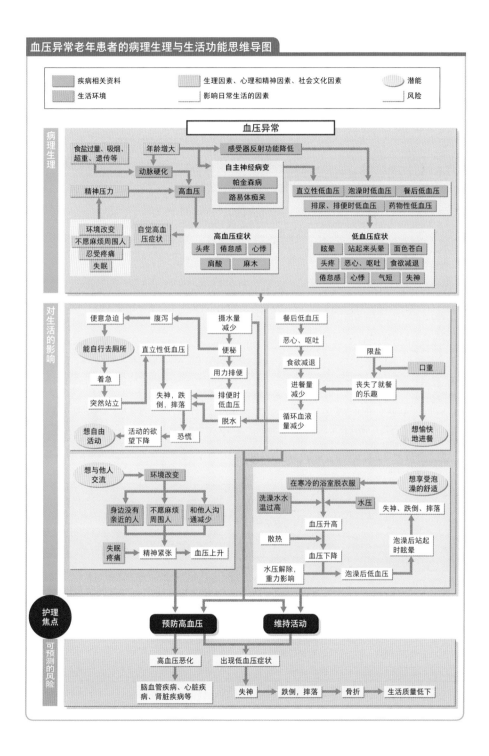

Step1 护理评估	Step2 明确护理焦点	Step3 护理计划	Step4 护理实践

明确护理焦点
#1　患者能关注高血压，不发生并发症，可以安稳地生活
#2　患者能够将血压波动抑制在最低限度，维持目前的生活

Step1 护理评估	Step2 明确护理焦点	Step3 护理计划	Step4 护理实践

1　护理焦点	护理目标
患者能关注高血压，不发生并发症，可以安稳地生活	患者血压能够保持在合理范围 患者能够做到减盐、戒烟和限酒 患者不憋气使劲就能够顺利排便
实施	**依据**
1. 掌握血压值，观察全身状态 ・掌握血压值，定期测量血压 ・有无自觉症状及其程度 ・对相关疾病和治疗方案的认知	●血压容易产生每日内波动、每日间波动和季节波动，有必要掌握平时的血压值
2. 改善患者的生活习惯 （1）减盐（6 克 / 日以下） ・控制酱油以及食盐的用量，借借味就行 ・灵活使用海带、酱油和醋等调味 ・与其浇着吃酱油，还不如蘸着吃 ・与其将所有的饭菜都弄得没味道，还不如将其中一盘菜调味重一点，其他饭菜少放盐或不放盐 ・灵活使用高汤以及甜味料调味 ・配菜时，注意做到热菜趁热吃，凉菜趁凉吃 ・确认患者对减盐饮食的看法 （2）戒烟 ・劝导吸烟患者戒烟 ・建议通过散步等来转换心情 （3）限酒 ・避免过度饮酒 （4）享受进餐 ・与患者谈一谈喜欢吃什么及想吃的零食 ・和医生及营养师一起对进餐时间加以调整，以使患者能够一起吃零食或参加聚会餐	●限盐可以降低体内的钠含量和体液量，减少心脏的血液输出量，进而降低末梢血管的阻力，起到降压作用 ●改变已经形成的饮食习惯并非易事，味道寡淡的饮食会导致食欲下降 ●即使是减盐餐，也要使患者得到满足感，将一日食盐量调整到 6 克以内 ●限制饮食往往会导致患者焦虑，如果需要改变饮食习惯，充分考虑患者本人的意愿 ●尼古丁会刺激交感神经，使血管收缩，造成血压上升 ●将饮酒量换算成乙醇的量，建议男性乙醇摄入量不超过 20～30 毫升 / 日，女性则为其一半，即 10～20 毫升 / 日以下

实施	依据
3. 调整室内温度差 · 在移动时，将室内、走廊、厕所、更衣室、浴室的温度保持在一定范围内	●血压会因寒冷升高。冬季，不仅要对居室，而且要对走廊、更衣室和浴室等适当加热
4. 患者服药护理 · 使用服药挂历（图 3-13-1）提示患者不要忘记服药 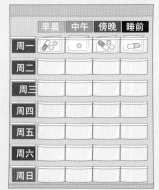 **图 3-13-1　服药挂历**	●由于血压有时维持在正常范围内，患者会觉得高血压治好了，并自我中止了服药，这非常不妥，重要的是要让患者充分理解服药的意义和作用
· 当患者服药自我管理有困难时，可以通过配发药物以确保患者按时服药 · 确认患者是否能够按照医嘱服药	●口服药的管理方法和确认服药方法，需要根据患者的认知程度进行
· 在食物和水分的摄取量减少，以及不能摄取食物和水分时，确认是否服用降压药和利尿剂	●若在食物和水分的摄取量减少的情况下服用降压药和利尿剂，会引发脱水以及低血压等副作用；另外，在不摄取饮食时，若中止服用降压药或者利尿剂，会导致血压无法控制。为此，应结合血压、食物和水分的摄取量、尿量和排便次数等确认服药状况
5. 减轻精神上的焦虑 · 住院或入住养老院会出现环境变化，可使用熟悉的物品，尽可能由同一个介护者进行护理，让患者与其他老年患者建立联系	●陌生环境带来的焦虑会使交感神经兴奋
· 把握患者的表情与言行变化	●有时患者不能将疼痛等症状用语言表述出来，而进行忍耐，导致血压升高，观察患者的表情以及言行是否有异常
· 在安静的环境下进行交流，以使患者能够表述自己的想法	●有时候患者由于介意同寝室者以及周围人的看法而无法将自己的想法表述出来

2 护理焦点	护理目标
患者能够将血压波动抑制在最低限度，维持目前的生活	患者在起立时、餐后和泡澡后等血压不发生剧烈的波动 患者站立起来时不出现眩晕和摇晃 患者能够积极主动地活动

实施	依据
1. 预防血压波动	
（1）直立性低血压的预防	
·起床之前，在卧床的状态下进行四肢伸展运动	●在起立时，有500～700毫升的血液会从上半身移动并储存到下半身，静脉回流量会减少，会引发血压降低
·缓慢抬起上半身，将卧姿变换为坐姿	
·保持坐姿后，先确认有无眩晕、摇晃，然后缓慢地将坐姿变换为站姿	
·避免长时间保持站立	●长时间站立不动会造成泵血功能降低，静脉回流量减少
·活动时穿着弹力袜	●使用弹力袜来弥补泵血功能不足，使静脉回流量得到改善
（2）餐后低血压的预防	
·少食多餐	●一次性摄入大量食物容易降低血压
·在进餐上多花点时间	●进餐时间越短（吃饭越急），血压越容易降低
·尽可能避免摄取高温食品以及高温饮品	●机体深部温度会因为进食高温食品而上升，容易出现血压下降
·少摄取碳水化合物（主食和薯类）	
·充分摄取水分	●摄取水分可增加交感神经的活动，进而引起血压升高
·在进餐中避免起立以及憋气，在餐后避免使用站姿排尿	
（3）泡澡时血压波动的预防	
·减小更衣室与浴室之间的温度差	●巨大的温度差会导致血管收缩，促使血压上升
·在38～40℃水温下，将心脏以下的身体在浴缸里泡10分钟左右	●在热水里泡澡会使血管扩张，血压下降
·泡澡前后，摄取足量水分	●水位若高过心脏，心脏会受到水压的影响
·泡澡后，坐着穿衣服	●泡澡会造成体内水分损失500毫升左右，需要通过摄取水分来预防脱水
·泡澡介护时，注意患者身体的保温，并保护患者的隐私	
（4）排泄所致血压波动的预防	
·有尿意和便意时，不要过于忍耐	●控制尿意和便意会导致血压升高，随后的大量排泄会使迷走神经受到刺激，出现神志不清
·掌握患者排便和排尿的规律，护理时注意患者排泄规律	●忍耐便意会发生便秘
·调整姿势以利于患者借助腹压排泄	●排便时憋气使劲会导致血压升高
·确认排便状况	●将脚蹬在地上，采取身体前倾的姿势，就很容易用上腹压

续表

实施	依据
·确认摄取足量水分，若出现摄取不足的情形，督促患者饮水 ·出现排便困难时，探讨是否使用泻药 **（5）预防循环血液量减少造成的低血压** ·在没有特殊限制的情况下，督促患者摄取水分（一日摄取 1000～1500 毫升） ·摄取足量蛋白质以及营养素（海藻类、大豆制品和绿色蔬菜等）	 ●防止脱水，增加循环血量 ●蛋白质、矿物质缺乏会导致血浆蛋白下降，血液黏稠度下降，使血压下降
2.活动造成血压波动的预防 ·观察全身状态、生命体征，确认是否有自觉症状 ·在掌握血压一日内变动的基础上决定一天的日程 ·出现高血压或低血压时，调整泡澡以及康复训练的时间段 ·工作及外出时，确保有可以休息的场所 ·参加趣味活动以及消遣娱乐时，在确认所需时间以及负荷的基础上进行活动	 ●血压会在一天之内反复波动 ●在尊重患者意愿的同时帮助患者以使患者的血压异常不至于恶化 ●日常生活可影响血压波动，设想血压波动可能出现在日常生活的场合，在此基础上进行护理

相关项目

想知道更详细的内容，可以参照以下的项目。

发生血压异常的原因及诱因

"心力衰竭"（P240）：确认高血压与心力衰竭之间的关系。

"脑卒中（脑梗死、脑出血、蛛网膜下腔出血）"（P133）：确认血压波动与末梢血管阻力之间的关系。

"帕金森病"（P95）：确认帕金森病与低血压之间的关系。

"脱水"（P439）：确认脱水所致循环血量变化与血压波动之间的关系。

血压异常的相关障碍

"跌倒与摔落"（P520）：确认低血压引起的跌倒和摔落的风险。

"排尿障碍"（P468）：确认使用利尿剂影响血压波动的情况。

"排便障碍"（P487）：确认便秘导致的排便时的憋气使劲与血压波动之间的关系。

血压异常患者的护理

"活动"（P2）、"休息"（P12）：确认活动与休息情况，注意血压波动。

"饮食"（P21）：确认餐后低血压时的进餐援助。

"排泄"（P34）：确认血压波动与排泄援助之间的关系。

"清洁"（P47）：确认泡澡时的血压异常的注意事项。

废用综合征的概念

由于某种疾病或障碍而持续过度卧床静养，长时间不使用正常功能所致的机体退行性改变，由此导致全身各器官和功能降低的状态。有些高龄者尽管没有重度身体功能障碍，却处于卧床不起的状态，这种状态也是废用综合征所致。

即使是健康人，只要持续卧床静养也可出现肌力下降，肌力每卧床1日可降低约2%，每卧床1周可降低10%～15%。据报道，多数高龄者只要卧床1个月，便很难再独立步行。这种失用性改变不只局限于肌力，还可能影响机体健康，带来关节挛缩、直立性低血压、压疮和精神功能障碍等改变。这种状态会导致老年人的活动性进一步降低，进入全身功能降低的恶性循环。

预防废用综合征，重要的是切断恶性循环的源头，让高龄者早日下床，提高其活动性。

病因与影响因素

废用综合征的发生不仅包括生理因素，而且还包括心理和精神因素以及外界因素（生活环境），三种因素错综复杂地交织在一起（表3-14-1）。图3-14-1列出了生理因素中需要护理的疾病。另外，老年性衰弱以及其他/不明/不详的病因，也与废用综合征高度相关。

表 3-14-1　引起废用综合征的主要因素

生理因素	心理和精神因素	外界因素（生活环境）
·运动功能障碍：瘫痪、骨折、肌力下降等 ·疼痛：关节痛、创伤疼痛、慢性疼痛等 ·脑以及心肺功能：意识障碍、心悸、直立性低血压、呼吸困难等 ·全身状态：脱水、发热、失禁、易疲劳等	·精神活动低下：欲望降低、主动性降低、对生活丧失信心等 ·情绪和心理因素：恐惧感、依赖性、丧失感等 ·疾病状态：痴呆、抑郁等 ·知识和健康观：对卧床静养存在误解等	·物理环境：如因治疗导致身体活动受限，使用辅助工具和器械弥补不足（扶手、轮椅等） ·人际环境：过度帮助、护理者知识储备不足，照护能力缺欠等 ·社会环境：角色丧失，社会活动以及交流减少等

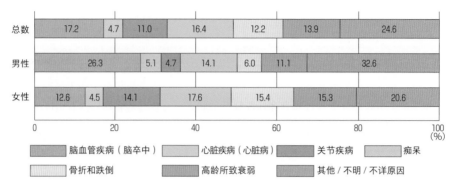

图 3-14-1　65 岁以上需要照护的老年人，从性别角度展示需要照护的主要疾病

［日本厚生劳动省《人民生活基本调查（2013 年）》］

症　状

因废用综合征而出现的症状如表 3-14-2 以及图 3-14-2 所示。

表 3-14-2　废用综合征所致的全身改变

肌肉骨骼系统	肌肉萎缩，肌力下降，肌腱和韧带以及关节囊硬化，关节挛缩，骨密度降低
心血管系统	心肌萎缩，心输出量降低，血压降低，心功能不全，血栓栓塞增加（静脉血栓等），厥冷，水肿
呼吸系统	潮气量减少，支气管纤毛运动减少，坠积性肺炎，肺栓塞
血液和体液	循环血浆量减少，贫血，低蛋白血症，低钾血症
内分泌代谢系统	激素分泌减少，基础代谢率降低，低体温，免疫力下降
泌尿系统	残尿增加，尿路感染，尿中钙增加，出现结石，排尿困难，尿频，尿失禁
消化系统	食欲下降，吞咽功能减弱，消化液减少，肠蠕动缓慢，便秘
精神功能	欲望降低，抑郁，认知功能降低，意识混乱和定位障碍，不安，幻觉，妄想
自主神经	副交感神经紧张性降低，反射功能不全，低血压，直立性低血压
感觉器官	感觉和知觉钝麻，平衡与协调运动障碍
皮肤	皮肤萎缩、压疮

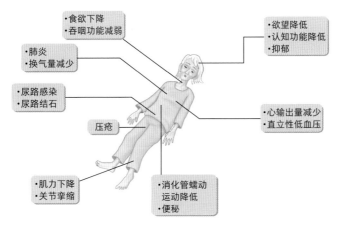

·食欲下降
·吞咽功能减弱

·欲望降低
·认知功能降低
·抑郁

·肺炎
·换气量减少

·尿路感染
·尿路结石

·心输出量减少
·直立性低血压

压疮

·肌力下降
·关节挛缩

·消化管蠕动
运动降低
·便秘

图 3-14-2　废用综合征的生理改变

诊　断

　　废用综合征患者身体适应了低活动的状态，在卧床静养时，其并非能认识到是卧床所致的自身生理功能下降。废用综合征的发生部位及症状繁多，且没有明确的诊断标准，很可能延迟发现。护理时，应当关注高龄者常见的废用综合征症状，从生理因素、心理和精神因素以及外界因素（生活环境）等多方面观察分析高龄者活动降低的原因。

　　另外，废用综合征可以通过正确的护理进行预防。预防原则是提前从根本上消除废用综合征的诱因，而不是出现问题后探讨如何应对。为此，护士要详细评估、鉴别哪些是高龄者"干得了的事儿"和哪些是"干不了的事儿"，有必要弄清楚并推动高龄者做那些"有可能干得更好的事儿"。

检　查

废用综合征的症状繁多，要对已经出现的症状或有潜在危险的症状进行检查。

· 检测关节的可动区域，测定肌力。

· 测定心肺功能。

· 检查营养状态（血液检查、体重等），进行尿检。

· 测量生命体征（血压、体温、脉搏、呼吸）。

· 检查精神功能（抑郁、认知功能等），以及其他。

风　险

由于废用综合征进展缓慢，症状多样，故而有延迟发现的可能。

一旦发生废用综合征，恢复所需时间是症状发生所需时间的好多倍。

废用综合征也是导致卧床不起的最大危险因素。

治　疗

废用综合征需要针对不同症状进行对症治疗，在此列举预防废用综合征的基本要点。

· 预防生理因素疾病，特别要注意脑血管疾病和骨折所致的废用综合征。

· 因疾病治疗需要卧床静养而使活动受限的患者，尽可能扩大活动范围，并以早日下床为目标。

· 要求患者尽可能独立地进行日常生活，从日常生活的角度对患者进行康复护理训练。

· 要调整患者的生活节奏，使其在起床、睡眠、清洁以及更衣等方面逐渐养成规律的生活习惯。

· 让患者找到自己的乐趣，帮助患者点燃活动的欲望。

废用综合征老年患者的护理程序

护理要点

出现废用综合征的老年人，有时在不知不觉中突然感觉有许多事情都做不了了，也丧失了参与新活动的自信。要使患者得到恢复，往往需要花很长时间。要注意挖掘老年人的潜能，在激发老年人"我要自己做"的同时，帮助其逐渐扩大活动范围。

·从"还有其他能自己做到的吗"这个要点监护老年人。

·调整环境，以使老年人自己做能够做的事情。

·即便老年人自己做的只是一件小事，也要和他们一起分享成果，并鼓励其取得了一大进步。

帮助高龄者在保持全身状态平衡的基础上活动。废用综合征呈现的症状繁多，不仅仅有肌力下降和关节挛缩等可从外表观察到的改变，还会伴有心肺功能以及自主神经功能降低等从外表难以观察到的改变。因此，在督促患者活动时需要观察其生命体征的改变以及主诉症状等。

高龄者和护士都不要焦急，要在监护下逐渐地恢复。

从废用综合征影响因素角度出发的护理要点

生理因素

首先预防生理因素（疾病）所致的废用综合征。如果是疾病所致废用综合征，疾病初期的治疗在很大程度上会影响废用综合征的发生与发展。一般认为，急性期疾病治疗优先，考虑到过度强制卧床静养会引起废用综合征，重要的是，要尽可能地避免妨碍患者活动的治疗和处置方法。在监控症状的同时，要注意调整患者卧床与活动之间的平衡。在疾病急性期，患者往往因身体状况不佳而对活动抱有消极态度，需要在争取患者理解活动意义的同时逐渐进行活动。

心理和精神因素

由于痴呆以及抑郁等，患者主动活动变得困难；由于某种疾病导致身体障碍或由于失去重要亲人而使老年人出现丧失感和欲望降低，进而减少活动……这些因素都会使老年人发生废用综合征。有时老年人会以厌倦恢复、身体疲劳和没有自信等理由拒绝参与自己能做的活动。此时，护士要鼓励患者，告诉他哪怕是一个小小的理容动作，都能成为一项康复训练，要不间断地帮助患者训练。

外界因素（生活环境）

随着年龄增长，老年人体力会降低，且承担的社会角色减少，再加上缺乏护理设施或者照护者过度保护，会导致他们的活动范围不断缩小，生活功能也逐渐降低。对此，不仅要帮助高龄者认识废用综合征，更重要的是做好其家属以及社区的工作，让他们发现新的角色及价值，营造能够充分发挥其潜能的环境。

Step1 护理评估 ▷ Step2 明确护理焦点 ▷ Step3 护理计划 ▷ Step4 护理实践 ▷

收集与分析资料	
主要资料		分析要点
疾病相关资料	现病史与既往史、症状 ·有无影响日常生活活动的疾病和功能障碍	□影响日常生活活动的疾病和功能障碍（脑血管病后遗症、骨折、心肺功能不全等）的状况如何 □有无疾病造成的活动受限；活动范围有多大
	检查与治疗 ·治疗和处置对活动的影响 ·功能训练的内容以及有无康复训练的欲望	□疾病治疗和处置，有哪些是不限制活动的 □药物的副作用（血压下降、倦怠感等）是否影响活动 □功能训练（理学疗法、作业疗法、听觉和言语训练等）的目的、目标和训练内容分别是什么 □患者对功能训练的态度怎样，是否有训练的欲望
生理因素	运动功能 ·要辨别运动功能降低是因为疾病还是活动量减少 ·日常生活活动状况	□疾病对运动功能的影响程度 □活动量减少导致肌力下降、关节活动区域发生改变，其程度如何 □姿势保持、体位变换、移动方法（翻身、起床、坐姿保持、站立、立姿保持、步行）等状况如何 □活动耐力如何（在姿势变化以及身体活动时，是否出现直立性低血压及心悸、呼吸困难等） □移动时是否需要辅助工具（手杖、步行器、轮椅等） □手指的精细动作操作如何
	认知功能、语言功能、感觉与知觉 ·对活动意义的理解 ·刺激和活动减少是否对认知功能有影响	□是否理解活动的重要性 □随着活动量下降，是否出现焦虑、抑郁、认知功能降低（定位障碍、记忆障碍）、幻觉和妄想等

续表

	主要资料	分析要点
心理和精神因素	健康观、意向、自知力、价值观、信念与信仰 ·对卧床静养的认知	□对于卧床静养是否存在有误解（固执地认为在身体状况不好时必须卧床等）
	心情与情绪，抗压力 ·如何看待功能下降以及是否有为康复进行训练的欲望	□以往能做的事儿在不知不觉中做不了，是否为此而感到焦虑和丧失自信 □是否对自身恢复已经放弃，甚至对那些能干的事儿也失去了欲望
社会文化因素	角色与关系、工作、家务、学习、娱乐、社会参与 ·是否有活动减少的诱因 ·是否能维持以往的角色和快乐	□是否有导致活动低下的因素，比如亲人去世、离开住惯了的旧居 □能否延续以往的角色及快乐；是否还有这种欲望
活动	觉醒、活动的欲望 ·一日的活动量与活动耐力 ·有无活动的欲望	□活动时是否神志清醒 □每天的活动量是多少（床下活动时间，步行时间，与饮食、排泄、清洁等生活行为相伴的活动时间，功能训练时间，娱乐时间等） □活动耐力如何（在姿势变化及身体活动时是否会出现直立性低血压及心悸和呼吸困难等症状，活动一般持续多长时间） □是否刻意远离或者逃避有趣的活动
	个人活动史、意义、展望 ·希望可以参与快乐的活动以及实施的可能性	□对什么活动有兴趣（可以从以往的兴趣和职业上寻找有兴趣的活动，探讨如何使活动进行下去）
休息	睡眠	□一日中睡眠、休息和活动的节律如何
	身体的休息 ·是否能够在活动与休息之间取得平衡	□是否能够保证休息（为了预防废用综合征有可能只重视活动而未保证必要的休息）时间
	心理、社会和精神的休息 ·是否急于恢复	□是否因为恢复得不如预想的那么好，从而产生焦虑和放弃的念头（恢复所需的时间是废用综合征发生所需时间的很多倍）

续表

主要资料		分析要点
饮食	备餐，食欲 ·是否有食欲；活动和环境是否影响食欲	□是否有食欲（由于静养，机体需要的能量少，所以不容易感到饿） □是否因为进餐前参加活动导致疲劳等使食欲下降 □是否因为进餐时间、场所和菜谱等出现食欲变化
	进餐行为 ·自主摄取食物的意愿 ·进餐行为的状态	□有无自主进餐的意愿 □能否保持进餐姿势，是否因进餐姿势感到疲劳 □是否能够使用筷子和勺子 □进餐需要多长时间 □在进餐过程中，姿势、进餐行为和进餐节奏等是否发生了改变
	咀嚼和吞咽功能	□吞咽功能如何（是否受到进餐姿势、饮食形态和疲劳等的影响）
	营养状况	□营养状态（食物摄取量、饮水量、体重和血液检查数据等）如何
排泄	尿意和便意	□是否有尿意和便意；如果有，如何告知，也要关注非语言性的表达
	排泄动作 ·目前的排泄方法以及是否能顺利到厕所排泄	□使用什么方法排泄（正常如厕，使用便携式坐便器、尿垫和膀胱留置导尿管等）；能否选择更加接近自然的排泄方法 □有无在厕所排泄的欲望（是否已经放弃了去厕所） □是否可能去厕所排泄（上厕所时的移动、裤子的脱提、坐便器上坐姿的保持和收尾善后动作等情况）
	尿和便的排泄、性状 ·有无排尿排便等问题	□有无排尿问题（排尿困难、残尿和失禁等） □有无排便问题（便秘、腹泻和无力加腹压等）
清洁	清洁 ·清洁行为以及有无清洁欲望	□能否自主洗浴、洗手、口腔护理和刮胡子等；是否有进行这些活动的欲望 □自行穿脱衣服的程度
	修饰 ·是否关心穿衣和打扮	□是否关心穿衣和打扮；是否已经放弃了修饰

续表

主要资料		分析要点
人际沟通	方式、对象 ·与他人的交流	□是否注重与他人的沟通与交流（是否尽量避免与他人接触；是否经常闭门不出） □是否根据患者的需要营造了在房间、餐厅或者茶室等与他人交流的氛围 □在与工作人员交流时，患者有什么反应
	内容、目的 ·是否出现情绪低落 ·认知功能是否下降	□是否能够听到患者说"已经不行啦"这类对恢复不利的语言，并带有负面情绪 □是否能够听到与认知功能低以及幻觉和妄想症状相关的表述

评估要点（病理生理与生活功能思维导图指南）

　　废用综合征患者是可以通过帮助其发挥潜能来恢复正常生活的。因此，有必要弄清楚患者的饮食、排泄和清洁等日常生活活动是如何进行的；拒绝这些活动的因素是什么；进行这些活动能够达到什么程度等。另外，在很多情况下，出现废用综合征的原因是患者自身对活动的欲望降低。所以，应了解患者对活动的想法，促使患者理解活动的意义，在此基础上对患者进行照护。更重要的是，要熟悉患者的生活背景，通过引入患者擅长的活动以及结合患者的趣味，想办法将活动快乐地进行下去。我们需要将焦点放在以上这些方面展开护理。

废用综合征老年患者的病理生理与生活功能思维导图

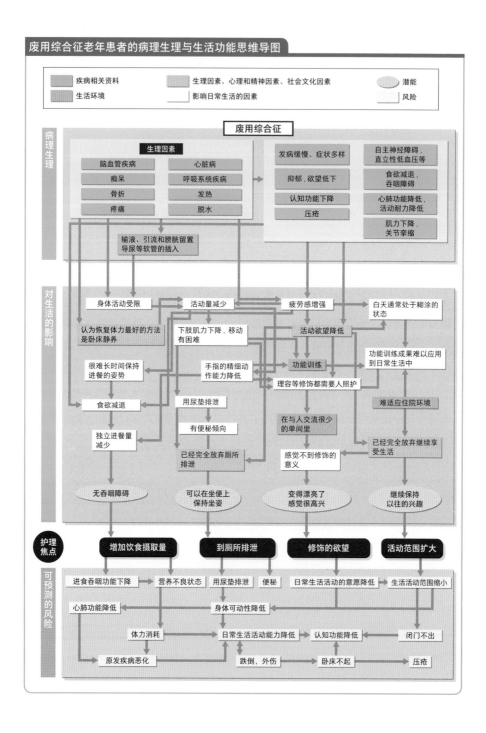

> Step1 护理评估 〉 Step2 明确护理焦点 〉 Step3 护理计划 〉 Step4 护理实践 〉

明确护理焦点
#1　患者能够在活动与休息之间取得平衡，在易于进餐的环境中独立进餐时摄取量增加
#2　患者能够到厕所舒适排泄
#3　患者能够修饰，心情愉悦
#4　患者能够参与趣味活动，并将康复训练成果活用于实际生活之中，扩大了活动范围

> Step1 护理评估 〉 Step2 明确护理焦点 〉 Step3 护理计划 〉 Step4 护理实践 〉

1　护理焦点	护理目标
患者能够在活动与休息之间取得平衡，在易于进餐的环境中独立进餐时摄取量增加	调整日常生活计划，使患者在进餐前不出现疲劳 参考患者的嗜好和适合其疾病的饮食形态制订菜单，增强食欲 调整进餐的姿势、餐具，使患者进餐行为变得顺利 患者能够独立进餐，饮食摄取量有所增加

实施	依据
1.调整一日的日程安排 ·结合食欲调整进餐时间 ·调整日程安排，在避免餐前疲劳的基础上逐渐增加日常活动量 ·在进餐前将排泄活动处理完毕	●废用综合征导致的食欲低下，只有通过适度活动增加身体负荷促进能量消耗来得到改善。但需要调整日程安排，避免因进餐前的功能训练及洗浴等造成疲劳，从而使食欲下降
2.调整桌椅等用具以改善独立进餐的动作 ·设法使患者下床采用坐姿吃饭 ·调整桌椅等用具以使进餐姿势稳定（使用椅垫和脚凳等调整进餐桌椅的高度） ·准备所需的自助工具，帮助患者逐渐独立进餐（使用粗把的勺子、防滑加工的器皿等）	●通过餐前排泄和准备好就餐姿势以使其能专心进餐 ●在进餐时姿势出现问题，有发生误吸的危险；另外，不稳定的姿势会导致疲劳，并因此无法顺利进餐 ●在餐具上想办法，以使患者尽可能独立进餐
3.进餐中的介护 （1）调整进餐食物 ·探讨食物形态，以符合患者的吞咽能力 ·食欲减退时，考虑调整菜单，按照患者的嗜好进行调味，可以适当让口味重一些 ·选择量少但营养密度高的食品 ·在食物外观上下些功夫，可以少量多次将饭盛到小碗里吃	●长时间不能经口进餐，可能会引起吞咽功能低下，需要考虑调整食物形态 ●在大盘大碗里盛上一大堆，有时打眼儿一看就没食欲了，少量多次盛在小碗里以起到增强食欲的效果

续表

实施	依据
（2）调整进餐疲劳 ·在患者尽管动作缓慢但能够部分进餐时，鼓励患者按自己的节奏进餐 ·进餐时注意观察，如果患者出现表情疲惫、节奏迟钝、吞咽过慢和姿势倾斜过大等情况，确认患者是否疲劳，根据需要给予患者帮助 ·哪怕患者表现出一点点独立进餐的意愿，都要为之高兴	●若周围的人都匆匆忙忙，并且介护者在旁催促，患者进餐过程中会慌乱，中途就疲劳不堪 ●有时进餐时间过长，饱中枢会起作用，患者吃一点就会中断进餐 ●因为不能坚持一直独立进餐，有时会出现情绪低落，这时候注意引导患者不必在意
4.餐后介护 （1）进餐的满足感 ·确认是否吃得香，是否有喜欢的食物 ·确认疲劳的程度 （2）餐后的口腔护理和理容 ·餐后帮助患者移动到洗手间，帮助患者照着镜子把嘴角和手洗干净 ·尽可能地让患者自己进行口腔护理 （3）休息的帮助 ·进餐时间拖得过长导致疲劳时，督促患者休息	●确认患者的饮食满足感，以备今后参考 ●如果不是十分疲劳，让患者自己做能做的事，告诉患者，即使是一个小小的动作也会起到功能训练的效果 ●失用造成肌力下降的患者，仅仅保持坐姿或进餐行为也会感到疲劳 ●注意，有时候会因为餐后低血压出现起立时眩晕
5.营养不良和脱水的预防 ·观察食物和水分的摄取等情况 ·测量体重 ·血液检测 ·根据需要探讨是否需要静脉输液等	●注意老年患者由于食欲减退，进餐量减少，很有可能发生脱水和营养不良

2 护理焦点	护理目标
患者能够到厕所舒适排泄	患者能够去厕所排泄 患者能够尽量独立进行排泄 患者能够规律排便
实施	**依据**
1.如厕排泄的介护 ·设置床头铃，告诉患者在有尿意及便意时通知护士，不要不好意思	●在弄不清楚尿意和便意时，注意观察和掌握患者的排泄规律，适当给予提醒

续表

实施	依据
· 在移动时, 准备能够挖掘患者自理潜能的辅助工具 (手杖、步行器、轮椅), 在患者可以自行移动时给予监护 · 注意观察患者排泄动作的全过程, 对患者自己做不到的部分给予帮助 · 为了预防跌倒, 准备好可以随时支撑的位置 · 当患者去厕所有困难, 且不喜欢他人帮忙, 并因此不去厕所排泄时, 可以使用便携式坐便器, 促使患者在床旁独立排泄	●当因为患者自行移动耗时过多而来不及上厕所时, 探讨是否可以在去厕所时给予介护, 回来时让患者自己步行 ●排泄是每天都要进行的日常行为, 顺利上厕所还能起到预防废用综合征的作用 ●长时间卧床很容易引起失用性直立性低血压, 起立时需要提醒患者避免眩晕和跌倒 ●直立性低血压的观察要点是, 除了全身性倦怠、耳鸣、哈欠、意识丧失等症状之外, 也会出现面色改变、表情消失和心绪不安等
2. 便秘的预防 · 确认每日的排便情况并观察患者腹部症状 · 利用重力, 采用坐姿排泄 · 在掌握进餐量以及进餐内容的同时, 摄取富含膳食纤维的饮食 · 在掌握水分摄入量的同时, 尽可能引导患者多饮水 · 进行腹部按摩 · 逐渐增加保持坐位的时间, 以增加身体的运动量 · 在自然排便困难时, 探讨是否给予泻药	●由于长期卧床, 消化管的蠕动能力降低, 食欲下降, 食物及水分的摄取量减少, 会诱发便秘 ●上厕所会增加活动量, 可能出现肠蠕动亢进 ●老年患者的特征是, 除了上述原因外, 年龄增长导致肠蠕动减弱, 出现自然排便困难, 容易便秘。这种情况下, 除了利用药物, 还要督促患者定期排便

3　护理焦点	护理目标
患者能够修饰, 心情愉悦	清洁和更衣等活动, 即使患者接受介护帮助, 也要独立进行 关心自己的穿衣打扮, 能将喜好表现出来

实施	依据
1. 泡澡和淋浴 · 为预防疲劳, 避免患者在饭前进行洗澡等活动 · 排泄在饭前处理完 · 泡澡时, 患者能自己做的事, 护士给予监护; 患者不能自行做的部分, 需要给予介护 · 宁可多花点时间, 也要让患者尽量自己做	●最初需要帮助的量也许很大, 弄清楚患者能做到的事情后, 可以逐渐帮助患者增加自理部分 ●高龄者即使自己能沐浴, 也要考虑沐浴后会出现疲劳而无法进行下一步动作的情况

续表

实施	依据
· 在自行泡澡有困难时，根据患者健康状态使用升降椅以及特殊浴缸进行介护洗浴 · 在浴盆里泡澡的时候，督促患者在身体充分变暖后做一些放松关节的运动 · 注意观察患者全身皮肤状况，特别是压疮好发部位	● 为了防止关节挛缩，选择合适的浴缸以使患者尽量活动关节 ● 在正常可动区域内一天只要活动关节数次，就会有一定的预防关节痉挛的效果 ● 洗浴是观察患者全身皮肤状态的机会
2. 修饰 · 洗脸、刷牙、刮胡须、梳头和化妆等，尽量让患者自己做 · 为提高患者自理能力，选择患者惯用的和用得顺手的工具 · 在帮助患者理容时，让患者用小镜子确认，采纳患者的意愿，并给予帮助	● 尊重患者的意愿，帮助患者维持自我护理 ● 通过镜子看到自己整洁的面容，能够提高患者对理容的欲望
3. 更衣 · 要在早晚更换衣服，不要让患者一整天都穿着睡衣 · 宽松、领口大、有弹性、容易脱穿的衣服，对自主更衣的动作来说相对容易（要尽量吻合患者喜好） · 在确认患者手指精细动作操作的同时，探讨使用合适的纽扣和拉链	● 通过更衣让生活变得有张有弛，对终日过着卧床生活的患者来说，更衣也是一项重要的活动 ● 服饰在修饰中占据着重要的位置，要重视通过服饰来反映患者的喜好

4　护理焦点	护理目标
患者能够参与趣味活动，并将康复训练成果活用于实际生活之中，扩大了活动范围	患者离床活动时间增加 在方法上下功夫，使患者能够坚持进行以往有兴趣的活动 患者能够将功能训练的成果用到日常生活中 患者能够适度进行活动，生活节律得到调整
实施	护理
1. 调整活动与休息的平衡 · 观察患者一日的生活，注意是否有白天嗜睡、夜间睡眠不实等情况 · 确认治疗以及处置是否妨碍患者的活动，尽可能排除这些因素导致的活动障碍 · 保持规律的"觉醒-睡眠"节律，白天确保一定的离床时间，以帮助患者觉醒 · 白天适当休息，但以不影响夜间睡眠为宜	● 只有觉醒才能做好活动，容易患废用综合征的高龄者，生活多有终日卧床及嗜睡等倾向，有必要对"觉醒-睡眠"节律进行调整 ● 因废用综合征造成体力低下者，有时做一点点动作就会疲惫不堪，重要的是要督促患者适当休息

续表

实施	护理
2. 寻找多种类型的娱乐方法 ·确认患者的意愿，了解患者以往感兴趣的活动以及现在想做的新活动 ·如果做细致、复杂的活动有困难，就换一个简单的活动来做 ·护士要积极参与到和患者的交流中，一起营造和享受有趣的活动 ·营造能够与好友交流的环境，可以安排在进餐时或者在茶室等	●活动时间要适宜，不要长时间埋头于兴趣和活动中，导致进餐时非常劳累 ●可以将细致、复杂的活动改变为简单的活动，患者就能继续进行所喜欢的活动了 ●即使活动有困难，也可以通过选择纸张以及颜色，或者考虑构图并提出意见与建议等方式来参与活动 ●与同龄人中性情相投的伙伴进行交流，可以获得与工作人员交流所得不到的共情以及安慰
3. 功能训练的成果应用到日常生活中 ·与进行康复训练的工作人员交换信息，将在训练室里能够做的动作用到日常生活中来 ·避免将功能训练与进餐或洗浴安排在一起而导致患者出现身体疲劳 ·向患者传递将训练室内的活动引入日常生活的意义，与患者讨论在日常生活中干点什么	●在训练室里"做得了的日常生活活动"和日常中"所正在做的日常生活活动"之间会产生差异，患者在训练室里拼命训练，却没有考虑过如何将训练成果用到日常生活中一起发挥作用，针对此事与患者好好地谈一谈

相关项目

想知道更详细的内容，可以参照以下的项目。

废用综合征的原因和诱因

"脑卒中（脑梗死、脑出血、蛛网膜下腔出血）"（P133）、"跌倒与摔落"（P520）：用于确认废用综合征是不是导致身体可动区域缩小的诱因。

"抑郁"（P578）、"痴呆"（P70）：确认废用综合征是不是导致活动量减少的诱因。

废用综合征患者的护理

"活动"（P2）：掌握边享受生活边增加活动范围的护理技巧。

"血压异常"（P609）：掌握预防直立性低血压的同时，扩大生活范围的护理技巧。

"进食吞咽障碍"（P412）：掌握帮助增进食欲和独立进餐的方法。

"排便障碍"（P487）：掌握促进患者自然排便的方法。

附　录

老年患者的治疗药物以及注意事项列表

老年患者往往患有多重疾病，经常需要服用多种药物，需要注意重复服药以及药物间相互作用的风险。另外，随着年龄增长老年患者常出现肝功能和肾功能等下降，服药容易出现多种副作用，往往会降低日常生活活动和生活质量。下表为老年患者服药的注意事项。

	种类	通用名	特征
安眠药	苯二氮䓬类药物	长效型：夸西泮、盐酸氟西泮 中效型：艾司唑仑 短效型：溴替唑仑、盐酸利马扎封	用于入睡困难、中途觉醒和早醒等各种类型的失眠症
	非苯二氮䓬类药物	超短效型：酒石酸唑吡坦，佐匹克隆	
	褪黑素受体激动剂	雷美替胺	
抗精神病药	5-羟色胺受体、多巴胺受体拮抗剂	利培酮	用于镇静 ※ 针对谵妄的直接病因进行治疗以及改善环境后依然不见好转时，可少量、逐渐增量使用
	丁酰苯类	氟哌啶醇	
降压药	血管紧张素转化酶抑制剂	马来酸依那普利、盐酸咪达普利	通过抑制肾素－血管紧张素系统来扩张血管，降低血压，是治疗心力衰竭、糖尿病和脑缺血性疾病等的首选药
	血管紧张素Ⅱ受体阻滞剂	缬沙坦、替米沙坦、坎地沙坦酯	无干咳等副作用，具有与血管紧张素转化酶抑制剂同等甚至更好的药效
	钙离子拮抗剂	硝苯地平、苯磺酸氨氯地平	松弛血管平滑肌，减少末梢血管阻力
	α受体阻滞剂	乌拉地尔	选择性地阻滞交感神经末梢平滑肌的α受体，降低血压
	β受体阻滞剂	盐酸普萘洛尔、阿替洛尔	有使心输出量降低、抑制交感神经中枢和抑制心功能的作用

副作用	注意事项
· 昼夜颠倒 · 镇静过度，认知功能降低 · 白天瞌睡，倦怠感 · 谵妄 · 呼吸抑制 · 低血压，眩晕	□患者是否为昼夜颠倒的作息，注意白天的活动 □白天确认是否有瞌睡、眩晕和跌倒的危险 □确认药物的作用时间和药物半衰期 □在口服苯二氮䓬类以及非苯二氮䓬类药物时，确认是否出现谵妄 □有低血压以及眩晕等副作用时预防跌倒
· 锥体外系症状、恶性综合性 · 失眠、焦虑、心动过速、低血压	□不仅确认药物的使用方法，还要确认是否调整了环境以及确保了安全
· 低血压，头晕目眩 · 血管紧张素转化酶抑制剂：干咳 · β 受体阻滞剂：支气管哮喘、心动过缓	□确认患者确实是服用了药物 □注意低血压、头晕目眩造成的跌倒以及摔落

	种类	通用名	特征
利尿剂	髓袢利尿剂	呋塞米	抑制肾小球输尿管的钠和水重吸收，减少循环血量，多用于淤血型心脏功能不全（右心衰）、肾功能不全（肾衰）、腹水和高血压等的治疗
	噻嗪类利尿剂	三氯噻嗪	
	保钾型利尿剂	螺内酯	
抗血栓药	氧杂萘邻酮系列	华法林	有拮抗维生素 K 的作用，抑制肝脏中维生素 K 依赖性凝血因子的生物合成，本药是有代表性的抗凝药
泻药	盐类泻药	氧化镁	软化肠道内容物，刺激肠管蠕动
	膨胀性泻药	欧车前纤维素	含大量水分使肠管膨胀，促进排便
	刺激性泻药	番泻叶	促使大肠蠕动亢进
		匹可硫酸钠	通过刺激大肠黏膜来发挥效果
		碳酸氢钠和无水磷酸二氢钠合剂（新泡腾栓）	通过肠内发酵的碳酸气体，促使肠蠕动亢进
	灌肠剂	甘油栓	刺激肛门和直肠黏膜，促进排便
泌尿系统药	α 受体阻滞剂	盐酸坦索罗辛、乌拉地尔	松弛尿道，用于前列腺增生所致的排尿困难
	尿频和膀胱过度综合征治疗药	盐酸丙哌维林	通过抗胆碱能作用和钙拮抗作用抑制膀胱平滑肌的异常收缩
		盐酸奥昔布宁	抑制膀胱运动
消化性溃疡治疗药	H_2 受体拮抗剂	西咪替丁、盐酸雷尼替丁、法莫替丁	通过拮抗作用于胃黏膜细胞的组织胺 H_2 受体，抑制胃酸分泌，不限制服药期限
镇痛药	非甾体类消炎药（NSAIDs）	阿司匹林、双氯芬酸二乙胺、洛索洛芬钠	通过抑制前列腺素生成提高疼痛阈值，起到镇痛作用

副作用	注意事项
· 低钾血症、低钠血症、低镁血症、高尿酸血症 · 低血压、脱水	□ 确认尿量以及水分的摄入量 □ 注意预防脱水 □ 确认服药多长时间开始排尿
· 出血、肝损伤、瘙痒症、恶心呕吐	□ 确认是否同时使用了相互作用的药物，比如增强作用和降低作用的药物 □ 确认是否服用了降低药效的富含维生素 K 的纳豆、小球藻、青汁等食物
· 腹泻、电解质异常、肠黏膜功能降低 · 长期服用易导致药物依赖，便秘加重	□ 服用缓泻药时，督促患者摄取水分 □ 患者排便时注意是否出现低血压和失神 □ 观察患者的大便性状 □ 确认使用泻药后，多长时间有便意
· 有使用后出现低血压和意识丧失的风险	□ 在使用前和使用后测量血压 □ 预测是否出现意识丧失，整顿排泄环境 □ 实施灌肠时，确认患者体位 □ 需要注意的是，使用方法不当有导致肠穿孔的风险
· 血压低、眩晕、眼前发黑、站立不稳等症状	□ 注意站立不稳导致的跌倒
· 认知功能降低、口腔干燥、便秘、排尿困难、残尿量增加、尿闭等	□ 注意认知功能的改变 □ 观察口腔内的改变 □ 不仅要观察排尿情况，也要观察排便情况
· 认知功能降低、谵妄 · 低血压、腹泻、眩晕、头疼、发热	□ 不仅要观察消化系统症状，也要观察认知功能和谵妄等症状
· 消化性溃疡与穿孔、胃肠道出血、恶心呕吐、腹泻、口腔炎 · 水肿、尿量减少、高血压、肾功能障碍、心力衰竭 · 出血倾向、骨髓疾病等	□ 观察患者是否有消化系统方面的主诉 □ 观察是否有肾功能障碍以及出血倾向 □ 确认是否有与非甾体类消炎药并用

出版后记

在经济、医疗技术飞速发展的今天，老龄化已经成为全球性的普遍现象。2021 年 5 月第七次全国人口普查结果显示，中国 60 岁及以上人口占比超 18%，人口老龄化程度进一步加深。老年人口的增加，为国家健康事业和护理学科的发展带来了新的挑战。不论是从事护理行业的专业技术人员，还是家有老人的普通家庭，都需要面对老年护理这一难题。如何照顾高龄老人的日常生活？如何对患有慢性病或存在功能障碍的老年人实施针对疾病和生活的管理？如何让老年人在存在疾病或功能障碍的前提下过上和普通人一样快乐的生活？如何提升老年人群的生活质量和幸福感？正视这些问题和答案，是我们引进这本书的初衷。

日本从上个世纪 70 年代进入老龄化社会，在老年护理学领域累积了大量的经验。由于地缘关系，日本和我国人民的家庭模式以及饮食、居住等生活习惯都较为接近，相较西方国家，其老年护理的照护模式更具有参考价值。这本书汇集了多位日本老年护理专家的宝贵经验，包括来自学校、医疗机构内的老年护理实践与老年护理教育领域的专家，以及从事养老院、社区、居家老年护理的专业人士，这不仅保证了本书有着坚实的理论基础，还保证了其护理建议与措施的可行性与有效性。

我们期望这本书能够成为那些即将踏入老年护理学领域大门的初学者的敲门砖，成为从事老年护理一线工作的护士的有力工具，成为深耕于老年护理学研究事业的专家的参考资料。当然，我们也期望这本书能够为有老年人护理照顾需求的家庭提供系统、全面的理论基础，更重要的是，提供科学、专业、有效的建议与措施。

正如本书译者所言，"希望此书能够在为我国老龄化社会提供高质量的护理方面有所贡献"，亦如编者所言，"若能够通过本书表达我们对老年护理学的一片赤诚，我们则会感到无上荣幸"。

服务热线：133-6631-2326 188-1142-1266

读者信箱：reader@hinabook.com

后浪出版公司

2023 年 3 月